临床药物应用指导

主编 刘 嚚　曹璐杰　孙 艳　臧日琴
　　 初晓霞　苏艳玲　杜淑娟

黑龙江科学技术出版社
HEILONGJIANG SCIENCE AND TECHNOLOGY PRESS

图书在版编目(CIP)数据

临床药物应用指导 / 刘嚣等主编. -- 哈尔滨：黑龙江科学技术出版社, 2024.2

ISBN 978-7-5719-2297-9

Ⅰ. ①临… Ⅱ. ①刘… Ⅲ. ①临床药学 Ⅳ. ①R97

中国国家版本馆CIP数据核字（2024）第046367号

临床药物应用指导
LINCHUANG YAOWU YINGYONG ZHIDAO

主　　编	刘　嚣　曹璐杰　孙　艳　臧日琴　初晓霞　苏艳玲　杜淑娟
责任编辑	陈兆红
封面设计	宗　宁
出　　版	黑龙江科学技术出版社 地址：哈尔滨市南岗区公安街70-2号　邮编：150007 电话：（0451）53642106　传真：（0451）53642143 网址：www.lkcbs.cn
发　　行	全国新华书店
印　　刷	山东麦德森文化传媒有限公司
开　　本	787 mm×1092 mm　1/16
印　　张	23.75
字　　数	583千字
版　　次	2024年2月第1版
印　　次	2024年2月第1次印刷
书　　号	ISBN 978-7-5719-2297-9
定　　价	238.00元

【版权所有，请勿翻印、转载】

编委会

◎ **主　编**

刘　嵩　曹璐杰　孙　艳　臧日琴

初晓霞　苏艳玲　杜淑娟

◎ **副主编**

陈常梅　塔依尔·吐尔松　孙　煜

吴国学　王冬兰　王加苹

◎ **编　委**（按姓氏笔画排序）

王冬兰　苏州高新区（虎丘区）狮山街道社区卫生服务中心

王加苹　枣庄市山亭区人民医院

刘　嵩　山东省公共卫生临床中心

孙　艳　枣庄市山亭区人民医院

孙　煜　莱州经济开发区医院

　　　　莱州市城港路街道社区卫生服务中心

苏艳玲　德州市德城区中医医院

　　　　德州联合医院

杜淑娟　长治市中医研究所附属医院

吴国学　郑州人民医院

初晓霞　昌乐县营丘中心卫生院

陈常梅　日照市莒县招贤镇卫生院

曹璐杰　东营市河口区人民医院

塔依尔·吐尔松　新疆医科大学第二附属医院

臧日琴　诸城市人民医院

前 言
FOREWORD

　　临床药物治疗是通过药物特有的药理作用对机体病变部位或疾病的病理生理过程产生影响,达到消除或控制病因与致病因素,减轻或解除患者的痛苦,维持机体内环境的稳定性,缓解或治愈疾病,提升患者生存质量及预防疾病复发的目的。由于医药科学发展迅速,疾病种类、诊断指标、药物品种等都在变化,了解药品的有效性与安全性对临床药师选取与评估药品具有重要的意义。基于以上原因,要求临床药师必须不断学习,更新医药知识,熟悉和掌握新的药理学进展,跟上医学发展的步伐,与临床医师通力协作,在为患者服务中发挥更大的作用。为提高临床药师的药学理论水平与合理用药能力,我们特邀请深耕临床药学多年的专家共同编写了《临床药物应用指导》一书。

　　本书系统而简明地介绍了临床药学的基本理论和应用问题。首先对药物代谢动力学、药物效应动力学等药学基础理论进行阐述;然后对心血管科、呼吸科、消化科、泌尿科等各科室常用药物的性状、药理、剂量、规格、临床应用、不良反应与注意事项等知识进行了系统的讲解;最后解读了常用中药的应用。本书内容简明扼要、重点突出、资料新颖,集实用性和科学性于一体,为推动临床合理用药提供了重要的科学依据,不仅可作为临床药学专业人员的参考书籍,还可作为临床医师治疗疾病的参考工具。

　　由于本书编者较多,且编写时间紧张、写作风格不一致,本书内容难免有疏漏和不足不处。如有不妥之处,恳请各位专家、同行及广大读者给予批评指正,以期再版时得到修正、完善。

《临床药物应用指导》编委会

2023 年 11 月

目 录
CONTENTS

第一章 总论 ··· (1)
 第一节 药物代谢动力学 ··· (1)
 第二节 药物效应动力学 ··· (14)
 第三节 时间药理学 ·· (16)
 第四节 药物流行病学 ·· (18)
 第五节 药品不良反应 ·· (19)
 第六节 药物相互作用 ·· (25)
 第七节 机体对药效的影响 ·· (28)

第二章 心血管科常用药物 ·· (34)
 第一节 抗心律失常药 ·· (34)
 第二节 抗休克药 ·· (40)
 第三节 降血压药 ·· (47)
 第四节 强心苷药 ·· (52)

第三章 呼吸科常用药物 ··· (68)
 第一节 抗感冒药 ·· (68)
 第二节 平喘药 ··· (78)
 第三节 呼吸兴奋药 ··· (104)

第四章 消化科常用药物 ··· (110)
 第一节 胃黏膜保护药 ·· (110)
 第二节 胃肠道解痉药 ·· (123)
 第三节 促胃肠动力药 ·· (131)
 第四节 抑制胃酸分泌药 ··· (137)
 第五节 抗酸药 ··· (155)

第五章 泌尿科常用药物 ··· (160)
 第一节 利尿药 ··· (160)
 第二节 脱水药 ··· (164)
 第三节 其他泌尿疾病常用药物 ·· (166)

第六章　内分泌科常用药物 (170)
第一节　肾上腺皮质激素类药 (170)
第二节　垂体激素类药 (174)
第三节　甲状腺激素与抗甲状腺药 (175)

第七章　风湿免疫科常用药物 (179)
第一节　抗变态反应药 (179)
第二节　抗风湿药 (186)
第三节　抗毒血清与免疫球蛋白药 (189)

第八章　血液科常用药物 (195)
第一节　止血药 (195)
第二节　血容量扩充药 (200)
第三节　升白细胞药 (201)
第四节　抗贫血药 (203)
第五节　抗血小板药 (208)
第六节　抗凝血药与溶栓药 (210)

第九章　五官科常用药物 (216)
第一节　眼科常用药物 (216)
第二节　耳鼻喉科常用药物 (232)

第十章　老年科常用药物 (236)
第一节　骨质疏松常用药物 (236)
第二节　前列腺增生症常用药物 (256)
第三节　老年性白内障常用药物 (265)

第十一章　常用中药 (267)
第一节　解表药 (267)
第二节　清热药 (277)
第三节　消食药 (294)
第四节　止咳化痰药 (297)
第五节　祛风湿药 (309)
第六节　活血化瘀药 (317)
第七节　安神药 (328)
第八节　补益药 (334)
第九节　收涩药 (358)
第十节　涌吐药 (367)

参考文献 (370)

第一章

总　论

第一节　药物代谢动力学

药物代谢动力学简称药动学,是研究药物在患者体内变化规律,并根据其变化规律设计合理的给药方案的学科。药动学是通过检测患者给予药物后血液中药物浓度,分析药物浓度变化特点,研究药物在体内的变化规律,根据药效学和毒理学确定的治疗浓度范围,制订合理的用药方案。实现个体用药合理化,是药动学原理在临床治疗方面的具体应用。

一、临床药动学的基本任务

临床药动学不仅讨论药物的体内过程,而且还要讨论影响这种体内过程的各种因素,并将这种药物的体内过程与药物的治疗效应和不良反应联系起来,最终落实到给药方案的制订和调整,以提高合理用药水平。当然,药动学的一般知识不足以解决临床用药的所有问题,因为患者的个体差异、肝肾功能状态、疾病过程中生理病理变化、合并用药、年龄、性别、体重、种族、食物性质、烟酒嗜好等因素都可能引起药动学参数的改变。然而,这些个体化指标所导致的药动学参数的改变正是实现个体化给药的基础,也是药动学研究的内容。根据临床药动学研究的内容,可以认为临床药动学的基本任务包括以下几项。

(1)研究药物在人体正常情况下吸收、分布、消除的动力学及反映这些过程的特性参数。

(2)根据药物的体内过程,进行给药方案的初步设计,包括剂量、给药间隔、给药途径、剂型的选定等。

(3)根据血液或其他体液药物浓度的监测和药动学参数,修改或调整给药方案,提高治疗效果。

(4)研究各种因素如疾病、年龄、遗传因素、饮食习惯、烟酒嗜好、药物相互作用等对药物体内过程的影响,以及在这些因素影响下的给药方案的调节。

(5)研究药物制剂生物利用度。

(6)对临床药物反应及其异常表现的观察和药物预警研究。

通过广泛开展临床药动学的研究,深入认识药物在人体内的变化规律和特点,为合理用药提供必要的数据和资料,指导临床制订符合患者实际又能够产生理想疗效的治疗方案。

二、临床药动学的基本概念

临床药物动力学与普通药物动力学的区别在于前者专指以人体为对象研究的药物动力学,也就是指药物在人体内的变化规律和变化过程。因此,临床药物动力学所包含的基本概念也就是药物动力学的基本概念。正确理解这些概念,对于正确理解临床药物动力学和正确应用临床药物动力学的相关内容是至关重要的。

(一)体内过程

体内过程是指药物从进入人体内开始到排出体外期间所经历的过程。药物的体内过程一般可分为吸收、分布、代谢和排泄四个阶段,通常以四个阶段的英文名称的第一个字母表示,即以 ADME 表示药物体内过程。药物体内过程正是药物发挥作用的过程,也是药物产生不良反应的过程,因此,药物的体内过程对于药物作用是十分重要的。

1.吸收

药物的吸收是指药物由机体用药部位进入体内循环的过程。口服药物通过消化道吸收,肌内注射或皮下注射通过注射部位的肌肉毛细血管吸收,静脉注射可使药物直接进入体内循环,而通过黏膜如口腔、鼻腔、直肠等部位给药则通过黏膜吸收。大多数药物在体内均通过被动转运吸收入血,不同的部位对药物吸收的速度和特点不同,药物吸收的速度和程度与给药部位的药物浓度和血流量有密切关系。

药物吸收的速度和程度则决定药理效应起始的快慢和作用强度。如某些药物吸收迅速而完全,一般会产生快速而明显的药理作用;反之则作用出现缓慢、效能较弱。药物理化性质、给药途径、药物剂型与机体状态等诸因素均可影响药物吸收。一般情况下给药途径不同,吸收速度亦不同,其吸收速度的一般顺序是:静脉＞吸入＞肌内＞皮下＞黏膜＞口服＞皮肤。常用给药途径的吸收特点见表 1-1。

表 1-1 常用给药途径的某些特点

途径	吸收方式	特殊用途	局限性与注意点
静脉注射	不需经过吸收过程,直接进入体内产生即刻效应	适用于急救,可随时调整剂量,适于给予大量液体和刺激性药物(经稀释)	产生不良反应的可能性大,一般须缓慢注射,不适用于油溶液或不溶性物质
皮下注射	水型溶液吸收迅速,贮存缓释制剂吸收缓慢持久	适用于某些不溶性物质的混悬剂与植入特制固体药物制剂	不适于给予大容量药液,有刺激性物质可引起疼痛或坏死
肌内注射	水溶液吸收迅速,贮存型制剂吸收缓慢持久	适用于中等量药液、油溶液和某些刺激性药物	抗凝治疗过程中不宜采用。可能干扰某些诊断试验的结果判断(如肌酸磷酸激酶)
口服	常用给药途径,药物吸收受多种因素影响	使用方便、经济,一般比较安全	需要患者合作,难溶性、吸收缓慢或不稳定药物的吸收可能不恒定、不完全

但是,由于药物吸收受到多种因素的影响,除静脉注射外,其他给药途径吸收的速率受体内外因素影响非常显著,需要根据具体情况,判断药物的吸收过程。例如氨基糖苷类抗生素口服不会在消化道吸收,只能采取静脉、肌内等给药途径。但在某些条件下,也可以利用药物的特点,进

行局部给药,如口服氨基糖苷类抗生素可以在肠道达到较高的药物浓度。

2.分布

药物被机体吸收并进入体循环后即开始向机体的组织、器官或体液转运,药物在体内不同组织、器官转运的过程称为药物的分布。由于人体内各组织器官的生理特点不同(如血流量、脂肪成分含量等),药物分布的量也有非常显著的差异。药物的理化性质也决定了药物的分布,脂溶性强的药物在脂肪组织中分布量较多,而水溶性药物则主要分布于血液中。

影响药物分布的生理因素还有体内的屏障结构,如血-脑屏障。血-脑屏障是阻止外源性物质进入脑组织的重要屏障,在生理条件下,发挥保护脑组织的作用。但是,在脑膜炎症情况下,这种屏障作用就会明显降低,使药物易于通过。除血-脑屏障外,还有其他一些特殊的组织器官也存在屏障,如眼睛、胎盘等,都有一定的屏障作用。

组织的血流和其他特点也是影响药物分布的重要因素,对某些经过主动转运的药物来说,分布过程还要受组织生理特点的影响。多数药物可以与血浆中的蛋白质结合,形成结合状态而影响分布,因此,对于血浆蛋白结合率高的药物,分布过程就更加复杂。

药物进入组织以后,还可以随着血液药物浓度的变化从高分布组织中释放出来,表现为药物的重新分布,这个过程称为再分布。再分布也是影响药物作用的重要因素,特别是对于脂溶性高、作用强的药物,再分布过程使给药过程更加复杂,需要给予充分注意。

药物在作用部位(靶组织)的浓度决定了药物作用的发挥,因此,药物分布的部位、速度和程度则决定了药物发挥作用的起始时间和作用强度。

近年来,对于靶向给药系统的研究取得了较大进展,各种具有靶向作用的药物制剂不断出现,这些药物可以选择性地分布到特定的组织或器官,使靶器官(组织)具有较高的药物浓度,从而产生理想的效果。

3.代谢

药物代谢是人体处理外源性物质的过程,是指药物进入机体后,在体内酶系统、体液理化环境(如pH)或肠道菌丛的作用下,发生结构变化的过程,又称"生物转化"。

药物经代谢后一般都失去活性,因此药物代谢又称为"灭活",这是药物自体内消除的重要途径之一。但也有些药物经过代谢后形成的代谢物有较强的生理活性,如解热镇痛药非那西丁,在体内代谢后生成的对乙酰氨基酚不仅有明显的解热镇痛作用,且其毒性更小,故临床已弃用非那西丁而广泛应用对乙酰氨基酚。还有一类药物本身无药理活性,在体内被代谢后成为有活性物质发挥药效,此过程称为"赋活",如抗肿瘤药物环磷酰胺,只有在体内代谢后生成酮环磷酰胺才具抗肿瘤作用。这类药物称为"前体药物"。也有一些药物在体内代谢后生成具有毒性作用的代谢物,如抗结核药异烟肼经代谢后,生成乙酰化代谢物对肝脏和泌尿系统产生不良反应。

药物的代谢过程一般分为两类,一是在酶的作用下进行分解和氧化还原反应,通常称为Ⅰ相代谢反应;多数药物经过Ⅰ相代谢后,在酶的作用下可以与体内的水溶性强的物质相结合,如葡萄糖醛酸、硫酸等,称为Ⅱ相代谢反应。药物代谢反应的结果一般是增加药物的水溶性,使之易于排出体外。

药物代谢主要在肝脏进行,有赖于药物代谢酶的催化。除肝脏外,人体内不同部位也有各种特殊的酶存在,如血浆中的乙酰胆碱酯酶、神经末梢中的单胺氧化酶等。药物代谢酶中最重要的是存在于肝脏微粒体的混合功能氧化酶为人类细胞色素P_{450},它是一组由许多同工酶组成的超级大家族,许多内源性、外源性化合物包括药物都是在此酶系的催化下进行代谢。

肝脏药物代谢酶系受遗传、年龄、机体状态、营养、饮食和生活习惯等因素影响,某些药物亦可影响药酶活性。有些药物诱导药酶活性增强,可使药物代谢加速,称为药酶诱导剂,如苯巴比妥、苯妥英钠、保泰松、螺内酯、利福平、水合氯醛等;有些药物抑制或减弱药酶活性,可减慢药物代谢过程,称药酶抑制剂,如氯霉素、异烟肼、别嘌醇、奎尼丁、西咪替丁等。故在联合用药时,必须充分考虑其中某药是否会影响药酶活性而使药物代谢发生改变进而改变其作用和毒性。促进相应药物代谢可使血药浓度降低,药理作用减弱,作用时间缩短而达不到预期治疗效果;而抑制药酶活性则使相应药物代谢减慢,血药浓度增高,药理作用加强和延长,导致不良反应出现。如药酶诱导剂苯巴比妥与双香豆素合用,可加速后者代谢,使抗凝作用减弱,往往需增加药量方能保证疗效,一旦停用苯巴比妥,患者对双香豆素反应明显增强,出现出血的严重后果。

应该强调指出的是,肝功能不良者药物代谢能力降低,应用主要通过肝脏代谢的药物时,应适当调整给药剂量和给药间隔,或选用其他药物,以免发生药物蓄积中毒。

4.排泄

排泄是指吸收进入体内的药物或经代谢后的产物排除到体外的过程。对人体而言,药物是异物,最终必将被机体清除。排泄是机体对药物作用的最终消除方式。

药物排泄途径主要有肾脏、肠道、呼吸道、皮肤和分泌系统。肾脏排泄的药物通过尿液(肾-尿途径)使药物排出体外,这是药物排泄的主要途径;肠道排泄的药物多数是进入胆汁后经肠道随粪便排除(胆汁-肠-粪便排泄途径),也有少数药物直接进入消化道排泄;呼吸道排泄的药物主要是一些易于挥发的气态药物及其代谢物,随肺呼吸过程通过呼气排泄;皮肤排泄的药物可以通过汗腺分泌或表皮细胞的死亡脱落而排泄,只有少数药物通过皮肤途径排泄;通过分泌排泄药物的途径主要有唾液、乳汁、精液、泪液等,在药物排泄中居次要地位,仅对特殊的药物和特别情况下,考虑这些排泄途径可能产生的影响,如哺乳期妇女。

药物经肾-尿排泄主要是通过肾脏的过滤作用,也有些药物及其代谢物通过主动分泌进入尿液。经过肾脏排泄的药物,有时可以被肾脏重新吸收进入循环,形成药物的重吸收。活性物质的重吸收可以延长药物作用时间。肾功能不全的患者,药物排泄量明显减少,易引起蓄积中毒。有的药本身可引起肾脏损害,如磺胺类、氨基糖苷类抗生素,故应注意选择用药。

胆汁排泄的药物,如果是脂溶性的,可再经肠道吸收,此过程谓之"肝-肠循环",参与肝-肠循环的药物,使用时应适当减量。

乳汁排泄的药物多为弱碱性药物,如吗啡、阿托品等,这些药物易被乳儿自乳汁中吸收中毒,哺乳期妇女尤应注意。苯妥英钠可以从唾液腺分泌排出,长期应用可引起齿龈炎。

一般排泄快的药物须反复给药以维持其疗效;反之排泄慢的药物,给药间隔就应延长,以免造成蓄积中毒。

药物排泄的途径、速度主要取决于药物及其代谢物的理化性质,机体的生理和病理状态也是重要影响因素。在临床用药实践中,需要根据患者的具体情况,调整给药方案。

(二)房室模型

药动学中用房室模型(又称隔室模型)模拟机体对药物处理系统,以分析药物的体内过程。房室是根据药物的体内过程和变化速率差异,人为地将药物含量相对稳定的部分作为相对独立的"隔室",这种划分的目的是为了易于对药物体内过程进行数学处理和计算。最简单的模型是单室模型,复杂的有双室模型以及多室模型。其中单室模型和双室模型较为常用。

1. 单室模型

药物进入体内后,能够迅速均匀分布到全身各组织、器官和体液中,即药物一旦进入体内,能够迅速达到分布的动态平衡,然后通过代谢和排泄而消除掉。少数药物的体内过程符合这种情况,称为"单室模型"的药物,这些药物的血药浓度基本能够反映出各组织、器官的药物浓度。

2. 双室模型

如果药物进入体内后,开始只能很快进入机体的某些部位,但很难较快进入另一些部位。药物要完成向这些部位的分布,需要一段时间,根据药物分布的速度,可以将机体划分为药物分布均匀程度不同的两个独立系统(称为房室),即"双室模型"。

在双室模型中,一般将血液及血流丰富的能够瞬时分布的组织与器官如肝、肾、心、肺、脾等划分为一个"室",称为"中央室";将血液供应较少,药物分布缓慢的组织、器官如脂肪、皮肤、骨骼、肌肉等划分一个"室",称为"周边室"或"外周室"。双室模型符合大多数药物进入体内后的情况。

若在外周室中又有一部分组织、器官或细胞内药物的分布特别慢,则还可以从外室中划分出第三隔室,分布稍快些的称为"浅外室",分布最慢的称为"深外室"。

"隔室"是一个抽象的数学概念,并不具有解剖学的实体基础,但却是客观存在现象。对于一个具体药物,其体内过程究竟属于单室模型还是双室模型,可以通过实验分析证明。

药物通过静脉输注进入体内,然后在不同时间取样测定血药浓度(C),以血药浓度的对数值(lgC)为纵坐标,时间(t)为横坐标,作lgC-t图,可以反映药物在体内的变化过程,见图1-1。

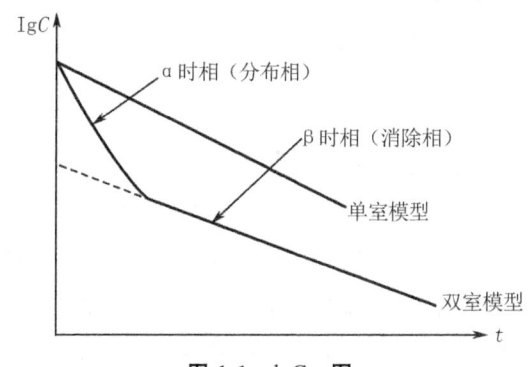

图1-1　lgC-t图

若以lgC-t作图为一直线,则为单室模型;若为两段斜率不同的直线衔接而成者为双室模型。在双室模型中,前面一段直线斜率负值大,表示分布相,亦称α时相;后者直线比较平稳,表示消除相,亦称β时相。

(三)药物转运

药物进入体内完成体内过程,需要通过多种膜屏障,无论药物的吸收、分布或是排泄过程,都涉及药物的转运。药物的转运可以有不同的形式,一般分为主动转运和被动转运。

主动转运的特点是在药物转运过程需要消耗能量,并有中间转运体参与转运。由于主动转运是在转运体协助下消耗能量的过程,因此可以逆浓度差进行转运。主动转运具有饱和现象,即在药物浓度超过转运部位的转运能力时,转运速度达到最大。药物浓度在转运能力范围内,一般遵循一级动力学规则。

被动转运又称被动扩散,是药物从高浓度向低浓度转运的形式。被动转运的特点是不需要消耗能量,一般不需要载体。被动转运只能顺浓度差进行,没有饱和现象,当药物浓度达到平衡时转运处于相对静止状态。被动转运一般表现为零级动力学过程。

(四)药物代谢的一般规律

药物进入体内的吸收过程和药物排出体外的排泄过程都会表现为一定的速度,或称速率过程。在药动学研究中,通常将药物在体内转运的速率过程分为以下3种类型。

1.一级速率过程

一级速率过程是指药物在体内某部位的转运速率与该部位的药量或血药浓度成正比,即一级转运速率或称一级动力学过程。通常药物在常用剂量时,其体内过程多为近似一级动力学过程。

一级动力学过程的特点是体内药物代谢一半所需要的时间是不变的,这个时间称为生物半衰期。符合一级动力学代谢特点的药物代谢的速度与血中药物浓度高低无关,其代谢速率是一恒定值,当体内药物按瞬时血药浓度(或体内药量)以恒定的百分比消除时,单位时间内实际消除的药量随时间而递减。

单次给药后(静脉注射),体内血药浓度按一级动力学变化,药物的排泄速率与血药浓度成正比,血药浓度-时间曲线下面积(area under curve,AUC)与剂量成正比。因此,对于一级动力学代谢的药物,给药剂量影响血药浓度,但不影响药物的消除速率。一次给药后血药浓度变化见图1-2。由图1-2可以看出,一次给药经过5个半衰期以后,体内药物就几乎全部被排泄。

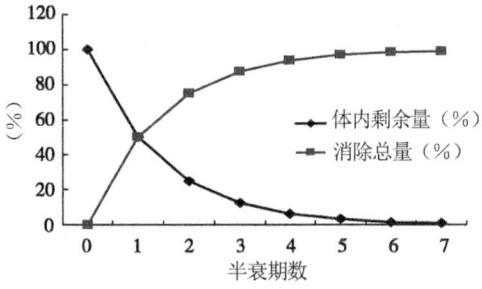

图1-2 单次静脉注射给药后血药浓度和排泄量随时间的变化

对于按一级动力学代谢的药物,如果采取等剂量等间隔时间(间隔时间一般为一个半衰期)多次给药,其特点表现:经过4~5个半衰期,血药浓度可达到稳态血药浓度;采用首剂量加倍的负荷剂量给药方案,可缩短达稳态血药浓度的时间。多次给药(静脉注射)后血药浓度的变化趋势见表1-2。

表1-2 一级动力学药物在等剂量等间隔多次给药后血药浓度变化

半衰期数	给药量	给药1个半衰期后(%)	反复用药体内累积量
1	100	50	50
2	100	75	75
3	100	87.5	87.5
4	100	93.8	93.8
5	100	96.9	96.9
6	100	98.4	98.4
7	100	99.2	99.2

由表1-2可见,如果每隔一个半衰期给药一次,则体内药量(或血药浓度)逐渐累积,经过5个半衰期后,消除速度与给药速度相等,达到稳态。

2.零级速率过程

零级速率过程又称为零级动力学过程,指药物的转运速率在任何时间都是恒定的,与药物浓度无关,表现为恒速消除,药物的半衰期与药物的初始浓度呈正相关,而不是固定数值。

符合零级动力学吸收的药物如临床恒速静脉滴注给药以及长效制剂中缓释部分的释放速率,表现为药物恒速进入体内;而对于药物的代谢,一般在体内药物浓度超过机体代谢能力时,表现为等量代谢,这时药物的生物半衰期随剂量的增加而增加,药物在体内的消除时间取决于剂量的大小。例如酒精中毒时,一般常人只能以每小时10 mL乙醇恒速消除,当浓度下降至最大消除能力以下时,则按一级动力学消除。

3.受酶活力限制的速率过程

受酶活力限制的速率过程即当药物浓度较高而出现饱和时的速率过程,亦称米氏动力学过程。

某些药物的生物转化、肾小管排泄和胆汁分泌均涉及酶和载体的影响。通常药物在高浓度时是一个零级速率过程。其原因在于:①药物降解的酶被饱和;②与主动转运有关的药物通过选择膜(即肾小管排泌以及间或在肠吸收)的载体被饱和。

受酶活力限制的速率过程具有以下特点:①体内药物浓度下降不是指数关系;②消除半衰期随剂量的增加而增加;③药物的排泄受剂量和剂型的影响;④可能存在着其他药物对受酶活力限制的速率过程的竞争性抑制;⑤在维持治疗时,维持剂量稍有增加就能引起血药浓度很大变化。

三、治疗药物监测与给药方案设计

临床合理用药需要了解药物的吸收、分布、代谢和排泄的机制及其体内过程,对临床药动学的监控也可称为治疗药物监测(TDM),其目的是通过测定体液中药物的浓度并利用药动学原理和参数指导调整给药方案,使给药方案个体化,以提高疗效,避免或减少毒性反应。

临床药动学的一个基本思想就是药物作用部位的药物浓度决定了药物的治疗效应和毒性反应,因此,药物浓度太低,不可能产生治疗效应,而浓度太高则产生毒性反应。在这两个浓度之间是药物发挥治疗作用的浓度范围,常称为"治疗窗"。治疗窗也称治疗范围,在这个范围内,可以获得比较理想的临床疗效和较低的毒性反应。

一般将能获得治疗效果的最低血药浓度称为最低有效血药浓度(MEC);将能产生毒性反应的最低血药浓度称为最低中毒血药浓度(MTC)。

(一)治疗药物监测在个体化给药中的意义

对有些药物,使用减少中毒的可能性使之合理化,另一些药物则通过增加治疗作用的概率而使其合理化,即降低毒性而不影响疗效或提高疗效而不增加毒性。这就需要对"治疗窗"小的药物进行血药浓度监测并制定精确的给药方案。治疗药物监测的工作内容可以概括为测定血液中或其他体液中药物的浓度,观察药物的疗效,考察药物治疗效果,必要时根据药代动力学原理调整给药方案,使药物治疗达到比较理想的程度。有资料表明,仅测定血药浓度,对提高合理用药水平的作用不大,只有以药代动力学原理为指导时,才能有良好的临床效果。

临床实践中,并非所有的药物在各种条件下都要进行治疗药物监测。实施治疗药物监测的药物必须符合以下一些基本条件。①药物浓度变化可以反映药物作用部位的浓度变化。②药物效应与药物浓度的相关性超过与剂量的相关性。③其他间接指标不能评价药物效应。④已知有效浓度范围。⑤测定血药浓度方法稳定、灵敏、精确且快速简便。

在药物浓度-效应关系已经确立的前提下,下列情况需要血药浓度监测。

(1)安全范围较窄的药物,其有效浓度与中毒浓度比较接近,如地高辛、锂盐、茶碱等。

(2)米氏动力学过程的药物,在治疗剂量范围内已呈现零级过程,机体对药物的消除功能已达饱和状态,随剂量增大,血药浓度不成比例地猛增,伴以消除半衰期延长,如阿司匹林、苯妥英钠、普萘洛尔等。

(3)为了确定新药的群体给药方案,进行临床药动学研究。

(4)药动学的个体差异很大,特别是由于遗传因素造成药物代谢速率明显差异的情况,如普鲁卡因胺的乙酰化代谢。

(5)中毒症状和疾病本身症状易混淆的药物,如苯妥英钠中毒症状与癫痫本身难以区分;地高辛控制心律失常时,过量也可引起心律失常。

(6)常规剂量疗效不确切,测定血药浓度有助于分析疗效不佳的原因。

(7)常规剂量出现毒性反应。

(8)药物消除器官功能受损,如肾功能较差的患者用氨基糖苷类抗生素;肝功能损害患者用利多卡因或茶碱等。

(9)怀疑因合并用药而出现的异常反应。

(10)诊断和处理过量中毒。

治疗药物监测的关键是对于结果的解释。要正确地解释结果,就必须掌握比较全面的资料,如患者的生理、病理状态,患者的用药情况,对被监测药物的用药过程,被监测药物的有效血药浓度范围,药物的剂量-血药浓度-效应间的相关程度及其影响因素,被监测药物药代动力学参数等。另外还应比较实测结果与预计结果,如不相符合时,应做出相应的解释,可以从患者的依从性、药物剂型的生物利用度、药物的蛋白结合率、影响药代动力学参数的生理与病理诸因素考虑。同时还应观察血药浓度与疗效的关系,即血药浓度在有效范围内时,临床上是否表现有效,有时会遇到不一致的情况,就应考虑其原因,着重考虑影响药物疗效的诸因素。最后根据新的参数制定新的用药方案,并继续监测患者血药浓度。

治疗药物监测的目的是个体化给药。药物的疗效不是由剂量,而是由血药浓度决定的,这是治疗药物监测的基础。测定药物浓度可定量描述药物在患者体内的过程,提出有关的药代动力学参数,由此制定出适用于具体患者的给药方案。临床实践已经证明,应用药代动力学原理调整临床用药,可以取得良好的效果。

尽管治疗药物监测的适用范围有一定的局限性,但对于开展合理用药、制定安全有效的给药方案起到了指导性的作用。

(二)药动学参数及其临床意义

在临床药动学的研究中,药物的体内过程特征是以药动学参数来表示的,如生物半衰期、表观分布容积、稳态血药浓度、峰浓度、生物利用度等,通过对临床药动学特征的研究,求得个体药动学参数,可以更好地了解药物作用,为确定给药方案、预测药物的疗效和毒性、合理用药奠定基础,为给药方案个体化提供可靠的实验数据。

1.血药浓度-时间曲线

药物进入体内后,血液是药物在体内转运的重要载体,以血药浓度为纵坐标,时间为横坐标的血药浓度-时间曲线(简称药-时曲线),是描述药物经过吸收、分布、生物转化和排泄等过程反映在血药浓度上的动态变化。

服用单剂量药物后,开始吸收率大于清除率,血药浓度逐渐升高,当吸收与消除大致相等时,血药浓度达最高值,称为峰浓度。之后,清除率逐渐大于吸收率,血药浓度逐渐下降,至下次给药前达最低值,称为谷浓度。血药浓度上升阶段称为吸收相,下降阶段称为消除相,见图1-3。

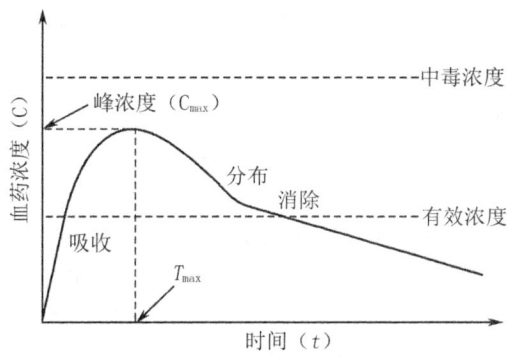

图1-3　血药浓度-时间曲线图

2.血药浓度-时间曲线下面积(AUC)

血药浓度-时间曲线下面积是指血药浓度数据对时间作图,所得曲线下的面积,单位是浓度×时间,如 mg/(L·h)。通常以 AUC 表达药物吸收的总量,实际上这只是一种计算体内药物的间接方法,用于反应体内药物的相对含量。

3.生物利用度

生物利用度是指制剂中的药物被吸收进入血液的速度和程度,一般用 F 表示,是反映制剂中药物被吸收进入体循环的相对量和速度的药动学参数。生物利用度反映了药物可被机体利用的程度。生物利用度受药物剂型、患者吸收能力和肝脏第一关卡效应的影响。生物利用度低的药物如庆大霉素,一般只能采取口服以外的其他途径给药。

生物等效性是指一种药物的不同制剂,在相同实验条件下以相同剂量用于人体,二者在吸收程度和速度上的一致性。药物制剂的人体生物利用度和生物等效性试验是新药临床研究的重要内容,特别是对于改变剂型或仿制药物,就需进行生物等效性试验。

4.表观分布容积(Vd)

表观分布容积是指体内药物分布平衡后,按测得的血浆药物浓度计算的该药应占有的体液总容积。单位通常以 L/kg 或 L 表示。表观分布容积是根据血药浓度计算的容积,它并不代表体内真实的生理性容积。但从表观分布容积可以反映出药物分布的广泛程度或与某些组织器官的结合程度。例如甘露醇的表观分布容积为14L,与正常成人的细胞外液相近,说明它能通过毛细血管内皮,但不能通过细胞膜,仅分布在细胞外液中;乙醇的表观分布容积为41L,说明它能通过细胞膜而分布在正常人的总体液中,但不被组织结合。

Vd 数值的大小能够表示出该药的特性。一般水溶性或极性大的药物,不易进入细胞内或脂肪组织中,血药浓度较高,Vd 较小;而亲脂性药物,通常在血液中浓度较低,Vd 较大,往往超过体液总量。换言之,Vd 大的药物分布在组织中的量就大,通常能够反映出药物在组织器官中分布情况的粗略概念,是一个药物分布的特征参数。

5.药物与血浆蛋白结合率

许多药物与血浆蛋白有不同程度的结合,但只有未结合的药物才能发挥作用,并且能够被机体代谢或排泄。因此,蛋白结合率的改变可能导致药物分布上的改变,并影响药效,但实际上只有那些与蛋白结合率高(>90%)并在组织中分布少的药物,其血浆蛋白结合率的改变才具有临床意义。

影响药物与血浆蛋白结合的因素:①肾功能不全;②血浆蛋白量过低(低于20 g/L);③妊娠晚期;④被其他药物在蛋白结合点上取代;⑤药物浓度增加,使药物与蛋白质的结合达到饱和。

6.峰浓度(C_{max})与达峰时间(T_{max})

药物吸收后,血药浓度的最大值称峰浓度(C_{max}),从给药到血药浓度达到峰浓度所需的时间称达峰时间(T_{max})。

7.稳态和平均稳态血药浓度

按一定剂量,一定时间间隔,多次重复给药以后,体内血药浓度逐渐趋向稳定状态,此时,在单位时间内摄入的药量与被清除的药量大致相等。达稳态后的血清(浆)药浓度称为稳态血药浓度,又称坪浓度。这时的平均血药浓度称为平均稳态血药浓度。恒速静脉滴注的稳态药浓度应没有波动,口服或肌内注射药物后的稳态血药浓度随着每次给药后的ADME过程会有一定的波动,波动的大小取决于药物的半衰期和给药间隔,半衰期短或给药间隔长,血药浓度的波动大,反之波动小。

8.清除率(CL)

清除率又称血浆清除率,是机体消除药物速率的另一种表示方法。指体内器官在单位时间内清除药物的血浆容积,是肝、肾以及其他消除途径清除率的总和。低浓度时,清除率与血药浓度无关,当血药浓度较高时,清除率随血药浓度增高而减慢。

9.肝清除率

药物的肝清除率是指单位时间内肝脏清除药物的血浆容积,即单位时间内肝脏清除药物的总量与当时血浆药物浓度的比值。肝清除率是估计肝脏对药物体内过程影响程度的重要指标之一。

10.肾清除率

肾清除率是指单位时间内肾脏清除药物的血浆容积。肾清除率是机体总清除率中很重要的组成部分。肾清除率等于尿药排泄速率除以血药浓度。

11.生物半衰期($t_{1/2}$)

生物半衰期指体内的药量或血药浓度通过各种途径消除一半所需的时间,也就是药物在体内分布平衡后,血药浓度下降一半所需的时间,又称消除半衰期。生物半衰期是衡量一种药物从体内消除速度的参数。若为双室模型,其$t_{1/2}$可分为两段,前段为分布相半衰期,以$t_{1/2}\alpha$表示;后段为消除相半衰期,以$t_{1/2}\beta$表示。

生物半衰期在临床给药方案设计中具有重要意义,可用于计算药物从体内的清除速率和达稳态时间,还可用于计算药物负荷剂量和维持剂量的关系,以及帮助确定适宜的给药间隔。若按半衰期给药,相当于5~6个半衰期的时间,体内即可达平均稳态血药浓度,此时不会发生蓄积。但给药时间短于半衰期时,就很容易产生蓄积作用;同理,在一次给药后,经过5~6个半衰期,亦可基本完成药物在体内的消除。

药物的半衰期是药物本身固有的常数，但在肝肾功能减退的情况下，或者是婴幼儿及老年人在使用药物时应考虑到由于机体对于药物代谢的影响，使得药物半衰期延长；或者由于药物联合应用时，药物之间相互作用的影响而使得半衰期改变，造成药物在体内的蓄积，可能会产生中毒现象。

（1）$t_{1/2}$低于30分钟的药物：维持治疗浓度有较大困难，如肝素的半衰期为30分钟，这类药物一般需要滴注，除非允许有一定的浓度波动。治疗指数高的药物给药间隔可以稍大，但给药间隔越大维持量也越大，以保证体内药物浓度保持高于最低有效浓度，如青霉素，它的给药间隔一般为4～6小时，而其半衰期只有30分钟，故其临床常用剂量比需要产生抗菌或抑菌作用的血浆浓度高得多。

（2）$t_{1/2}$在30分钟至8小时的药物：主要考虑其治疗指数和用药的方便性。治疗指数高的药物只需每1～3个半衰期给药一次，甚至频率还可以更低；治疗指数低的药物，必须几乎每个半衰期给药一次，或频率更高，或者滴注给药。例如，利多卡因（$t_{1/2}$为90分钟）治疗心律失常有效血药浓度范围窄，治疗指数低，所以这一药物须滴注给药，以保证持续抑制心律失常及降低毒性反应。

（3）$t_{1/2}$在8～24小时的药物：最理想和最方便的给药方案是每个半衰期给药一次。如需立即达稳态，初始剂量必须2倍于维持剂量；体内的最小和最大量分别等于和2倍于维持剂量。

（4）$t_{1/2}$＞24小时的药物：一般每天给药一次即可，可以提高患者对医嘱的依从性。如需要立即达到治疗效应，则须给予一个初始的负荷量，也可以负荷量与维持量相同。一般根据病情而定。

总之，半衰期在临床方案设计中，可以帮助医师确定给药间隔、给药次数和给药剂量。

12.负荷剂量

负荷剂量为缩短药物达到治疗浓度的时间，在最初给药时即给予一略高剂量，使血中浓度立即达到有效药物浓度范围，此剂量称为负荷剂量。

13.首过效应

经胃肠道吸收的药物在到达体循环前，要经过门静脉进入肝脏，在首次通过肝脏的过程中，有相当大的一部分在肝组织代谢或与肝组织结合，药效降低，这种现象称为首过效应，或称为首次通过效应，也称第一关卡效应或首关代谢或首关消除、首关效应。

(三)给药方案设计

目前药理学和治疗学等教科书中推荐的药物剂量，大多是平均剂量，事实上只有少数安全、低毒的药物按平均剂量给药可以达到满意疗效，多数药物并非如此。给予同一剂量后，有一部分患者疗效满意，另外一些患者则因血药浓度不足而疗效不佳，或因血药浓度过高而出现不良反应。一个理想的治疗方案可以定义为维持药物的血浆浓度在治疗窗口之中，即使血药浓度保持在有效治疗水平上而不引起毒性反应。

合理用药的核心是个体化给药，个体之间存在许多差异，既有遗传特性的差异，也有生长环境的差异所造成的影响，这些差异可以影响药动学和药效学，因此，药物治疗方案不但要因病而异，也要因人而异。

个体化给药方案的设计主要依赖体液中药物浓度的测定，根据药物浓度的变化规律，以药动学原理计算药动学参数，设计个体化给药方案。这对于血药浓度与药效相一致的药物是可行的，但对于血药浓度与药效不相一致的药物尚不够可靠；而将药物基因组学应用到临床合理用药中，可以部分弥补根据血药浓度进行个体化给药的不足,为个体化给药开辟了一个新的途径。给药方案设计的方法从单纯的标准体重给药法、利用药动学原理设计给药方案到结合基因检测结果制订给药方案,使给药方案的设计方法不断完善。

临床给药方案的建立取决于两个因素:①药效学,即药物对机体的作用;②药动学,即机体对药物的处置。

1. 个体差异与给药方案设计

不同患者之间药物的分布、代谢及排泄速率存在明显的个体差异,它不仅存在于药动学方面,也存在于药效学中。产生个体差异的原因是多方面的,按重要程度排序依次为遗传、疾病、年龄、合并用药及各种环境因素等。

(1) 遗传因素:遗传因素可以解释大部分个体差异的原因,近年来运用分子生物学技术,尤其是药物基因组学的研究,逐渐可以解释遗传变异对药物代谢的影响,并可分析遗传特点对药物代谢的影响,达到预测个体药物代谢的目的。

药物基因组学是随着人类基因组研究产生的新的学科,是基于药物反应的多态性提出的,属于遗传药理学范畴。药物遗传多态性表现为药物代谢酶、药物转运体、药物受体和药物靶标的多态性等,这些多态性可能导致许多药物治疗中药效和不良反应的个体差异。因此,药物基因组学主要阐明药物代谢、转运和药物靶分子的基因多态性与药物作用之间的关系(疗效和不良反应),研究基因变异、基因表达与药物作用之间的相互关系,探讨药物作用的基因变化规律。

遗传药理学主要研究个体遗传变异与药物代谢之间的关系;遗传多态现象是产生个体差异的重要基础,如代谢缺陷的人群服用正常剂量的原形药物后可发生不良反应。在药物代谢方面比较明确的几个遗传多态现象如氧化多态性、S-甲基多态性和乙酰化多态性,见表1-3,表1-4。

氧化多态性是许多小分子亲脂药物在体内被细胞色素 P_{450} 混合功能氧化酶系统所氧化。异喹胍是第一个被证明存在氧化作用方面遗传多态现象的药物,从而发现异喹胍羟化酶。美托洛尔、恩卡尼等也是这种酶的底物。

乙酰化多态性具有重要临床意义,如慢乙酰化者服用异烟肼易致末梢神经病,故应调整异烟肼剂量或同时服用维生素 B_6。

表1-3 药动学的遗传变异

遗传变异	临床后果	有关的酶	弱代谢发生率	有关药物
异喹胍羟化酶多态性	弱代谢者可能出现中毒	CYP2D6	5%～10%白种人 3.8%黑种人 0.9%东方人 1%阿拉伯人	恩卡尼、氟卡尼、丁呋洛尔、噻吗洛尔、可待因、司巴丁、去甲替林、美托洛尔、右美沙芬、哌克昔林
S-美芬妥英羟化酶多态性	弱代谢者可能增加镇静作用	CYP2C19	3%～5%白种人 16%东方人	地西泮
6-硫嘌呤,S-甲基化酶多态性	快甲基化者可能导致治疗失败	硫嘌呤甲基转移酶	14%白种人慢甲基化	硫唑嘌呤

续表

遗传变异	临床后果	有关的酶	弱代谢发生率	有关药物
异烟肼乙酰化酶多态性	慢乙酰化者可能出现中毒	N-乙酰基转移酶（NAT2）	60%白种人，10%～20%东方人和因纽特人	p-氨基水杨酸、氨力农、氨鲁米特、氯硝西泮、氨苯砜、肼屈嗪、苯乙肼、普鲁卡因胺、磺胺二甲嘧啶、柳氮磺胺吡啶
琥珀胆碱慢水解型	延长窒息作用	血浆胆碱酯酶	几种异常基因，最常见者为 1/2500	琥珀胆碱

表 1-4　药效学的遗传变异

遗传变异	临床后果	有关的受体或酶	发生率	有关药物
华法林高耐受性	对抗凝药耐受	使肝内酶或受体对维生素 K 亲和力增加	白色人种较黄色人种发生率高	华法林
蚕豆病或药物引起的溶血性贫血	溶血	G-6-PD 缺乏	约 10 亿人受累，高发，马尼拉为流行区，80 种生化特异突变体	各种各样的药物，如乙酰苯胺、伯氨喹、呋喃妥因、氯霉素
青光眼	类固醇眼药水引起异常眼内压升高	尚不清楚	约 5% 的美国人	皮质类固醇类
恶性高热	不能控制的体温升高，伴随肌肉僵硬	钙结合蛋白	约 1/15 000 的麻醉患者	各种麻醉剂，氟烷尤其明显

药物代谢的遗传多态现象之临床意义依赖于有关底物或代谢物活性及其总消除途径的重要程度。对那些药物活性主要源于药物本身、消除几乎完全经由体内代谢的药物而言，当在代谢较差者中应用时，应减少给药剂量，否则，会出现更为明显持久的药效，伴随着更多的不良反应。可待因情形则相反，其镇痛活性源于其在体内经异喹胍羟化酶（CYP2D6）作用转化为吗啡，因此，缺乏异喹胍羟化酶的受药者，可待因不表现出镇痛效应。

（2）疾病：是药物反应变异性的另一个原因。当患者患有肾功能损害或肝病、充血性心力衰竭、甲状腺病、胃肠道病及其他一些疾病时，需对常规剂量做较大调整。调整剂量既为病变器官的直接损害所需要，也为伴随疾病所致的继发损害所需要，如肾病患者可能发生药物代谢功能的改变，而尿毒症或肝病患者可能发生药物血浆蛋白结合和组织结合情况的改变。

（3）年龄、体重及合并用药：年龄、体重及合并用药在解释变异性来源方面也有重要意义。性别对变异性影响较小。

（4）食物：能减慢胃排空，特别是脂肪类食物，可降低某些药物的吸收率。另外，食物是复杂的化学混合体，其中的每一种物质都可能与药物发生相互作用，如四环素与牛奶同服，则四环素与钙离子结合生成难溶性复合物，影响四环素的吸收，使其生物利用度降低。饮食也可影响药物的代谢，高蛋白摄入可导致酶诱导，从而加速一些药物的代谢；长期蛋白摄入不足，则使得药物代谢减慢。

（5）吸烟：烟对肝药酶的抑制作用可降低某些药物疗效和毒性，如地西泮、茶碱等。

(6)环境因素与地理位置:环境因素与地理位置也可影响药物效应的变异性。许多环境污染物可刺激肝药酶的合成。生活在城市和农村的患者对一些药物的剂量需求有差异。

(7)给药时间:时辰药理学研究表明昼夜节律对药物效应有影响,这些研究对癌症的化疗以及其他疾病的治疗具有重要意义。

2.群体药动学与给药方案设计

群体药动学是总结由个体构成的群体的药动学,并建立患者的个体特征和药动学参数之间相互关系的一门学科。也可以说,它是将经典的药动学模型与群体统计模型结合起来,研究药物在人体内的典型处置过程。群体药动学研究的目的在于试图解释和探讨药物效应个体差异的原因(如年龄、体重等),为患者用药方案个体化提供定量的依据。

例如要获得一位患者的个体药动学参数,就应按经典的药动学方法,完成一次个体药动学试验,一般需要取多个血样,然后根据药动学参数,调整给药方案;如用群体药动学方法,则只需要在治疗初期取一个或少量几个血样,用群体药动学程序估算个体药动学参数。但是在群体研究过程中,可能仅在某些时间点上有动力学数据,或者只是在常规治疗过程中所得数据。因此,得到的浓度-时间数据可能差异很大。但以下 4 种数据是必须考虑的。

(1)稳态谷浓度,包括每例患者的剂量间隔及多个稳态浓度值。

(2)平均稳态浓度及由其算得的浓度与清除率的关系。

(3)口服给药后任何时间的血药浓度,欲使所有测定的时间点均能随机化是困难的,可以把一个剂量划分为 n 个相等或不等的时间,然后在每个病例的每个时间区取 1 个或多个样本,但不必在同一间隔内。

(4)静脉或口服给药后任何时间的血药浓度。如果可同时测得静脉及口服给药后得数据,可算得分布体积、清除率及生物利用度的平均群体值。

为调整给药方案,一般是根据群体的药动学参数或常用剂量给予负荷剂量及维持剂量,在稳态后取血测定谷浓度,个别药物需同时测定峰浓度;然后根据个体的剂量-血药浓度关系或患者个体的药动学参数,设计合理的给药方案。故血药浓度监测是帮助实现个体化给药的重要手段之一,给药方案个体化则是提高临床疗效的重要保证。

(杜淑娟)

第二节 药物效应动力学

药物效应动力学简称药效学,是研究药物对机体的作用、作用原理、量效关系及其一系列影响因素的科学。药物作用于机体,其基本作用表现为兴奋和抑制。使机体器官组织原有生理生化功能水平提高称为兴奋作用;反之,使机体器官组织原有功能减弱则为抑制作用。兴奋和抑制在一定条件下可互相转化。

一、受体学说

受体学说是阐明药物作用分子机制的重要学说。据近代分子生物学和生物化学的研究,大多数药物是通过与细胞上某些大分子蛋白质受体相结合而产生作用,故以受体学说阐明药物作用原理占有重要地位。受体在体内有特定的分布点,而体内也存在与受体相结合的内源性物质,叫做配体,如自主神经末梢释放递质乙酰胆碱和去甲肾上腺素等,它们都能与相应的受体结合产生作用。药物与相应受体结合后先形成复合物,然后通过复合物的作用激活细胞其他成分而产生效应。药物与受体相互作用后,启动由受体介导的生理生化过程,产生类似受体与内源性配基结合后的作用,这类配基称为相应受体的激动剂。那些能够与受体结合,并阻断内源性配基与受体的正常结合和激活,而药物本身与受体结合后不能使受体产生作用,即认为这些药物没有内在药理活性,只是通过抑制特异激动剂的作用(例如竞争激动剂的结合部位),这类药物称为相应受体的拮抗剂。

二、构效关系

药物对生物体内特异性大分子组分的亲和力及其内在活性与它们的化学结构有密切关系,也就是说,药物的结构决定药物的效应,这种关系被称为构效关系。

药物的构效关系通常十分严格,药物分子稍加改变,包括立体异构这样的细微改变,就可导致药理性质上的重大变化。构效关系的探索曾多次导致有价值的治疗药物的成功研发,如合成激素类药物、抗生素等。如以天然皮质激素为母体,经过结构改造,得到的地塞米松、倍他米松等,这些经结构改造后的药物与母体药物相比,具有更强的抗炎作用,而不引起电解质代谢紊乱的特点。

三、药物作用

防治作用与不良反应是药物作用的两重性表现。凡能达到防治疾病目的的作用称为药物的防治作用或治疗作用,又分对因治疗(治本)和对症治疗(治标)。用药后产生的与治疗目的无关的其他作用统称为不良反应。

描述药物毒性作用与治疗作用所需剂量之间关系的术语有治疗指数、安全范围或选择性。

治疗指数的定义是指在实验室研究中,半数中毒量与半数有效量的比值(TD_{50}/ED_{50})或半数致死量与半数有效量的比值(LD_{50}/ED_{50})。

药物作用的选择性是指在治疗剂量时药物常常只选择性地对某一个或几个器官或组织产生明显作用,而对其他器官、组织不发生作用。药物作用的选择性取决于药物与某些组织细胞亲和力,机体不同器官组织对药物敏感性以及药物的分布有关。选择性有高、低之分,选择性高的药物特异性强;选择性低的药物影响器官多,作用广泛,不良反应较多,如阿托品具有散瞳、口干、心跳加快等多方面作用。

选择性往往是相对的,常与剂量有关,如咖啡因对大脑皮质有兴奋作用,然而大剂量应用也会兴奋延脑及脊髓,甚至引起惊厥。此外,如果一种药物与相对非特异性受体相互作用(这种受体是使大多数细胞产生功能所共有的),该药物的效应是广泛的。

个体之间对同一药物的反应有明显差异,因人而异的药物反应称为药物作用的个体差异。如对同一药物,有的个体特别敏感,只需很小剂量就可达到应有的效应,常规剂量则产生强烈效应或中毒反应称为高反应性或高敏性;有的个体不敏感,需要用很大的剂量才能达到同等药效,称该个体为低反应性或称耐受性,而当病原体对抗菌药物产生抗药性,使药效降低时,需要加大抗菌药物剂量或更换用药品种才能达到预期的抑菌或杀菌作用,称为病原体对某药产生抗药性或耐药性。

四、量效关系

药物剂量大小与效应强弱之间的关系称为量效关系,是从剂量角度阐明药物作用的规律。在一定范围内,药物剂量增加,其效应相应增强,剂量减少,效应减弱;当剂量超过一定限度时能引起质的变化,产生中毒反应。

剂量就是药物的用量,按剂量大小与药效的关系,可将剂量分为以下几种。

(1)最小有效量指出现疗效的最小剂量。

(2)治疗量指大于最小有效量,并能对机体产生明显效应,又不引起中毒反应的剂量,也是适合多数人选用的常用量。

(3)极量是由药典明确规定允许使用的最大剂量,比治疗量大,但比最小中毒量小,也是医师用药剂量的最大限度。超过极量用药则可能产生毒性反应。

(4)中毒量指可引起毒性反应的剂量。

(5)致死量指可导致死亡的剂量。

最小有效量与最小中毒量之间的剂量称为药物的安全范围。安全范围小易中毒。此外,还须注意单位时间内进入机体的药量,特别是静脉注射或滴注时的速度,过快也会造成单位时间进入体内药量过大,引起毒性反应。

(塔依尔·吐尔松)

第三节 时间药理学

时间药理学又称时辰药理学,主要研究昼夜节律对药物作用和药物体内过程影响规律的学科。时间药理学研究的内容主要集中在认识药物作用和药物代谢的时敏性和药物的体内过程随时间改变而变化的规律,后者的研究又称药物代谢的时间药动学。

时敏性主要研究机体对药物的敏感性随时间而发生的变化,在时间药理学中用以鉴别、定量和阐明药物药理效应的昼夜或其他时间节律变化,通常认为时敏性是由于机体的器官、组织以及细胞、亚细胞、受体等各种层次所反映的生物节律所致。

时间药动学主要研究药动学参数的昼夜或其他时间的节律变化。

时效性是综合反映药物对机体的治疗作用和毒副反应的昼夜或其他时间的节律或变化。

一、时间药理学的研究内容

时间药理学主要研究药物的时效性。时效性一方面研究药物对机体的作用,即时间药效和时间毒性,另一方面需要研究机体对药物的作用,即时间药动学。用时间治疗指数(CTI)评价药物的时间安全性。CTI实质上综合反映了药物疗效和毒性随人体各种生理节律所呈现的周期性波动。显然,同一药物不同给药时间其CTI不同,选择最佳CTI是药物择时治疗的重要依据之一。对于时间药效和时间毒性除主要研究昼夜节律外,有时尚需研究月节律、季节节律与年节律。如摄入葡萄糖后,人类血清中胰岛素的浓度具有季节节律变化。

时间药理学研究的另一重要方面是药效学和药动学时间节律的机制。主要内容:①受体节律研究;②靶器官生理功能节律变化的研究;③药酶活性节律研究;④药物对昼夜时间机构和昼夜节律的作用。近年不少研究提示在发育异常、抑郁综合征、失眠、皮质醇增多症以及乳腺癌、前列腺癌等疾病过程中都表现出褪黑激素(MT)昼夜分泌节律异常,这种节律性变化可能与药物的时间药效有一定关系。

二、时间药效与时间毒性

(一)时间药效

传统的量-效观点认为,药物作用强度在一定范围内与剂量大小成正比关系。但是,越来越多的时间药理学研究资料表明,即使相同剂量,给药时间不同,机体对药物的反应会有差别,药效也有差别。如洋地黄夜间给药,机体敏感性明显高于白昼给药。现已证实,几乎各类药物的作用都有不同程度的昼夜节律性差异。

产生时间药效差异的原因与机体在不同时间的状态有密切关系,由于机体的状态在不同时间会有节律性变化,如激素的分泌、对外界刺激反应敏感性等,都影响药物的作用。因此,有些药物需要在不同的时间给药,才能获得理想的效果。

(二)时间毒性

时间毒性是指在不同时间给药,由药物产生的毒性也存在差异。许多常用药物的毒性都有昼夜节律性差异,不仅药物的急性毒性有昼夜节律性差异,而且药物的亚急性毒性及慢性毒性也有昼夜节律性差异。实验结果证实,氨基糖苷类抗生素对大鼠的肾毒性以 20:00 时给药表现最明显,许多抗肿瘤药物对造血系统损伤及消化道毒性也有昼夜节律性差异。

机体对药物产生的变态反应以及抗过敏药和抑制变态反应药的作用,也有昼夜节律性变化。许多抗组胺及变态反应抑制剂的疗效也有昼夜节律性差异。实验表明:赛庚啶 7:00 时给药,其疗效维持时间可长达 15 小时以上,而 19:00 时给药,仅维持 6~8 小时,可见该药物在清晨给药,作用更持久,疗效更好;机体对吗啡类药物的成瘾性也存在时间节律性差异。

三、时间药动学

时间药动学主要研究人体药动学参数的昼夜节律变化(有时亦需研究月节律或年节律),由于与药物转运有关的多数生理功能如心排血量、肝肾血流量、胃肠运动、各种体液的分泌速度及 pH 等都有昼夜节律,使得许多药物的药动学参数呈现昼夜变化。

时间影响的药动学参数主要有:峰浓度、达峰时间、消除和吸收速率常数、半衰期、分布容积、体内平均驻留时间及生物利用度等。药物转化的昼夜节律研究亦不容忽视,特别对于转化为活性代谢物的药物以及某些需经体内转化才产生毒性代谢物的药物而言尤为重要。

时间药动学的研究有助于调整给药时间,使之与疾病节律适应。如哮喘患者夜间比白天病情重,服用茶碱后的代谢节律表明,血药浓度白天较夜间高,与疾病的昼夜节律不吻合,通过调整给药剂量,即晚间服药量适当增加,白天服药量适当减少,全天服药总量不变,即可控制症状,获得比较理想的疗效。根据时间调整给药方案的效果已在实践中得到证实。例如,氨基糖苷类抗生素通常每 12 小时用药 1 次,每次用量相同,该类药主要经肾排泄,对肾脏和听神经有毒性。实验表明,该类药血浓度白天低、晚间高,其毒性也是白天低、晚间高,且与血药浓度密切相关。将晚间用药量减少,白天用药量增加,既不影响其抗菌效果,同时又减弱了该药的毒性反应。

时间药理学的基础是机体的节律性变化,如细胞周期、睡眠周期、内分泌周期等,这些机体的变化会直接或间接影响到药物与机体的相互作用,导致药物作用或毒性的变化。合理科学地应用时间药理学的知识,可以达到理想的治疗效果。

(吴国学)

第四节　药物流行病学

药物流行病学是研究人群的药物利用、药物效应分布及其影响因素以促进合理用药的学科,是临床药理学、临床流行病学与药事管理学相互交叉、相互渗透而产生的一门新的边缘学科。其研究对象是用药人群,研究内容是人群的药物利用情况与药物效应分布规律。

一、研究目的、任务与作用

药物流行病学研究的目的是描述、解释、验证和控制一定时间、空间与人群中,某一种药物的使用情况与效应分布。

研究任务涉及了解与分析人群中与用药有关的表现,其主要任务包括以下几项。

(1)药物流行病学的方法学研究,以快速并准确地发现用药人群中出现的不良反应,保证用药人群安全。

(2)在众多药品中为人群挑选和推荐经过科学评价疗效确切的药品,保障合理用药。

(3)使药品上市后监测方法规范化、实用化,推广应用计算机,建立用药人群数据库。

(4)研制使用的药物不良反应因果关系判断程序图或逻辑推理流程图。

(5)研究处方者用药的决策因素,改善其处方行为,提高处方质量。

(6)通过广大用药人群对常见病、多发病的用药(抗癌、抗感染、解热镇痛药)进行重点研究,推动合理用药。

(7)对抗菌药合理应用与控制病原体耐药性的研究与成果,以社会、人群为基础进行系统、深入、有效的推广应用。

药物流行病学的作用,是通过药物在人群中产生的效应,为临床医疗与药品管理提供合理用药的依据。药品的安全性、有效性与价格的适宜性是合理用药的主要内涵,只有药物流行病学研究才能回答药物对特定人群(某种疾病患者的群体)或普通人群的效应与价值。这是药物流行病学区别于其他学科的独特作用。药物流行病学研究可通过了解药物在广大人群中的实际使用情况,查明药物使用指征是否正确、用法是否适宜、产生何种效应,以及查明药物使用不当的原因、纠正方法、药源性疾病发生机制与防治的宏观措施,最终达到促进广大人群合理用药,提高人群生命质量的目标。

二、研究方法

药物上市后监测的特点是样本较大,在进行监测时往往都使用流行病学的研究方法,通常应用的方法有以下几种。

(一)试验性研究或随机临床试验

预先制定随机、盲法、对照为基础的试验方案,以验证药物的防治作用与不良反应,并可直接估计发生毒性反应的危险度。多用于长期使用的药物对慢性疾病效应的评价,如降压药、降血脂药、溶栓药的疗效与不良反应研究。20世纪80年代以来对阿司匹林预防心肌梗死的效果、轻度高血压治疗意义的评价、长期使用降血脂药的效应都进行过实验性研究,得到许多有价值的合理用药资料。鉴于这种实验性研究受实验条件制约,受试人群的生活难以做到像非受试人群那样自然,故其结果是否足以完全代表自然的用药人群尚需进一步探讨、谨慎评估。

(二)观察性研究

观察性研究可以分为历史回顾队列研究、前瞻性队列研究、药物暴露对照研究、断面调查。

1.历史回顾队列研究

历史回顾队列研究要求有足够完善的病史与用药史记录,收集某时、某地的病历,探讨某些用药问题,主要适用于管理严格而规范的医疗单位。

2.前瞻性队列研究

前瞻性队列研究,在应用该研究时,用药效应与疾病转归已确定,但需查明有关效应与转归情况的发生率及其归因危险度,需要收集的信息也是预先确定,该研究是否成功与预测水平有关。

3.药物暴露对照研究

药物暴露对照研究,可用30~40例小样本,对照用药与否所产生的效应差异;设计要求防止偏倚,注意挑选病例,否则结果将有误差,设计严密也可得出客观结论。

4.断面调查

断面调查,即横断面研究,其特点为不设对照组,依靠事件发生频率与样本量优势,提示某种可能性,为进一步研究打下基础。如要求处方者报告一个月内所见病例的详细病情及所用药物,以求同时发现用药与出现症状的关系并获得"发生率"数据。若样本大,如上千例用药者都在用药期间发生某种效应(如血尿),则提示此药可能导致血尿,为深入研究提供线索。上市后药物监测中,处方事件监测就属于一种横断面研究,它要求医师在一定时间内,对使用某药的病例所发生的情况,不断地随访较长时间(如半年)。一切病情与意外,无论看来是否与用药有关,都进行记录,然后汇总分析。处方事件监测常涉及数千至1万例用药者,要求有完善的组织工作。

临床流行病学的基本特点和原理是群体观点、分析程序和计算方法。其研究方法的作用强度和可信度一般认为为:实验性研究＞前瞻性队列研究＞回顾性队列研究＞药物暴露对照研究＞横断面研究。

药物流行病学研究的多种方法中,重点仍是大样本、多参数的综合分析,计算机科学及其应用为保证这个重点提供了必不可少的工具,使药物流行病学工作者有可能在较短时间迅速得到正确结果。

(王冬兰)

第五节　药品不良反应

药品不良反应(adverse drug reactions,ADR)广义上,是指人类使用药物时所发生的与治疗目的无关的任何不良情况,包括正常医疗用药、有意识或无意识的超剂量服药、药物滥用或停药后所致的各种不良反应。

在 ADR 监测报告工作中,世界卫生组织(WHO)将 ADR 定义为质量检验合格的药品在正常用法用量情况下出现的与用药目的无关的或意外的有害反应。不良反应、毒性反应、变态反应、继发反应、药物的致畸、致癌、致突变、药物依赖性、菌群失调等均属药品不良反应范畴。

药品不良反应监测是指对上市药品不良反应的发现、报告、评价和控制。其目的是指导合理用药,减少相同 ADR 的再次发生。开展 ADR 监测工作的意义:①防止严重药害事件的发生、蔓延和重演;②为新药上市前审评、上市后再评价提供服务;③促进临床合理用药;④为遴选、整顿和淘汰药品提供依据;⑤促进新药的研制开发;⑥促进临床药学和药物流行病学研究。

一、ADR 相关概念

(一)非预期不良反应

非预期不良反应指性质和严重程度与文献或上市批文不一致,或者根据药物特性预料不到的不良反应。

(二)不良事件

不良事件是在治疗过程中可能发生的任何意外的有害反应,但不一定与用药有因果关系。

(三)严重不良反应和/或事件

严重不良反应和/或事件指与死亡、需住院诊治、延长住院时间、持久或显著性残疾或失能、威胁生命等相关联的事件。

(四)不良反应

不良反应是指药物在治疗剂量下发生的与治疗无关而对机体无明显危害的作用,这种作用根据治疗的需要在一定情况下可以转化为治疗作用。

(五)毒性反应

毒性反应是指药物引起机体的生理、生化功能或组织结构发生病理改变。其原因多属用药剂量过大、疗程过长或个体对某药物敏感性过高。根据中毒症状发生的快慢及接触药物的过程分为急性毒性、亚急性毒性和慢性毒性3种。急性毒性指一次或突然使用中毒剂量立即发生危及生命功能的严重反应,如洋地黄过量引起心搏骤停、循环衰竭、死亡;亚急性毒性是指反复给予非中毒剂量,于数小时或数天累积而产生的毒性反应,如氨基糖苷类抗生素引起的听神经损害;慢性毒性,又称长期毒性,指长期反复用药或接触药物,长期蓄积后逐渐发生的毒性反应如生产有机磷农药的工人,常伴有胆碱酯酶活性降低而引起的胆碱能神经兴奋增高的症状。

(六)变态反应

变态反应是指抗原(药物或其他致敏原)与抗体结合形成的一种对机体有损害的免疫反应。其特点是与用药剂量关系不大,而与药物种类及患者体质(过敏体质)有关。

(七)致癌

致癌是指化学物质诱发恶性肿瘤的作用。据报道,人类恶性肿瘤80%～85%是化学物质所致,药物也有致癌的可能性。

(八)致畸

致畸是指药物影响胚胎发育形成畸胎的作用。

(九)致突变

致突变指引起遗传物质的损伤性变化,可能是致畸致癌作用的原因。

(十)耐受性和成瘾性

耐受性是指某些药物的敏感性特别低,在常用量下不出现生理反应,有的甚至到中毒量才出现作用。产生耐受性的原因有先天和后天两种,先天受遗传控制,后天则由于反复用药而获得。成瘾性是指有些药物患者长期应用可产生依赖性,停药后不但原有的病症加重,还出现一些与之无关的新体征,称为断症状。

(十一)反跳现象

患者长期使用某些药物,并已对其产生适用性改变,一旦骤然停药,可造成反跳反应。如麻醉性镇痛药的骤停可出现一系列综合症状,称为戒断症状;巴比妥类药物骤停可产生烦躁不安、精神恍惚;苯二氮䓬类药物也有此现象;某些抗高血压药物骤停,可引起反跳性血压升高;β-肾上腺受体阻断药也可引起心肌缺血的反跳效应;皮质激素长期使用,干扰了下丘脑、垂体、肾上腺的正常反馈系统,突然停药则发生急性肾上腺皮质功能不足综合征。为防止反跳现象发生,长期用药停药时应逐渐减次减量,而不应突然停药。

(十二)特异质反应

特异质反应与变态反应不同,是先天就存在的一种遗传性生理、生化缺陷,而对药物产生特异性反应。如缺乏葡萄糖-6-磷酸脱氢酶(G-6-PD)的人,对伯氨喹、磺胺类、呋喃类、苯胺类药物敏感,甚至对某些食物(如蚕豆)敏感可导致急性溶血反应。

(十三)首剂效应

首剂效应是一种机体对药物的不适应反应,常发生于首次给药时。如哌唑嗪等按常规剂量开始治疗常可致血压骤降。

(十四)后遗反应

后遗反应指药物停止进入人体后,遗留下来的功能性或器质性变化,如服用巴比妥类药物次晨的宿醉现象,氨基糖苷类抗生素引起的耳毒性等。

二、药品不良反应分类

(一)基本分类

药品不良反应基本上可分为以下3类。

1. A型反应

A型反应是由药物的药理作用增强所引起,其特点是可预测,与用药剂量有关,发生率高,但死亡率低,时间关系较明确。

2. B型反应

B型反应是与药物正常药理作用完全无关的异常反应,常为免疫学或遗传学的反应。其特点是难预测,与剂量无关,常规药理毒理学筛选不能发现,发生率低,但死亡率高,时间关系明确。如药源性过敏性休克等。

3. C型反应

C型反应是患者长期用药后发生的反应,通常没有清晰的时间联系。其特点是背景发生率高,用药史复杂或不全,因而难以用试验重复,机制不清。

(二)细化分类

有学者认为,简单的分类不能完全体现药物不良反应的全部内容,所以对其更进一步进行细化,分为9类。

1. A类反应

A类反应即扩大的反应,是药物对人体呈剂量相关的反应,它根据药物或赋形剂的药理学和作用模式来预知。这些反应仅在人体接受该制剂时发生,停药或剂量减少时则可部分或完全改善。A类反应是不良反应中最常见的类型,常由各种药动学和药效学因素决定。

2. B类反应

B类反应即由某些微生物生长引起的不良反应。该类反应在药理学上是可预测的,但与A类反应不同,因为其直接和主要的药理作用是针对微生物体而不是人体。如含糖药物引起龋齿,抗生素引起的肠道内耐药菌群的过度生长,广谱抗生素引起的鹅口疮,过度使用某种可产生耐药菌的药物而使之再次使用时无效。应注意,药物致免疫抑制而产生的感染不属于B类反应。

3. C类反应

C类反应即药物参与的化学反应,许多不良反应取决于药物或赋形剂的化学性质而不是药理学性质。它们以化学刺激为基本形式,这就使得在使用某些制剂时,大多数患者会出现相似的反应。C类反应的严重程度主要与起因药物的浓度而不是剂量,此类典型的不良反应包括外渗物反应、接触性皮炎以及局部刺激引起的胃肠黏膜损伤。

4. D类反应

D类反应即给药反应,许多不良反应是因药物特定的给药方式而引起的。这些反应不依赖于制剂成分的化学或药理性质,而是因剂型的物理性质或给药方式而发生的。这些反应不是单一的,给药方式不同,不良反应的特性也不同,其共同的特点是,如果改变给药方式,不良反应即可停止发生。如植入药物周围的组织发生炎症或纤维化,注射液中微粒引起的血栓形成或血管栓塞,片剂停留在咽喉部,用干粉吸入剂后的咳嗽,注射液经微生物污染引起的感染等。

5. E类反应

E类反应即撤药反应。通常所说的撤药反应是生理依赖性的表现。它们只发生在停止给药或剂量突然减小后。与其他继续用药会加重反应的所有不良反应不同,该药再次使用时,可使症状得到改善。反应的可能性更多与给药时程而不是剂量有关。此外,虽然这些反应一定程度上是药理学可预知的,但撤药反应的发生也不是普遍的,许多患者虽然持续大剂量使用也不一定会发生此类反应。

6. F类反应

F类反应即家庭性反应,某些不良反应发生在那些由遗传因子决定的代谢障碍的敏感个体中,此类反应不可混淆于人体对某种药物代谢能力的正常差异而发生的反应。例如,西方人群10%以上缺乏细胞色素CYP2D6,与其他人群相比,他们更容易发生受CYP2D6代谢的药物的已知的A类反应,因为他们对这些药物的消除能力较低。有上述代谢障碍的人群易发生的不良反应,在无此代谢障碍的其他人群中,发生不良反应的概率就会显著降低。如有G-6-PD缺陷的患者,使用奎宁时可能会出现溶血,而其他个体即使奎宁用量很大也不会发生。

7. G类反应

G类反应即基因毒性反应,许多药物能引起人类的基因损伤。值得注意的是,有些药物是潜在的致癌物或遗传毒物,致畸物在胎儿期即可使得遗传物质受损。

8. H类反应

H类反应即变态反应,可能是继A类反应后最常见的不良反应,类别很多,均涉及免疫应答的活化。它们不是在药理学上可预测的,也不是剂量相关的。因此,减少剂量通常不会改善症状,必须停药。如变态反应、过敏性皮疹、光变应性、急性血管性水肿、过敏性胆汁阻塞等。

9.U类反应

U类反应即未分类反应,为机制不明的反应,如药源性味觉障碍、辛伐他汀的肌肉不良反应及气体全身麻醉药物的恶心、呕吐等。

许多不良反应涉及一种易被识别、易治疗或易避免的简单机制,但有些不良反应涉及一种以上机制。不仅两种相同机制可产生相似的不良反应,而且一种药物可同时通过两种不同机制产生可观察到的反应。如非甾体抗炎药物引起的胃肠刺激和溃疡,是由于对保护前列腺素生成的全身抑制(A类反应)以及对肠壁的局部刺激作用(C类反应)而介导的。

三、药品不良反应的影响因素

(一)药品因素

1.化学成分和化学结构

药物所含的有效成分是药品不良反应基础,有时化学结构上的细微改变可使药品不良反应发生明显的变化,例如酮洛芬和氟比洛芬在化学结构上只相差一个氟离子和一个酮基,前者的药品不良反应发生率为16.2%,后者可达52.5%。

2.药物理化性质

口服药物的脂溶性越强,越容易在消化道吸收,越容易出现不良反应,如氯喹在肠道吸收快而充分,对黑色素的亲和力大,容易在有黑色素的眼组织里蓄积,引起视网膜变性。

3.给药剂量

主要表现在A型反应,如阿司匹林在少数人中引起耳聋,在剂量为600~899 mg时,发生率为0.1%,当剂量为900~1 199 mg时,发生率可达4.5%;螺内酯致男性乳房增生,剂量为100 mg时发生率为0,而200 mg时为17%,300 mg时则达27%。

4.给药途径和方法

氯霉素口服给药时,再生障碍性贫血的发生率高,胃肠道以外途径给药时少;抗生素类药注射给药时变态反应的发生率大于口服给药。

5.杂质

药物在生产、保管、运输过程中可能混进的杂质和药物本身的氧化、还原、分解、聚合等情况产生的杂质,也能影响药品不良反应的发生。如青霉素生产发酵过程中产生的青霉噻唑酸、青霉烯酸等在人体内可引起变态反应。

(二)机体因素

1.不同种族、民族

不同种族、民族的人有不同的遗传特点。慢乙酰化者在日本人、因纽特人中很少,欧美人口约占50%~60%,中国人为26.5%。吡嗪酰胺的肝脏损害发生率在非洲为3.6%,在中国香港为27.3%。

2.性别

一般情况下女性药品不良反应发生率较男性高,调查1 160人其药品不良反应发生率男性为7.3%(50/682),女性为14.2%(68/478)。如氯霉素引起的再生障碍性贫血,男女比例为1∶3。但也有相反的,不能一概而论。

3.年龄

一般儿童和老人药品不良反应发生率较高,如青霉素在体内的半衰期,青壮年约0.55小时,老年人可达 1 小时。调查 1 160 人,药品不良反应发生率 60 岁以下 6.3%(42/667),60 岁以上 15.4%(76/493)。

4.血型

有报道口服避孕药在少数人可引起静脉血栓,血型为 A 型的多发于 O 型。

5.食物与营养状态

食物中脂肪多,脂溶性药物吸收得多,吸收速度快,容易引起药品不良反应。食物中缺乏维生素 B_6 的患者,服用异烟肼后发生神经系统损伤的多。体内脂肪多的人,脂溶性药物容易在脂肪中储存和再释放,使半衰期延长。

6.机体的生理病理状态

原有肝功能损伤者服用要经肝脏代谢转化的药物时易出现药品不良反应。原有肾功能损伤者服用氨基糖苷类抗生素容易出现肾毒性。有心功能障碍者服用左旋多巴容易引起室性心律不齐。

7.个体差异

同是健康人每天口服同样药物后,血药浓度也可以有很大差别,药效也不尽相同,例如,多数人服用治疗苯巴比妥以后出现镇静作用,少数人则表现出兴奋作用。

(三)环境因素

人类生活环境中存在着诸多影响人体生理功能的化学、物理因素。这些因素或直接损害人体,或通过影响药物在体内的吸收、代谢和排泄,或通过影响药物代谢酶系统,或通过与药物发生不良相互作用而损害人体功能。如人体内胆碱酯酶可以被有机磷抑制;苯可抑制骨髓造血功能;铅能引起神经衰弱、溶血性贫血和末梢神经炎;苯巴比妥可引起粒细胞减少症、再生障碍性贫血和白血病;汞也可引起震颤、牙龈炎、牙齿脱落等症状;三硝基甲苯可引起肝损害和白内障等。

四、因果关系分析评价

(一)主要考虑因素

(1)用药与不良反应的出现有无合理的时间关系。
(2)反应是否符合该药已知的不良反应类型。
(3)停药或减量后反应是否消失或减轻。
(4)再次使用可疑药品是否再次出现同样反应。
(5)反应是否可用并用药物的作用、患者病情的进展其他治疗措施来解释。

(二)分级标准

各国采用标准不同,我国在药品不良反应监察报告试点期间把因果关系分为肯定有关、很可能有关、可能有关、可能无关、待评价、无法评价共 6 级。该分级标准也是相对的。根据上述 5 个因素(原则)进行判断,见表 1-5。

表 1-5　因果关系分级标准

评价分类	1	2	3	4	5
肯定有关	+	+	+	+	－
很可能有关	+	+	+	?	－
可能有关	+	－	±?	?	±?

评价分类	1	2	3	4	5
可能无关	—	—	±?	?	±?
待评价			缺乏必须信息，需要补充材料才能评价		
无法评价			缺乏必须信息并无法获得补充资料		

（刘 嚣）

第六节 药物相互作用

药物相互作用是指同时或相隔一定时间内使用两种或两种以上药物，一种药物的作用受另一种药物所影响。由于它们之间或它们与机体之间的作用，改变了一种药物原有的理化性质、体内过程（ADME）和组织对药物的敏感性，从而改变了药物药理效应和毒性效应。

近年来药物种类日益增多，新药品种不断涌现，用途交错。许多患者接受治疗时，往往联合应用两种或两种以上的药物。由药物相互作用引起的不良反应愈来愈受到医药工作者及社会各界的关注。

药物相互作用的结果对患者的治疗可以是有益的，疗效提高或毒性降低，如抗高血压药和利尿药伍用治疗高血压；磺胺甲噁唑和甲氧苄啶合用治疗细菌感染，效果都比单用好。但也可能是有害的，使疗效降低或毒性增大，有时会带来严重，甚至危及生命的后果，如服用华法林的患者，加用阿扎丙宗或保泰松，若华法林未适当减量，很可能发生出血；服用单胺氧化酶类抗抑郁药，再吃富含酪胺的食物，可能发生急剧的、甚至致命的高血压危象；抗酸药和奶类食品可明显减弱四环素的抗菌作用，故应避免同服。

统计资料表明服药种类越多，发生不良反应的可能性越大，见表1-6。

表1-6 伍用药物种类与不良反应发生率

伍用药物种类	用药人数	不良反应人数	不良反应发生率（%）
0~5	4 009	142	3.5
6~10	3 861	397	10
10~15	1 713	487	28
16~20	641	347	54

药物相互作用有发生在体内的药动学、药效学方面的相互作用，亦有发生在体外的相互作用。后者指注射剂之间或向静脉输液瓶加入药物，相互配伍引起的理化反应而使药效降低，甚至使药物毒性增加，亦即药物配伍禁忌。在此重点阐述体内药物的相互作用。

一、药动学相互作用

（一）药物吸收相互作用

药物口服后经胃肠道吸收，在胃肠道内发生的相互作用多是减少吸收、影响吸收速度和生物利用度。须将吸收速度减慢和吸收总量改变加以明确区分。对长期、多剂量给药的药物(如口服抗凝药)如吸收总量无明显改变,吸收速度的改变一般并不重要。而单剂量给药的药物希望能很快吸收,迅速达到高浓度,发挥其药效(如催眠或镇痛药),若吸收速度减慢,可能达不到所需浓度,影响疗效见表1-7。

表 1-7 一些影响吸收的药物相互作用

受影响的药物	影响吸收的药物	相互作用结果
四环素类	含 Al^{3+}、Ca^{2+}、Mg^{2+}、Bi^{2+} 的抗酸药;牛奶;Zn^{2+}、Fe^{3+}	形成难溶的螯合物,减少抗生素的吸收
地高辛、左甲状腺素、华法林	考来烯胺	形成络合物,减少地高辛、左甲状腺素和华法林的吸收
青霉胺	含 Al^{3+} 和 Mg^{2+} 的抗酸药、食物、铁剂	形成溶解性差的青霉胺螯合物,吸收减少
地高辛	甲氧氯普胺、溴丙胺太林	由于胃肠蠕动改变,减少或增加地高辛的吸收
青霉素	新霉素	引起吸收不良状态

胃肠道各部位 pH 的改变,可影响药物的解离度和吸收率。如应用抗酸药后,提高了胃肠道的 pH,此时同服弱酸性药物,由于弱酸性药物在碱性环境中解离部分增多,而药物透过胃肠道上皮的被动扩散能力取决于它们的非离子化脂溶形式的程度,故吸收减少;但如果考虑到其他作用,如螯合、吸附、胃肠蠕动改变等,最终结果将变得更为复杂。

有些药物同服时可互相结合而妨碍吸收,如抗酸药中的 Ca^{2+}、Mg^{2+}、和 Al^{3+} 可与四环素类形成难吸收的螯合物,铁制剂与四环素类同服亦能产生同样的反应;改变胃排空或肠蠕动速度的药物能影响其他口服药物的吸收,这类由于药物作用相互影响而产生的药物相互作用非常普遍,如阿托品、溴丙胺太林可延缓胃的排空,从而使口服的其他药物吸收也减慢。在临床实践中是需要特别重视的问题。

食物对药物的吸收亦有影响,饭后服药可使许多药物吸收减少,如铁剂等;有些药物与食物同服可改善吸收:如食用绿豆食品可明显降低肾移植患者血环孢素 A 谷浓度,另外高脂肪食品、苹果汁、橘汁、牛奶和巧克力等均可通过增加环孢素 A 在肠道的吸收而增加血环孢素 A 的浓度。葡萄柚汁可使小肠上皮细胞中 CYP3A4 含量特异性降低 62%,使环孢素 A 在小肠吸收进入血液前被代谢减少,因此葡萄柚汁与环孢素 A 同时服用可使血环孢素 A 的浓度增加;此外,一些胃肠疾病也可影响药物吸收,且无法预测,新霉素引起营养吸收障碍综合征,影响地高辛、青霉素等吸收。食物和营养物质与药物的相互作用,可参考有关专著。

(二)药物置换相互作用

药物吸收后进入血液循环,大部分药物以不同程度与血浆蛋白特别是清蛋白进行暂时性的可逆结合,只有非结合的、游离的药物分子才具有药理活性。每一蛋白分子与药物的结合量有限,因此,当药物合用时,可在蛋白结合部位发生竞争性相互置换现象,结果与蛋白结合部位亲和力较高的药物可将另一种亲和力较低的药物从蛋白结合部位上置换出来,使后一种药物游离型增多,药理活性增强。如保泰松、阿司匹林、氯贝丁酯、苯妥英钠等都是强力置换剂,与双香豆素合用时可将其从蛋白结合部位上置换出来,使其在血浆中游离型药浓度增加,有可能引起出血。

酸性药物与血浆蛋白的结合较碱性药物的结合要强得多,一般认为碱性药物与血浆蛋白的置换现象没有重要的临床意义。

(三)药物代谢相互作用

肝微粒体酶是催化许多药物代谢的重要酶系,该酶系的活性直接影响许多药物的代谢。有些药物反复服用,可诱导肝微粒体酶活性增加(酶促作用),从而使许多其他药物或诱导剂本身的代谢加速,导致药效减弱。如苯巴比妥反复应用可导致双香豆素、皮质激素、口服避孕药等作用减弱或消失。有些药物反复服用可抑制肝微粒体酶的活性(酶抑作用),从而使许多药物代谢减慢,导致药效增强,可能引起中毒,如异烟肼、氯霉素、香豆素类等均能抑制苯妥英钠的代谢,合并应用时,如不适当减小苯妥英钠的剂量,即可引起中毒。

1. 酶的抑制

某些化学物质能抑制肝微粒体药物代谢酶的活性,减慢其他药物的代谢速率,这种现象称为酶的抑制。具有酶抑制作用的化学物质称为酶抑制剂。在体内灭活的药物经酶抑制剂作用后,代谢减慢,作用增强,甚至导致毒性反应。如西咪替丁能与CYP的血红素铁形成紧密结合的复合物,使CYP酶活性明显降低,进而抑制许多药物的氧化代谢,如普萘洛尔、茶碱、华法林及苯妥英钠等。

2. 酶的诱导

某些化学物质能提高肝微粒体药物代谢酶的活性,增加自身或其他化学物质或其他药物的代谢速率,这种现象称为酶的诱导。具有酶诱导作用的化学物质称为酶诱导剂。对于在体内灭活的药物来说,由于药酶诱导后代谢加快,血浆药物浓度降低,从而使得治疗效果降低。例如,苯巴比妥是典型的酶诱导剂,它能提高CYP2C9和CYP2C19几个同工酶的催化能力。华法林在体内经这些同工酶羟化失活,苯巴比妥可加速其代谢,使其抗凝效果降低。长期服用苯巴比妥者,需较大剂量华法林才能产生抗凝效果。当停用苯巴比妥后,血浆中华法林浓度迅速回升。因此,在两药合用的患者,在停用苯巴比妥时需相应减少抗凝剂用量,否则有出血危险。

(四)排泄过程的药物相互作用

大多数药物随尿及胆汁排出,干扰肾小管液pH、主动转运系统及肾血流量的药物可影响其他药物的排泄。

有些药物服用后,对尿液的pH影响比较明显,故合并用药时应考虑到药物引起的尿液pH改变能影响某些药物的尿液排泄量,从而可使药效降低或增强。在服药过量的情况下,有意改变尿液pH,可增加药物(如苯巴比妥和水杨酸)的排出。

作用于肾小管同一主动转运系统的药物可相互竞争,改变肾小管主动分泌,如丙磺舒和青霉素及其他药物竞争,减少它们的排出,使留在体内的药物增加,丙磺舒后来也因肾小管被动吸收增加,排出减少。双香豆素与醋磺己脲相互作用,使后者在体内发生蓄积作用,导致低血糖。

一些药物从胆汁排泄,或以原形或以结合形式使之成为水溶性,有的结合物被胃肠道菌丛代谢为母体化合物,再被吸收,这种再循环过程延长了药物在体内的存留时间。如果肠道菌丛被抗生素类药物杀死,该药就不再循环。如口服避孕药与四环素或青霉素同时应用可导致避孕失败。

二、药效学相互作用

药效学相互作用主要是指一种药物改变了另一种药物的药理效应。药动学相互作用影响机体对药物处置过程,即影响ADME,而药效学相互作用则影响药物对机体的作用,影响药物与受体作用的各种因素。

(一)相加作用

相加作用是指等效剂量的两种药物合用的效应等于应用各药双倍剂量的效应。合用的两药作用于同一受体或部位,并对这个部位或受体作用的内在活性相等时,发生相互作用。凡能发生相加作用的两药合用时,各药剂量应减半,否则可能引起药物中毒。如氨基糖苷类抗生素与硫酸镁合用时,由于这类抗生素可抑制神经-肌肉接头的传递作用,故可加强硫酸镁引起的呼吸麻痹。

(二)敏感化现象

一种药物可使组织或受体对另一种药物的敏感性增强,即为敏感化现象,如排钾利尿药可使血钾减少,从而使心脏对强心苷敏感化,容易发生心律失常。

应用利血平或胍乙啶后能导致肾上腺素受体发生类似去神经性超敏感现象,从而使具有直接作用的拟肾上腺素药,如去甲肾上腺素或肾上腺素的升压作用增强。

(三)协同作用

两种药物分别作用于不同的作用部位或受体,而诱发出相同的效应,使两药合用时引起的效应大于各药单用的效应的总和,称为协同作用。如单胺氧化酶抑制剂与氯丙嗪类合用,不仅可增强安定作用,并能增强降压效应。

(四)拮抗作用

两种或两种以上的药物合用后引起的药效降低称拮抗作用。从作用机制上分为竞争性拮抗与非竞争性拮抗。竞争性拮抗作用指两种药物在共同的作用部位或受体上拮抗。如甲苯磺丁脲的降糖作用是促进胰岛 β 细胞释放胰岛素的结果,这一作用可被氢氯噻嗪类药物拮抗。非竞争性拮抗作用指两种药物不作用于同一受体或部位,这种拮抗现象不被作用物的剂量加大所逆转。

对有临床重要性的药物相互作用应严密监控,包括血药浓度监测以指导用药。

(曹璐杰)

第七节 机体对药效的影响

药物作用受诸多因素的干扰或影响,除药物本身的结构、理化性质,以及药物的剂型、给药途径、给药剂量、给药间隔、药物相互作用等因素外,尚有机体方面的因素,诸如年龄、性别、种族、生理、病理状态等,在此重点讨论老年人、小儿及妊娠期、哺乳期用药。

一、老年人用药

由于老年人(一般指 60 周岁以上人群)机体各系统退行性变,导致体弱多病,用药品种多,剂量相对大,不良反应发生率较高,由此而致的药源性疾病发生概率也高,故老年人合理用药备受关注。

老年人用药与成年人相比不仅存在量的差异,也有质的变化。老年人的用药量除按老幼剂量折算表和体重折算相应减小剂量外,还须考虑老年人机体的生理、生化和病理的特异情况及老年人药动学特点。

(一)老年人生理变化及药动学特点

(1)老年人胃排空时间延长,肠蠕动减慢,影响药物的崩解和溶解速度,使药物的吸收延长。

(2)老年人血浆蛋白减少,可使游离型药物浓度增加,药效增加。

(3)老年人的肝体积和血流量减少,其肝血流量只有青年人的 40%~50%,其代谢能力降低,首过效应减弱,生物利用度增加。

(4)老年人肾体积亦缩小,肾血流量也仅是青年人的40%~50%,从而延缓药物的排泄,半衰期延长,血药浓度升高,易造成蓄积中毒。

(5)老年人的靶器官有时表现出对药物的敏感性增加,使药物作用增强或延长。

老年人对药物的反应比年轻人强,因为:①靶细胞或靶器官的敏感性增强,因而造成在一定血药浓度下的效应增强,即药效动力学作用;②血药浓度随着年龄增大而增高,即药代动力学作用。由此可见,对老年人而言,个体化给药尤为重要。

(二)老年人用药原则

给药前必须明确治疗目的,多主诉状况下要找出治疗的中心问题作为目标,不可能用一种药物治疗多种主诉;要选用疗效可靠、作用温和的药物,排除禁忌证;根据老年人药动学特点决定用药剂量,若非急症,可从小剂量开始,逐渐递增;给药品种宜少;选用药物治疗时还须考虑药物所具有的危险性是否小于得益。

(三)老年人用药注意事项

老年人所产生的医源性疾病无疑与用药不正确有关。下列注意事项中有些也适用于一般患者,但老年人应特别注意。

在正确诊断的基础上,进行合理的药物治疗。医护人员要耐心地向老年患者解释处方中用药的目的、剂量、用法与疗程。一般从小剂量开始用药,用药过程中不能贸然撤药。医师对所用药物的药代动力学、药效学、毒副反应与药物相互作用要有充分的了解。

1.减少用药品种

尽可能减少用药品种,如抗生素的联合应用,一般不超过3种,以免发生不必要的药物不良相互作用。合并用药应保持警惕,在患有高血压病或心血管及肝、肾功能不全时尤其应注意。

2.进行血药浓度监测

有条件时应对老年人进行血药浓度监测,这对于合理调整剂量、安全用药是有重要意义的。

3.做好病史与用药史的记录

应做好老年患者的病史与用药史的记录,这将有助于发现药物不良反应与药物相互作用。

二、小儿用药

小儿的用药量比成人小,一般可根据年龄、体重或体表面积进行计算。除熟悉一般用药规律外,还须掌握其用药特点。

小儿在体格和器官功能等方面都处于不断发育的时期,其新陈代谢旺盛、循环时间短,一般对药物排泄较快。但肝、肾功能,中枢神经系统及某些酶系统尚未发育成熟,用药不当常可致不良反应或中毒。小儿时期体液占体重的比例较成人大,水盐转换率较成人快,但对水和电解质代谢的调节功能较差,故易致平衡障碍,对影响水盐代谢或酸碱代谢的药物特别敏感,较成人易于中毒。在应用利尿剂后极易发生低钠或低钾血症。

新生儿和婴儿的胃排空较慢,出生后6~8个月开始接近成人,新生儿的胃酸分泌极少,胃液pH很高,2~3岁始达成人水平,这些都可影响药物的吸收和生物利用度。

新生儿和婴幼儿膜通透性较高,药物易于通过,特别是其血-脑屏障不完善,药物与血浆蛋白结合较少,游离药物浓度较大,易发药物中毒,中枢神经系统特别敏感。如吗啡类药物(包括可待因、哌替啶等)易致呼吸中枢抑制;皮质激素、维生素A、四环素等服用后能使婴儿脑脊液压力增高,可见婴儿囟门饱满隆起;链霉素、庆大霉素、卡那霉素等剂量过大,疗程较长可致听神经和前庭神经不可逆损害,造成耳聋、眩晕和共济失调。

氯霉素易致灰婴综合征。氯霉素进入体内后,与肝内的葡萄糖醛酸结合后排出,由于新生儿和婴幼儿肝脏葡萄糖醛酸含量少,所以在体内呈游离状态的氯霉素较高而致急性氯霉素中毒,这种中毒反应除与肝脏解毒功能不健全有关外,与肾脏对氯霉素的排泄不足,也有很大关系。由于其肾脏排泄功能尚不健全、药物的半衰期较成人长,易发生血药浓度过高或蓄积性中毒。

有统计资料表明小儿的药品不良反应总发生率为6%～17%,与成人相近,而新生儿的药品不良反应发生率为24.5%,远高于成人,故新生儿与婴儿用药应特别注意。

三、妊娠期用药

妊娠是一特殊时期,母体与胎儿是同一环境中的两个紧密联系的独立个体,其生理反应和对药物的敏感性有很大差异。因胎儿许多器官还没有功能,主要靠胎盘而不是依靠自己的器官去获得必需的营养物质和排泄代谢产物。当药物在母体血液中出现时,由于胎儿对母体的这种依赖关系,势必对胎儿的生长、发育带来影响。

(一)药物处置

妊娠对母体各系统均有明显的生理改变,对某些药物的代谢,如氧化、还原、水解、结合等过程有一定影响,药物不易解毒或不易排泄,可能有蓄积中毒。如妊娠时体内孕激素水平增高,可抑制某些药物与葡萄糖醛酸结合,尤其在妊娠早期有妊娠剧吐而营养缺乏时,更为明显,因而可使有些药物作用时间延长,容易蓄积过量而中毒。如四环素能影响线粒体的代谢而抑制蛋白质合成,妊娠期大量静脉滴注四环素(每天1.5～2.0 g)可造成严重肝脏损害。

妊娠期体液及血容量均增加,对药物的体内分布有很大影响。单位体积血清蛋白含量降低,而其中清蛋白下降更为明显,可造成低血清低蛋白血症。妊娠期药物与清蛋白结合能力明显降低,与清蛋白结合减少,血中游离药物浓度增加,分布到组织和通过胎盘的药物增多。

动物和体外实验表明,妊娠对药物的氧化还原代谢减慢,但硫化作用可能较非妊娠时增加。值得注意的是:有的药物本身毒性不大,而其代谢产物可能对胎儿毒性较大。

(二)用药原则

妊娠前3个月内是胚胎组织的发育期,肢体和器官系统正在形成,对一些致畸药物特别敏感。"反应停"事件的调查结果表明:孕妇在妊娠第5～7周给予反应停,引起胎儿肢体畸形率特别高,故早孕期应尽量避免随便用药,尤其是未经充分研究的药。妊娠4～9个月,此期胎儿发育已渐成熟,但许多脏器功能仍不成熟,尚无代谢和排泄药物的能力,极易受到药物的损害,除非绝对需要时方可用药。

美国食品和药品管理局(FDA)根据药物对胎儿的危害性,将其分为A、B、C、D、X五级。

1. A级

在设对照组的药物研究中,在妊娠首3个月的妇女未见到药物对胎儿产生危害的迹象(并且也没有在其后6个月具有危害性的证据),该类药物对胎儿的影响甚微。

2. B级

在动物生殖性研究中(并未进行孕妇的对照研究),未见到对胎儿的不良影响,或在动物生殖性研究中发现有不良反应,但未在设对照组的、妊娠首3个月的妇女中得到证实(也没有对其后6个月的危害性的证据)。

3.C级

动物研究中证明药物对胎儿有危害性(致畸或胚胎死亡等),或尚无设对照的妊娠妇女及动物进行研究。本类药物只有在权衡了对孕妇的益处大于对胎儿的危害之后,方可使用。

4.D级

有明确证据显示,药物对人类胎儿有危害性,但尽管如此,孕妇用药后绝对有益(例如用该类药物来挽救孕妇的生命,或治疗用其他较安全的药物无效的严重疾病)。

5.X级

对动物和人类的药物研究或人类用药的经验表明,药物对胎儿有危害,而且孕妇应用这类药物无益,因此,禁用于妊娠或可能怀孕的患者。

(三)妊娠期用药注意事项

妊娠期常因一些并发症而必须用药物治疗,只要做到合理用药,能够防止胎儿受母体疾病的影响。如有人观察患重症结核的孕妇,用异烟肼、链霉素和对氨基水杨酸钠治疗后,可使新生儿营养不良的发生率比对照组下降一半,死胎也有减少;患缺铁性贫血或糖尿病的孕妇,分别应用铁制剂和胰岛素治疗,能减少胎儿和新生儿的死亡率;奎宁虽可引起流产、早产,但是当孕妇患疟疾须用此药时,用药后有时还可减少因疟疾引起的流产或死胎。

鉴于许多药物可以自由地通过胎盘,所以妊娠期用药应注意以下几点。

(1)没有一种药物对胎儿的发育是绝对安全的。

(2)只有药物对母亲的益处多于对胎儿的危险时才考虑在妊娠期用药,若有可能,在妊娠的前3个月内应避免用任何药物。

(3)药物对胎儿的作用可能与预期发生在母亲身上的药理作用不同,如反应停曾作为抗早孕反应药,但可引起胎儿多肢体畸形。

(4)某些药物可能对胎儿有迟发的不良反应,如已烯雌酚可致阴道癌、泌尿生殖系统异常,大剂量应用时,可降低雌性后代的繁殖力。

(5)妊娠期药物代谢比非孕期明显减慢。

(6)致畸药如细胞毒性药物,只能给予那些采取可靠避孕措施的育龄妇女。

(7)有些药物对胎儿的影响比母亲要长,如氯霉素(由于胎儿缺乏葡萄糖醛酸转移酶,因此有出现灰婴综合征的危险)。

(8)禁止在妊娠期试验性用药。

四、哺乳期用药

乳妇用药后,许多药物可出现于乳汁中,乳儿无意中成为间接用药者或受害者,因此乳母用药时必须考虑可能进入乳汁中的药物对乳儿的影响。

(一)药物对乳儿的影响

进入乳汁的药物浓度与用药剂量、药物的蛋白结合率、分子量、pH、脂溶性、解离度以及乳妇的肾功能有关。药物蛋白结合率越低,乳汁中药物浓度越高;分子量小于200的药物易进入乳汁,大于500的药物难进入乳汁;碱性药物易进入乳汁;非离子型的脂溶性药物易进入乳汁;乳妇肾功能损害时,可致血浆和乳汁中药物浓度升高。而乳汁中的药物能否对乳儿产生不良影响则取决于药物在乳汁中的浓度、乳儿的饮乳量、乳儿对药物的清除能力。

哺乳期用药可分为以下3类。

(1)避免使用的药物:这类药物多具有内在的高毒性或较严重的不良反应,如含碘制剂、抗肿瘤药物、氯霉素、四环素、锂盐、雌激素等。

(2)慎用药:此类药在应用时需认真监护,如解热镇痛药、抗组胺药、抗结核药、抗精神病药、抗甲状腺功能亢进药。

(3)允许使用的药物:这类药物经证实比较安全。

(二)用药原则

(1)用药前应充分估计其对母婴双方的影响,可用可不用的药物最好不用。

(2)对成人可产生严重不良反应的药物,乳妇应避免应用,如病情需要,则应终止哺乳。

(3)允许婴儿单独使用的药物,乳妇可使用。这类药物一般不会对乳儿造成大的危害,但不排除特异质个体。

(4)使用单剂或短期治疗的药物(如用于诊断的放射性同位素),若对乳儿有危害,则乳儿可采用乳制品喂养。

(5)尽可能使乳儿从乳汁中摄取的药量减至最低。措施:①对乳汁中浓度高的药物在其吸收高峰期应避免哺乳;②尽可能使用半衰期短的药物;③避免使用长效制剂;④采用最佳给药途径;⑤婴儿出生后1个月内,乳母应尽量避免使用药物。

哺乳期用药应考虑药物对母、儿双方面的影响及治疗需要,权衡利弊、合理应用,同时还应开展血药浓度监测,确保用药安全、有效。

五、肝肾功能不良者用药

(一)肝功能不良者用药

肝功能不良可影响药物的体内过程,进而影响临床用药的安全性和有效性。肝功能不良者合理用药应考虑:①肝脏疾病的种类,通常对药物体内过程的影响与肝脏疾病的严重程度成正比,急性肝炎时,影响较轻和短暂,失代偿期的肝硬化患者则较为显著。②肝功能评价指标,还应考虑细胞色素 P_{450} 多态性的影响。③肝功能不良时机体对药物效应的改变。④药物对肝脏的毒性。

肝功能不良者用药需根据患者的临床表现、药物体内过程特点,结合用药经验和血药浓度检测。只有在非常必要时用药,尤其是对肝脏有毒的药物。应尽量选用不在肝脏清除及对肝脏无毒的药物,对肝脏有毒的药物应在严密的肝功能测定监护下应用。

肝功能不良者临床用药剂量调整原则有以下几项。

(1)在下列情况下给药剂量不变或仅少量调整:①轻度肝脏疾病;②药物主要由肾脏排泄,患者无肾脏功能障碍;③肝脏疾病不影响由代谢途径对药物的消除;④药物肝提取率低($E<0.3$),用药时间短;⑤药物肝提取率高($E>0.7$),静脉给药且用药时间短;⑥无药物敏感性改变。

(2)在下列情况下降低25%给药剂量:①由肝清除的药物量低于剂量的40%,无肾功能障碍;②药物肝提取率高($E>0.7$),静脉给药,且药物蛋白结合无大变化;③药物肝提取率低($E<0.3$),用药时间短;④药物有较大的治疗指数。

(3)在下列情况下降低25%以上给药剂量:①药物代谢受肝脏疾病影响,用药时间长;②药物治疗范围窄,药物蛋白结合率有显著变化;③药物肝提取率高($E>0.7$),由胃肠道给药;④药物由肾脏排泄,肾功能有严重损害;⑤由于肝脏疾病使药物敏感性改变。

药物可由于自身或其代谢产物的作用而造成肝损害,当肝功能不良者用药时更应注意药物对肝脏的毒性。有肝毒性的药物有以下几类。①抗肿瘤药:如多柔比星等可导致肝细胞坏死。

②抗结核药:如异烟肼在肝内的代谢产物为异烟酸和乙酰肼,可与肝细胞内的蛋白质、核酸等大分子共价结合,造成肝细胞坏死。③镇静催眠药、镇痛药和麻醉药:严重肝病患者对于常用镇静催眠药、镇痛药和麻醉药几乎都不易耐受,甚至诱发肝性脑病。有肝昏迷先兆症状时禁用镇静药;肝病患者禁用吗啡类镇痛药,避免使用乙醚、氯仿、氟烷等麻醉药。④利尿剂:噻嗪类利尿剂、呋塞米等在治疗腹水时可造成血钾过低和代谢性碱中毒,有诱发肝性脑病的危险,若同时补充钾盐或同时服用保钾利尿药(螺内酯或氨苯蝶啶)可降低此危险。此外,几种利尿剂合用时,应注意排钠排水过多造成血容量下降,脱水和低钠血症,导致肾功能不全和肝性脑病。⑤抗菌药:有肝损害的抗菌药很多,严重肝功能不良者禁用四环素族、大环内酯类、利福霉素、两性霉素B、灰黄霉素和磺胺类抗菌药。其他如氯霉素、庆大霉素、卡那霉素、头孢菌素族等在应用时应严密观察不良反应,有肾功能减退时,应适当减少给药剂量。⑥口服避孕药:可影响胆汁分泌,忌用于有妊娠胆汁淤积史者、原发性胆性肝硬化、良性家族性复发性胆汁淤积症或Dubin-Johnson综合征者。⑦解热镇痛药:严重肝病时禁用对乙酰氨基酚、阿司匹林、吲哚美辛等解热镇痛药。⑧口服降糖药:如苯乙双胍、甲苯磺丁脲、氯磺丁脲等肝功不良时慎用或禁用。应用苯乙双胍时,因组织中葡萄糖无氧酵解而产生大量乳酸,可引起严重的乳酸性酸血症,其死亡率约50%,在肝功能不良时更为危险,应禁用。

(二)肾功能不良者用药

肾脏是药物及其代谢产物的重要排泄器官,肾功能不良会影响许多药物的排除,肾功能低下时,主要由肾脏排泄的药物消除变慢,$t_{1/2}$延长,可致药物体内蓄积,使药物作用增强,甚至产生毒性反应。当肾功能不良者应用某种全部或部分经肾脏消除,且治疗指数较低的药物(如氨基糖苷类抗生素)时,易产生不良反应。

根据药物自身的消除特性,可将其分为3类。

1. A类药物

A类药物指基本上经肾脏排泄而消除的药物,如头孢菌素类、氨基糖苷类抗菌药、乙胺丁醇、万古霉素、锂盐和大多数利尿药。这些药物80%以上都是以原形由肾脏排除。

2. B类药物

B类药物指基本上经肝脏与其他非肾途径而消除的药物如茶碱、氯霉素、洋地黄毒苷、三环类抗抑郁药、抗惊厥药、可待因、异烟肼、肝素、奎尼丁等,这些药物80%以上经非肾途径消除。

3. C类药物

有些药物肾与非肾消除都很重要,肾脏排泄的原形药物占给药量的50%左右,如地高辛、西咪替丁、氨苄西林、林可霉素、苯巴比妥、普鲁卡因胺等。

肾功能不良时对B类药物半衰期影响很小,可不必调整其给药间隔或剂量,但若其代谢物有活性或突出的不良反应,也应调整其给药剂量;对A类、C类药物而言,肾功能不良使得总清除率降低,半衰期延长,应降低给药剂量,或延长给药间隔,否则可能产生药物的蓄积中毒。

肾功能不良时调整给药方案应考虑肾功能损伤程度、原形药从肾脏排出的比例和药物的治疗指数。如果药物从肾脏排除的比例超过给药量的四分之一,治疗指数又较小,就必须调整给药方案。

(苏艳玲)

第二章 心血管科常用药物

第一节 抗心律失常药

在正常情况下,心脏的冲动来自窦房结,依次经心房、房室结、房室束及普氏纤维,最后传至心室肌,引起心脏节律性收缩。在病理状态时或在药物的影响下,冲动形成失常,或传导发生障碍或二者兼有,就产生心律失常。

一、抗心律失常药的基本电生理作用

此类药物的基本电生理作用是影响心肌细胞膜的离子通道,改变离子流而改变细胞的电生理特性。针对心律失常发生的机制,可将药物的基本电生理作用概括为以下2项:①药物抑制快反应细胞4相Na^+内流或抑制慢反应细胞4相Ca^{2+}内流,从而降低自律性;②药物通过促进K^+外流而增大最大舒张电位,使其远离阈电位降低自律性。

(一)降低自律性

后除极是在一个动作电位中继0相除极后所发生的除极,其频率较快,振幅较小,呈振荡性波动,膜电位不稳定,容易引起异常冲动的发放,这称为触发活动。后除极分早后除极与迟后除极两种,前者发生在完全复极之前的2或3相中,主要由Ca^{2+}内流增多所引起;后者发生在完全复极之后的4相中,是细胞内Ca^{2+}过多诱发Na^+短暂内流所引起。因此,钙通道阻滞剂和钠通道抑制药对减少后除极和触发活动有效。

(二)减少后除极与触发活动

膜反应性是指膜电位水平与其所激发的0相上升最大速率之间的关系,一般膜电位高,0相上升速率快,振幅大,传导速度也快;反之,则传导减慢。增强膜反应性改善传导或减弱膜反应性而减慢传导都能取消折返激动,前者因改善传导而取消单向阻滞,因此停止折返激动,某些促K^+外流加大最大舒张电位的药(如苯妥英钠)有此作用;后者因减慢传导而使单向传导阻滞发展成双向阻滞,从而停止折返激动,某些抑制Na^+内流的药(如奎尼丁)有此作用。

(三)改变有效不应期及动作电位时间

通过改变有效不应期及动作电位时间而减少折返。心肌细胞的静息膜电位,膜内负于膜外约$-90\ mV$,处于极化状态。心肌细胞受刺激而兴奋时,发生除极和复极,形成动作电位,它分为

以下几个时相:0相为除极期,是 Na^+ 经快通道迅速进入细胞所致;1相为快速复极初期,由 K^+ 短暂外流所致;2相为缓慢复极期,由 Ca^{2+} 及少量 Na^+ 经慢通道进入细胞所致;3相为快速复极末期,由 K^+ 外流所致。0相至3相的时程合称为动作电位时间(APD)。在复极过程中,当膜电位恢复到 $-60\sim-50$ mV 时,细胞才对刺激发生可扩布的动作电位,从除极开始到这以前的一段时间即为有效不应期(ERP),它反映快通道恢复有效开放所需的最短时间,其时间长短一般与 APD 的长短变化相应,但程度可有不同,一个 APD 中,ERP 比值大,就意味着心肌不起反应的时间延长,不易发生快速性心律失常。药物对 ERP 和 APD 主要有以下3种影响。

(1)延长 APD 和 ERP:但延长 ERP 更为显著,奎尼丁类药物能抑制 Na^+ 通道,使其恢复重新开放的时间延长,即延长 ERP,这称绝对延长 ERP。ERP/APD 之值较正常为大,即说明在一个 APD 中 ERP 占时增多,冲动将有更多机会落入 ERP 中,折返易被取消。

(2)缩短 APD 和 ERP:但缩短 APD 更显著,利多卡因类药物有此作用。因缩短 APD 更明显,故 ERP/APD 值仍较正常大,这称相对延长 ERP,同样能取消折返。

(3)促使邻近细胞 ERP 的不均一(长短不一)趋向均一,也可防止折返的发生。一般延长 ERP 的药物,使 ERP 较长的细胞延长较少,ERP 较短者延长较多,从而使长短不一的 ERP 较为接近。反之亦然,缩短 ERP 的药物,使 ERP 短者,缩短少些;ERP 长者,缩短多些。故在不同条件下,这些药物都能发挥促使 ERP 均一的效应。

应根据药物的作用机制及针对心律失常的心电生理改变和发生机制选用合适的药物。

二、抗心律失常药的基本作用机制

心律失常发生的原因是冲动形成异常或冲动传导异常或二者兼有,因此,心律失常的治疗目的是减少异位起搏活动(异常自律性增高或后除极)、调节折返环路的传导性或有效不应期以消除折返。目前能够达到以上目的而治疗心律失常的手段主要有阻滞 I_{Na};拮抗心脏的交感效应;阻滞 I_K;阻滞 I_{Ca}。因此,目前抗心律失常药主要分为4类:①Ⅰ类 I_{Na} 阻滞剂;②Ⅱ类β肾上腺素受体阻滞剂;③Ⅲ类延长动作电位时程药(I_K 阻滞剂);④Ⅳ类 I_{Ca} 阻滞剂。抗心律失常药通过直接或间接影响心脏的多种离子通道而发挥抗心律失常作用,同时,这些药物也具有潜在的致心律失常作用。当酸中毒、高血钾、心肌缺血或心动过速时,即使治疗浓度的抗心律失常药,也可能诱发心律失常。抗心律失常药物的基本作用机制如下。

(一)降低自律性

抗心律失常药物可通过降低动作电位4相斜率、提高动作电位的发生阈值、增加静息膜电位绝对值、延长动作电位时程等方式降低异常自律性。

1.降低动作电位4相斜率

自律细胞4相自动去极斜率主要由 I_f 决定,I_f 受细胞内 cAMP 水平的影响。cAMP 水平升高,I_f 增大,自动去极速度加快。β肾上腺素受体阻滞剂通过拮抗β受体,降低细胞内 cAMP 水平而减小 I_f,从而降低动作电位4相斜率。

2.提高动作电位的发生阈值

I_{Na} 阻滞剂通过阻滞 I_{Na} 提高快反应细胞动作电位的发生阈值;I_{Ca} 阻滞剂通过阻滞 I_{Ca} 提高慢反应细胞动作电位的发生阈值。

3.增加静息膜电位绝对值

腺苷和乙酰胆碱通过 G 蛋白耦联的腺苷受体和乙酰胆碱受体,激活 I_{KACh},促进钾外流,增加静息膜电位绝对值。

4.延长动作电位时程

由于动作电位平台期主要由钾外流介导,I_K阻滞剂通过阻滞钾外流而延长动作电位时程。

(二)减少后除极

1.减少早后除极

早后除极的发生与动作电位时程过度延长有关,缩短动作电位时程的药物可减少早后除极。

2.减少迟后除极

迟后除极的发生与细胞内Ca^{2+}超载有关,I_{Ca}阻滞剂通过抑制细胞内Ca^{2+}超载而减少迟后除极,I_{Na}阻滞剂可抑制迟后除极的0相去极化。

(三)消除折返

抗心律失常药物主要通过抑制传导或延长有效不应期消除折返。

1.抑制传导

I_{Ca}阻滞剂和β肾上腺素受体阻滞剂可减慢房室结的传导性,消除房室结折返所致的室上性心动过速。

2.延长有效不应期

I_{Na}阻滞剂和I_K阻滞剂可延长快反应细胞的有效不应期,I_{Ca}阻滞剂(维拉帕米)和I_K阻滞剂可延长慢反应细胞的有效不应期。

三、抗快速性心律失常药的分类

(一)Ⅰ类——钠通道阻滞剂

1.Ⅰa类

(1)奎尼丁。

药理作用:奎尼丁为金鸡纳树的提取物,能够阻滞I_{Na}和多种I_K。奎尼丁低浓度(约1 μmol/L)时即可阻滞I_{Na}、I_{kr},较高浓度尚具有阻滞I_{ks}、I_{k1}、I_{to}及$I_{Ca(L)}$作用。表现:奎尼丁阻滞激活状态的I_{Na},并使通道复活减慢,因此显著抑制异位起搏活动和除极化组织的传导性、兴奋性,并延长除极化组织的不应期,同时也使大部分心肌组织的不应期延长;奎尼丁能阻滞多种I_k,延长心房、心室和浦肯野细胞的动作电位时程。在心率减慢和细胞外低钾时,奎尼丁的这种作用容易诱发早后除极;奎尼丁可减少Ca^{2+}内流,具有负性肌力作用;奎尼丁还具有明显的抗胆碱作用和阻断外周血管α受体作用。

体内过程:口服后几乎全部被胃肠道吸收,经1~2小时血药浓度达高峰,生物利用度为70%~80%。血浆蛋白结合率约80%,组织中药物浓度较血药浓度高10~20倍,心肌浓度尤高。$t_{1/2}$为5~7小时。主要经过CYP450氧化代谢,其羟化代谢物仍有药理活性,20%以原形随尿液排出。

临床应用:奎尼丁为广谱抗心律失常药,适用于心房纤颤、心房扑动、室上性和室性心动过速的转复和预防,以及频发室上性和室性期前收缩的治疗。对心房纤颤、心房扑动目前虽多采用电转律法,但奎尼丁仍有应用价值,用于转律后防止复发。

不良反应:①腹泻是奎尼丁的最常见不良反应,30%~50%的患者使用后发生腹泻。腹泻引起的低血钾可加重奎尼丁的尖端扭转型心动过速的不良反应;②奎尼丁可引起"金鸡纳反应",表现为头痛、头晕、耳鸣、腹泻、恶心和视力模糊等症状。"金鸡纳反应"的发生与血浆奎尼丁水平过高有关,可通过降低剂量减少发生;③奎尼丁心脏毒性较为严重,中毒浓度可致房室及室内传导阻滞。应用奎尼丁的患者2%~8%可出现Q-T间期延长和尖端扭转型心动过速;④奎尼丁的α受体阻滞作用使血管扩张、心肌收缩力减弱、血压下降;⑤奎尼丁抗胆碱作用可增加窦性频率,加快房室传导,治疗心房扑动时能加快心室率,因此应先给予钙通道阻滞剂、β肾上腺素受体阻滞剂或地高辛以减慢房室传导,降低心室率。

药物合用:奎尼丁与地高辛合用,使后者肾清除率降低而增加其血药浓度;与双香豆素、华法林合用,可竞争与血浆蛋白的结合,使后者抗凝血作用增强;肝药酶诱导剂苯巴比妥能加速奎尼丁在肝中的代谢。

(2)普鲁卡因胺。

药理作用:普鲁卡因胺的心脏电生理作用与奎尼丁相似,但无明显阻断胆碱或α肾上腺素受体作用。普鲁卡因胺阻滞开放状态的I_{Na},降低自律性,减慢传导,延长大部分心脏组织的动作电位时程和有效不应期。

体内过程:口服吸收迅速而完全,1小时左右血药浓度达高峰。肌内注射0.5~1小时、静脉注射5分钟血药浓度即达峰值。生物利用度约80%,$t_{1/2}$为3~4小时。本药在肝代谢为仍具活性的N-乙酰普鲁卡因胺。N-乙酰普鲁卡因胺也具有抗心律失常作用,但其药理学特性与母药不同,几乎没有I_{Na}阻滞作用,但延长动作电位时程的作用与普鲁卡因胺相当。

临床应用:应用及禁忌证与奎尼丁相同,对房性、室性心律失常均有效。静脉注射或静脉滴注用于室上性和室性心律失常的急性治疗,但对于急性心肌梗死所致的持续性室性心律失常,普鲁卡因胺不作为首选。

不良反应:①口服可有胃肠道反应;②静脉给药(血药浓度>10 μg/ml)可引起低血压和传导减慢。N-乙酰普鲁卡因胺的血浆药物浓度>30 μg/ml时可发生尖端扭转型心动过速;③变态反应较常见,如出现皮疹、药热、白细胞减少、肌痛等;④中枢不良反应为幻觉、精神失常等;⑤长期应用,少数患者出现红斑狼疮综合征。

2.Ⅰb类——利多卡因

(1)药理作用:利多卡因药理作用表现如下。①对激活和失活状态的I_{Na}都有阻滞作用,当通道恢复至静息态时,阻滞作用迅速解除,因此利多卡因对除极化组织(如缺血区)作用强;心房肌细胞动作电位时程短,I_{Na}处于失活状态的时间短,利多卡因的阻滞作用也弱,因此对房性心律失常疗效差;利多卡因对正常心肌组织的电生理特性影响小,对除极化组织的I_{Na}(处于失活态)阻滞作用强,因此对于缺血或强心苷中毒所致的除极化型心律失常有较强抑制作用;②利多卡因抑制参与动作电位复极2相的少量钠内流,缩短或不影响浦肯野纤维和心室肌的动作电位时程;③利多卡因能减小动作电位4相去极斜率,提高兴奋阈值,降低自律性。

(2)体内过程:首过消除明显,生物利用度低,只能非肠道用药。本药在血液中约70%与血浆蛋白结合,体内分布广泛。本药几乎全部在肝中代谢,$t_{1/2}$为2小时。

(3)临床应用:利多卡因的心脏毒性低,主要用于室性心律失常,如心脏手术、心导管术、急性心肌梗死或强心苷中毒所致的室性心动过速或心室纤颤。

(4)不良反应及注意事项:肝功不良患者静脉注射过快,可出现头昏、嗜睡或激动不安、感觉异常等;剂量过大可引起心率减慢、房室传导阻滞和低血压;二、三度房室传导阻滞患者禁用。眼球震颤是利多卡因毒性的早期信号。心力衰竭、肝功不全者长期滴注后可产生药物蓄积,儿童或老年人应适当减量。

本类药物尚有苯妥英钠、美西律等。

3. Ⅰc类——普罗帕酮

(1)药理作用：①普罗帕酮能明显阻滞 I_{Na}，对开放状态和失活状态都有作用；②减慢心房、心室和浦肯野纤维的传导；③抑制 I_K，延长心肌细胞动作电位时程和有效不应期，但对复极过程的影响弱于奎尼丁；④化学结构与普萘洛尔相似，具有弱的β肾上腺素受体拮抗作用。

(2)体内过程：普罗帕酮口服吸收良好，经肝脏和肾脏消除，经肝脏首过消除后的代谢产物5-羟基普罗帕酮的 I_{Na} 阻滞作用与普罗帕酮相近，但β受体阻滞作用减弱。

(3)临床应用：普罗帕酮长期口服用于维持室上性心动过速（包括心房颤动）的窦性心律，也用于室性心律失常。

(4)不良反应及注意事项：①心血管系统常见的不良反应为加重折返性室性心动过速，加重充血性心力衰竭；②其β肾上腺素受体拮抗作用可导致窦性心动过缓和支气管痉挛；③肝肾功能不全时应减量；④心电图 QRS 延长超过20%以上或 Q-T 间期明显延长者，宜减量或停药；⑤本药一般不宜与其他抗心律失常药合用，以避免心脏抑制；⑥消化道不良反应常见恶心、呕吐、味觉改变等。

本类药物尚有氟卡尼、恩卡尼等。

(二)Ⅱ类——β肾上腺素受体阻滞剂

用于抗心律失常的主要有普萘洛尔、美托洛尔、阿替洛尔、纳多洛尔、醋丁洛尔、噻吗洛尔、阿普洛尔、艾司洛尔等。这些药物的药理作用及药代动力学特征不尽相同，但β肾上腺素受体拮抗作用和直接细胞膜作用是其抗心律失常的基本机制。

β肾上腺素受体激动可增加 $I_{Ca(L)}$ 和 I_f，病理条件下可触发早后除极和迟后除极诱导的心律失常。因此，β肾上腺素受体阻滞剂可通过减慢心率、减少细胞内钙超载、抑制后除极诱发的自律性增高等发挥抗心律失常作用。常用药物为普萘洛尔。

1. 药理作用

(1)普萘洛尔能降低窦房结、心房和浦肯野纤维自律性，在运动及情绪激动时作用明显。

(2)能减少儿茶酚胺所致的迟后除极发生，减慢房室结传导，延长房室结有效不应期。

2. 体内过程

口服吸收完全，首过效应强，生物利用度为30%，口服后2小时血药浓度达峰值，但个体差异大。血浆蛋白结合率达93%。本药主要在肝脏代谢，$t_{1/2}$ 为3~4小时，肝功受损时明显延长。90%以上经肾排泄，尿中原形药不到1%。

3. 临床应用

(1)主要用于室上性心律失常，对于交感神经兴奋性过高、甲状腺功能亢进及嗜铬细胞瘤等引起的窦性心动过速效果良好。

(2)与强心苷或地尔硫䓬合用，控制心房扑动、心房颤动及阵发性室上性心动过速时的室性频率过快效果较好。

(3)心肌梗死患者应用本品，可减少心律失常的发生，缩小心肌梗死范围，降低病死率。

(4)普萘洛尔还可用于运动或情绪变动所引发的室性心律失常，减少肥厚型心肌病所致的心律失常。

4. 不良反应

(1)本药可致窦性心动过缓、房室传导阻滞，并可诱发心力衰竭和哮喘、低血压、精神压抑、记忆力减退等。

(2)长期应用对脂质代谢和糖代谢有不良影响,故血脂异常、糖尿病患者应慎用。

(3)突然停药可产生反跳现象。

本类药物尚有阿替洛尔、艾司洛尔。

(三)Ⅲ类——延长动作电位时程药

1.胺碘酮

(1)药理作用:胺碘酮对心脏多种离子通道均有抑制作用,如:I_{Na}、$I_{Ca}(L)$、I_k、I_{k1}、I_{to}等,降低窦房结、浦肯野纤维的自律性和传导性,明显延长动作电位时程和有效不应期,延长 Q-T 间期和 QRS 波,且胺碘酮延长动作电位时程的作用不依赖于心率的快慢,无翻转使用依赖性。翻转使用依赖性是指心率快时,药物延长动作电位时程的作用不明显,而当心率慢时,却使动作电位时程明显延长,此作用易诱发尖端扭转型室性心动过速;胺碘酮尚有非竞争性拮抗 α、β 肾上腺素能受体作用和扩张血管平滑肌作用,能扩张冠状动脉,增加冠状动脉流量,减少心肌耗氧量。

(2)体内过程:胺碘酮脂溶性高,口服、静脉注射给药均可。生物利用度为 35%~65%,本药在肝脏代谢,主要代谢物去乙胺碘酮仍具有生物活性。消除半衰期较为复杂,快速消除相为 3~10 天(消除 50%药物),缓慢消除相要数周。停药后作用可维持 1~3 个月。

(3)临床应用:胺碘酮为广谱抗心律失常药,对心房扑动、心房颤动、室上性心动过速和室性心动过速都有效。

(4)不良反应:静脉给药常见低血压。窦房结和房室结病变患者会产生明显的心动过缓和传导阻滞。常见心血管反应为窦性心动过缓、房室传导阻滞及 Q-T 间期延长,偶见尖端扭转型室性心动过速。有房室传导阻滞及 Q-T 间期延长者禁用。

(5)注意事项:①本品长期应用可见角膜褐色微粒沉着,不影响视力,停药后微粒可逐渐消失。②少数患者发生甲状腺功能亢进或减退及肝坏死。③胺碘酮由于具有类似甲状腺素作用而抑制外周 T_4 向 T_3 转化。④个别患者出现间质性肺炎或肺纤维化,长期应用必须定期监测肺功能、进行肺部 X 线检查和监测血清 T_3、T_4。⑤胺碘酮为肝药酶 CYP3A4 的代谢底物,西咪替丁抑制 CYP3A4,增加胺碘酮的血药水平;利福平诱导 CYP3A4,降低胺碘酮的血药水平;胺碘酮本身也抑制其他的肝脏代谢酶,因此能够增加这些酶的底物(如地高辛、华法林)血药浓度。

2.索他洛尔

索他洛尔是非选择性β肾上腺素受体阻滞剂,并通过阻断 I_k 延长心房、心室及浦肯野纤维的动作电位时程和有效不应期,降低自律性,减慢房室结传导。索他洛尔口服吸收快,无首过消除,生物利用度达 90%~100%。本药与血浆蛋白结合少,在心、肝、肾浓度高。在体内不被代谢,几乎全部以原形经肾排出,$t_{1/2}$ 为 12~15 小时,老年人、肾功能不全者 $t_{1/2}$ 明显延长。临床用于各种严重室性心律失常,维持心房颤动患者的窦性心律。对小儿室上性和室性心律失常也有效。不良反应较少,少数 Q-T 间期延长者偶可出现尖端扭转型室性心动过速。

目前临床上常用的具有延长动作电位时程作用的药物尚有决奈达隆和多非利特。

(四)Ⅳ类——钙通道阻滞剂

常见用药为维拉帕米。

1.药理作用

维拉帕米对激活态和失活态的 $I_{Ca(L)}$ 均有抑制作用,对 I_k 亦有抑制作用,主要表现如下。

(1)降低窦房结自律性,降低缺血时心房、心室和浦肯野纤维的异常自律性,减少或取消后除极所引发的触发活动。

(2)减慢房室结传导性,此作用除可终止房室结折返,尚能防止心房扑动、心房颤动引起的心室率加快。

(3)延长窦房结、房室结的有效不应期。

2.体内过程

口服吸收迅速而完全,2～3小时血药浓度达峰值。由于首过效应,生物利用度仅10%～30%,因此肝脏功能异常患者应慎用。维拉帕米在肝脏代谢,其代谢物去甲维拉帕米仍有活性,$t_{1/2}$为3～7小时。

3.临床应用

治疗室上性和房室结折返引起的心律失常效果好,为阵发性室上性心动过速首选药。

4.不良反应

口服可出现便秘、腹胀、腹泻、头痛、瘙痒等。静脉给药可引起血压降低、暂时窦性停搏。

5.注意事项

Ⅱ、Ⅲ度房室传导阻滞、心功能不全、心源性休克患者禁用此药,老年人、肾功能低下者慎用。本类药物尚有地尔硫䓬。

(五)其他类

此处以腺苷为例。

1.药理作用

腺苷为内源性嘌呤核苷酸,其作用如下。

(1)作用于G蛋白耦联的腺苷受体,激活心房、窦房结、房室结的结构,导致动作电位时程缩短、超极化和自律性降低。

(2)抑制$I_{Ca(L)}$,此作用可延长房室结有效不应期,抑制交感神经兴奋所致的迟后除极,静脉注射后迅速减慢窦性频率和房室结传导,延长房室结有效不应期。

2.体内过程

腺苷可被体内大多数组织细胞所摄取,并被腺苷脱氨酶灭活,$t_{1/2}$仅为数秒,使用时需静脉快速注射给药,否则在药物到达心脏前即被灭活。

3.临床应用

临床主要用于迅速终止折返性室上性心律失常。

4.不良反应

静脉注射速度过快可致短暂心脏停搏。多数患者会出现胸闷、呼吸困难。

(臧日琴)

第二节 抗休克药

一、概述

休克是由各种有害因素的强烈侵袭作用于机体内而导致的急性循环功能不全综合征,临床主要表现为微循环障碍、组织和脏器灌注不足及由此而引起的细胞和器官缺血、缺氧、代谢障碍和功能损害。如不及时、不恰当地进行抢救,休克可逐渐发展到不可逆阶段甚至引发死亡。因此,临床必须采取紧急措施进行处理。近年来,随着研究的逐渐深入,对休克复杂的病理生理过程的认识不断提高,尤其是休克病程中众多的体液因子,包括神经递质和体内活性物质、炎症介质及细胞因子等在休克发生发展中作用的确立,使休克的治疗水平跃上了一个崭新的台阶。如今,对休克的治疗已不再单纯局限于改善血流动力学的处理,而是以稳定血压为主、全面兼顾的综合治疗措施。

(一)休克的病理生理与发病机制

休克的发生机制较为复杂,不同原因引起的休克其病理生理变化也不尽一致。然而,无论休克的病因如何,在休克初期均可因心排血量减少、循环血量不足或血管扩张而出现血压降低。于是,机体迅速启动交感肾上腺素能神经系统的应激反应,使体内儿茶酚胺分泌急剧增加而引起细小动、静脉和毛细血管前后括肌痉挛,周围血管阻力增加并促进动静脉短路开放。此外,肾素-血管紧张素-醛固酮系统的兴奋、抗利尿激素分泌增多及局部缩血管物质的产生,均有助于血压和循环血量的维持及血流在体内的重新分配,以保证重要脏器供血(此阶段常被冠之为"微循环痉挛期",也称为"休克代偿期")。若初期情况未能及时纠治,则微循环处于严重低灌注状态,此时,组织中糖的无氧酵解增强,乳酸等酸性代谢产物堆积而引起酸中毒。微动脉和毛细血管前括肌对酸性代谢产物刺激较为敏感呈舒张效应,而微静脉和毛细血管后括肌则对酸性环境耐受性强而仍呈持续性收缩状态,因而毛细血管网开放增加,大量体液淤滞在微循环内,使有效循环血量锐减。随着组织细胞缺血、缺氧的加重,微血管周围的肥大细胞释放组胺增加,ATP分解产物腺苷及从细胞内释放出的K^+也增加,机体应激时尚可产生内源性阿片样物质(如内啡肽),这些物质均有血管扩张作用,可使毛细血管通透性增大,加之毛细血管内静水压显著增高,大量体液可渗入组织间隙,由此引起血液流变性能改变;此外,革兰阴性杆菌感染释放内毒素及机体各种代谢产物也加剧细胞和组织损伤、加重器官功能障碍(此阶段常被冠之为"微循环淤滞期",也称为"休克进展期")。若此时休克仍未获治疗则继续发展进入晚期,由于持续组织缺氧和体液渗出,可使血液浓缩和黏滞性增高;酸性代谢产物和体液因素,如各种血小板因子激活、血栓素A_2释放,均可使血小板和红细胞易于聚集形成微血栓;肠、胰及肝脏的严重缺血可导致休克因子(如心肌抑制因子)的释放,进而加剧组织和器官结构及功能的损伤。此外,损伤的血管内皮细胞使内皮下胶原纤维暴露,进而可激活内源性凝血系统而引起弥散性血管内凝血(DIC),使休克更趋恶化、进入到不可逆阶段(此期被冠之为"微循环衰竭期",也称为"休克难治期")。

总之,休克是致病因子侵袭与机体内在反应相互作用的结果,机体在抵御这些侵害因素并作出调整、代偿和应激反应的过程中,常常伴发一系列的病理生理变化,同时,在这些病理生理过程中相随产生和释放的许多血管活性物质、炎症介质、休克因子等又反过来作用于机体,进一步加剧循环障碍及组织、器官功能损害,使休克进入恶性循环,这就是休克的发生机制。

(二)休克的治疗原则

1.一般治疗

(1)患者应置于光线充足、温度适宜的房间,尤其冬季病房内必须温暖,或在患者两腋下及足部放置热水袋,但要注意避免烫伤,急性心肌梗死患者应尽可能在冠心病监护病房(CCU)内监测,保持安静并避免搬动。

(2)除气喘或不能平卧者外,应使患者处于平卧位并去掉枕头,以利于脑部供血。

(3)给氧:可低流量鼻导管给氧,或酌情采用面罩吸氧。

(4)镇痛:尤其是急性心肌梗死或严重创伤等并发剧烈疼痛引起休克时应注意止痛,一般可用吗啡5~10 mg或哌替啶50~100 mg肌内注射,必要时可给予冬眠疗法。

(5)昏迷、病情持续时间较长或不能进食的重症患者最好尽早插入胃管,给予清淡饮食或混合奶,能由胃管给药的尽量从胃管给药,为防止呕吐,可给予甲氧氯普胺、吗丁啉或西沙必利。这样,不仅能使患者自然吸收代谢,有利于水电解质平衡,增加患者营养,减低因大量静脉输液而给心脏带来过度负荷以防心力衰竭,同时对保持肺部清晰、预防肺部感染、防止呼吸衰竭也有一定好处。另外,通过胃管给予清淡饮食将胃酸或胃肠道消化液冲淡或稀释,对预防消化道应激性溃疡或消化道糜烂及消化道大出血也有裨益。

2.特殊治疗

某些重要脏器的功能障碍或衰竭,往往成为休克的始动因素或其发展过程中的关键环节,在休克的治疗中,借助于某些特殊方法或在药物治疗难以奏效时将这些方法应用于休克,可能会起到令人满意的治疗效果。这些特殊治疗如下。

(1)机械辅助通气:机械通气给氧并不适于一般的休克患者,因使用机械通气,尤其是应用呼气末正压及持续气道正压时,由于胸腔压力增加,可明显减少回心血量及肺循环血量,从而可能加剧休克和缺氧。但若二氧化碳潴留及缺氧明显,出现顽固性低氧血症及由于中毒或药物作用出现呼吸抑制时,则应果断建立人工气道,进行机械通气。应用人工气道时要注意清洁口腔、固定插管、防止管道及气囊压迫造成黏膜损伤,合理选择通气模式及正确调控参数,并做好呼吸道湿化、及时吸除呼吸道分泌物及定时更换或消毒机器管道、插管、气管套管、雾化器等,以防止交叉感染。

(2)机械性辅助循环:对心源性休克或严重休克继发心力衰竭者,可应用主动脉内气囊反向搏动术、左室或双室辅助循环,以帮助患者渡过难关、赢得时间治疗疾病。

(3)溶栓及心脏介入性治疗:对急性心肌梗死并心源性休克者尽早行溶栓或经皮冠脉腔内成形术开通闭塞血管、挽救濒死心肌、改善心脏功能,新近应用证明已取得显著效果;单纯二尖瓣狭窄导致急性肺水肿、心源性休克时,可急诊行经皮球囊二尖瓣扩张术;若明确心源性休克由心脏压塞引起时应立即行心包穿刺抽液。

(4)血液净化疗法:休克并发肾衰竭时,除药物治疗外,可采用腹膜透析来纠正肾衰竭。

(5)手术治疗:外科疾病导致的感染性休克,如化脓性胆管炎、肠梗阻、急性胃肠穿孔所致的腹膜炎、深部脓肿等,必须争取尽早手术。出血性休克患者,在经药物治疗难以止血时也应尽快手术;心源性休克由急性心肌梗死、心脏压塞或二尖瓣狭窄引起者,一旦介入性治疗失败或不能介入治疗解决时,宜迅速行冠脉搭桥术、心包切开术或二尖瓣闭式分离术。

3.药物治疗

药物治疗是休克处理中比较关键的措施之一,针对不同的休克类型及具体情况选择用药,及时祛除病因,维持适宜的血压水平,在提高血压水平的同时维持好末梢循环,注意保持水、电解质及酸碱平衡,保证心、脑和肾等重要脏器的供血并预防DIC和多器官功能衰竭,这是各型休克药物治疗的共同原则,具体治疗措施有以下几项。

(1)祛除病因和预防感染:休克发生后,针对病因及时用药可以阻止休克发展甚或使休克逆转,如失血性休克的止血、止痛,感染性休克的抗感染治疗,过敏性休克的抗过敏等。应该指出,抗生素不仅适用于感染性休克,其他休克患者也应选用适当的抗生素预防感染,尤其是病情较重或病程较长者,在选药中必须注意选择不良反应小、对肾脏无明显影响的抗生素,一般可选用哌拉西林 2～4 g 静脉滴注,每天 2 次,也可选用其他抗生素。感染性休克则应根据不同的感染原进行抗感染治疗。

(2) 提高组织灌流量、改善微循环。

补充血容量:低血容量性休克存在严重的循环血量减少,其他各型休克也程度不同地存有血容量不足问题,这是因为休克患者不仅向体外丢失液体,毛细血管内淤滞和向组织间隙渗出也使体液在体内大量分流,若不在短期内输液,则循环血量难以维持。因而,各型休克均需补充循环血量,心源性休克在补充液体时虽顾虑有加重心脏负荷的可能,但也不能列为补液的禁忌。有条件者最好监测中心静脉压(CVP)和肺毛细血管楔压(PCWP)指导补液。一般来说,CVP<0.4 kPa 或 PCWP<1.1 kPa(8 mmHg)时,表明液量不足;CVP 在 0.3～0.9 kPa 时可大胆补液,PCWP<2.0 kPa(15 mmHg)时补液较为安全;但当 PCWP 达 2.0～2.4 kPa(15～18 mmHg)时补液宜慎重,若 CVP>1.5 kPa、PCWP>2.7 kPa(20 mmHg)时应禁忌补液。无条件监测血流动力学指标时,可根据患者临床表现酌情补液,若患者感口渴或口唇干燥、皮肤无弹性、尿量少、两下肢不肿,说明液体量不足,应给予等渗液;若上述情况好转,且两肺部出现湿性啰音和/或两小腿水肿,表明患者体内水过多,宜及时给予利尿剂或高渗液,或暂停补液观察,切忌输入等渗或低渗液体。

合理应用血管活性药物:血管活性药物有稳定血压、提高组织灌注、改善微循环血流及增加重要脏器供血作用,包括缩血管药和扩血管药。在实际应用过程中,应注意以下两点:①血管活性药物的浓度不同,作用迥异,应给予密切监测,并适时适度调整。例如,血管收缩药去甲肾上腺素及多巴胺高浓度静脉滴注时常引起血管强烈收缩,而低浓度时则可使心排血量增加、外周血管阻力降低。根据多年的临床经验,去甲肾上腺素应低浓度静脉滴注,以防血管剧烈收缩、加剧微循环障碍和肾脏缺血,诱发或加剧心肾功能不全。②血管收缩药与血管扩张药虽作用相反,但在一定条件下又可能是相辅相成的,两者适度联用已广泛用于休克的治疗。多年的临床实践经验证明,单用血管收缩药或血管扩张药疗效不佳及短时难以明确休克类型和微循环状况的患者,先后或同时应用两类药物往往能取得较好效果。

纠正酸中毒、维持电解质平衡:酸中毒是微循环障碍恶化的重要原因之一,纠正酸中毒可保护细胞、防止 DIC 的发生和发展。碱性药物可增强心肌收缩力、提高血管壁张力及增加机体对血管活性药物的反应。扩容时应一并纠正酸中毒。常用碱性药物为 5% 碳酸氢钠,一般每次静脉滴注 150～250 mL,或根据二氧化碳结合力和碱剩余(BE)计算用量,先给 1/3～1/2,其余留待机体自身调整,过量则损害细胞供氧、对机体有害无益。此外,尚应注意水电平衡、防止电解质紊乱。

应用细胞保护剂:除糖皮质激素外,细胞保护剂尚包括自由基清除剂、能量合剂、莨菪碱等。其中,莨菪类药物(尤其是山莨菪碱)对感染性休克具有多方面保护作用,可提高细胞对缺氧的耐受性、稳定溶酶体膜、抑制血栓素 A_2 生成及血小板、白细胞聚集等,宜早期足量应用。辅酶 A、细胞色素 C、极化液等可为组织和细胞代谢提供能量,对休克有一定疗效。自由基清除剂也已用于休克治疗,其疗效尚待评价。

纠正 DIC:DIC 一旦确立,应及早给予肝素治疗。肝素用量为 0.5～1.0 mg/kg 静脉滴注,每 4～6 小时一次,保持凝血酶原时间延长至对照的 1.5～2.0 倍,DIC 完全控制后可停药。感染性休克患者,早期应用山莨菪碱有助于防治 DIC。此外,预防性治疗 DIC 尚可给予潘生丁 25 mg,每天 3 次;或阿司匹林肠溶片 300 mg,每天 1 次;或华法林 2.5 mg,每天 2 次;或噻氯匹定

250 mg,每天1～2次。如果出现纤溶亢进时,应加用抗纤溶药物治疗。

(3)防治多器官功能衰竭:休克时如出现器官功能衰竭,除了采取一般治疗措施外,尚应针对不同的器官衰竭采取相应措施,如出现心力衰竭时,除停止或减慢补液外,尚应给予强心、利尿和扩血管药物治疗;如发生急性肾功能不全,则可采用利尿甚或透析治疗;如出现呼吸衰竭时,则应给氧或呼吸兴奋剂,必要时使用呼吸机,以改善肺通气功能;休克合并脑水肿时,则应给予脱水、激素及脑细胞保护剂等措施。

二、抗休克药物分类

抗休克药物是指对休克具有防治作用的许多药物的共称,过去常单纯指血管活性药物。所谓血管活性药物,可概括地分为收缩血管抗休克药(血管收缩剂)和舒张血管抗休克药(血管扩张剂)。目前,休克治疗中除选择性使用上述两类药物外,还常应用强心药物、糖皮质激素、阿片受体阻滞剂等,此外,还有一些药物已试用于临床,初步结果表明效果良好,有的尚处于实验阶段、或疗效不能肯定,距离临床仍有一段距离。

三、舒张血管抗休克药

(一)血管扩张药的抗休克作用

(1)扩张阻力血管和容量血管,使血管总外围阻力及升高的中心静脉压下降,心肌功能改善,每搏输出量及心脏指数增加,血压回升。

(2)可扩张微动脉、解除微循环痉挛,使血液重新流入真毛细血管,增加组织血流供应、减轻细胞缺氧、改善细胞功能,使细胞代谢障碍及酸血症的情况好转。

(3)促进外渗的血浆逆转至血管内,有助于恢复血容量,改善肺水肿、脑水肿及肾脏功能。

(4)使毛细血管内血流灌注量增加,流速增快,血液淤滞解除,血浆外渗减少,且代谢及酸血症状改善。从而使休克时血液浓缩,红细胞凝聚的现象得以纠正,有助于防治DIC。

(二)血管扩张药的应用指征

(1)冷休克或休克的微血管痉挛期,常有交感神经过度兴奋,体内儿茶酚胺释放过多,毛细血管中的血流减少,组织缺血缺氧。临床表现为皮肤苍白、四肢厥冷、发绀、脉压低、脉细、眼底小动脉痉挛、少尿甚至无尿。

(2)补充血容量后,中心静脉压已达到正常值或升高至1.47 kPa,无心功能不全的临床表现,且动脉血压仍持续低下,提示有微血管痉挛。

(3)休克并发心力衰竭、肺水肿、脑水肿、急性肾功能不全或发生DIC者。

(三)血管扩张药的应用注意事项

(1)用药前必须补足血容量,用药后血管扩张,血容量不足可能再现,此时应再补液。

(2)血管扩张后淤积于毛细血管床的酸性代谢物可较大量地进入体循环,导致pH明显下降,应予补碱,适当静脉滴注碳酸氢钠注射液。

(3)用药过程中,应密切注意药物的不良反应,并注意纠正电解质紊乱。

(4)用药过程中如出现心力衰竭,可给予毛花苷C 0.4 mg,以25%葡萄糖注射液20 mL稀释后缓慢静脉注射。

(5)如用药后疗效不明显或病情恶化,应及时换用其他药物治疗。

四、血管收缩药

(一)血管收缩药的应用指征

(1)休克早期,限于条件无法补足血容量,而又需维持一定的血压,以提高心、脑血管灌注压力,增加其血流量。

(2)已用过血管扩张药,并采取了其他治疗措施而休克未见好转。

(3)由于广泛的血管扩张,血管容积和血容量间不相适应,全身有效循环血量急剧降低,血压下降,如神经源性休克和过敏性休克。

(二)血管收缩药在各类休克中选择应用

(1)低血容量休克早期,一般不宜应用血管收缩药。但在一些紧急情况下,由于血压急剧下降,而有明显的心、脑动脉血流量不足或伴有心、脑动脉硬化时,在尚未确立有效的纠正休克的措施之前,可应用小剂量血管收缩药如间羟胺或去甲肾上腺素,以提高冠状动脉和脑动脉灌注压,防止因严重供血不足而危及生命。但此仅为一种临时紧急措施,不能依靠其维持血压,否则弊多利少。

(2)心源性休克时,心肌收缩力减弱,心排血量下降,全身有效循环血量减少。小剂量血管收缩药(间羟胺或去甲肾上腺素)对低阻抗型心源性休克,可避免外周阻力过度下降,且能使心排血量增高。但收缩压升至 12.0 kPa 以上,心排血量将降低。因此,收缩压必须控制在 12.0 kPa。对高阻抗型的心源性休克,可并用酚妥拉明治疗。

(3)对感染性休克使用血管收缩药,应注意以下几点:①应在积极控制感染、补充血容量、纠正酸中毒及维持心、脑、肾和肺等主要器官功能的综合治疗基础上适当选用;②除早期轻度休克或高排低阻型休克可单独应用外,凡中、晚期休克或低排高阻型休克,宜采用血管扩张药或将血管收缩药与血管扩张药并用;③血管收缩药单独应用时宜首选间羟胺,但也可以用去甲肾上腺素,两者的剂量均不宜大,以既能维持一定的血压又不使外周阻力过度上升并能保持一定尿量的最低剂量为宜;④血压升高不宜过度,宜将收缩压维持在 12.0~13.3 kPa(指原无高血压者),脉压维持在 2.66~3.99 kPa;⑤当病情明显改善,血压稳定在满意水平持续 6 小时以上,应逐渐减量(可逐渐减慢滴速或逐渐减低药物浓度),不可骤停。

(4)神经源性休克与过敏性休克时,由于小动脉扩张、外周阻力降低,导致血压下降。给予血管收缩药可得到很好的疗效。神经源性休克可选用间羟胺或去甲肾上腺素,过敏性休克应首选肾上腺素。由于这两类休克均有相对血容量不足,所以同时补充血容量是十分必要的。

五、阿片受体阻滞剂

随着神经内分泌学的发展及对休克病理生理研究的不断深入,内源性阿片样物质在休克发病中的作用越来越受到重视。内源性阿片样物质包括内啡肽和脑啡肽等,前者广泛存在于脑、交感神经节、肾上腺髓质和消化道,休克时其在脑组织及血液内含量迅速增多,作用于 u、k 受体,可产生心血管抑制作用,表现为心肌收缩力减弱、心率减慢、血管扩张和血压下降,进而使微循环淤血加剧,因此,内啡肽已被列为一类新的休克因子。1978 年,Holoday 和 Faden 首次报道阿片受体阻滞剂——纳洛酮治疗内毒素性休克取得较好疗效,其后,Gullo 等(1983 年)将纳洛酮应用于经输液、拟交感胺药物及激素治疗无效的过敏性休克患者也获得显著效果,使纳洛酮已成为休克治疗中重要而应用广泛的药物之一。

(一)治疗学

1.药理作用

阻断内源性阿片肽与中枢和外周组织阿片受体的结合,抑制脑垂体释放前阿皮素和外周组织释放阿片肽。

拮抗内源性阿片肽与心脏阿片受体的直接结合,逆转内阿片肽对心脏的抑制作用,加强心肌收缩力、增加心排血量,提高动脉压及组织灌注,改善休克的血流动力学。

明显改善休克时的细胞代谢,预防代谢性酸中毒,对休克伴发的电解质紊乱(如高血钾)有调节作用、纠正细胞缺血缺氧。

通过稳定组织细胞的溶酶体膜、抑制中性粒细胞释放超氧自由基对组织的脂氧化损伤,从细胞水平上发挥抗休克作用。

纠正微循环紊乱、降低血液黏度,改善休克时细胞内低氧和膜电位,促进胞内 cAMP 增多,有利于心肌细胞的能量代谢。

纳洛酮通过上述机制逆转了 β 内啡肽大量释放产生的低血压效应,并防止低血容量和休克所致的肾功能衰退,增加重要器官的血流量,缩短休克病程,迅速改善休克症状并降低死亡率。

2.临床应用

纳洛酮对各种原因所致的休克均有效,尤其适用于感染中毒性休克,对经其他治疗措施无效的心源性、过敏性、低血容量性、创伤性及神经源性休克也有较好疗效。有研究认为早期、大剂量、重复使用,在休克出现 3 小时内使用效果最好。

3.用法及用量

首剂用 0.4～0.8 mg 稀释后静脉注射,继后可以 4 mg 加入 5%葡萄糖注射液中持续维持静脉滴注,滴速为每小时 0.25～0.3 μg/kg。

(二)不良反应与防治

治疗剂量无明显的毒性作用,超大剂量应用时尚可阻断 δ 受体,对呼吸和循环系统产生轻微影响。偶见恶心、呕吐、血压升高、心动过速甚或肺水肿等。对于需要麻醉性镇痛药控制疼痛、缓解呼吸困难的病例,不宜使用本品,因为止痛效果可为本品对抗。

(三)药物相互作用

(1)儿茶酚胺类药物如肾上腺素、异丙肾上腺素及卡托普利(ACEI)对纳洛酮有协同效应;布洛芬干扰机体前列腺素合成,可加强纳洛酮的药理作用。

(2)胍乙啶(交感神经节阻滞剂)、普萘洛尔(β受体阻滞剂)可降低交感神经兴奋性和肾上腺素的作用,拮抗纳洛酮的药理效应;维拉帕米可阻滞细胞膜的钙离子通道而干扰纳洛酮的作用。

(四)制剂

注射剂:0.4 mg:1 mL。

(臧日琴)

第三节 降血压药

一、雷米普利

(一)剂型规格
片剂:1.25 mg、2.5 mg、5 mg、10 mg。

(二)适应证
(1)用于原发性高血压,可单用或与其他降压药合用。
(2)用于充血性心力衰竭,可单用或与强心药、利尿药合用。
(3)急性心肌梗死(2~9天)后出现的轻至中度心力衰竭(NYHAⅡ和NYHAⅢ)。

(三)用法用量
1.成人常规剂量

口服给药:①原发性高血压,开始剂量为一次2.5 mg,每天1次晨服。根据患者的反应,如有必要在间隔至少3周后将剂量增至每天5 mg。维持量为每天2.5~5 mg,最大用量为20 mg。如本药5 mg的降压效果不理想,应考虑合用利尿药等。②充血性心力衰竭,开始剂量为一次1.25 mg,每天1次,根据需要1~2周后剂量加倍,每天1次或分2次给药。每天最大用量不超过10 mg。③急性心肌梗死后(2~9天)轻到中度心力衰竭患者,剂量调整只能在住院的情况下对血流动力学稳定的患者进行。必须非常严密监测合并应用抗高血压药的患者,以免血压过度降低。起始剂量常为一次2.5 mg,早晚各1次。如果该起始剂量患者不能耐受(如血压过低),应采用一次1.25 mg,早晚各1次。随后根据患者的情况,间隔1~2天剂量可加倍,至最大日剂量10 mg,早晚各1次。本药应在心肌梗死后2~9天服用,建议用药时间至少15个月。

2.肾功能不全时剂量

开始剂量为每天1.25 mg,最大日剂量为5 mg。

3.肝功能不全时剂量

肝功能不全者对本药的反应可能升高或降低,在治疗初始阶段应密切监护。最大日剂量为2.5 mg。

4.老年人剂量

老年患者(>65岁)应考虑采用低起始剂量(每天1.25 mg),并根据血压控制的需要仔细调整用量。

5.其他疾病时剂量

有血压大幅度降低危险的患者(如冠状血管或者脑血供血管狭窄者)应考虑采用低起始剂量(每天1.25 mg)。

(四)注意事项
1.禁忌证

(1)对本药或其他ACEI过敏者。
(2)血管神经性水肿:①使用其他ACEI曾引起血管神经性水肿。②遗传性血管性水肿。

③特发性血管性水肿。

(3)孕妇。

(4)哺乳期妇女。

(5)孤立肾、移植肾、双侧肾动脉狭窄而肾功能减退者。

(6)原发性醛固酮增多症患者。

(7)血流动力学相关的左心室流入流出障碍(如主动脉或二尖瓣狭窄)或肥厚型心肌病患者。

(8)急性心肌梗死后出现轻至中度心力衰竭,伴有以下情况时禁用本药:①持续的低血压[收缩压低于 12.0 kPa(90 mmHg)]。②直立性低血压[坐位 1 分钟后收缩压降低≥2.7 kPa(20 mmHg)]。③严重心力衰竭(NYHA Ⅳ)。④不稳定型心绞痛。⑤威胁生命的室性心律失常。⑥肺源性心脏病。

(9)因缺乏治疗经验,本药还禁用于下列情况:①正接受甾体、非甾体抗炎药物,免疫调节剂和/或细胞毒化合物治疗的肾病患者;②透析患者;③原发性肝脏疾病或肝功能损害患者;④未经治疗的、失代偿性心力衰竭患者;⑤儿童。

2.慎用

(1)多种原因引起的粒细胞减少(如中性粒细胞减少症、发热性疾病、骨髓抑制、使用免疫抑制药治疗、自身免疫病如胶原性血管病、系统性红斑狼疮等引起者)。

(2)高钾血症。

(3)脑或冠状动脉供血不足(血压降低可加重缺血,血压如大幅度下降可引起心肌梗死或脑血管意外)。

(4)肾功能障碍(可致血钾增高、白细胞减少,并使本药潴留)。

(5)严重心力衰竭或血容量不足。

(6)肝功能不全。

(7)严格饮食限制钠盐或进行透析治疗者(首剂可能出现突然而严重的低血压)。

(8)主动脉瓣狭窄或肥厚性心肌病。

(9)缺钠的患者(应用本药可能突然出现严重低血压与肾功能恶化)。

(10)外科手术和/或麻醉。

3.药物对儿童的影响

未对本药进行儿童用药的研究,故本药禁用于儿童患者。

4.药物对老年人的影响

老年患者(>65 岁)对 ACEI 的反应较年轻人明显,同时使用利尿药、有充血性心力衰竭或肝肾功能不全的老年患者,应慎用本药。

5.药物对妊娠的影响

孕妇(尤其是妊娠中晚期)可能导致胎儿损伤甚至死亡,故孕妇禁用本药。美国药品和食品监督管理局(FDA)对本药的妊娠安全性分级为 C 级(妊娠早期)和 D 级(妊娠中晚期)。

6.药物对哺乳的影响

本药可通过乳汁分泌,哺乳期妇女禁用。

7.用药前后及用药时应当检查或监测

(1)建议短期内检查血清电解质、肌酸酐浓度和血常规(尤其是白细胞计数),尤其是在治疗开始时,以及处于危险中的患者(肾功能损害和结缔组织疾病患者),或者使用其他可能引起血常规变化的药物治疗的患者(如免疫抑制药、细胞抑制药、别嘌醇、普鲁卡因胺)。肾功能障碍或白细胞缺乏者,在最初3个月内应每2周检查白细胞计数及分类计数1次,此后定期检查。用药期间,如有发热、淋巴结肿大和/或咽喉疼痛症状,应立即检查白细胞计数。

(2)尿蛋白检查,每月1次。

(3)用药前和用药期间,应定期检查肝功。

(4)在较高肾素-血管紧张素系统活性患者,由于ACE的抑制,存在突然明显血压下降和肾功能损害的危险。在这种情况下,如果第一次使用本药或者增加剂量,应严密监测血压,直到预期不会出现进一步的急性血压下降。

(五)不良反应

在使用本药或其他ACEI治疗期间,可能发生下列不良反应。

1.心血管系统

当本药和/或利尿药增量时,偶可见血压过度降低(低血压、直立性低血压),表现为头晕、注意力丧失、出汗、虚弱、视觉障碍等症状,尤其是在使用本药治疗的初始阶段和伴有盐和/或体液流失的患者(如已采用利尿治疗)、心力衰竭患者(尤其是急性心肌梗死后)和严重高血压患者;罕见晕厥。可能与血压明显下降相关的不良反应还有心动过速、心悸、心绞痛、心肌梗死、短暂性脑缺血发作、缺血性脑卒中。可能出现心律失常或心律失常加重。血管狭窄引起的循环紊乱可以加重。还可能出现血管炎。

2.泌尿生殖系统

偶见肾损害或肾损害加重,个别病例可出现急性肾衰竭。罕见蛋白尿及蛋白尿伴肾功能恶化。有肾血管疾病(如肾动脉狭窄)、肾移植或伴有心力衰竭的患者容易出现这种情况。原来有蛋白尿的患者尿蛋白可能增加,但糖尿病肾病患者蛋白的排泄也可能减少。本药也有出现阳痿和性欲降低的报道。

3.代谢和/或内分泌系统

偶见血钠降低及血钾升高,后者主要发生在肾功能不全者或使用保钾利尿药的患者。在糖尿病患者可观察到血钾浓度的升高。本药极少引起男子乳腺发育。

4.呼吸系统

可出现刺激性干咳,夜间和平卧时加重,在妇女和非吸烟者中更常见。少见支气管痉挛、呼吸困难、支气管炎、鼻窦炎或鼻炎、血管神经性水肿所致喉、咽和/或舌水肿(黑种人ACEI治疗期间血管水肿的发生率较非黑种人高)。还可能出现支气管痉挛(特别是刺激性咳嗽的患者)。

5.消化系统

可见胃痛、恶心、呕吐、上腹部不适(某些病例胰酶升高)和消化功能紊乱。少见呕吐,腹泻,便秘,食欲丧失,口腔黏膜、舌或消化道炎症,口腔发干,口渴,肝功能异常(包括急性肝功能不全)、肝炎、胰腺炎和肠梗阻(不全梗阻)。罕见致命性肝坏死。如果出现黄疸或显著的肝功能升高,必须停药并进行监护治疗。

6.皮肤

可见皮疹(个别病例为斑丘疹或苔藓样疹或黏膜疹)、风疹、瘙痒症,或者累及唇、面部和/或肢体的血管神经性水肿,此时需停药。也可能发生较轻微的非血管神经性的水肿,如踝关节周围水肿。少见多形性红斑,或者中毒性表皮坏死溶解。罕见天疱疮、银屑病恶化、银屑病样或天疱疮样皮肤或者黏膜病损、皮肤对光过敏、颜面潮红、脱发、甲癣及加重或诱发雷诺现象。某些皮肤反应可能伴有发热、肌肉痉挛、肌痛、关节痛、关节炎、血管炎、嗜酸性粒细胞增多和/或抗核抗体滴度增加。如发生严重的皮肤反应则应立即停药。

7.精神神经系统

少见头痛和疲劳,罕见困倦和嗜睡、抑郁、睡眠障碍、性欲减退、感觉异常、平衡失调、意识模糊、焦虑、神经质、疲乏、颤抖、听力障碍(如耳鸣)、视物模糊和味觉紊乱或者短暂丧失。

8.血液

可出现红细胞计数和血红蛋白浓度或血小板计数偶有下降,尤其在肾功能损害、结缔组织病或同时服用别嘌醇、普鲁卡因胺或一些抑制免疫反应的药物的患者。罕见贫血、血小板减少、中性粒细胞减少、嗜酸性粒细胞增多,个别患者出现粒细胞减少症或全血细胞减少(可能为骨髓抑制所致)、葡萄糖-6-磷酸脱氢酶缺乏症 H 缺乏相关的溶血及溶血性贫血。

9.其他

尚未发现本药有致突变或致癌作用。

(六)药物相互作用

1.药物-药物相互作用

(1)与其他降压药合用时降压作用加强。其中,与引起肾素释放或影响交感活性的药物同用,较两者的相加作用大;与β受体阻滞剂合用,较两者的相加作用小。

(2)与催眠药、镇静药、麻醉药合用血压明显下降。

(3)与其他扩血管药合用可能导致低血压,如合用,应从小剂量开始。

(4)与钾盐或保钾利尿药(如螺内酯、氨苯蝶啶、阿米洛利)合用可能引起血钾过高,合用时须严密监测血钾浓度。

(5)本药能增强口服降糖药(如双胍类)和胰岛素的降糖效果,应注意有可能引起血糖过度降低。

(6)与锂盐合用可降低锂盐的排泄,由此增强锂的心脏和神经毒性,故应密切监测血锂浓度。

(7)非甾体抗炎药物、镇痛药(如吲哚美辛、阿司匹林):可能减弱本药的降压效果,还可能增加肾功能损害和血清钾浓度升高的危险。

(8)麻黄含麻黄碱和伪麻黄碱,可降低抗高血压药的疗效。使用本药治疗的高血压患者应避免使用含麻黄的制剂。

(9)本药与地高辛、醋硝香豆素无明显相互作用。

(10)氯化钠可减弱本药的降压作用和缓解心力衰竭症状的效果。

(11)拟交感类血管升压药(如肾上腺素):可能减弱本药的降压效果(推荐严密监测血压)。

(12)与别嘌醇、普鲁卡因胺、细胞生长抑制药、免疫抑制药(如硫唑嘌呤)、有全身作用的皮质醇类和其他能引起血常规变化的药物合用,增加血液学反应的可能性,尤其血液白细胞计数下降,白细胞减少。

(13)与环孢素合用可使肾功能下降。

(14)与别嘌醇合用可引起超敏反应。

(15)与肝素合用,可能升高血清钾浓度。

(16)服用本药同时使用昆虫毒素脱敏治疗,存在严重过敏样反应的危险(如威胁生命的休克)。

2.药物-酒精-尼古丁相互作用

酒精可提高本药的降压能力,本药可加强酒精的效应。

3.药物-食物相互作用

从饮食中摄取过量的盐可能会减弱本药的降压效果。

二、缬沙坦

(一)剂型规格

胶囊:40 mg、80 mg、160 mg。

(二)适应证

用于治疗各类轻至中度高血压,尤其适用于对ACEI不耐受的患者。可单独或与其他抗高血压药物(如利尿药)联合应用。

(三)用法用量

1.成人常规剂量

口服给药:推荐剂量为一次80 mg,每天1次,可以在进餐时或空腹服用,建议每天在同一时间用药(如早晨)。降压作用通常在服药2周内出现,4周时达到最大疗效。对血压控制不满意的患者,2~4周后可增至一次160 mg,每天1次,也可加用利尿药。维持量为一次80~160 mg,每天1次。

2.肾功能不全时剂量

轻至中度肾功能不全患者无须调整剂量。

3.肝功能不全时剂量

非胆管源性及胆汁淤积性肝功能不全患者无须调整剂量。轻至中度肝功能不全患者本药剂量每天不应超过80 mg。

4.老年人剂量

老年患者不需调整给药剂量。

(四)注意事项

(1)禁忌证:①对本药或其他血管紧张素受体拮抗药过敏者。②孕妇。③对严重肾衰竭(肌酐清除率<10 mL/min)患者(尚无用药经验)。

(2)慎用:①肝、肾功能不全者。②单侧或双侧肾动脉狭窄者。③低血钠或血容量者。④胆汁淤积或胆管阻塞者。⑤主动脉瓣或左房室瓣狭窄患者。⑥血管神经性水肿患者。⑦冠状动脉疾病患者。⑧肥厚型心肌病患者。⑨需要全身麻醉的外科手术患者。

(3)药物对儿童的影响:本药在小儿中的用药安全性和疗效尚不明确。尚无儿童用药的经验。

(4)药物对老年人的影响:尽管本药对老年人的全身性影响多于年轻人,但并无任何临床意义。

(5)药物对妊娠的影响:动物试验本药可致胎仔发育损害和死亡。尽管目前尚无人类用药经验,鉴于ACEI的作用机制,不能排除对胎儿的危害;胎儿从妊娠中期开始出现肾灌注,后者依赖于肾素-血管紧张素-醛固酮系统(RAAS)的发育,妊娠中、晚期应用本药,风险增高。因此,同任何直接作用于RAAS的药物一样,本药不能用于孕妇。美国FDA对本药的妊娠安全性分级为C级(妊娠早期)和D级(妊娠中、晚期)。

(6)药物对哺乳的影响:动物试验本药可经乳汁排泌,但尚不明确在人体是否如此,故哺乳期妇女不宜用药。

(7)用药前后及用药时应当检查或监测血压、肾功能。

(五)不良反应

患者对本药耐受良好,不良反应较少且短暂、轻微,一般不需中断治疗。与 ACEI 比较,本药很少引起咳嗽。

(1)发生率>1%的不良反应:头痛、头晕、病毒感染、上呼吸道感染、疲乏、眩晕、腹泻、腹痛、恶心、关节痛等。

(2)发生率<1%的不良反应:水肿、虚弱无力、失眠、皮疹、性欲减退,尚不知这些反应是否与本药治疗有因果关系。

(3)罕见血管神经性水肿、皮疹、瘙痒及其他超敏反应(如血清病、血管炎等过敏性反应)。

(4)实验室检查发现,极个别患者发生血红蛋白和血细胞比容降低、中性粒细胞减少,偶见血清肌酐、血钾、总胆素和肝功能指标升高。

(5)尚未观察到本药有致突变、致畸或致癌作用。

在临床试验中,极少数患者可出现关节炎、乏力、肌肉痛性痉挛、肌肉痛。

(6)其他:少数患者可导致病毒感染。

(六)药物相互作用

(1)与利尿药合用可增强降压作用。

(2)与保钾利尿药(如螺内酯、氨苯蝶啶、阿米洛利)、补钾药或含钾盐代用品合用时,可使血钾升高。

(3)本药可增加锂剂的毒性反应,可能是增加锂剂在肾脏近曲小管的重吸收所致。

(4)麻黄含有麻黄碱和伪麻黄碱,可降低抗高血压药的疗效。使用本药治疗的高血压患者应避免使用含麻黄的制剂。

(5)尽管本药有较高血浆蛋白结合率,但体外实验表明,本药与其他血浆蛋白结合率高的药物(如双氯芬酸、呋塞米和华法林)之间无血浆蛋白结合方面的相互作用。

(6)与地高辛、西咪替丁、阿替洛尔、氨氯地平、吲哚美辛、氢氯噻嗪、格列本脲等联合用药时,未发现有临床意义的相互作用。

(7)由于本药基本不被代谢,所以它与细胞色素 P450 酶系统的诱导剂或抑制药通常不会发生有临床意义的相互作用。

(臧日琴)

第四节 强 心 苷 药

一、概述

强心苷药主要包括洋地黄类制剂,以及从其他植物提取的强心苷,如毒毛花苷 K、羊角拗苷、羚羊毒苷、黄夹苷和福寿草总苷等,是一类具有选择性作用于心脏的强心苷,在临床上已经使用了 200 多年,积累了丰富的经验。虽然仍有许多问题有待进一步研究,但临床实践和研究表明,洋地黄类制剂仍是目前治疗心力衰竭的最常用、最有效的药物之一。尽管新的增强心肌收缩力的药物不断问世,但没有任何一种强心药物能取代洋地黄的位置。洋地黄类强心苷不仅能减轻心力衰竭患者的症状,改善患者的生活质量,而且能降低心力衰竭患者的再住院率,对死亡率的影响是中性的,这是儿茶酚胺类和磷酸二酯酶类强心剂所不能比拟的。

洋地黄类制剂现已有300余种,但临床上经常使用的只有5~6种。在临床实践中,如果能掌握好一种口服制剂和一种静脉制剂,就能较好地处理充血性心力衰竭。为此,应掌握好洋地黄的负荷量、维持量、给药方法、适应证、特殊情况下的临床应用、中毒的临床表现及处理方法。

洋地黄类制剂是通过增强心肌收缩力的药理作用而发挥其治疗心力衰竭作用的,因此,它不能治疗那些只有心力衰竭症状和体征,但并非因心肌收缩力减低所致病状的患者,它也不能用于治疗因舒张功能障碍所致心力衰竭的患者,特别是那些心腔大小和射血分数正常的患者;也就是说,使用洋地黄类制剂治疗心力衰竭只适用于那些心腔增大和射血分数降低的心力衰竭患者。使用洋地黄类制剂治疗室上性心动过速、心房扑动和心房纤颤时,必须除外预激综合征和室性心动过速,否则可能招致致命性后果。

本节重点介绍临床上常用、疗效肯定的一些制剂。

二、药理作用

(一)正性肌力作用

洋地黄的正性肌力作用是由其抑制心肌细胞膜上的 Na^+,K^+-ATP 酶,阻抑 Na^+ 和 K^+ 的主动转运,结果使心肌细胞内 K^+ 减少,Na^+ 增加。细胞内 Na^+ 增加能刺激 Na^+,Ca^{2+} 交换增加。结果,进入细胞的 Ca^{2+} 增加,Ca^{2+} 具有促进心肌细胞兴奋-收缩偶联的作用,故心肌收缩力增强。已知心肌耗氧量主要取决心肌收缩力、心率和室壁张力这3个因素。虽然洋地黄使心肌收缩力增强可导致心肌耗氧量增加,但同时又使衰竭的心脏排空充分,室腔内残余的血量减少,心脏容积随之缩小,室壁张力下降,这又降低了心肌耗氧量。而且,心肌收缩力增强,心排血量增加,又能反射性地使心率下降和降低外周血管阻力,使心排血量进一步增加,这都有利于进一步降低心肌耗氧量。因此,对心力衰竭来说,使用洋地黄后心肌总的耗氧量不是增加而是减少,心脏工作效率提高。

(二)电生理影响

治疗剂量的洋地黄略降低窦房结的自律性、减慢房室传导、降低心房肌的应激性及缩短心房肌的不应期而延长房室结的不应期。中毒剂量的洋地黄使窦房结的自律性明显降低、下级起搏点的自律性增强、浦肯野纤维的舒张期除极坡度变陡,形成后电位震荡幅度增大,窦房、房室间及心房内传导减慢,心房肌、房室结和心肌不应期延长。中毒剂量的洋地黄所引起的电生理改变,为冲动形成或传导异常所致的心律失常创造了条件。

(三)自主神经系统效应

洋地黄可通过自主神经系统作用于心肌,具有拟迷走和拟交感作用。其拟迷走神经系统作用使窦性心律减慢、房室传导减慢、心房异位起搏点自律性降低,心房不应期缩短。洋地黄的拟交感作用使心肌收缩力增强。大剂量的洋地黄还能兴奋中枢神经系统,并可因交感神经冲动增强而诱发异位性心律失常。

鉴于不同的洋地黄制剂的拟迷走和拟交感神经作用不同,故提出了极性和非极性洋地黄的概念。极性洋地黄的拟迷走作用较强,如毒毛花苷K、毛花苷C、地高辛等。非极性强心苷的拟交感作用较强,具有较强的正性肌力作用,但易诱发或加重异位激动形成,如洋地黄叶、洋地黄毒苷等。

(四)外周血管作用

洋地黄本身具有增加外周阻力的作用。但心力衰竭患者使用洋地黄后心肌收缩力增强,心排血量增加,故反射性地使交感神经活性降低,小动脉和小静脉扩张,外周阻力反较使用洋地黄前下降,因而有助于使心排血量进一步增加。

(五)对肾脏的作用

心力衰竭患者使用洋地黄后尿量增加。洋地黄对肾脏的作用:①心排血量增加而使肾血流量增加,肾小球滤过率增加。②肾血流量增加后,肾素-血管紧张素-醛固酮系统活性下降,这既可以使外周阻力进一步下降,又可使尿量增加;尿量增加可能不是洋地黄对肾脏直接作用的结果。

(六)对心率的影响

治疗剂量的洋地黄可使心力衰竭患者的心率下降,其主要机制:洋地黄的拟迷走神经作用使窦房结的自律性降低;在心肌收缩力增加的同时,心排血量增加,通过颈动脉窦、主动脉弓的压力感受器的反射机制,使交感神经紧张性下降;心排血量增加使肾血流量增加,因而肾素-血管紧张素-醛固酮系统的活性降低。

三、临床应用

(一)常用强心苷简介

临床上经常使用的强心苷有5种,分别是洋地黄、洋地黄毒苷、地高辛、毛花苷C和毒毛花苷K。

使用上述任何一种洋地黄制剂,都需熟练掌握其剂量、负荷量、给药方法及维持量的补充方法,及时判断洋地黄的体存量是否不足或过量;这就要求用药医师随时观察心脏病患者用药后的治疗反应,必要时测定血液中洋地黄的浓度,以供用药时参考。

(二)有关强心苷的基本概念

近年来药代动力学研究表明,任何一种药物,只要用药剂量和时间间隔不变,那么经过该药的5~6个半衰期以后,该药在体内的血药浓度就会达到一个稳态水平,称为"坪值"水平,即坪值浓度。此后,即使继续用药,体内的总药量也不会再改变。"坪值"是一个随着用药剂量和时间间隔变化的量。例如,每天用药剂量较大或用药间隔较短,坪值就高;反之则低。以地高辛为例,其半衰期为36小时,每天服用0.25 mg,经过7天就会达到坪值水平,此时地高辛的血清浓度为1~1.5 ng/mL,是发挥强心作用的最佳水平。但是,药物的吸收、代谢、排泄受体内多种因素的影响;因此,药物的血浓度或坪值也不是绝对不变的。因此,在定时定量服用地高辛一段时间后,有可能发生地高辛用量不足或过量中毒的情况。这就要求用药过程中密切观察患者的治疗反应,监测地高辛的血药浓度。

以往过分强调在短时间内给患者较大剂量的洋地黄,以达到最大疗效而不出现中毒反应,此时体内蓄积的洋地黄的量称为"化量""饱和量"或"全效量"。近年来研究表明,洋地黄的作用与其血浓度的关系并非"全和无"的关系,而是小剂量(低浓度)小作用,大剂量(较高浓度)大作用,即两者呈线性关系。为此,又提出"负荷量"的概念和"每天维持量"疗法,以达到有效血浓度的给药方法。

1.体存量

其是患者体内洋地黄的蓄积量。

2. 化量、饱和量、全效量

三者含义基本相似,指达到最大或最好疗效时洋地黄的体存量。

3. 有效治疗量、负荷量

两者含义相近,指发挥较好疗效时最小的洋地黄体存量,相当于洋地黄总量的 1/2～2/3。临床上采用负荷量的概念后,大大减少了洋地黄中毒的发生率,而治疗心力衰竭的疗效并未降低。负荷量概念及用药方法尤其适用于慢性充血性心力衰竭的患者。

4. 维持量及维持量疗法

维持量是指每天必须给适当剂量的洋地黄,以补充药物每天在体内代谢及排泄的量,从而保持洋地黄的有效血浓度相对稳定。

洋地黄的维持量疗法是指每天给予维持量的洋地黄剂量,经过该药的 5 个半衰期后,其体内的洋地黄浓度便达到有效治疗水平。然后继续给予维持量,以补充每天的代谢和排泄量。显而易见,每天维持量疗法只适用于半衰期较短(如地高辛)的洋地黄制剂,而不适用于半衰期较长(如洋地黄)的洋地黄制剂;因为若采用地高辛每天维持量疗法,达到有效治疗浓度 7 天,而洋地黄毒苷则需要 28 天。每天维持量疗法只适用于那些轻、中度慢性充血性心力衰竭的患者。

(三) 给药方法

1. 速给法

在 24 小时内达到负荷量,以静脉注射为好,亦可采用口服途径。适用于急危重患者,如急性左心衰竭,阵发性室上速和快速性心房纤颤等。

2. 缓给法

在 2～3 天达到负荷量,以口服为好,适用于轻症和慢性患者。

3. 每天维持量疗法

每天服用维持量的洋地黄,经过该药的 5 个半衰期以后,即可达到该药的有效治疗浓度。地高辛的半衰期短,所以每天口服 0.25 mg,5～7 天即可达到负荷量的要求;而洋地黄毒苷的半衰期长,需经一个月才能达到负荷量的要求;故每天维持量疗法只适用于地高辛,而不适用于洋地黄毒苷。慢性或轻度心功能不全患者用这种方法较好。

4. 补充维持量

每一例患者每天补充多少及维持给药多长时间,应根据患者的治疗反应来决定。例如,地高辛的维持量,有的患者只需要 0.125 mg,而个别患者可达 0.5 mg。

(四) 制剂的选择

1. 根据病情轻重缓急

病情紧急或危重者,易选用起效快,经静脉给药的制剂,如毛花苷 C、毒毛花苷 K;反之,可选用地高辛或洋地黄毒苷口服。

2. 根据洋地黄的极性非极性特点

极性强心苷包括毒毛花苷 K、毛花苷 C 和地高辛,其拟迷走神经作用较强,容易引窦性心动过缓,房室传导阻滞及恶心呕吐等反应,因而适用于阵发性室上性心动过速、快速性心房纤颤或房扑等。非极性强心苷包括洋地黄毒苷、洋地黄,其拟交感作用较强,很少引起恶心、呕吐;发生窦性心动过缓或房室传导阻滞也较少,能更充分地发挥正性肌力作用,使心力衰竭症状得到更好的改善。

(五)适应证和禁忌证

1.适应证

(1)各种原因引起的急、慢性心功能不全。

(2)室上性心动过速。

(3)快速心室率的心房纤颤或心房扑动。

洋地黄是治疗收缩功能障碍所致心功能不全最好的强心药,临床试验研究表明,洋地黄不仅能显著改善心力衰竭的症状和体征,改善患者生活质量,而且能减少住院率,对死亡率的影响为中性的。这是任何其他类别的强心剂所不能比拟的。目前认为,只要患者有心力衰竭的症状和体征,就应长期使用洋地黄治疗。

2.禁忌证

(1)预激综合征合并室上性心动过速、快速性心房纤颤或心房扑动(QRS波群宽大畸形者)。

(2)室性心动过速。

(3)肥厚性梗阻型心肌病。

(4)房室传导阻滞。

(5)单纯二尖瓣狭窄、窦性心律时发生的肺淤血症状。

(6)电复律或奎尼丁复律时。

(六)特殊情况下强心苷的临床应用

(1)高输出量心力衰竭患者,洋地黄的疗效较差,纠正原有的基础病变更为重要。高输出量心脏病常见于甲状腺功能亢进、脚气性心脏病、贫血性心脏病、动静脉瘘、慢性肺心病、急性肾小球肾炎、妊娠、类癌综合征和高动力性心血管综合征。

(2)肺心患者由于慢性缺氧及感染,对洋地黄的耐受性很低,疗效较差,且易发生心律失常,故与处理一般心力衰竭有所不同。强心剂的剂量宜小,一般为常规剂量的1/2~2/3,同时宜选用作用快、排泄快的强心剂,如毒毛花苷K或毛花苷C。低氧血症和感染均可使心律增快,故不宜以心率作为衡量强心药疗效的指标。用药期间应注意纠正缺氧,防治低钾血症。应用洋地黄的指征:①感染已控制,呼吸功能已改善,利尿剂不能取得良好疗效而反复水肿的心力衰竭患者;②以右心衰竭为主要表现而无明显急性感染的诱因者;③出现急性左心衰竭者。

(3)预激综合征合并心房颤动或扑动时,由于大部分激动经旁路下传心室,故可引起极快的心室率。若此时使用洋地黄,则可使旁路不应期进一步缩短,使房室传导进一步减慢,心房激动大部分经旁路传到心室,可引起极快的心室率,使R-R间期有可能缩小到0.2秒,此时室上性激动很容易落在心室易损期上,从而引起室颤。故凡有条件的医院在使用洋地黄以前应常规描记心电图,以排除房颤合并预激的可能。

(4)预激综合征合并室上性心动过速、QRS波群宽大畸形者,不宜使用洋地黄治疗,因为患者有可能转变为预激合并心房颤动,进而引起心室纤颤。

(5)治疗室性期前收缩一般不选用洋地黄治疗,但若室性期前收缩是由于心力衰竭引起,且的确与洋地黄无关时,则使用洋地黄治疗不但无害,反而有利于消除室性期前收缩。由洋地黄中毒引起的室性期前收缩应立即停用洋地黄。

(6)急性心肌梗死合并心房纤颤或室上性心动过速者,一般不首选洋地黄治疗,因洋地黄增加心肌耗氧量和心肌应激性,不仅可能引起梗死面积扩大,而且还可能引起室性心律失常或猝死。但急性心肌梗死合并心房纤颤及充血性心力衰竭时,仍可慎用洋地黄制剂。

(7)急性心肌梗死合并充血性心力衰竭时,若无快速性心房纤颤或阵发性室上性心动过速,头24小时内不主张使用洋地黄。有学者认为急性心肌梗死前6小时内为使用洋地黄的绝对禁忌证,12小时内为相对禁忌证,24小时后在其他治疗无效的情况下才考虑使用洋地黄。还有的学者认为,心肌梗死1周内使用洋地黄也不能发挥有益作用。急性心肌梗死后早期使用洋地黄治疗其合并的心力衰竭,疗效不佳的主要原因:心室尚未充分重塑,心室腔尚未扩大,此时心力衰竭的主要原因系由心室舒张功能障碍所致,因此,使用洋地黄治疗无效,反而有害。

(8)室性心动过速是使用洋地黄的禁忌证,但若室性心动过速确是由心力衰竭引起的,并且与洋地黄中毒无关,使用多种抗心律失常药物无效者,仍可使用洋地黄治疗。

(9)二尖瓣狭窄患者在窦性心律情况下发生心力衰竭,是由二尖瓣口过小,导致肺淤血所致。此时使用洋地黄对二尖瓣口的大小无影响,却使右室心肌收缩力增强,右室排血量增多,肺淤血更为严重。二尖瓣狭窄合并快速性心房纤颤时使用洋地黄,是为了控制心室率、延长心室充盈期,故心排血量增加。

(10)病窦综合征合并心功能不全的患者是否使用洋地黄治疗仍有争议。近年来的研究表明,洋地黄并不抑制窦房传导,反而促进其传导,缩短窦房结恢复时间,并可防治心力衰竭;特别是对慢快综合征的防治有重大作用。一般来说,病窦综合征患者发作快速性心律失常时,可使用洋地黄,但剂量宜偏小;如果是病窦综合征合并心力衰竭,应慎用洋地黄,对这种患者可选用非强心苷类正性肌力药物,如多巴胺或多巴酚丁胺,必要时应安置人工心脏起搏器。

(11)房室传导阻滞合并充血性心力衰竭是否可使用洋地黄仍有争议。一般认为一度房室传导阻滞的心力衰竭患者可以慎用洋地黄,二度房室传导阻滞的心力衰竭患者最好不用洋地黄,以防发展为三度房室传导阻滞;三度房室传导阻滞的心力衰竭患者不应使用洋地黄。二、三度房室传导阻滞的心力衰竭患者,可使用多巴胺或多巴酚丁胺治疗;如必需使用洋地黄治疗应先安置人工心脏起搏器。

(12)室内传导阻滞常指左或右束支阻滞,或双束支阻滞。治疗剂量的洋地黄不抑制室内传导;因此,室内传导阻滞不是使用洋地黄的反指征。洋地黄不增加室内传导阻滞发展为三度房室传导阻滞的发生率。

(13)肥厚性梗阻型心肌病患者一般禁忌使用洋地黄,因为洋地黄增强心肌收缩力,加重梗阻症状。但肥厚型心肌病合并快速性心房纤颤或心力衰竭时,可使用洋地黄,因此时心排血量下降,梗阻症状已不突出,故可使用洋地黄治疗,但剂量应减少。

(14)心内膜弹力纤维增生症合并心力衰竭时,强调长期使用洋地黄维持治疗,一直到症状、X线、心电图恢复正常两年后才逐渐停药。不应突然停药,以防死亡。但患者对洋地黄的耐受性较低,易发生洋地黄中毒,故洋地黄的用量应偏小,并应密切观察治疗反应。

(15)法洛四联症患者应慎重使用洋地黄,因洋地黄可以加重右室漏斗部的肌肉痉挛,使右室进入肺动脉的血流进一步减少,加重缺血症状。

(16)心绞痛患者一般不使用洋地黄缓解症状。但夜间心绞痛患者发作前常有血流动力学改变,如肺毛血管嵌压和肺动脉压升高,外周血管阻力增加,心脏指数下降,提示夜间心绞痛可能与夜间心功能不全有关,故夜间心绞痛可试用洋地黄治疗。卧位心绞痛可能与卧位时迷走神经张力增高致冠状动脉痉挛有关;也可能与卧位时回心血量增多致心功能不全有关,故卧位心绞痛仍可试用洋地黄治疗。此外,伴有心脏肥大及左室功能不全的患者,在发生心肌梗死前使用洋地黄能减少心肌缺血程度和减少心肌梗死面积。

(17)高血压病患者发作急性左心衰竭或伴有充血性心力衰竭时,不应首选洋地黄治疗。对这种患者应首先使用血管扩张剂和利尿剂,迅速降低心脏前后负荷。若患者血压降为正常水平以后仍有心力衰竭症状存在时,才考虑使用洋地黄制剂。

(18)电复律及奎尼丁复律前必需停用地高辛1天以上,停用洋地黄毒苷3天以上,以防转复心律过程中发生严重室性心律失常或心室纤颤。

(19)缩窄性心包炎患者使用洋地黄不能缓解症状,但在心包剥离术前使用洋地黄可防止术后发生严重心力衰竭和心源性休克。

(20)无心力衰竭的心脏病患者是否需要使用洋地黄应具体情况具体分析。一般认为心脏病患者处于分娩、输血输液、并发肺炎时,可预防性给予洋地黄。感染性休克患者经补液、纠正酸中毒、合用抗生素和激素后,休克仍未满意纠正时,可给予洋地黄。有学者认为,心脏增大的幼儿,特别是心胸比例>65%者,应预防性给予洋地黄。

(21)快速性心房纤颤合并或不合并心力衰竭的患者,使用洋地黄控制心室率时,应将心室率控制在休息时70~80次/分钟,活动后不超过100次/分钟。单独使用洋地黄控制心室率疗效不好时,可用维拉帕米或普萘洛尔。近年来有学者提出,维拉帕米与洋地黄合用可引起致命性房室传导阻滞,且维拉帕米有诱发洋地黄中毒的危险,故不主张两药合用;而普萘洛尔与洋地黄合用,有诱发或加重心力衰竭的危险,故提出硫氮䓬酮与洋地黄合用疗效较好。使用洋地黄控制快速性心房纤颤患者的心室率时,洋地黄的用量可以稍大一些,如未使用过洋地黄的患者在头24小时内可分次静脉注射毛花苷C总量达1.2 mg。此外,个别患者在静脉注射毛花苷C 0.2~0.4 mg后,心室率反而较用药前增快,此时应做心电图检查,若除外预激综合征后,再静脉注射毛花苷C 0.2~0.4 mg,可使心率有明显下降。

(22)窦性心律的心力衰竭患者使用洋地黄时,不应单纯以心率的快慢来指导用药,若在使用比较足量的洋地黄以后心率仍减慢不明显时,应注意寻找有无使心率加快的其他诱因,如贫血、感染、缺氧、甲状腺功能亢进、血容量不足、风湿活动、心肌炎、发热等。心力衰竭患者达到洋地黄化的指标应是综合性的,下列指标可供用药时参考:窦性心律者,心率减少为70~80次/分钟,活动后为80~90次/分钟。心房纤颤者,心率应减少为70~90次/分钟。尿量增多,水肿消退,体重减轻;呼吸困难减轻,发绀减轻,肺水肿减轻,肺部啰音减退,肿大的肝脏缩小;患者的一般状况改善,如精神好转、体力增加、食欲增进等。

(23)妊娠心脏病患者在妊娠期间应避免过劳、保证休息、限盐、避免并治疗心力衰竭的其他诱因。一般认为,风湿性心脏病心功能Ⅱ~Ⅳ级,过去有心力衰竭史、心脏中度扩大或严重二尖瓣狭窄、心房纤颤或心率经常在110次/分钟以上者,应给予适当剂量的洋地黄。在分娩期,若心率>110次/分钟,呼吸>20次/分钟,有心力衰竭先兆者,为防止发生心力衰竭,应快速洋地黄化。孕妇已出现心力衰竭时,如心力衰竭严重,应选择作用快速制剂。使用快速制剂使症状改善后,可改用口服制剂。

(24)甲状腺功能亢进引起的心脏病,绝大多数合并快速性心房纤颤,在使用洋地黄类制剂控制心室率的同时,应特别注意甲亢的治疗。这种患者对洋地黄的耐受性大,如果使用了足量的洋地黄以后,心室率控制仍不满意者,加用β受体阻滞剂可收到良好疗效。如果甲亢合并心房纤颤的患者无心力衰竭,单独使用β受体阻滞剂控制心室率就可获得良效。

四、强心苷中毒

洋地黄的治疗量大是洋地黄中毒量的60%,洋地黄的中毒量大是洋地黄致死量的60%。心力衰竭患者洋地黄中毒的发生率可达20%,并且是患者的死亡原因之一。洋地黄中毒的诱发因素很多,但最重要的是心功能状态和心肌损害的严重程度。有学者报告,正常人一次口服地高辛100片,经治疗后好转,治疗过程中未出现或仅出现一度房室传导阻滞等心脏表现;换言之,在常规使用洋地黄的过程中,若患者出现洋地黄中毒的心脏表现,常提示其心肌损害严重。下面讨论洋地黄中毒的诱因、临床表现及防治方法。

(一)强心苷中毒的诱发因素

1.洋地黄过量

常见于较长期使用洋地黄而剂量未做适当调整的患者。只要剂量及用药间隔不变,其"坪值"应稳定在某一水平上。但洋地黄的吸收、代谢及排泄受许多因素的影响,特别是受肝肾功能状态的影响,故长期服用固定剂量的洋地黄者,可发生洋地黄不足或中毒。也有个别患者在短期内使用过多的洋地黄而引起中毒。

2.严重心肌损害

严重心肌炎、心肌病、大面积心肌梗死及顽固性心力衰竭等严重心肌损害的患者,对洋地黄的耐受性降低,其中毒量与治疗量十分接近,有的患者甚至中毒量小于治疗量,故很容易发生洋地黄中毒,并且其中毒表现几乎都是心脏方面的。健康人对洋地黄的耐受性很强,即使一次误服十几倍常用量的洋地黄(如地高辛),也很少发生心脏方面的毒性表现。

3.肝肾功能损害

洋地黄毒苷、毛花苷C等主要经肝脏代谢;如地高辛、毒毛花苷K等主要经肾脏代谢。故肝肾功能不全的患者仍按常规剂量使用洋地黄时,易发生中毒。肝脏病变时使用地高辛,肾脏病变时使用洋地黄毒苷,可减少中毒的发生率。

4.老年人和瘦弱者

老年人和瘦弱者,身体肌肉总量减少,而肌肉可以结合大量洋地黄,故肌肉瘦弱者易发生洋地黄中毒。肥胖者和瘦弱者,只要他们的肌肉净重相似,则他们的洋地黄治疗量和中毒水平也相似。老年人不仅肌肉瘦弱,而且常有不同程度的肝肾功能减退,故易发生洋地黄中毒。此外,老年人易患病窦综合征,也是容易发生中毒的原因之一。许多学者建议,老年心力衰竭患者服用洋地黄的剂量应减半,如地高辛每天口服0.125 mg。

5.甲状腺功能减退

甲状腺功能减退的患者,对洋地黄的敏感性增高,故易发生中毒。使用洋地黄治疗甲状腺功能减退合并心力衰竭的患者时,应使用1/2~2/3的常规剂量;并且同时加用甲状腺素。甲状腺素应从小剂量开始服用,若剂量过大,反而会诱发或加重心力衰竭。

6.电解质紊乱

低钾、低镁、高钙时易发生洋地黄中毒。故使用洋地黄过程中应避免低钾、低镁和高钙血症。使用排钾性利尿剂时,应注意补钾。只要不是高镁血症,常规静脉补镁还有助纠正心力衰竭。长期使用糖皮质激素的心力衰竭患者,容易发生低钾血症;故这种患者使用洋地黄过程中,一般不易补钙,以防诱发洋地黄中毒,甚至发生心室纤颤。但若患者发生明显的低钙症状,如低钙抽搐,则可以补钙。低钙患者经补钙后还可以提高洋地黄的疗效。补钙途径可经口服、静脉滴注或静脉注射,但应避免同时静脉注射洋地黄和钙剂,如果需要静脉注射这两种药物,则两药间隔应为6小时以上,最好在8小时以上。

7.缺氧

缺氧可使心肌对洋地黄的敏感性增高,从而诱发洋地黄中毒。肺心病患者洋地黄的治疗量应较一般患者减少1/2。

8.严重心力衰竭

严重心力衰竭提示心肌损害严重,故易发生洋地黄中毒。心力衰竭的程度越重,使用洋地黄越要小心谨慎。

9.风湿活动

有风湿活动的患者常合并风湿性心肌炎,使心肌损害进一步加重,故易发生洋地黄中毒。风湿性心脏瓣膜病合并风湿活动常不易诊断,下列各项指标提示合并风湿活动:常患感冒、咽炎并伴有心悸、气短;出现不明原因的肺水肿;红细胞沉降率增快或右心衰竭时红细胞沉降率正常,心力衰竭好转时红细胞沉降率反而增快;有关节不适感;常出现心律失常,如期前收缩、阵发性心动过速、心房纤颤等;低热或体温正常但伴有明显出汗;无任何其他原因的心功能恶化;出现新的杂音或心音改变(需除外感染性心内膜炎);洋地黄的耐受性低,疗效差,容易中毒。

(二)强心苷中毒的表现

1.胃肠道反应

厌食、恶心、呕吐,有的患者表现为腹泻,极少表现为呃逆,上述症状若发生在心力衰竭一度好转后或发生在增加洋地黄剂量后,排除其他药物的影响,应考虑为洋地黄中毒。

2.心律失常

在服用洋地黄过程中,心律突然转变,如由规则转变为不规则、由不规则转变为规则、突然加速或显著减慢,都是诊断洋地黄中毒的重要线索。强心苷中毒可表现为各种心律失常,其中房室传导阻滞的发生率为42%。但具有代表性的心律失常是房性心动过速伴房室传导阻滞及非阵发性交界性心动过速伴房室分离。房室传导阻滞伴异位心律提示与洋地黄中毒有关。心房纤颤患者若出现成对室性期前收缩,应视为洋地黄中毒的特征性表现。多源性室性期前收缩呈二联律及双向性或双重性心动过速也具有诊断意义。

3.心功能再度恶化

经洋地黄治疗后心力衰竭一度好转,但在继续使用洋地黄的过程中,无明显原因的心功能再度恶化,应疑及强心苷中毒。

4.神经系统表现

头痛、失眠、忧郁、眩晕、乏力,甚至精神错乱。

5.视觉改变

黄视、绿视及视觉改变。

在服用洋地黄的过程中,心电图可出现鱼钩形的ST-T变化,这并不表示为洋地黄中毒的毒性作用,只表示患者已使用过洋地黄。而且,在洋地黄中毒引起心律失常时,心电图上一般不出现这种特征性的ST-T改变。

应用洋地黄制剂治疗心力衰竭时,测定其血清浓度,对诊断洋地黄中毒有一定参考价值。一般地高辛治疗浓度为0.5~2.0 ng/mL。如地高辛浓度 1.5 ng/mL,多表示无中毒。但患者的病情各异,心肌对洋地黄的敏感性和耐受性差异很大。因此,不能单凭测定其血清浓度作出有无中毒的结论,必须结合临床表现进行全面分析。

(三)强心苷中毒的处理

1.停用强心苷

如有低钾、低镁等电解质紊乱,应停用利尿剂。胃肠道反应常于停药后2～3天后消失。

2.补钾

洋地黄中毒常伴有低钾,但血清钾正常并不代表细胞内不缺钾,故低钾和血钾正常者都应补钾。心电图上明显U波与低钾有关,但低钾并不一定都出现高大U波;心电图上U波高大者一般提示低钾,故U波高大者可以补钾。补钾可采用口服或静脉滴注,静脉补钾的浓度不宜超过5‰,最好不超过3‰。补钾量应视病情及治疗反应而定。补钾时切忌静脉注射,以防发生严重心律失常而死亡。但有学者报道2例患者因低钾(血清钾分别为2.0 mmol/L及2.2 mmol/L)发生心室纤颤,各种治疗措施(包括反复电除颤)均不能终止室颤发作,最后将10%氯化钾1～2 mL加入5%葡萄糖注射液20 mL中静脉注射而终止了心室纤颤发作。

3.补镁

镁是ATP酶的激动剂,缺镁时钾不易进入细胞内,故顽固性低钾经补钾治疗仍无效时,常表明患者缺镁,此时应予补镁。有的学者认为洋地黄中毒时,不论血钾水平如何,也不论心律失常的性质如何,只要不是高镁血症,均可补镁。补镁后洋地黄中毒症状常很快消失。补镁还有助于纠正心力衰竭、增进食欲。肾功能不全、神志不清和呼吸功能抑制者应慎重补镁,以防加重昏迷及诱发呼吸停止。补镁方法为25%硫酸镁10 mL稀释后静脉注射或静脉滴注,但以静脉滴注较安全,每天一次,7～10天为1个疗程。

4.苯妥英钠

为治疗洋地黄中毒引起的各种期前收缩和快速性心律失常最安全最有效的药物,治疗室速更为适用。服用洋地黄患者必需紧急电复律时,也常在复律前给予苯妥英钠,以防引起更为严重的心律失常。给药方法:首次剂量100～200 mg溶于注射用水20 mL静脉注射。每分钟50 mg。必要时每隔10分钟静脉注射100 mg,但总量不能超过300 mg。继之口服,每次50～100 mg,每6小时一次,维持2～3天。

5.利多卡因

适用于室性心律失常。常用方法:首次剂量为50～100 mg溶于10%葡萄糖注射液20 mL静脉注入;必要时每隔10～15分钟重复注射一次,但总量不超过300 mg。继之以1～4 mg静脉滴注。

洋地黄中毒引起的快速性心律失常也可以选用美西律、普萘洛尔、维拉帕米、普鲁卡因胺、奎尼丁、溴苄胺、阿普林定等治疗。有学者报告使用酚妥拉明、胰高血糖素及氯氮等治疗亦有效。

6.治疗缓慢型心律失常

一般停用洋地黄即可,若心律<50次/分钟,可皮下、肌内或静脉注射阿托品0.5～1.0 mg或口服心宝等。一般不首选异丙肾上腺素,以防引起或增加室性异位搏动。

7.考来烯胺

在肠道内络合洋地黄,打断洋地黄的肝-肠循环,从而减少洋地黄的吸收和血液浓度。用药方法:每次4～5克,每天4次。

8.特异性地高辛抗体

其用于治疗严重的地高辛中毒,它可使心肌地高辛迅速转移到抗体上,形成失去活性的地高辛片段复合物。虽然解毒效应迅速而可靠,但可致心力衰竭的恶化。

9.电复律和心脏起搏

洋地黄中毒引起的快速性心律失常一般不采用电复律治疗,因为电复律常引起致命性心室纤颤。只有在各种治疗措施均无效时,电复律才作为最后一种治疗手段。在电复律前应静脉注射利多卡因或苯妥英钠,复律应从低能量开始,无效时逐渐增加除颤能量。洋地黄中毒引起的严重心动过缓(心室率<40次/分),伴有明显的脑缺血症状或发生晕厥等症状、药物治疗无效时,可考虑安置人工心脏起搏器。为预防心室起搏时诱发严重心律失常,易同时使用利多卡因或苯妥英钠。

五、与其他药物的相互作用

(一)抗心律失常药物

1.奎尼丁

地高辛与奎尼丁合用,可使90%以上患者的血清地高辛浓度升高,有的甚至升高2~3倍,并可由此引起洋地黄中毒的症状及有关心电图表现。奎尼丁引起血清地高辛浓度升高的机制:竞争组织结合部,使地高辛进入血液;减少地高辛经肾脏及肾外的排除;可能增加胃肠道对地高辛的吸收速度。两药合用时,为避免发生地高辛中毒,应将地高辛的剂量减半,或采用替代疗法,即将地高辛改为非糖苷类强心剂,或将奎尼丁改为普鲁卡因胺或丙吡胺等。

2.普鲁卡因胺

两药合用时,血清地高辛浓度无明显改变。普鲁卡因胺可用于治疗洋地黄中毒引起的快速性心律失常。但普鲁卡因胺为负性肌力、负性频率及负性传导药物,与地高辛合用仍应慎重,特别是静脉注射时更应注意。

3.利多卡因

洋地黄与利多卡因合用,无不良相互作用。利多卡因常用于洋地黄中毒引起的快速性室性心律失常。

4.胺碘酮

胺碘酮与洋地黄合用,血清地高辛浓度升高69%,最高可达100%。血清地高辛浓度升高值与胺碘酮的剂量及血药浓度呈线性关系,停用胺碘酮两周,血清地高辛浓度才逐渐降低。胺碘酮使血清地高辛浓度升高的机制:减少肾小管对地高辛的分泌;减少地高辛的肾外排泄;将组织中的地高辛置换出来,减少了地高辛的分布容积。两药合用时,地高辛用量应减少1/3,并密切观察治疗反应1~2周。

5.美西律

美西律对地高辛的血清浓度无明显影响,故美西律常用于治疗已使用地高辛患者发生的室性心律失常。

6.普萘洛尔

地高辛与普萘洛尔合用治疗快速性心房纤颤时有协同作用,但两药合用时可发生缓美西律失常;对心功能不全者可能会加重心力衰竭,两药合用时,普萘洛尔的剂量要小,逐渐增加剂量,并应密切观察治疗反应。

7.苯妥英钠

苯妥英钠是目前治疗地高辛中毒引起的各种快速性心律失常的首选药物。苯妥英钠为肝药酶诱导剂,与洋地黄毒苷合用时可促进洋地黄毒苷的代谢,因地高辛主要经肾脏代谢,故苯妥英钠对其代谢影响较小。

8.丙吡胺

丙吡胺属ⅠA类抗心律失常药物,药理作用与普鲁卡因胺相似,对房室交界区有阿托品样作用,可使不应期缩短。因此,两药合用治疗快速性心房纤颤时,有可能使地高辛失去对心室律的保护作用和使心室律增加的潜在危险,故两药不宜合用,更不适用于老年患者。丙吡胺对地高辛的血清浓度并无明显影响。

9.普罗帕酮

普罗帕酮与地高辛合用,可使地高辛的血清浓度增加31.6%,这是由于普罗帕酮可减低地高辛的肾清除率。

10.溴苄胺

溴苄胺具有阻滞交感神经、提高心肌兴奋阈值的作用,可用于消除地高辛所致的各种快速性心律失常,如室性期前收缩二联律、多源性室性期前收缩、室性心动过速、心室纤颤等。但亦有报道称两药合用引起新的心律失常。

11.阿义马林

地高辛与阿义马林合用,血清地高辛浓度无明显改变。

12.哌甲酯

地高辛与哌甲酯合用,血清地高辛浓度无明显改变。

13.西苯唑林

西苯唑林的药理作用与奎尼丁相似,但西苯唑林与地高辛合用时,血清地高辛浓度改变不明显,两药合用时不必调整剂量。

(二)抗心肌缺血药物

1.硫氮䓬酮

硫氮䓬酮与地高辛合用后,地高辛血清浓度增高22%~30%。这是由于硫氮䓬酮可使地高辛的体内总清除率减低,半衰期延长所致。

2.硝苯地平

硝苯地平与地高辛合用,地高辛的肾清除率减少29%,血清地高辛浓度增加43%。但有学者认为硝苯地平对血清地高辛浓度无明显影响。

3.维拉帕米

动物试验和临床观察表明,维拉帕米与地高辛合用7~14天后,地高辛的血清浓度增加70%以上,因而可诱发洋地黄中毒。中毒的主要表现是房室传导阻滞和非阵发性结性心动过速。临床上两药合用的主要适应证是单用地高辛仍不能较好控制快速性心房纤颤的心室率时。为防止两药合用时发生洋地黄中毒,应将这两种药物适当减量。由于维拉帕米抑制肾脏对地高辛的清除率,肾功能不全时两药合用后更易致地高辛浓度显著而持久的升高。维拉帕米和洋地黄毒苷合用,也可使洋地黄毒苷的血药浓度升高,但不如与地高辛合用时那样显著,是因为洋地黄毒苷主要经肝脏代谢。

4.硝酸甘油

硝酸甘油与地高辛合用后,肾脏对地高辛的清除率增加50%,血清地高辛浓度下降。故两药合用时应适当增加地高辛的剂量。

5.普尼拉明

普尼拉明属钙通道阻滞剂,具有扩血管作用,与地高辛合用未见不良反应,并且普尼拉明可抵消地高辛对室壁动脉血管的收缩作用。

6.潘生丁

潘生丁能改善微循环,扩张冠状动脉,有利于改善心功能,增强地高辛治疗心力衰竭的效果。但潘生丁有冠脉窃血作用,故两药合用时应注意心电图变化。

7.马导敏

马导敏又称马多明,具有扩张冠状动脉和舒张血管平滑肌的作用,故能减轻心脏前后负荷;与地高辛合用适用于缺血性心肌病合并心力衰竭的治疗。

(三)抗高血压药物

1.利血平

利血平具有对抗交感神经、相对增强迷走神经兴奋性、减美西律和传导的作用;与地高辛合用时可引起严重心动过缓及传导阻滞,有时还能诱发异位节律。但在单用地高辛控制快速性心房纤颤的心室率不够满意时,加用适量利血平可获得一定疗效。

2.肼屈嗪

肼屈嗪具有扩张小动脉、减轻系统血管阻力和心脏后负荷的作用,与地高辛合用治疗心力衰竭有协同作用。肼屈嗪可增加肾小管对地高辛的总排泄,两药合用后地高辛的总清除率增加50%。但两药长期合用是否需要增加地高辛的剂量尚无定论。

3.利尿剂

氢氯噻嗪不改变地高辛的药代动力学,但非保钾性利尿药与地高辛合用后,可因利尿剂致低钾血症而增加地高辛的毒性。低钾能降低地高辛的清除率,使其半衰期延长,当血钾低为2~3 mmol/L时,肾小管几乎停止排泄地高辛。故两药合用时应注意补钾。螺内酯能抑制肾小管分泌地高辛,口服100 mg螺内酯,可使血清地高辛浓度平均增高20%,但个体差异很大。

4.卡托普利

卡托普利与地高辛合用治疗充血性心力衰竭具有协同作用。但两药合用两周后血清地高辛浓度增加1.5倍,使地高辛中毒的发生率明显增加。这是由于卡托普利抑制地高辛的经肾排泄,并且能把地高辛从组织中置换到血液中。两药合用时应尽量调整地高辛的剂量。

5.胍乙啶

胍乙啶能增强颈动脉窦压力感受器对地高辛的敏感性,两药合用后易发生房室传导阻滞。

(四)血管活性药物

1.儿茶酚胺类

肾上腺素、去甲肾上腺素、异丙肾上腺素与地高辛合用,易引起心律失常。若使用洋地黄的患者发生病窦综合征或房室传导阻滞时,静脉滴注异丙肾上腺素可收到一定疗效,但应密切观察治疗反应。

2.非糖苷类强心剂

多巴胺、多酚丁胺与地高辛合用治疗充血性心力衰竭,可取得协同强心作用。低剂量的多巴胺[≤2 μg/(kg·min)]还具有减低外周阻力、增加肾血流量的作用。但两药合用易诱发心律失常。洋地黄与磷酸二酯酶抑制剂(如氨力农、米力农)合用可取得协同强心作用,且氨力农还具有扩张外周血管、减轻心脏负荷作用。胰高血糖素与地高辛合用,不仅可取得治疗心力衰竭的协同作用,并且还可抑制地高辛中毒所致的心律失常。

3.酚妥拉明

酚妥拉明与地高辛合用治疗心力衰竭可取得协同疗效,并且患者心律改变也不明显。但有时可引起快速性心律失常。

4.硝普钠

硝普钠与地高辛合用,可使肾小管排泄地高辛增多,血清地高辛浓度下降。但两药合用是否需补充地高辛的剂量,尚有不同看法。

5.抗胆碱能药物

阿托品、山莨菪碱、东莨菪碱、溴丙胺太林、胃疡平等抗胆碱能药物与地高辛同服,由于前者抑制胃肠蠕动,延长地高辛在肠道内的停留时间,致使肠道吸收地高辛增多,血清地高辛浓度增高。抗胆碱能药物与地高辛合用,治疗急性肺水肿可能有协同作用,但应注意不能使患者心率过于加速。该类药物还用于治疗洋地黄中毒诱发的缓慢性心律失常。由于该类药物能阻断地高辛的胆碱能反应,故有进一步加强心肌收缩力和增加心排血量的作用。

6.糖皮质激素

糖皮质激素与地高辛合用治疗顽固性心力衰竭所致水肿有一定疗效。这是由于糖皮质激素能反馈性抑制垂体分泌抗利尿激素,从而产生利尿作用;抑制心肌炎性反应,改善心肌对洋地黄的治疗反应。糖皮质激素具有保钠排钾倾向,长期使用可引起低钾血症,增加对洋地黄的敏感性,故两药合用时应注意补钾。

7.氯丙嗪

氯丙嗪能阻断肾上腺素能受体和 M-胆碱能受体,具有利尿和减轻心脏负荷的作用,与洋地黄合用,可加强心力衰竭治疗效果。但氯丙嗪可引起血压下降,老年人尤应注意。氯丙嗪可增加肠道对地高辛的吸收,致使血清地高辛浓度升高,以致诱发洋地黄中毒。有学者认为两药不宜合用,必须合用强心苷时,可选用毒毛花苷 K。

(五)钾、镁、钙盐

1.钾盐

钾离子与洋地黄竞争洋地黄受体,减弱强心苷的作用。低钾时,心肌对洋地黄的敏感性增加,易发生洋地黄中毒,长期使用利尿剂和洋地黄的患者,应注意补钾。已发生洋地黄中毒的患者,只要不是高钾血症或伴有严重肾衰竭者,均应补钾。

2.镁盐

长期心力衰竭患者,易发生缺镁。缺镁是低钾血症不易纠正、洋地黄效果不佳和易发生洋地黄中毒的重要原因之一。洋地黄中毒患者,只要不是高镁血症,无昏迷及严重肾功能障碍者,均可补镁治疗。

3.钙盐

洋地黄的正性肌力作用是通过钙而实现的,低钙可致洋地黄疗效不佳,高钙又能诱发洋地黄中毒。使用洋地黄的患者发生低钙抽搐时应予补钙。补钙时应注意:首先测定血钙,明确为低钙血症时再予补钙;补钙以口服最为安全。但口服起效慢,故紧急情况下仍以静脉补钙为好,一般先予以静脉注射,继之给予静脉滴注;静脉注射洋地黄和钙剂绝不能同时进行,可于静脉注射洋地黄制剂后4~6小时再注射钙制剂,或在静脉注射钙剂1~2小时后再使用洋地黄。

(六)洋地黄自身

不同的洋地黄类制剂的用药剂量、用药途径及半衰期不同,但治疗心力衰竭的机制无本质区别。临床上选用洋地黄制剂的种类,主要依据病情的轻重缓急和医师本人的经验。心力衰竭患者对一种洋地黄制剂的治疗反应不佳时,换用另一种制剂或加用另一种制剂并不能提高疗效,反而使问题复杂化。下列情况可出现先后使用两种洋地黄制剂的情况。

(1)长期口服一定剂量的地高辛,但心力衰竭在近期内恶化,估计为地高辛用量不足时,慎重静脉注射毛花苷C 0.2 mg或毒毛花苷K 0.125 mg,若心力衰竭症状好转,则证实为地高辛用量不足,可继续口服地高辛并相应增加剂量。但如果能测定血清地高辛浓度,则应先测定,证实为地高辛浓度未达到治疗浓度时,再注射上述药物,则更为安全可靠。

(2)两周内未使用过洋地黄的急性心力衰竭患者,可先予静脉注射毛花苷C等快效制剂,待心力衰竭控制后,再给予口服地高辛维持治疗效果。

(3)长期使用地高辛控制快速性心房纤颤的心室率,心室率突然加速,估计地高辛剂量不足者,可静脉注射毛花苷C 0.2~0.4 mg,常可使心室率满意控制。

(七)其他药物

1.甲巯咪唑

顽固性心力衰竭经常规治疗效果不佳时可加用甲巯咪唑联合治疗。联合用药时,地高辛的剂量维持不变,甲巯咪唑的用法为每次10 mg口服,每天3次,连用2周。

2.抗凝剂

在使用地高辛治疗心力衰竭的基础上,每天静脉滴注肝素50~100 mg,对心力衰竭治疗有一定疗效。有报道称,强心苷与口服抗凝剂或肝素合用时,可减弱抗凝剂的作用。故两药合用时应注意监测凝血指标的变化。

3.抗生素

地高辛与青霉素、四环素、红霉素、氯霉素等同服时,由于肠道内菌丛的变化,使地高辛在肠道内破坏减少,吸收增加,生物利用度增高,使血清地高辛浓度升高1倍以上。地高辛与新霉素同服,因新霉素损伤肠黏膜,减少肠道对地高辛的吸收,使地高辛的血清浓度下降25%。

4.甲氧氯普胺

地高辛与甲氧氯普胺等促进胃肠道蠕动的药物合用,因肠蠕动加快,地高辛在肠道内停留时间缩短,减少了地高辛在肠道内的吸收率,故血清地高辛浓度下降,其疗效也随之减弱。

5.考来烯胺

洋地黄毒苷参与肠肝循环,考来烯胺在肠道内与洋地黄结合,干扰其肝肠循环,影响洋地黄毒苷的吸收,使其血药浓度下降,疗效减弱。考来烯胺亦可与地高辛发生络合反应,减少其吸收,降低其生物利用度。两药如需口服,应间隔2~3小时。

6.琥珀胆碱

琥珀胆碱能释放儿茶酚胺并引起组织缺氧,与洋地黄制剂合用易发生室性期前收缩。

7.苯巴比妥、保泰松、苯妥英钠

上述三药均为肝药酶诱导剂,与洋地黄制剂合用时血药浓度降低。由于洋地黄毒苷主要经肝脏代谢,地高辛主要经肾脏排泄,故上述三药对洋地黄毒苷的影响远大于对地高辛的影响。

8.抗结核药物

利福平为肝药酶诱导剂,与洋地黄制剂合用后,可加速洋地黄制剂的代谢,使其血药浓度下降,异烟肼和乙胺丁醇也可使洋地黄毒苷的血药浓度下降,但它们对地高辛的影响较小。

9.抗酸剂

氢氧化铝、三硅酸镁、碳酸钙、碳酸铋等抗酸剂与地高辛同服时,均能减少肠道对地高辛的吸收。为避免这种不良的相互影响,两药服用的间隔应在2小时以上。

10.西咪替丁

西咪替丁与地高辛合用,对地高辛的血药浓度无明显影响。西咪替丁与洋地黄毒苷合用因前者延缓洋地黄毒苷的经肝代谢,致使洋地黄毒苷的血药浓度升高。故两药合用应减少洋地黄毒苷的剂量。

(臧日琴)

第三章 呼吸科常用药物

第一节 抗感冒药

感冒是由多种病毒感染引起的一种常见的急性呼吸系统疾病,具有多发性、传染性、季节性等特点,临床表现以鼻塞、咳嗽、头痛、恶寒、发热、全身不适为主要特征。全年均可发病,尤以春季多见。

抗感冒药物泛指用于治疗感冒的各种药物,剂型、种类繁多,目前市场上销售的抗感冒药物大多是对症治疗。感冒初期由于病毒的侵入,鼻黏膜腺体分泌亢进,血管通透性增加,出现打喷嚏、流鼻涕现象,此时可根据症状选用抗组胺药物如苯海拉明、氯苯那敏、异丙嗪等。感冒发作期可出现发热、头痛、肌肉痛等症状,可用解热镇痛药如阿司匹林、对乙酰氨基酚、双氯芬酸、贝诺酯等缓解,如症状不能控制可加服抗病毒药物或抗感冒中成药。

一、解热镇痛抗炎药

解热镇痛抗炎药是一类具有解热镇痛,而且大多数还有抗炎、抗风湿作用的药物,在化学结构上与肾上腺皮质激素不同,又称为非甾体抗炎药。在抗感冒药物中,这类药物针对的主要是感冒中的发热症状,兼有止痛和减轻炎症反应的作用,其中以阿司匹林、对乙酰氨基酚、双氯芬酸等的解热作用较好,对乙酰氨基酚没有减少炎症反应的作用。

(一)应用原则与注意事项

1.应用原则

(1)用药时限:此类药物用于解热一般限定服用3天,用于止痛限定服用5天,如症状未缓解或消失应及时向医师咨询,不得长期服用。

(2)使用一种解热镇痛药时避免同时服用其他含有解热镇痛药成分的药品,以免造成肝损伤等不良反应。

2.注意事项

(1)应用解热镇痛药属于对症治疗,并不能解除疾病的致病原因,由于用药后改变了体温,可掩盖病情,影响疾病的诊断,应引以重视。

(2)该类药物很多都对胃肠道有不良反应,其中阿司匹林对胃肠道的刺激性最大。为避免药品对胃肠道的刺激,应在餐后服药,不宜空腹服药。

(3) 关注特殊人群用药:高龄患者、孕妇及哺乳期妇女、肝肾功能不全的患者、血小板减少症患者、有出血倾向的患者及有上消化道出血和/或穿孔病史的患者应慎用或禁用本类药物。对有特异体质者,使用后可能发生皮疹、血管性水肿和哮喘等反应,应当慎用。患有胃十二指肠溃疡者应当慎用或不用。

(4) 应用本类药物时应严格掌握用量,避免滥用,高龄患者应适当减量,并注意间隔一定的时间(4~6小时),同时在解热时多饮水和及时补充电解质。

(5) 本类药物中大多数之间有交叉变态反应。

(6) 使用本类药物时不宜饮酒或饮用含有乙醇的饮料。

(二) 药物特征比较

儿童和青少年在病毒感染时如果使用阿司匹林退热,可能会发生一种罕见但可致死的不良反应(瑞氏综合征,表现为严重的肝损害和脑病),因此为孩子选择退热药请避免阿司匹林,而以选择对乙酰氨基酚为好。呼吸系统疾病常用解热镇痛抗炎药的比较见表3-1。

表 3-1 呼吸系统疾病常用解热镇痛抗炎药的比较

药物	作用和应用			不良反应		
	解热镇痛	抗炎	其他应用	肠道(出血)	过敏	其他
阿司匹林	+++	+++	抑制血小板聚集、抗血栓形成	+++	++	凝血功能障碍、水杨酸反应
对乙酰氨基酚	+++ 缓慢持久	±	感冒发热复方制剂		+	高铁血红蛋白症、肝坏死
吲哚美辛	++++	++++	其他药物不能耐受或疗效不佳的病例、癌性发热	+++	++	中枢神经系统、造血系统
布洛芬	++	+++	风湿性、类风湿关节炎	±		视力模糊、头痛
萘普生	++++	++++	不能耐受阿司匹林、吲哚美辛的病例	++		少而轻

二、减轻鼻黏膜充血药

拟交感神经药被广泛用作普通感冒症状的减轻鼻黏膜充血药,它们通过α肾上腺素能效应选择性地收缩鼻黏膜血管,使局部血流重新分配,减轻鼻窦、鼻黏膜血管充血,解除鼻塞症状,有助于保持咽鼓管和窦口通畅,减轻流涕、打喷嚏等症状。麻黄碱和去氧肾上腺素、羟甲唑啉、萘甲唑啉和赛洛唑啉等拟交感神经药能局部以滴鼻或喷雾形式给药,伪麻黄碱等可以口服。

(一) 应用原则与注意事项

1. 应用原则

(1) 禁使用所有含有盐酸苯丙醇胺的药物。

(2) 伪麻黄碱属于"兴奋剂类管制品种""易制毒类化学品",生产、经营和使用按有关规定执行。

(3) 局部用药应限制在7天以内。

2. 注意事项

(1) 关注不良反应:这种药物的不良反应主要表现在心脑血管系统,如头痛、心悸、血压升高等。大剂量可引发期前收缩、心动过速,甚至心室颤动,故患有甲状腺功能亢进、器质性心脏病、高血压、心绞痛者的患者禁用含此成分的抗感冒药。

(2)关注不适宜人群:婴幼儿不宜使用;心血管疾病患者慎用。

(二)伪麻黄碱

1.别称

假麻黄碱,异麻黄碱,伪麻黄素。

2.药理作用

本品通过促进去甲肾上腺素的释放,间接发挥拟交感神经作用;能选择性地收缩上呼吸道毛细血管,消除鼻咽部黏膜充血、肿胀,减轻鼻塞症状,对全身其他脏器的血管无明显的收缩作用,对心率、心律、血压和中枢神经无明显影响。

3.药动学

服药后2~3小时血药浓度达高峰。部分代谢为无活性的代谢产物,55%~75%以原形从尿中排泄。其半衰期随尿液pH的改变而异。

4.适应证

用于减轻感冒、鼻炎(包括变应性鼻炎)及鼻窦炎引起的鼻充血症状。

5.用法用量

口服,成人每次0.12 g,每天2次。

6.不良反应

有较轻的兴奋作用、失眠、头痛。

7.禁忌证

严重的高血压、冠心病、服用单胺氧化酶抑制剂及对盐酸伪麻黄碱敏感或不能耐受的患者禁用。

8.药物相互作用

(1)本品可加强肾上腺素的作用,如用本品后需用肾上腺素,则应减量。

(2)本品可增加糖皮质激素的代谢。

(3)与洋地黄合用可致心律失常。

(4)与多沙普仑合用,两者的加压作用均增强。

9.注意事项

避免与其他拟交感神经药和减轻鼻黏膜充血药同时使用。

10.特殊人群用药

孕妇、哺乳期妇女、老年患者慎用。

(三)药物特征比较

口服和局部用药在药效上无明显差异,但局部用药可能会有充血症状反弹的情况,特别是长时间应用后,而口服给药没有反弹情况出现,但更有可能出现全身性的不良反应,并且在药物相互作用方面有更高的风险。

三、抗组胺药

本节所指的抗组胺药是指能选择性地阻断组胺H_1受体、拮抗组胺的作用而产生抗组胺效应的一类药物,主要用于治疗变应性鼻炎、过敏性结膜炎及过敏性皮肤病等。按其化学结构可分为烃胺类、乙醇胺类、乙二胺类、吩噻嗪类、哌嗪类及其他类。

感冒初期感冒病毒刺激机体释放出组胺,造成流涕、咳嗽和痰多等症状,所以常用的感冒药中多含有抗组胺成分,如氯苯那敏、苯海拉明、氯雷他定和西替利嗪等。本类药物通过阻断组胺受体抑制小血管扩张,降低血管通透性,有助于消除或减轻普通感冒患者的打喷嚏和流涕等症状。

(一)应用原则与注意事项

1.应用原则

(1)根据临床疾病的特点选择用药:变态反应紧急阶段有生命威胁时应首先用生理性拮抗剂,如肾上腺素;重度变态反应可选用高效、速效的第二代抗组胺药,如西替利嗪、咪唑斯汀等;一般变态反应且非驾驶或高空作业者可选用第一代抗组胺药,如氯苯那敏、异丙嗪等;慢性变态反应可选用高效、长效的抗组胺药,如阿司咪唑、酮替芬、曲尼司特和多塞平等。

(2)抗组胺药治疗慢性过敏性皮肤病宜交替或联合应用,以增强抗过敏效果,如同时应用两种或几种抗组胺应选择不同类者。

(3)白天宜用新型的无嗜睡作用的药物;睡前服用传统的抗组胺药,使夜间睡眠良好。

(4)从抗组胺的不良反应选择用药:不应与红霉素、克拉霉素、交沙霉素和伊曲康唑等多种药物合用,因其降低了抗组胺药的代谢,增加室性心律失常的危险,尤其是出现尖端扭转。

(5)老年人应使无抗胆碱作用的药物,应避免使用苯海拉明、赛庚啶和异丙嗪等,可选用酮替芬、桂利嗪、氯雷他定和咪唑斯汀等。儿童宜使用对中枢系统作用轻、不良反应少和服药方便的糖浆类较好,如可用曲普利啶、氯苯那敏和酮替芬等。

2.注意事项

(1)抗组胺药能减少支气管分泌,继而可能形成黏稠的痰液栓,因此不能治疗排痰性咳嗽。

(2)关注不良反应:抗组胺药的常见不良反应包括中枢抑制作用,传统的抗组胺药可通过血-脑屏障进入中枢,有明显的中枢抑制作用,所以驾驶员、高空作业人员、机械操作者及参赛前的运动员不宜服用本类药物。

(3)应用此类药物剂量不要过大,否则可出现中枢神经系统抑制症状;尽可能避免与复方感冒制剂同时使用,因为许多复方感冒制剂中含有氯苯那敏等抗组胺药。

(4)避免与对中枢神经系统有抑制作用的饮料(如酒)、镇静催眠抗惊厥药(如地西泮)和抗精神失常药(如氯丙嗪)同用,否则有可能引起头晕、全身乏力、运动失调、视力模糊和复视等中枢神经过度抑制症状,儿童、老年人和体弱者更易发生。

(5)关注药物相互作用:避免与抗胆碱类(如阿托品)、三环类抗抑郁药(如阿米替林)同用,否则可出现口渴、便秘、排尿困难、心动过缓、青光眼症状加重和记忆功能障碍等不良反应。

(6)关注不适宜人群:患闭角型青光眼、尿潴留、前列腺增生、幽门十二指肠梗阻和癫痫的患者,以及孕妇和哺乳期妇女慎用。新生儿和早产儿对本类药物抗胆碱作用的敏感性较高,不宜使用。

(二)异丙嗪

1.别称

非那根,茶氯酸异丙嗪,茶异丙嗪。

2.药理作用

本品具有抗组胺、止吐、抗晕动症、镇静催眠作用。

3.药动学

本品肌内注射或口服吸收良好,用药后2～3小时血药浓度达峰值,肝脏首关代谢显著,生物利用度较低,体内分布广泛,可透过血-脑屏障和胎盘屏障,并可经过乳汁分泌。血浆蛋白结合率高(76%～93%),代谢机制多样,主要以代谢物的形式经过尿及胆汁缓慢排泄,消除半衰期为5～14小时。

4.适应证

(1)抗过敏,适用于各种过敏性症(如哮喘、荨麻疹等)。

(2)用于晕动病,防治晕车、晕船、晕飞机。

(3)用于麻醉和手术前后的辅助治疗,包括镇静、催眠、镇痛、止吐。

(4)用于防治放射病性或药源性恶心、呕吐。

5.用法用量

(1)口服。①成人:每次12.5 mg,每天4次,餐后及睡前服用,必要时睡前可增至25 mg。②儿童:常用量为按体重每次0.125 mg/kg体重或按体表面积3.75 mg/m²,每4～6小时口服1次。

(2)肌内注射。①成人:抗过敏,每次25 mg,必要时2～4小时后重复;严重过敏时可肌内注射25～50 mg,最高量不得超过100 mg。在特殊紧急的情况下,可用灭菌注射用水稀释至0.25%,缓慢静脉注射。止吐,12.5～25 mg,必要时每4小时重复1次。镇静催眠,每次25～50 mg。②小儿:抗过敏,按体重每次0.125 mg/kg体重或按体表面积3.75 mg/m²,每4～6小时1次。止吐,按体重每次0.25～0.5 mg/kg体重或按体表面积7.5～15 mg/m²,必要时每4～6小时重复;或每次12.5～25 mg,必要时每4～6小时重复。镇静催眠,必要时按体重每次0.5～1 mg/kg体重或每次12.5～25 mg。抗眩晕,睡前可按需给予,按体重0.25～0.5 mg/kg体重或按体表面积7.5～15 mg/m²;或每次6.25～12.5 mg,每天3次。

6.不良反应

常见嗜睡、视物模糊或色盲(轻度)、眩晕、口鼻咽干燥、耳鸣、皮疹、胃痛或胃部不适感、反应迟钝(儿童多见)、低血压、恶心或呕吐,甚至出现黄疸。还可增加皮肤光敏性、噩梦、易兴奋、易激动、幻觉、中毒性谵妄,儿童易发生锥体外系反应。少见血压增高、白细胞减少、粒细胞减少症及再生障碍性贫血。

7.禁忌证

对本品过敏者禁用。

8.药物相互作用

(1)与其他中枢神经抑制药(特别是麻醉药、巴比妥类、单胺氧化酶抑制药或三环类抗抑郁药)同用时可相互增强效应,用量要另行调整。

(2)与抗胆碱类药物(特别是阿托品类药)同用时,本药的抗毒蕈碱样效应可增强。

(3)与溴苄胺、异喹胍或胍乙啶等同用时,后者的降压效应增强;与肾上腺素同用时,后者的α肾上腺素能作用可被阻断,使β肾上腺素能作用占优势。

(4)顺铂、水杨酸制剂、万古霉素、巴龙霉素及其他氨基糖苷类抗生素等具有耳毒性的药物与本药同用时,以上药物的耳毒性症状可被掩盖。

(5)不宜与茶碱及生物碱类药物同时配伍注射。

9.注意事项

(1)对吩噻嗪类药高度过敏者对本品也过敏。

(2)下列情况应慎用:肝功能不全和各类肝脏疾病患者,肾衰竭患者,急性哮喘、膀胱颈部梗阻、骨髓抑制、心血管疾病、昏迷、闭角型青光眼、高血压、胃溃疡、前列腺肥大症状明显者,幽门或十二指肠梗阻、呼吸系统疾病(尤其是儿童服用本品后痰液黏稠,影响排痰,并可抑制咳嗽反射)、癫痫患者(注射给药时可增加抽搐的严重程度),黄疸、瑞氏综合征(异丙嗪所致的锥体外系症状易与瑞氏综合征相混淆)患者。

(3)应用异丙嗪时,应特别注意有无肠梗阻或药物过量、中毒等问题,因其症状体征可被异丙嗪的镇吐作用所掩盖。

10.特殊人群用药

(1)孕妇、哺乳期妇女:孕妇在临产前1~2周应停用此药;哺乳期妇女慎用。

(2)老年人:老年人使用本药后易发生头晕、呆滞、精神错乱和低血压,还可出现锥体外系症状(特别是帕金森病、静坐不能和持续性运动障碍),这种情况在用量过大或胃肠道外给药时更易发生。

(3)儿童:一般的抗组胺药对婴儿特别是新生儿和早产儿有较大的危险性;<3个月的婴儿体内的药物代谢酶不足,不宜应用本品。

(三)苯海拉明

1.别称

苯那君,苯那坐尔,二苯甲氧乙胺和可他敏。

2.药理作用

本品具有抗组胺、中枢抑制、镇咳、抗M胆碱样作用,以及降低毛细血管渗出、消肿、止痒等作用。

3.药动学

本品可口服或注射给药,吸收快而完全。口服的生物利用度为50%,15~60分钟起效,3小时达血药峰浓度,作用可维持4~6小时。本品在体内分布广泛,蛋白结合率高,代谢机制多样,主要经尿以代谢物的形式排出,原形药很少。

4.适应证

(1)急性重症变态反应,可减轻输血或血浆所致的变态反应。

(2)手术后药物引起的恶心、呕吐。

(3)帕金森病和锥体外系症状。

(4)牙科局麻,当患者对常用的局麻药高度过敏时,1%苯海拉明液可作为牙科用局麻药。

(5)其他变态反应病不宜口服用药者。

5.用法用量

(1)口服:一般每次25~50 mg,每天2~3次,餐后服用。

(2)深部肌内注射:每次20 mg,每天1~2次。

6.不良反应

常见中枢神经抑制作用、共济失调、恶心、呕吐、食欲缺乏等;少见气急、胸闷、咳嗽、肌张力障碍等;有报道称给药后可发生牙关紧闭并伴喉痉挛;偶可引起皮疹、粒细胞减少、贫血及心律失常。

7.禁忌证

对本品过敏或对其他乙醇胺类药物高度过敏者;重症肌无力者;驾驶车船、从事高空作业、机械作业者工作期间禁用。新生儿和早产儿禁用。

8.药物相互作用

(1)本品可短暂影响巴比妥类药和磺胺醋酰钠等的吸收。

(2)和对氨基水杨酸钠同用可降低后者的血药浓度。

(3)可增强中枢神经抑制药的作用。

9.注意事项

(1)肾衰竭时,给药的间隔时间应延长。

(2)本品的镇吐作用可给某些疾病的诊断造成困难。

10.特殊人群用药

(1)孕妇慎用,哺乳期妇女不宜使用。

(2)老年人慎用。

(3)新生儿和早产儿禁用。

(四)氯苯那敏

1.别称

扑尔敏,氯苯吡胺,氯屈米通,马来那敏。

2.药理作用

本药为烃烷基胺类抗组胺药。其特点是抗组胺作用强、用量少,具有中等程度的镇静作用和抗胆碱作用。

3.药动学

可口服或注射给药,口服吸收快而完全,生物利用度为25%～50%,血浆蛋白结合率为72%。口服后15～60分钟起效,肌内注射后5～10分钟起效,消除相半衰期为12～15小时,作用维持4～6小时。主要经肝脏代谢,其代谢物经尿液、粪便及汗液排泄。本品亦可随乳汁分泌。

4.适应证

(1)皮肤过敏症如荨麻疹、湿疹、皮炎、药疹、皮肤瘙痒症、神经性皮炎、虫咬症、日光性皮炎。

(2)变应性鼻炎。

(3)药物和食物过敏。

5.用法用量

(1)口服:成人每次4 mg,每天3次。

(2)肌内注射:每次5～20 mg,每天1～2次。

6.不良反应

主要有嗜睡、口渴、多尿、咽喉痛、困倦、虚弱感、心悸、皮肤瘢斑、出血倾向。

7.禁忌证

对本品过敏者,高空作业者、车辆驾驶人员、机械操作人员工作时间禁用。

8.药物相互作用

(1)同时饮酒或服用中枢神经抑制药可使抗组胺药的药效增强。

(2)本品可增强金刚烷胺、抗胆碱药、氟哌啶醇、吩噻嗪类及拟交感神经药等的作用。

(3)奎尼丁和本品同用,其类似于阿托品样的效应加剧。

(4)本品和三环类抗抑郁药物同用时可使后者增效。

9.注意事项

(1)注射剂有刺激性,静脉注射过快可致低血压或中枢神经兴奋。

(2)不宜与氨茶碱混合滴注。

10.特殊人群用药

(1)孕妇、哺乳期妇女慎用。

(2)老年人较敏感,应适当减量。

(3)新生儿、早产儿不宜使用。

(五)阿司咪唑

1.别称

息斯敏,阿司唑,安敏,吡氯苄氧胺和苄苯哌咪唑。

2.药理作用

本品为长效的 H_1 受体阻滞剂,作用强而持久,每天服用每次即可抑制变态反应症状 24 小时,无中枢镇静作用及抗毒蕈碱样胆碱作用。

3.药动学

口服吸收迅速,1 小时左右达血药浓度峰值,血浆蛋白结合率为 97%,不易通过血-脑屏障。大部分在肝中经 CYP450 酶系统代谢,代谢产物去甲基阿司咪唑仍具有抗组胺活性。本品及代谢产物均具有肝肠循环。本品及其代谢产物均自尿排出,但原形药物极少。本品及代谢产物的半衰期长达 19 天,故达到稳态血药浓度需 4~8 周。

4.适应证

治疗常年性和季节性过敏鼻炎、过敏性结膜炎、慢性荨麻疹和其他过敏性反应症状。

5.用法用量

(1)成人:口服,1 次 3~6 mg,每天 1 次,于空腹时服。一天内最多用至 10 mg。

(2)儿童:口服,6 岁以下按 0.2 mg/kg 体重,6~12 岁每天 5 mg,12 岁以上剂量同成人。

6.不良反应

(1)偶有嗜睡、眩晕和口干等现象。长期服用可增加食欲而使体重增加。

(2)服用过量可引起心律失常。

7.禁忌证

对本品过敏者禁用。

8.药物相互作用

(1)本品不能与抑制肝脏代谢酶的药物合用,如抗真菌药氟康唑、伊曲康唑、酮康唑和咪康唑,大环内酯类抗生素克拉霉素、红霉素,以及特非那定、5-羟色胺再摄取抑制药和 HIV 蛋白酶抑制药等,以免引发严重的室性心律失常。

(2)避免与其他可能导致心律失常的药物合用,如抗心律失常药、三环类抗抑郁药、抗疟药卤泛群、奎宁、抗精神病药、西沙必利和索他洛尔等。

(3)与利尿药合用时,应注意电解质失衡引起的低血钾。

9.注意事项

(1)应避免与影响肝脏代谢酶,易致电解质紊乱如低血钾的药物合用。

(2)因阿司咪唑广泛地经肝脏代谢,患有显著的肝功能障碍的患者应尽量避免服用。

(3)服用过量可引起严重的心律失常,本品给药不宜超过推荐剂量。药用炭可有效地减少本品在胃肠道的吸收,中毒后应尽快服用,也可催吐或洗胃,血液透析不能增加本品的清除。

(4)应在饭前1~2小时或饭后2小时服用。

10.特殊人群用药

(1)孕妇、哺乳期妇女慎用。

(2)老年患者用量酌减。

(六)依巴斯汀

1.别称

开思亭,苏迪。

2.药理作用

本药为哌啶类长效非镇静性第二代组胺H_1受体阻滞剂,能抑制组胺释放,对中枢神经系统的H_1受体拮抗作用和抗胆碱作用弱。

3.药动学

口服吸收较完全,极难通过血-脑屏障,大部分在肝脏代谢为活性代谢产物卡瑞斯汀,2.6~4小时体内达峰值。依巴斯汀和卡瑞斯汀有较高的血浆蛋白结合率(＞95％),卡瑞斯汀的半衰期为15~19小时,66％以结合的代谢产物由尿排出。

4.适应证

荨麻疹、变应性鼻炎、湿疹、皮炎、皮肤瘙痒症等。

5.用法用量

(1)成人:口服,每次10 mg,每天1次。

(2)儿童:口服,2~5岁儿童每次2.5 mg,每天1次;6~11岁儿童每次5 mg,每天1次。

6.不良反应

有时困倦,偶见头痛、头晕、口干、胃部不适、嗜酸性粒细胞增多、谷丙转氨酶及碱性磷酸酶升高。罕见皮疹、水肿、心动过速。

7.禁忌证

对本品及其辅料过敏者禁用。

8.药物相互作用

(1)与具有CYP450肝药酶抑制作用的抗真菌药如酮康唑、伊曲康唑、氟康唑、咪康唑合用时应慎重。

(2)大环内酯类抗生素如红霉素等可使本品代谢物卡巴斯汀的血药浓度升高1~2倍。

(3)与丙卡巴肼、氟哌利多等合用时应注意中枢抑制和心脏毒性的发生。

9.注意事项

(1)对其他H_1受体阻滞剂有不良反应者慎用。

(2)已确定有心电图Q-T间期延长或心律失常患者慎用。

(3)哮喘和上呼吸道感染患者慎用。

(4)驾驶或操纵机器期间慎用。

(5)肝、肾功能不全者慎用。

10.特殊人群用药

(1)孕妇慎用,哺乳期妇女用药期间应暂停哺乳。

(2)适用于2岁以上的儿童,对2岁以下儿童用药的安全性有待于进一步验证。

(3)老年患者通常生理功能减退,应注意减小剂量,以每天1次,每次5 mg开始服药。

(七)氯雷他定

1.药品名称

开瑞坦,克敏能,华畅,百为哈和百为坦。

2.药理作用

本药为哌啶类抗组胺药,具有选择性的拮抗外周组胺 H_1 受体的作用,其抗组胺作用起效快、效强、持久。本品无镇静作用,无抗毒蕈碱样胆碱作用,对乙醇无强化作用。

3.药动学

口服吸收迅速、良好,血药浓度达峰时间(t_{max})为1.5小时,与血浆蛋白的结合率为98%。大部分在肝中被代谢,代谢产物去羧乙氧基氯雷他定仍具有抗组胺活性。本品及其代谢物均自尿和粪便排出,半衰期约为20小时。

4.适应证

用于变应性鼻炎、急性或慢性荨麻疹、过敏性结膜炎、花粉症及其他过敏性皮肤病。

5.用法用量

(1)成人及>12岁的儿童:口服,每次10 mg,每天1次。

(2)2~12岁儿童:口服,体重>30 kg者每次10 mg,每天1次;体重≤30 kg者1次5 mg,每天1次。

6.不良反应

常见的不良反应有乏力、头痛、嗜睡、口干、胃肠道不适(包括恶心、胃炎)及皮疹等;偶见健忘及晨起面部、肢端水肿;罕见的不良反应有视物模糊、血压降低或升高、晕厥、癫痫发作、乳房肿大、脱发、变态反应、肝功能异常、心动过速、心悸、运动功能亢进、黄疸、肝炎、肝坏死和多形红斑等。

7.禁忌证

具有变态反应或特异体质的患者禁用。

8.药物相互作用

(1)大环内酯类抗生素、抗真菌药酮康唑等可减缓本品的代谢,增加本品的血药浓度,有可能导致不良反应增加。

(2)与其他中枢抑制药、三环类抗抑郁药合用或饮酒可引起严重嗜睡。

(3)单胺氧化酶抑制药可增加本品的不良反应。

9.注意事项

(1)对肝功能不全者,消除半衰期有所延长,可按每次10 mg,隔天1次服用。肾功能不全者慎用。

(2)本品对心脏功能无影响,但偶有心律失常报道,有心律失常病史者应慎用。

(3)抗组胺药能清除或减轻皮肤对所有变应原的阳性反应,因此在做皮试前约48小时应停止使用氯雷他定。

10.特殊人群用药

(1)孕妇、哺乳期妇女慎用。

(2)2岁以下儿童服用本药的安全性及疗效尚未确定。

(八)药物特征比较

1.药理作用比较

该类药物中大部分具有抗外周组胺 H_1 受体、镇静、抗乙酰胆碱、局部麻醉和奎尼丁样作用,但因结构、剂型不同,药理作用也不尽相同。详见表 3-2。

表 3-2 常用的 H_1 受体阻滞剂的作用特点比较

药物	抗组胺	镇静催眠	抗晕动止吐	抗胆碱	作用持续时间
苯海拉明	++	+++	++	+++	4～6 小时
异丙嗪	++	+++	++	+++	6～12 小时
氯苯那敏	+++	-	-	++	4～6 小时
西替利嗪	+++	-	-	-	7～10 小时
左卡巴斯汀	+++	-	-	-	12 小时
阿司咪唑	+++	-	-	-	10 天
特非那定	+++	-	-	-	12～24 小时
依巴斯汀	+++	-	-	-	24 小时

注:强+++;中++;弱+;无-。

2.主要不良反应比较

(1)苯海拉明:常见中枢神经抑制作用、共济失调;少见气急、胸闷;偶可引起皮疹、粒细胞减少、贫血;常见恶心、呕吐、食欲缺乏。

(2)氯苯那敏:嗜睡、困倦、虚弱感、心悸;出血倾向;口渴、多尿。

(3)阿司咪唑:嗜睡、眩晕;超量服用本品可能发生 Q-T 间期延长或室性心律失常;口干,偶见体重增加。

(4)咪唑斯汀:偶见困意和乏力;与某些抗组胺药物合用时,曾观察到 Q-T 间期延长的现象;偶见食欲增加并伴有体重增加。

(5)依巴斯汀:有时困倦,偶见头痛、头晕;罕见心动过速;嗜酸性粒细胞增多;口干、胃部不适、谷丙转氨酶及碱性磷酸酶升高。

(6)氯雷他定:常见乏力、头痛、嗜睡;罕见心动过速及心悸;常见口干、恶心、胃炎,罕见肝功能异常;常见皮疹,罕见脱发、变态反应。

(7)非索非那定:常见头痛、嗜睡、头昏、疲倦;常见恶心。

(8)左西替利嗪:头痛、嗜睡、口干、疲倦、衰弱;腹痛。

(孙 艳)

第二节 平 喘 药

平喘药是指能通过不同的作用机制缓解支气管平滑肌痉挛,使其松弛和扩张,进而缓解气急、呼吸困难等症状的药物。临床常用的平喘药按作用方式可分为支气管扩张药、抗炎平喘药和抗过敏平喘药,其中支气管扩张药包括茶碱类、β_2 受体激动药和吸入性抗胆碱药。

一、茶碱类药物

茶碱类药物为甲基黄嘌呤类的衍生物,是临床常用的平喘药,具有强心、利尿、扩张冠状动脉、松弛支气管平滑肌和兴奋中枢神经系统等作用,主要用于治疗支气管哮喘、慢性阻塞性肺疾病、肺气肿和心脏性呼吸困难等疾病。茶碱类的应用因其有不良反应曾一度受到冷落,但近来研究表明小剂量的茶碱仍能起到平喘作用,并且兼有一定程度的抗炎作用,所以临床应用又趋广泛。

迄今为止已知的茶碱类药物及其衍生物有300多种,基本上是对茶碱进行成盐或结构修饰,以提高茶碱的水溶性、生物利用度与降低不良反应。临床上较为常用的品种有茶碱、氨茶碱、二羟丙茶碱和多索茶碱等。

(一)应用原则与注意事项

1.应用原则

(1)用药剂量个体化:茶碱类药物于肝内代谢,影响因素较多,血药浓度的个体差异大,因此应根据患者情况制订个体化给药方案,必要时监测血药浓度,根据血药浓度调整给药剂量。老年患者及酒精中毒、充血性心力衰竭和肝肾功能不全等患者的茶碱清除率低,给药剂量应减少。吸烟者本类药物的代谢加快,应较常规用量大。

(2)血浆药物浓度监测:茶碱类药物的治疗窗较窄,中毒剂量与治疗剂量较为接近,为避免药物不良反应,接受茶碱类药物治疗的患者有条件时均应测定血药浓度,以保证给药的安全性和有效性。

2.注意事项

(1)控制静脉给药速度:此类药品应避免静脉注射过快,因为当茶碱的血药浓度高于 $20\ \mu g/mL$ 时可出现毒性反应,表现为心律失常、心率增快、肌肉颤动或癫痫。

(2)关注不适宜人群:茶碱类药物禁忌于对该类药物及其衍生物过敏者;活动性消化性溃疡、未经控制的惊厥性疾病患者;急性心肌梗死伴血压下降者;未治愈的潜在癫痫患者。多索茶碱哺乳期妇女禁用,孕妇慎用。

(3)注意药物相互作用:茶碱类药90%在肝内被细胞色素 P450 酶系统代谢,为 CYP1A2 代谢酶的底物,当与该酶的抑制剂或诱导剂同时使用时影响药物疗效,增加药物不良反应。

(二)氨茶碱

1.别称

阿咪康,安释定,茶碱乙烯双胺和茶碱乙二胺盐。

2.药理作用

本药为茶碱与乙二胺的复盐,药理作用主要来自茶碱。

(1)松弛支气管平滑肌,也能松弛肠道、胆道等多种平滑肌。对支气管黏膜的充血、水肿也有缓解作用。

(2)增加心排血量,扩张入球和出球肾小动脉,增加肾小球滤过率和肾血流量,抑制肾小管重吸收钠和氯离子。

(3)增加骨骼肌的收缩力,茶碱加重缺氧时的通气功能不全被认为是过度增加膈肌的收缩而致膈肌疲劳的结果。

3.药动学

口服吸收完全,其生物利用度为96%,用药后1~3小时血药浓度达峰值,有效血药浓度为10~20 μg/mL。血浆蛋白结合率约为60%,V_d为(0.5±0.16)L/kg。80%~90%的药物在体内被肝脏的混合功能氧化酶代谢,本品的大部分代谢物及约10%原形药均经肾脏排出,正常人体内的半衰期为(9.0±2.1)小时。

4.适应证

用于支气管哮喘、喘息性支气管炎、慢性阻塞性肺疾病,也可以用于急性心功能不全和心源性哮喘。

5.用法用量

(1)口服:①成人每次0.1~0.2 g,每天3次;极量为每次0.5 g,每天1 g。②儿童按每天3~5 mg/kg体重,分2~3次服。

(2)静脉注射:①成人每次0.125~0.25 g,用20~40 mL 50%葡萄糖溶液稀释后缓慢静脉注射,注射时间不得短于10分钟;极量为每次0.5 g,每天1 g。②儿童按每次2~4 mg/kg体重。

(3)静脉滴注:每次0.25~0.5 g,用葡萄糖注射液250 mL稀释后缓慢滴注。

6.不良反应

恶心、呕吐、易激动、失眠;心动过速、心律失常;发热、嗜睡、惊厥甚至呼吸、心搏骤停致死。

7.禁忌证

对本品过敏的患者、活动性消化道溃疡和未经控制的惊厥性疾病患者禁用。

8.药物相互作用

(1)地尔硫䓬、维拉帕米可干扰茶碱在肝内的代谢,与本品合用增加本品的血药浓度和毒性。

(2)西咪替丁可降低本品的肝清除率,合用时可增加茶碱的血清浓度和/或毒性。

(3)与克林霉素、林可霉素及某些大环内酯类、氟喹诺酮类抗菌药物合用时可降低茶碱的清除率,增高其血药浓度,其中尤以与依诺沙星合用为著。当茶碱与上述药物配伍使用时,应适当减量或监测茶碱的血药浓度。

(4)苯巴比妥、苯妥英、利福平可诱导肝药酶,加快茶碱的肝清除率,使茶碱的血清浓度降低;茶碱也干扰苯妥英的吸收,两者的血药浓度均下降,合用时应调整剂量,并监测血药浓度。

(5)与锂盐合用可使锂的肾排泄增加。影响锂盐的作用。

(6)与美西律合用可降低茶碱的清除率,增加血浆中的茶碱浓度,需调整剂量。

(7)与咖啡因或其他黄嘌呤类药并用可增加其作用和毒性。

9.注意事项

(1)下列情况慎用,如肾功能或肝功能不全的患者、高血压、有非活动性消化道溃疡病史的患者、孕妇及哺乳期妇女、新生儿和老年人。

(2)茶碱制剂可致心律失常和/或使原有的心律失常恶化,患者心率和/或节律的任何改变均应进行监测和研究。

(3)应定期监测血清茶碱浓度,以保证最大疗效而不发生血药浓度过高的危险。

10.特殊人群用药

(1)孕妇、哺乳期妇女尽量避免使用。

(2)老年患者的血浆清除率降低,潜在毒性增加,应慎用,并进行血药浓度监测。

(3)小儿的药物清除率较高,个体差异大,应进行血药浓度监测。

(三)二羟丙茶碱

1.别称

喘定,奥苏芬,甘油茶碱,双羟丙茶碱和新赛林。

2.药理作用

本药的药理作用与氨茶碱相似,其扩张支气管的作用约为氨茶碱的1/10,心脏兴奋作用仅为氨茶碱的1/20~1/10,对心脏和神经系统的影响较小。

3.药动学

口服容易吸收,生物利用度为72%,在体内代谢为茶碱的衍生物。口服19~28 mg/kg体重,1小时后血浆中的浓度为19.3~36.3 μg/mL。V_d为0.8 L/kg,半衰期为2~2.5小时,以原形随尿排出。

4.适应证

用于支气管哮喘、具有喘息症状的支气管炎、慢性阻塞性肺疾病等缓解喘息症状。也用于心源性肺水肿引起的喘息。尤适用于不能耐受茶碱的哮喘病例。

5.用法用量

(1)口服:成人每次0.1~0.2 g,每天3次;极量为每次0.5 g。

(2)静脉滴注:每次0.25~0.75 g,以5%或10%葡萄糖注射液250~500 mL稀释后静脉滴注,滴注时间为1~2小时。

(3)静脉注射:每次0.5~0.75 g,用25%葡萄糖注射液20~40 mL稀释后缓慢注射,注射时间为15~20分钟。

6.不良反应

类似于茶碱。剂量过大时可出现恶心、呕吐、易激动、失眠、心动过速和心律失常,可见发热、脱水和惊厥等症状,严重者甚至呼吸、心搏骤停。

7.禁忌证

同氨茶碱。

8.药物相互作用

(1)与拟交感胺类支气管扩张药合用会产生协同作用。

(2)与苯妥英钠、卡马西平、西咪替丁、咖啡因或其他黄嘌呤类药合用可增加本药的作用和毒性。

(3)克林霉素、林可霉素及某些大环内酯类、喹诺酮类抗菌药物可降低本药在肝脏的清除率,使血药浓度升高,甚至出现毒性反应。

(4)与普萘洛尔合用可降低本药的疗效。

(5)碳酸锂加速本药的清除,使本药的疗效降低;本药也可使锂的肾排泄增加,影响锂盐的作用。

9.注意事项

(1)大剂量可致中枢神经兴奋,预服镇静药可防止。

(2)哮喘急性严重发作的患者不首选本品。

(3)茶碱类药物可致心律失常和/或使原有的心律失常恶化,患者心率和/或心律的任何改变均应密切注意。

10.特殊人群用药

(1)本药可通过胎盘屏障,使胎儿的血清茶碱浓度升高至危险程度,须加以监测,孕妇慎用。可随乳汁排出,哺乳期妇女不宜使用。

(2)55岁以上的患者慎用。

(3)新生儿用药后本药的血浆清除率可降低,血清浓度增加,应慎用。

(四)多索茶碱

1.别称

安赛玛,达复啉,凯宝川苧,枢维新,新茜平。

2.药理作用

本药对磷酸二酯酶有显著的抑制作用,其松弛支气管平滑肌痉挛的作用较氨茶碱强10～15倍,并具有镇咳作用,且作用时间长,无依赖性。本品为非腺苷受体阻滞剂,无类似于茶碱所致的中枢、胃肠道及心血管等肺外系统的不良反应,但大剂量给药仍可引起血压下降等。

3.药动学

口服吸收迅速,生物利用度为62.6%。本药吸收后广泛分布于各脏器及体液中,以肺组织中含量最高。总蛋白结合率为48%,在肝内代谢。口服和静脉给药的清除半衰期分别为7.27小时和1.83小时。

4.适应证

用于支气管哮喘、具有喘息症状的支气管炎及其他支气管痉挛引起的呼吸困难。

5.用法用量

(1)口服。①片剂:每次200～400 mg,每天2次,餐前或餐后3小时服用;②胶囊:每次300～400 mg,每天2次。

(2)静脉注射:每次200 mg,每12小时1次,以50%葡萄糖注射液稀释至40 mL缓慢静脉注射,时间应在20分钟以上,5～10天为1个疗程。

(3)静脉滴注:将本药300 mg加入5%葡萄糖注射液或生理盐水注射液100 mL中缓慢静脉滴注,滴注时间≥30分钟,每天1次,5～10天为1个疗程。

6.不良反应

少见心悸、窦性心动过速、上腹不适、食欲缺乏、恶心、呕吐、兴奋、失眠;如过量服用可出现严重心律失常、阵发性痉挛。

7.禁忌证

凡对本品或黄嘌呤衍生物类药物过敏者、急性心肌梗死患者及哺乳期妇女禁用。

8.药物相互作用

不得与其他黄嘌呤类药物同时使用;与麻黄碱或其他肾上腺素类药物同时使用需慎重。

9.注意事项

(1)下列情况慎用,如肝、肾功能不全,严重的心、肺功能异常者,甲状腺功能亢进症,活动性胃十二指肠溃疡等症。

(2)本品的剂量要视个体的病情变化选择最佳剂量和用药方法,必要时监测血药浓度。

(3)服药期间不要饮用含咖啡因的饮料或食品。

10.特殊人群用药

(1)孕妇应慎用,哺乳期妇女禁用。

(2)老年患者对本药的清除率可能不同,用药时应监测血药浓度,应慎用。

(五)药物特征比较

1.药理作用比较

茶碱类药物因结构和剂型的不同,其药理作用特征各异,具体药物的药理作用特点详见表3-3。

表3-3 茶碱类药物的药理作用比较

药理作用	茶碱	氨茶碱	二羟丙茶碱	多索茶碱	甘氨茶碱钠
松弛支气管滑肌	++	+++	++（氨茶碱的1/10）	++++（氨茶碱的10～15倍）	+++
阻断腺苷	++	+	+	−	+
镇咳	−	−	−	+	−
改善呼吸功能	++	++	+	++	++
心脏兴奋、利尿	++	增加尿量、尿钠	心脏兴奋为氨茶碱的1/20～1/10;利尿作用强	尿量轻度增加	++

注:+代表作用强度;−代表未有相应的药理作用。

2.主要不良反应比较

茶碱类药物口服有一定的胃肠道刺激性;注射剂的碱性强,对血管有刺激性。该类药物的毒性反应常出现在血药浓度高于 20 μg/mL 时,早期多见恶心、呕吐、易激动和失眠等,甚至出现心动过速、心律失常;血药浓度高于 40 μg/mL 时可发生发热、失水和惊厥等症状,严重时甚至呼吸、心搏骤停致死。

(1)茶碱:胃灼热、恶心、呕吐、食欲缺乏和腹胀;心悸、心律失常;头痛、失眠;尿酸值增高。

(2)氨茶碱:恶心、呕吐和胃部不适;可见血性呕吐物或柏油样便;心律失常、心率加快;滴注过快可致一过性低血压;头痛、烦躁、易激动、失眠、肌肉颤动或癫痫。

(3)二羟丙茶碱:口干、恶心、呕吐、上腹疼痛、呕血、腹泻和食欲缺乏;心悸、心动过速、期前收缩、低血压、面部潮红和室性心律失常等,严重者可出现心力衰竭;头痛、烦躁、易激动、失眠和兴奋过度等,甚至导致阵挛性、全身性的癫痫发作;高血糖;尿蛋白、肉眼或镜下血尿、多尿症状。

(4)多索茶碱:食欲缺乏、恶心、呕吐、上腹部不适或疼痛;少数患者心悸、心动过速、期前收缩和呼吸急促;头痛、失眠和易怒;高血糖;尿蛋白。

(5)甘氨茶碱钠:恶心、呕吐;心动过速、心律失常;易激动、失眠。

二、β_2 肾上腺素能受体激动剂

β_2 受体激动剂是目前临床应用较广泛的支气管扩张剂,主要通过激动呼吸道的 β_2 受体,激活腺苷酸环化酶,使细胞内的环磷腺苷(cAMP)含量增加、游离 Ca^{2+} 减少,从而松弛支气管平滑肌,抑制炎性细胞释放变态反应介质,增强纤毛运动与黏液清除,降低血管通透性,而发挥平喘作用。主要用于支气管哮喘、喘息性支气管炎、慢性阻塞性肺疾病所致的支气管痉挛等症。

根据平喘作用起效时间的快慢,β_2 受体激动剂可分为速效类和慢效类;按作用维持时间长短,可分为短效类(SABA)和长效类(LABA)。常用的 β_2 受体激动药按平喘作用的分类见表3-4。

表 3-4　常用的 β_2 受体激动药按平喘作用的分类

起效速度	维持时间	
	短效	长效
速效	沙丁胺醇气雾剂 特布他林气雾剂 丙卡特罗气雾剂 菲诺特罗气雾剂	福莫特罗吸入机剂
慢效	沙丁胺醇片剂 特布他林片剂	沙美特罗吸入剂

(一)应用原则与注意事项

1.应用原则

(1)短效 β_2 受体激动药用于迅速缓解症状,为按需使用的基本药物;长效 β_2 受体激动药不宜单药使用,常与吸入性糖皮质激素联合应用治疗需要长期治疗的患者。

(2)口服制剂可用于不能采用吸入途径的患者,常用于儿童和老年人。

(3)本类药物注射给药会影响子宫肌层,也可能影响心脏,妊娠期患者如需大剂量使用 β_2 受体激动药,应采用吸入给药。

(4)应指导患者正确的吸入方法和气雾吸入的注意事项。

2.注意事项

(1)甲状腺功能亢进、心血管疾病、心律失常、心电图 Q-T 间期延长及高血压患者慎用 β_2 受体激动药。

(2)该类药物可引起严重的低钾血症。对于危重型哮喘,因同时应用茶碱和其衍生物、糖皮质激素、利尿药及低氧均可使低钾血症更明显,因此应监测血钾浓度。

(3)糖尿病患者应用该类药物有酮症酸中毒的危险,需监测血糖。

(二)沙丁胺醇

1.别称

硫酸舒喘灵,阿布叔醇,爱纳乐,爱纳灵,喘宁碟。

2.药理作用

本药为选择性 β_2 受体激动剂,能选择性地激动支气管平滑肌的 β_2 受体,松弛平滑肌;有较强的支气管扩张作用,其支气管扩张作用比异丙肾上腺素强约 10 倍。

3.药动学

口服的生物利用度为 30%,服后 15~30 分钟生效,2~4 小时作用达峰值,持续 6 小时以上,半衰期为 2.7~5 小时。气雾吸入的生物利用度为 10%,吸入后 1~5 分钟生效,1 小时作用达高峰,可持续 4~6 小时,维持时间亦为同等剂量的异丙肾上腺素的 3 倍。V_d 为 1 L/kg,大部分在肠壁和肝脏代谢,主要经肾排泄。

4.适应证

用于缓解支气管哮喘或喘息型支气管炎伴有支气管痉挛的病症。

5.用法用量

(1)气雾剂吸入:①成人缓解症状或运动及接触变应原之前 1 次 100~200 μg;长期治疗的最

大剂量为1次200μg,每天4次;②儿童缓解症状或运动及接触变应原之前10~15分钟给药,1次100~200μg;长期治疗的最大剂量为每天4次,1次200μg。

(2)溶液:①成人每次2.5 mg,用氯化钠注射液稀释到2~2.5 mL,由驱动式喷雾器吸入;②12岁以下儿童的最小起始剂量为每次2.5 mg,用氯化钠注射液1.5~2 mL稀释后由驱动式喷雾器吸入。主要用来缓解急性发作症状。

(3)口服:成人每次2~4 mg,每天3次。

(4)静脉滴注:每次0.4 mg,用氯化钠注射液100 mg稀释后静脉滴注,每分钟3~20μg。

6.不良反应

常见肌肉震颤;亦可见恶心、心率加快或心律失常;偶见头晕、头昏、头痛、目眩、口舌发干、烦躁、高血压、失眠、呕吐、面部潮红和低钾血症等。

7.禁忌证

对本品及其他肾上腺素受体激动药过敏者禁用。

8.药物相互作用

(1)与其他肾上腺素受体激动剂或茶碱类药物合用时其支气管扩张作用增强,但不良反应也可能加重。

(2)β受体阻滞剂如普萘洛尔能拮抗本品的支气管扩张作用,故不宜合用。

(3)单胺氧化酶抑制剂、三环类抗抑郁药、抗组胺药和左甲状腺素等可增加本品的不良反应。

(4)与甲基多巴合用时可致严重的急性低血压反应。

(5)与洋地黄类药物合用可增加洋地黄诱发心动过速的危险性。

(6)在产科手术中与氟烷合用可加重宫缩无力,引起大出血。

9.注意事项

(1)下列情况慎用,如高血压、冠状动脉供血不足、心血管功能不全、糖尿病、甲状腺功能亢进症和运动员等。

(2)不能过量使用。

(3)本品可能引起严重的低钾血症,进而可能使洋地黄化者造成心律失常。

(4)本品久用易产生耐受性,此时患者对肾上腺素等具有扩张支气管作用的药物也同样产生耐受性,使支气管痉挛不易缓解,哮喘加重。

(5)少数患者同时接受雾化沙丁胺醇及异丙托溴铵治疗时可能发生闭角型青光眼,故合用时不要让药液或雾化液进入眼中。

(6)肝、肾功能不全的患者需减量。

10.特殊人群用药

(1)孕妇、哺乳期妇女慎用。

(2)老年人应慎用,使用时从小剂量开始逐渐加大剂量。

(三)特布他林

1.别称

博利康尼,布瑞平,喘康速,间羟叔丁肾上腺素,间羟嗽必妥。

2.药理作用

本药为选择性$β_2$受体激动剂,其支气管扩张作用与沙丁胺醇相近。对于哮喘患者,本品2.5 mg的平喘作用与25 mg麻黄碱相当。

3.药动学

口服的生物利用度为15%±6%,约30分钟出现平喘作用,有效血药浓度为3 μg/mL,血浆蛋白结合率为25%,2~4小时作用达高峰,持续4~7小时,V_d为(1.4±0.4)L/kg。气雾吸入5~30分钟生效,1~2小时后出现最大作用,持续3~6小时。皮下注射或气雾吸入后5~15分钟起效,0.5~1小时作用达高峰,作用维持1.5~4小时。

4.适应证

(1)用于支气管哮喘、慢性支气管炎、肺气肿和其他伴有支气管痉挛的肺部疾病。

(2)连续静脉滴注本品可激动子宫平滑肌的$β_2$受体,抑制自发性子宫收缩和缩宫素引起的子宫收缩,预防早产。同理亦可用于胎儿窒息。

5.用法用量

(1)口服:成人每次2.5~5 mg,每天3次,每天总量不超过15 mg。

(2)静脉注射:每次0.25 mg,如15~30分钟无明显的临床改善,可重复注射1次,但4小时内的总量不能超过0.5 mg。

(3)气雾吸入:成人每次0.25~0.5 mg,每天3~4次。

6.不良反应

主要为震颤、强直性痉挛、心悸等拟交感胺增多的表现。口服5 mg时,手指震颤的发生率可达20%~33%,故应以吸入给药为主,只在重症哮喘发作时才考虑静脉应用。

7.禁忌证

同沙丁胺醇。

8.药物相互作用

(1)与其他肾上腺素受体激动药合用可使疗效增加,但不良反应也增多。

(2)β受体阻滞剂如普萘洛尔、醋丁洛尔、阿替洛尔、美托洛尔等可拮抗本品的作用,使疗效降低,并可致严重的支气管痉挛。

(3)与茶碱类药物合用可增加松弛支气管平滑肌的作用,但心悸等不良反应也增加。

(4)单胺氧化酶抑制药、三环类抗抑郁药、抗组胺药、左甲状腺素等可增加本品的不良反应。

9.注意事项

(1)对其他肾上腺素受体激动药过敏者对本品也可能过敏。

(2)大剂量应用可使有癫痫病史的患者发生酮症酸中毒。

(3)长期应用可产生耐受性,使疗效降低。

(4)从小剂量逐渐加至治疗量常能减少不良反应。

(5)运动员慎用。

10.特殊人群用药

(1)本药可舒张子宫平滑肌,抑制孕妇的子宫收缩并影响分娩,对人或动物未见致畸作用,孕妇应慎用(尤其妊娠早期的妇女)。如在分娩时应用静脉制剂,可能引起母体一过性低血钾、低血糖、肺水肿及胎儿低血糖。哺乳期妇女慎用。

(2)儿童用药的安全性和有效性尚不明确。12岁以下的儿童不推荐使用本药的片剂和注射剂,5岁以下的儿童不宜使用本药的吸入气雾剂。

(四)福莫特罗

1.别称

安咳通,安通克,奥克斯都保,福莫待若和盼得馨。

2.药理作用

本药为长效 β₂受体激动剂,对支气管的松弛作用较沙丁胺醇强且持久,尚具有明显的抗炎作用,可明显抑制抗原诱发的嗜酸性粒细胞聚集与浸润、血管通透性增高及速发型与迟发型哮喘反应,对血小板激活因子(PAF)诱发的嗜酸性粒细胞聚集亦能抑制,这是其他选择性 β₂受体激动剂所没有的。还能抑制人嗜碱性粒细胞与肺肥大细胞由过敏和非过敏因子介导的组胺释放。对吸入组胺引起的微血管渗漏与肺水肿也有明显的保护作用。

3.药动学

口服吸收迅速,0.5~1 小时血药浓度达峰值。口服 80 μg,4 小时后支气管扩张作用最强。吸入后约 2 分钟起效,2 小时达高峰,单剂量吸入后作用持续 12 小时左右。血浆蛋白结合率为 50%。通过葡萄糖醛酸化和氧位去甲基代谢后部分经尿排泄,部分经胆汁排泄,提示有肝肠循环。

4.适应证

用于慢性哮喘与慢性阻塞性肺疾病的维持治疗和预防发作。因为长效制剂,特别适合哮喘夜间发作的患者和需要长期服用 β₂受体激动剂的患者。

5.用法用量

吸入,成人的常用量为每次 4.5~9 μg,每天 1~2 次,早晨和晚间用药;或每次 9~18 μg,每天 1~2 次,1 天的最高剂量为 36 μg。哮喘夜间发作可于晚间给药 1 次。

6.不良反应

常见头痛、心悸和震颤;偶见烦躁不安、失眠、肌肉痉挛和心动过速;罕见皮疹、荨麻疹、房颤、室上性心动过速、期前收缩、支气管痉挛、低钾血症或高钾血症;个别病例有恶心、味觉异常、眩晕、心绞痛、心电图 Q-T 间期延长、变态反应、血压波动和血中的胰岛素、游离脂肪酸、血糖及尿酮体水平升高。

7.禁忌证

对本品过敏者禁用。

8.药物相互作用

(1)本品与肾上腺素、异丙肾上腺素合用易致心律不齐,甚至引起心脏骤停。

(2)本品与茶碱、氨茶碱、肾上腺皮质激素、利尿药(呋塞米、螺内酯等)合用,可能因低血钾而引起心律不齐。

(3)与洋地黄类药物合用可增加洋地黄诱发心律失常的危险性。

(4)与单胺氧化酶抑制药合用可增加室性心律失常的发生率,并可加重高血压。

(5)本品可增强泮库溴铵、维库溴铵的神经肌肉阻滞作用。

9.注意事项

(1)下列情况慎用,如甲状腺功能亢进症、嗜铬细胞瘤、梗阻性肥厚型心肌病、严重的高血压、颈内动脉-后交通动脉瘤或其他严重的心血管病(如心肌缺血、心动过速或严重的心力衰竭)、肝肾功能不全、严重的肝硬化、运动员。

(2)可能造成低钾血症。哮喘急性发作时及联合用药都可能增加血钾降低的作用,在上述情况下建议监测血钾浓度。

（3）本品能引起 Q-T 间期延长，因此伴有 Q-T 间期延长的患者及使用影响 Q-T 间期的药物治疗的患者应慎用。

（4）可影响血糖代谢，糖尿病患者用药初期应注意血糖的控制。

（5）本品可能引起气道痉挛，哮喘急性发作时的缺氧会增加此危险性。

10.特殊人群用药

（1）孕妇、哺乳期妇女慎用。

（2）新生儿和早产儿用药的安全性尚未确定，应谨慎使用。

（五）沙美特罗

1.别称

喘必灵，祺泰，强力安喘通，施立碟，施立稳。

2.药理作用

本药为新型的选择性长效 β_2 受体激动剂。吸入本品 25 μg，其支气管扩张作用与吸入 200 μg 沙丁胺醇相当。尚有强大的抑制肺肥大细胞释放组胺、白三烯、前列腺素等变态反应介质的作用，可抑制吸入抗原诱发的早期和迟发相反应，降低气道高反应性。

3.药动学

单次吸入本品 50 μg 或 400 μg 后，5～15 分钟达血药峰浓度。用药后 10～20 分钟出现支气管扩张作用，持续 12 小时。本品与人体血浆的体外蛋白结合率为 96%。在体内经羟化作用而广泛代谢，并以代谢产物的形式随粪便和尿液排出体外。

4.适应证

用于支气管哮喘，包括夜间哮喘和运动引起的支气管痉挛的防治；与吸入性糖皮质激素合用，用于可逆性阻塞性气道疾病，包括哮喘、慢性阻塞性肺疾病。

5.用法用量

（1）粉雾剂胶囊：粉雾吸入，成人每次 50 μg，每天 2 次；儿童每次 25 μg，每天 2 次。

（2）气雾剂：气雾吸入，剂量和用法同粉雾吸入。

6.不良反应

可见震颤、心悸及头痛等；偶见心律失常、肌痛、肌肉痉挛、水肿、血管神经性水肿；罕见口咽部刺激。

7.禁忌证

对本品过敏者、对牛奶过敏的患者禁用。

8.药物相互作用

（1）本药与茶碱类等支气管扩张药合用可产生协同作用，合用时应注意调整剂量。

（2）与短效 β 肾上腺素受体激动药（如沙丁胺醇）合用时可使 FEV_1 得到改善，且不增加心血管不良反应的发生率。

（3）与黄嘌呤衍生物、激素和利尿药合用可加重血钾降低。

（4）不宜与单胺氧化酶抑制药合用，因可增加心悸、激动或躁狂发生的危险性。

（5）不宜与三环类抗抑郁药合用，因可能增强心血管的兴奋性，三环类抗抑郁药停药 2 周后方可使用本药。

（6）与保钾利尿药合用，尤其本药超剂量时，可使患者的心电图异常或低血钾加重，合用时须慎重。

9.注意事项

(1)下列情况慎用,如肺结核、甲状腺功能亢进症、对拟交感胺类有异常反应、有低钾血症倾向、已患有心血管疾病及有糖尿病病史。

(2)本品不适用于缓解急性哮喘发作。

(3)治疗可逆性阻塞性气道疾病应常规遵循阶梯方案,并应通过观察临床症状及测定肺功能来监测患者对治疗的反应。为避免哮喘急性加重的风险,不可突然中断使用本品治疗。

10.特殊人群用药

(1)孕妇、哺乳期妇女慎用。

(2)3岁以下小儿服用的安全性尚未确立,应慎用。

(六)班布特罗

1.别称

邦尼,帮备,贝合健,汇杰和立可菲。

2.药理作用

本药为新型的选择性长效β_2受体激动剂,为特布他林的前体药物,亲脂性强,与肺组织有很高的亲和力,产生扩张支气管、抑制内源性变态反应介质释放、减轻水肿及腺体分泌,从而降低气道高反应性、改善肺及支气管通气功能的作用。

3.药动学

口服后20%的药物经胃肠道吸收,生物利用度约10%,2~6小时达血药浓度峰值,作用可持续24小时,给药4~5天后达稳态血药浓度。本药的血浆半衰期约为13小时,特布他林的血浆半衰期约为17小时。原药及其代谢物(包括特布他林)主要经肾脏排出。

4.适应证

用于支气管哮喘、慢性喘息性支气管炎、慢性阻塞性肺疾病和其他伴有支气管痉挛的肺部疾病。

5.用法用量

(1)口服:成人的起始剂量为每次10 mg,每天1次,睡前服用。根据临床疗效,1~2周后剂量可调整为每次20 mg,每天1次。肾功能不全患者(肾小球滤过率≤50 mL/min)的起始剂量为1次5 mg,每天1次。

(2)儿童:2~5岁每次5 mg,每天1次;2~12岁每天的最高剂量不超过10 mg。

6.不良反应

肌肉震颤、头痛、心悸和心动过速等;偶见强直性肌肉痉挛。

7.禁忌证

(1)对本品、特布他林及拟交感胺类药物过敏者禁用。

(2)肥厚型心肌病患者禁用。

8.药物相互作用

(1)本药可能延长琥珀胆碱对肌肉的松弛作用,并具有剂量依赖性,但可恢复。

(2)单胺氧化酶抑制药、三环类抗抑郁药、抗组胺药、左甲状腺素等可能增加本药的不良反应。

(3)与皮质激素、利尿药合用可加重血钾降低的程度。

(4)与其他拟交感胺类药合用作用加强,毒性增加。

(5)与其他支气管扩张药合用时可增加不良反应。

(6)β肾上腺素受体阻滞剂(醋丁洛尔、阿替洛尔、拉贝洛尔、美托洛尔、纳多洛尔、吲哚洛尔、普萘洛尔、噻吗洛尔)能拮抗本药的作用,使其疗效降低。

(7)$β_2$肾上腺素受体激动药会增加血糖浓度,从而降低降血糖药物的作用,因此患有糖尿病者服用本药时应调整降血糖药物的剂量。

(8)本药能减弱胍乙啶的降血压作用。

9.注意事项

(1)严重的肾功能不全患者本品的起始剂量应减少。

(2)肝硬化、严重的肝功能不全患者应个体化给予1天剂量。

(3)甲状腺功能亢进症、糖尿病及心脏病患者慎用。

10.特殊人群用药

(1)孕妇、哺乳期妇女慎用。

(2)2岁以下儿童的剂量尚未确定。

(3)有肝、肾及心功能不全的老年患者慎用。

(七)丙卡特罗

1.别称

川迪,曼普特,美喘清,美普清,普鲁卡地鲁。

2.药理作用

本药为选择性$β_2$受体激动剂,对支气管的$β_2$受体有较高的选择性,其支气管扩张作用强而持久。尚具有较强的抗过敏作用,不仅可抑制速发型的气道阻力增加,而且可抑制迟发型的气道反应性增高。本品尚可促进呼吸道纤毛运动。

3.药动学

口服可迅速由胃肠道吸收,呈二房室分布,5分钟内开始起效,1~2小时后在血浆、组织及主要器官中能达到最高浓度。α相半衰期为3.0小时,β半衰期为8.4小时,作用可持续6~8小时。主要在肝脏及小肠中代谢为葡萄糖醛酸化合物,由尿液及粪便排泄。

4.适应证

适用于支气管哮喘、喘息性支气管炎、伴有支气管反应性增高的急性支气管炎、慢性阻塞性肺疾病。

5.用法用量

口服,成人于每晚睡前1次服50μg;或每次25~50μg,早、晚(睡前)各服1次。

6.不良反应

偶见口干、鼻塞、倦怠、恶心、胃部不适、肌颤、头痛、眩晕或耳鸣;亦见皮疹、心律失常、心悸、面部潮红等。

7.禁忌证

同沙丁胺醇。

8.药物相互作用

(1)与其他肾上腺素受体激动剂及茶碱类合用可引起心律失常,甚至心脏骤停。

(2)与茶碱类及抗胆碱能支气管扩张药合用时其支气管扩张作用增强,但可能产生降低血钾作用,并因此影响心率。

9.注意事项

(1)下列情况慎用,如甲状腺功能亢进症、高血压、心脏病和糖尿病。

(2)本品有抗过敏作用,故评估其他药物的皮试反应时,应考虑本品对皮试的影响。

10.特殊人群用药

(1)孕妇及哺乳期妇女用药的安全性尚不明确,应慎用。

(2)儿童用药的安全性尚不明确,应慎用。

(八)药物特征比较

1.给药途径、作用时间比较

上述 β_2 受体激动剂因结构、剂型和给药方式不同,所以起效时间和维持时间也不相同。具体药物的给药途径和作用时间详见表3-5。

表3-5 常用的 β_2 受体激动剂比较

分类	药物名称	给药途径	作用时间		孕妇、哺乳期用药妊娠分级	注释
			起效	维持		
短效类	沙丁胺醇	吸入	5分钟	4~6小时	孕妇、哺乳期慎用(C级)	心脏兴奋作用是异丙肾上腺素的1/10
		口服	30分钟	6小时		
	特布他林	吸入	5~30分钟	3~6小时	孕妇、哺乳期慎用(B级)	心脏兴奋作用是异丙肾上腺素的1/10
		口服	1~2小时	4~8小时		
	丙卡特罗	吸入	5分钟	6~8小时	孕妇、哺乳期慎用(尚不明确)	对 β_2 受体有高度的选择性,严禁与儿茶酚胺合用。
		口服	5分钟	6~8小时		
	福莫特罗	吸入	3~5分钟	8~12小时	孕妇、哺乳期慎用(C级)	浓度依赖型 起效快,可按需用于急性症状
		口服	30分钟	12小时		
长效类	沙美特罗(慢效)	吸入	30分钟	12小时	孕妇、哺乳期使用尚不明确(C级)	非浓度依赖型 与SABA合用可改善 FEV_1,且不增加心血管不良事件的发生率
		口服	—	24小时		
	班布特罗				孕妇慎用(B级)	为特布他林的前体

2.主要不良反应比较

β_2 受体激动剂的主要不良反应包括震颤尤其是手震颤、神经紧张、头痛、肌肉痉挛和心悸、心律失常、外周血管扩张及低血钾等。吸入剂型用药后可能出现支气管异常痉挛。

(1)沙丁胺醇:心率加快、心律失常;肌肉震颤;头晕、头痛、失眠和面部潮红;低血钾;恶心、呕吐。

(2)特布他林:心动过速、心悸;震颤;头痛、强直性痉挛、睡眠失调、行为失调;恶心、胃肠道障碍、皮疹、荨麻疹。

(3)福莫特罗:心悸、心动过速;震颤、肌肉痉挛;头痛、失眠、烦躁不安;低血钾或高血钾、血糖升高;恶心、味觉异常、皮疹、荨麻疹。

(4)丙卡特罗:心律失常、心悸;肌颤;倦息、头痛、眩晕、耳鸣、面部潮红;恶心、胃部不适、口干、皮疹。

(5)沙美特罗：心悸，偶见心律失常；震颤、偶见肌肉痉挛、肌痛；头痛；罕见高血糖；皮疹。

(6)班布特罗：心悸、心动过速；肌肉震颤、肌肉痉挛；头痛。

三、抗胆碱能药物

用于平喘的抗胆碱药是指选择性阻断胆碱能 M 受体而缓解气道平滑肌痉挛的药物。该类药物主要拮抗气道平滑肌 M 受体，抑制细胞内 cGMP 的转化和提高 cAMP 的活性来降低细胞内的钙离子浓度，抑制肥大细胞的活性，从而松弛气道平滑肌引起的支气管扩张。同时通过抑制迷走神经兴奋，使气道黏液的分泌减少。主要用于支气管哮喘、慢性阻塞性肺疾病。

(一)应用原则与注意事项

1.应用原则

(1)抗胆碱药起效较慢且能引起支气管痉挛，故不推荐用于急性支气管痉挛的初始治疗和急救治疗。

(2)该类药物的平喘强度和起效速度均不如 β_2 受体激动剂，但作用较为持久，且不易产生耐药性，对有吸烟史的老年哮喘患者较为适宜。

2.注意事项

(1)既往对本类药物过敏者禁用。

(2)有闭角型青光眼倾向、前列腺增生、膀胱颈梗阻的患者及孕妇、哺乳期妇女慎用。

(3)吸入给药时需注意保护，防止雾化液或药物粉末接触患者的眼睛。

(4)抗胆碱药与沙丁胺醇(或其他 β_2 受体激动剂)雾化溶液合用易发生急性闭角型青光眼。

(二)异丙托溴铵

1.别称

爱喘乐，爱全乐，溴化异丙阿托品，溴化异丙基阿托品，溴化异丙托品。

2.药理作用

本药是对支气管平滑肌 M 受体有较高选择性的强效抗胆碱药，松弛支气管平滑肌的作用较强，对呼吸道腺体和心血管系统的作用较弱，其扩张支气管的剂量仅及抑制腺体分泌和加快心率剂量的 $1/20\sim1/10$。

3.药动学

口服不易吸收。气雾吸入后作用于气道局部，因此支气管扩张的时间曲线与全身药动学并不完全一致。吸入后起效时间为 5～15 分钟，持续 4～6 小时。在肝内代谢作用的持续时间为 3～4 小时，由粪便排泄。

4.适应证

用于慢性阻塞性肺疾病相关的支气管痉挛，包括慢性支气管炎、肺气肿哮喘等，可缓解喘息症状。

5.用法用量

(1)溶液：吸入，成人(包括老年人)和 12 岁以上的青少年一次 1 个单剂量小瓶(500 μg)，每天 3～4 次，急性发作的患者病情稳定前可重复给药。单剂量小瓶中每 1 mL 雾化吸入液可用氯化钠注射液稀释至终体积 2～4 mL。

(2)气雾剂：吸入，成人及学龄儿童的推荐剂量为每次 40～80 μg，每天 3～4 次。

6.不良反应

常见头痛、恶心和口干；少见心动过速、心悸、眼部调节障碍、胃肠动力障碍和尿潴留等抗胆碱能不良反应；可能引起咳嗽、局部刺激；罕见吸入刺激产生的支气管痉挛，变态反应如皮疹，舌、唇和面部血管性水肿，荨麻疹，喉头水肿。

7.禁忌证

(1)对阿托品及其衍生物过敏患者禁用。

(2)对本品过敏者禁用。

8.药物相互作用

(1)与沙丁胺醇、非诺特罗、茶碱、色甘酸钠等合用可互相增强疗效。

(2)金刚烷胺、吩噻嗪类抗精神病药、三环类抗抑郁药、单胺氧化酶抑制药及抗组胺药可增强本品的作用。

9.注意事项

(1)使用本品后可能会立即发生变态反应。

(2)应避免使眼睛接触到本品，如果在使用本品时不慎污染到眼睛，引起眼睛疼痛或不适、视物模糊等闭角型青光眼的征象，应首先使用缩瞳药并立即就医。

(3)患有囊性纤维化的患者可能会引起胃肠道蠕动的紊乱。

(4)有尿路梗阻的患者使用时发生尿潴留的危险性增高。

10.特殊人群用药

孕妇、哺乳期妇女及儿童慎用。

(三)噻托溴铵

1.别称

思力华，天晴速乐。

2.药理作用

本药为新型的长效抗胆碱类药物，对 5 种胆碱受体（$M_1 \sim M_5$）具有相似的亲和力，通过与平滑肌的 M_3 受体结合而产生扩张支气管平滑肌的作用。支气管扩张作用呈剂量依赖性，并可持续 24 小时以上。

3.药动学

吸入后 30 分钟起效，持续时间至少为 24 小时。年轻健康志愿者对本品的绝对生物利用度为 19.5%，吸入 5 分钟后达血药峰浓度，药物的血浆蛋白结合率达 72%，V_d 为 32 L/kg。吸入给药时，仅 14% 的药物经肾排泄。

4.适应证

用于慢性阻塞性肺疾病的维持治疗，包括慢性支气管炎和肺气肿、伴随性呼吸困难的维持治疗及急性发作的预防。

5.用法用量

吸入，每次 18 μg，每天 1 次。

6.不良反应

常见口干、便秘、念珠菌感染、鼻窦炎、咽炎；少见全身变态反应、心动过速、房颤、心悸、排尿困难、尿潴留；可发生恶心、声音嘶哑、头晕、血管性水肿、皮疹、荨麻疹、皮肤瘙痒；因吸入刺激导致的支气管痉挛，还可能有视力模糊、青光眼。

7.禁忌证

对噻托溴铵、阿托品或其衍生物过敏的患者禁用。

8.药物相互作用

不推荐本品与其他抗胆碱药物合用。

9.注意事项

(1)使用本品后有可能立即发生变态反应。

(2)下列情况慎用,如闭角型青光眼,前列腺增生,膀胱颈梗阻,中、重度肾功能不全,18岁以下的患者。

(3)中到重度肾功能不全的患者(肌酐清除率≤50 mL/min)应对噻托溴铵的应用予以密切监控。

(4)如药粉误入眼内可能引起或加重闭角型青光眼的症状,应立即停用并就医。

10.特殊人群用药

(1)孕妇、哺乳期妇女慎用。

(2)老年患者对本品的肾清除率下降,但未见慢性阻塞性肺疾病患者的血药浓度随年龄增加而出现显著改变。

(3)尚无儿科患者应用该药的经验,<18岁的患者不推荐使用。

(四)药物特征比较

1.药理作用比较

异丙托溴铵对各类受体的亲和力无选择性,新一代长效抗胆碱药噻托溴铵对 M_1、M_3 受体的选择性更高、半衰期长。两种抗胆碱药的作用比较见表3-6。

表3-6 两种抗胆碱药的作用比较

药物	M受体选择性	扩张支气管	抑制腺体分泌	加快心率
异丙托溴铵	无	++(支气管扩张作用为抑制腺体分泌、增加心率作用的20倍)	+	+
噻托溴铵	M_3、M_1	+++(平喘作用强于异丙托溴铵)	−	−

2.不良反应比较

抗胆碱药治疗哮喘主要采用吸入给药,本类药物对支气管的扩张作用虽不如受体激动药,起效也较慢,但不良反应轻且不易产生耐药性。

(1)异丙托溴铵:常见头痛,少见眼部调节障碍;常见恶心、口干,少见胃肠动力障碍;少见心动过速、心悸;少见血管性水肿、荨麻疹、喉头水肿和变态反应;少见尿潴留;罕见吸入刺激产生的支气管痉挛;少见眼部调节障碍。

(2)噻托溴铵:少见头晕、头痛、味觉异常,罕见失眠;常见口干,少见口腔炎、胃食管反流性疾病、便秘、恶心,罕见肠梗阻包括麻痹性肠梗阻、牙龈炎、舌炎、口咽部念珠菌病、吞咽困难;少见房颤,罕见室上性心动过速、心动过速、心悸;少见皮疹,罕见荨麻疹、瘙痒过敏(包括速发型变态反应);少见排尿困难、尿潴留,罕见尿路感染;少见咽炎、发声困难、咳嗽、支气管痉挛、鼻出血,罕见喉炎、鼻窦炎;少见视物模糊,罕见青光眼、眼压增高。

四、吸入性糖皮质激素

吸入性糖皮质激素(ICS)是防治各种类型的中-重度慢性哮喘的首选药物,具有局部药物(肺内沉积)浓度高、气道内药物活性大、疗效好和全身性不良反应少等特点。可以减轻患者的症状,提高最大呼气流量和呼吸量,降低气道高反应性,防止哮喘恶化,改善患者的生活质量。近年来认为 ICS 联合长效 β_2 激动剂(LABA)即 ICS/LABA 联合治疗有更好的疗效,并可避免单用 ICS 时因增加剂量而出现的不良反应。但须注意 ICS 在哮喘急性发作时不能立即奏效,故不能用于急性发作。

ICS 的不良反应常见为局部反应,包括反射性咳嗽、支气管痉挛、喉部刺激、口咽部念珠菌病、声嘶等,通常是暂时的、不严重的。在推荐剂量范围内,ICS 很少发生全身性不良反应。长期大剂量使用时可能引起全身反应,如骨密度降低、白内障、肾上腺抑制、糖代谢异常、易擦伤等。

(一)应用原则与注意事项

1.应用原则

(1)ICS 为控制呼吸道炎症的预防性用药,起效缓慢且须连续和规律地应用2天以上方能发挥作用。

(2)对哮喘急性发作和支气管平滑肌痉挛者宜合并应用 β_2 受体激动剂,以尽快松弛支气管平滑肌。

(3)应当依据哮喘的严重程度给予适当剂量,分为起始和维持剂量。当严重哮喘或哮喘持续发作时,可考虑给予全身性激素治疗,待缓解后改为维持量或转为吸入给药。

2.注意事项

(1)掌握正确的吸入方法:掌握正确的吸入方法和技术是决定吸入糖皮质激素是否取得良好疗效和有无有不良反应的关键因素。需长期吸入用药以维持巩固病情者,为预防口咽部白念珠菌感染,应于每次吸入后用清水漱口。

(2)治疗时剂量应个体化,依据患者或儿童的原治疗情况调整剂量。

(3)关注不适宜人群:ICS 禁用于对类固醇激素或其制剂辅料过敏的患者。对乳蛋白严重过敏者禁用氟替卡松干粉剂。患有活动性肺结核及肺部真菌、病毒感染者,以及儿童、孕妇慎用。

(二)倍氯米松

1.别称

必可酮,安德心,贝可乐,倍可松。

2.药理作用

本药是局部应用的强效肾上腺糖皮质激素。因其亲脂性强,气雾吸入后可迅速透过呼吸道和肺组织而发挥平喘作用。其局部抗炎、抗过敏疗效是泼尼松的75倍,是氢化可的松的300倍。

3.药动学

以气雾吸入的方式给药后,生物利用度为10%～20%,具有较高的清除率,较口服用药的糖皮质激素类高3～5倍,故全身性不良反应小。V_d 为 0.3 L/kg。半衰期为3小时,肝脏疾病时可延长。其代谢产物的70%经胆汁、10%～15%经尿排泄。

4.适应证

用于慢性支气管哮喘。

5.用法用量

(1)成人及12岁以上的儿童:吸入。轻微哮喘,每天200~400 μg或以上,分2~4次用药;中度哮喘,每天600~1 200 μg,分2~4次用药;严重哮喘,每天1 000~2 000 μg,分2~4次用药。

(2)5~12岁的儿童:吸入。每天200~1 000 μg;4岁以下的儿童每天总剂量为100~400 μg,分次用药。

6.不良反应

常见口腔及喉部念珠菌病、声嘶、喉部刺激。

7.禁忌证

对本品过敏或本品中的其他附加成分过敏者禁用。

8.药物相互作用

(1)胰岛素与本药有拮抗作用,糖尿病患者应注意调整本药的剂量。

(2)本药可能影响甲状腺对碘的摄取、清除和转化。

9.注意事项

(1)下列情况慎用,如患有活动期和静止期的肺结核。

(2)对于长期使用糖皮质激素的儿童和青少年,应密切随访其生长状况。

(3)从口服糖皮质激素转为吸入糖皮质激素时,在很长时间内肾上腺储备功能受损的风险仍然存在,应定期监测肾上腺皮质功能。

(4)对可逆性阻塞性气道疾病(包括哮喘)的处理应常规遵循阶梯方案,并应由临床症状及通过肺功能测定监测患者的反应。

(5)本品不适用于患有重度哮喘的患者;不用于哮喘的初始治疗;应个体化用药。

(6)不可突然中断治疗。

(7)每次用药后用水漱口。

10.特殊人群用药

孕妇、哺乳期妇女慎用。

(三)布地奈德

1.别称

雷诺考特,普米克,普米克都保,普米克令舒,布德松。

2.药理作用

本药是局部应用的不含卤素的肾上腺糖皮质激素类药物,局部抗炎作用强,约为丙酸倍氯米松的2倍、氢化可的松的600倍。

3.药动学

气雾吸入给药后,10%~15%在肺部吸收,生物利用度约为26%;粉雾吸入给药后,全身的生物利用度约为38%,血浆蛋白结合率为85%~90%,V_d为3 L/kg。吸入本药500 μg后,32%的药物经肾排出,15%经粪便排出。吸入给药的半衰期成人为2~3小时,儿童为1.5小时。

4.适应证

支气管哮喘:主要用于慢性持续期支气管哮喘;也可在重度慢性阻塞性肺疾病中使用。

5.用法用量

按个体化给药:在严重哮喘和停用或减量使用口服糖皮质激素的患者,开始使用气雾剂的剂量为成人每天 200~1 600 μg,分 2~4 次使用(较轻的患者每天 200~800 μg,较严重者则是每天 800~1 600 μg);一般每次 200 μg,早、晚各 1 次;病情严重时每次 200 μg,每天 4 次。儿童 2~7 岁每天 200~400 μg,分 2~4 次使用;7 岁以上每天 200~800 μg,分 2~4 次使用。

鼻喷吸入用于鼻炎,每天 256 μg,可于早晨 1 次喷入(每侧鼻腔 128 μg)或早、晚分 2 次喷入,奏效后减至最低剂量。

6.不良反应

同其他 ICS。本品可产生局部和全身性不良反应,但由于本品在体内代谢灭活快、清除率高,故其全身性不良反应比二丙酸倍氯米松轻。

7.禁忌证

对本品过敏者禁用。

8.药物相互作用

酮康唑能提高本药的血药浓度,其作用机制可能是抑制了细胞色素 P4503A4 介导的布地奈德的代谢。

9.注意事项

(1)鼻炎、湿疹等过敏性疾病可使用抗组胺药及局部制剂进行治疗。

(2)肺结核、鼻部真菌感染和疱疹患者慎用。

(3)长期接受吸入治疗的儿童应定期测量身高。

(4)由口服糖皮质激素转为吸入布地奈德或长期高剂量治疗的患者应特别小心,可能在一段时间内处于肾上腺皮质功能不全的状况中,建议进行血液学和肾上腺皮质功能的监测。

(5)在哮喘加重或严重发作期间,或在应激择期手术期间应给予全身性糖皮质激素。

(6)应避免合用酮康唑、伊曲康唑或其他强 CYP3A4 抑制剂。若必须合用上述药物,则用药间隔时间应尽可能长。

10.特殊人群用药

(1)孕妇、哺乳期妇女慎用;本药可进入乳汁中,哺乳期妇女应避免使用,必须使用时应停止哺乳。

(2)2 岁以下儿童用药的安全性和有效性尚不明确,应避免使用。

(四)氟替卡松

1.别称

辅舒碟,辅舒良,辅舒良滴顺,丙酸氟替卡松,氟替卡松丙酸酯。

2.药理作用

本药为局部用强效肾上腺糖皮质激素药物。脂溶性高,易于穿透细胞膜与细胞内的糖皮质激素受体结合,与受体具有高度亲和力。在呼吸道内浓度和存留的时间较长,故其局部抗炎活性更强。

3.药动学

吸入后 30 分钟作用达高峰,起效较布地奈德快 60 分钟。口服的生物利用度仅为 21%,肝清除率亦高,吸收后大部分经肝脏首关效应转化为无活性的代谢物,消除半衰期为 3.1 小时。

4.适应证

(1)用于支气管哮喘的预防性治疗,主要用于慢性持续期支气管哮喘。

(2)用于重度慢性阻塞性肺疾病。

5.用法用量

(1)成人及16岁以上的儿童:吸入给药,每次100~1 000 μg,每天2次;一般每次250 μg,每天2次。初始剂量:①轻度哮喘,每次100~250 μg,每天2次;②中度哮喘,每次250~500 μg,每天2次;③重度哮喘,每次500~1 000 μg,每天2次。

(2)4岁以上的儿童:吸入给药,每次50~100 μg,每天2次。

6.不良反应

其局部不良反应与其他糖皮质激素相同。

7.禁忌证

对本品过敏者禁用。

8.药物相互作用

强效细胞色素P4503A4酶抑制药(如酮康唑、利托那韦等)可抑制本药代谢,使其生物利用度及血药浓度增加,从而增加本药导致全身性不良反应的危险性,如皮质醇增多症或反馈性下丘脑-垂体-肾上腺轴(HPA轴)抑制。

9.注意事项

(1)活动期或静止期肺结核患者、有糖尿病病史的患者慎用。

(2)其他同倍氯米松。

10.特殊人群用药

(1)尚缺乏妊娠期间应用本药的安全性资料,孕妇用药应权衡利弊。哺乳期妇女应权衡利弊后用药。

(2)老年人长期大剂量使用易引起骨质疏松,甚至骨质疏松性骨折。

(3)儿童用药可导致生长延迟、体重增长减缓及颅内压增高等。此外,儿童的体表面积与体重之比较大,局部用药发生反馈性HPA轴抑制的危险性更大。因此儿童应谨慎用药,应尽可能采用最低的有效治疗剂量并避免长期持续使用(连续用药4周以上的安全性和有效性尚不明确)。

(五)药物特征比较

1.剂量比较

常用ICS的每天剂量见表3-7。

表3-7 常用ICS的每天剂量(μg)

药物	低剂量	中剂量	高剂量
二丙酸倍氯米松	200~500	500~1 000	>1 000
布地奈德	200~400	400~800	>800
丙酸氟替卡松	100~250	250~500	>500
环索奈德	80~160	160~320	>320

2.药理作用比较

ICS的药理作用比较见表3-8。

表 3-8 ICS 的药理作用比较

	布地奈德	二丙酸倍氯米松	氟替米松
与 GCR 结合*	9.4	0.4	18
水溶性(μg/mL)	14	0.1	0.04
气道黏液浓度	最高	略高	低
与黏膜结合	最高	略高	低
肺部沉积率	最高	低	略高
抗炎作用*	980	600	1 200
生物利用度	6%~10%	20%	<10%
肝清除率	1.4 L/min	较慢	0.9 L/min

注：* 以地塞米松为 1。

3. 不良反应比较

常用 ICS 的不良反应发生率见表 3-9。

表 3-9 常用 ICS 的不良反应发生率(%)

不良反应	倍氯米松 MDI*	布地奈德 DPI	氟替卡松 MDI*	莫米松 DPI	曲安奈德 MDI	氟替卡松/沙美特罗 MDI* 和 DPI
发声困难	<1	1~6	2~6	1~3	1~3	2~5
咳嗽	—	5	4~6	—	—	3~6
念珠菌病	—	2~4	2~5	4~6	2~4	4~10
上呼吸道感染	3~17	19~24	16~18	8~15	—	10~27
胃肠道反应	<1	1~4	1~5	1~5	2~5	1~7
头痛	8~17	13~14	5~11	17~22	7~21	12~20

注：* 指以 HFA(氢氟化物)为抛射剂。MDI：定量吸入气雾剂；DPI：干粉吸入剂。

五、抗过敏平喘药

本类药物包括变态反应介质阻释剂色甘酸钠、酮替芬和白三烯受体阻滞剂扎鲁司特、孟鲁司特等。变态反应介质阻释剂通过稳定肺组织的肥大细胞膜，抑制变态反应介质释放，对多种炎性细胞亦有抑制作用。白三烯受体阻滞剂通过阻断半胱氨酰白三烯的合成或拮抗其与受体的作用发挥平喘作用。其平喘作用起效较慢，不宜用于哮喘急性发作期的治疗，临床上主要用于预防哮喘的发作。

(一)应用原则与注意事项

(1)该类药物主要用于预防性治疗，在哮喘急性发作时无效。

(2)白三烯受体阻滞剂起效慢，作用较弱于色甘酸钠，仅用于轻、中度哮喘和稳定期的控制，或合并应用以减少糖皮质激素和 β_2 受体激动剂的剂量。

(3)白三烯受体阻滞剂在治疗哮喘上不宜单独应用，对 12 岁以下的儿童、孕妇及哺乳期妇女应权衡利弊后应用。

(二)色甘酸钠

1.别称

咳乐钠,宁敏,色甘酸,色甘酸二钠,咽泰。

2.药理作用

本品无松弛支气管平滑肌的作用和β受体激动作用,亦无直接拮抗组胺、白三烯等过敏介质的作用和抗炎症作用,但在抗原攻击前给药可预防速发型和迟发型过敏性哮喘。亦可预防运动和其他刺激诱发的哮喘。

3.药动学

口服极少吸收。干粉喷雾吸入时其生物利用度约为10%,吸入后10~20分钟即达血药峰浓度(正常人为14~91 ng/mL,哮喘患者为1~36 ng/mL),血浆蛋白结合率为60%~75%,V_d为0.13 L/kg,血浆半衰期为1~1.5小时,经胆汁和尿排泄。

4.适应证

(1)用于预防支气管哮喘发作,对轻度哮喘可能有治疗作用。

(2)可用于变应性鼻炎、季节性花粉症、春季角膜炎、结膜炎、过敏性湿疹及某些皮肤瘙痒症。

(3)可用于溃疡性结肠炎和直肠炎。

5.用法和用量

(1)干粉吸入:每次20 mg,每天4次;症状减轻后每天40~60 mg;维持量为每天20 mg。

(2)气雾吸入:每次3.5~7 mg,每天3~4次,每天最大剂量为32 mg。

6.不良反应

鼻刺痛、灼烧感、打喷嚏、头痛、嗅觉改变、一过性支气管痉挛;罕见鼻出血、皮疹等。

7.禁忌证

对本品过敏者禁用。

8.药物相互作用

(1)与异丙肾上腺素合用可提高疗效。

(2)与糖皮质激素合用可增强治疗支气管哮喘的疗效。

(3)与氨茶碱合用可减少茶碱的用量,并提高平喘疗效。

9.注意事项

(1)掌握正确的用药方法。无论气雾吸入、粉雾吸入或局部喷布,务必使药物尽量到达病变组织,喷布时间必须与患者的呼吸协调一致。

(2)本品极易潮解,应注意防潮。

(3)不要中途突然停药,以免引起哮喘复发。

(4)本品并非直接舒张支气管而属预防性作用,故应在哮喘易发季节前1~3周用药。

(5)吸入色甘酸钠可能引起支气管痉挛,可提前数分钟吸入选择性$β_2$受体激动剂。

(6)肝、肾功能不全者慎用。

10.特殊人群用药

孕妇及哺乳期妇女慎用。

(三)酮替芬

1.别称

贝卡明,喘者定,敏喘停,噻苯酮,噻喘酮。

2.药理作用

本药为强效抗组胺和过敏介质阻释剂。本品的抗组胺作用较长而抗过敏作用的持续时间较短,以上两种作用各自独立。

3.药动学

口服后吸收迅速而完全,3～4小时达血药浓度峰值。当血药浓度达到100～200 μg/mL时,本药75%与血浆蛋白结合。半衰期约1小时。一部分经肝脏代谢,60%经尿排泄,其余经粪便、汗液排泄。

4.适应证

(1)用于支气管哮喘,对过敏性、感染性和混合性哮喘都有预防发作的效果。

(2)喘息性支气管炎、过敏性咳嗽。

(3)变应性鼻炎、过敏性结膜炎、过敏性皮炎。

5.用法用量

口服。成人每次1 mg,每天2次;极量为每天4 mg。儿童4～6岁每次0.4 mg,6～9岁每次0.5 mg,9～14岁每次0.6 mg;以上均为每天1～2次。

6.不良反应

常见嗜睡、倦怠、口干、恶心等胃肠道反应;偶见头痛、头晕、迟钝、体重增加。

7.禁忌证

对本品过敏者、车辆驾驶员、机械操作者及高空作业者工作时禁用。

8.药物相互作用

(1)与乙醇及镇静催眠药合用可增强困倦、乏力等症状,应避免合用。

(2)与抗胆碱药合用可增加后者的不良反应。

(3)与口服降血糖药合用时,少数糖尿病患者可见血小板减少,故两者不宜合用。

(4)本品抑制齐多夫定的肝内代谢,应避免合用。

(5)本品与抗组胺药有协同作用。

9.注意事项

过敏体质者慎用。

10.特殊人群用药

(1)孕妇慎用;哺乳期妇女应用本品应停止哺乳。

(2)3岁以下的儿童不推荐使用本品。

(四)孟鲁司特

1.别称

蒙泰路特钠,孟鲁司特钠,顺尔宁。

2.药理作用

本药为高选择性半胱氨酰白三烯(Cys-LTs)受体阻滞剂,通过抑制LTC_4、LTE_4与受体的结合,可缓解白三烯介导的支气管炎症和痉挛状态,减轻白三烯所致的激惹症状,改善肺功能。

3.药动学

口服吸收迅速而完全,口服的平均生物利用度为64%,99%的本品与血浆蛋白结合。本品几乎被完全代谢,细胞色素P4503A4和2C9与其代谢有关。完全由胆汁排泄,在健康受试者中的平均血浆半衰期为2.7～5.5小时。

4.适应证

用于哮喘的预防和长期治疗,包括预防白天和夜间的哮喘症状,治疗对阿司匹林敏感的哮喘患者及预防运动诱发的支气管哮喘。也用于减轻变应性鼻炎引起的症状(15岁及15岁以上成人的季节性变应性鼻炎和常年性变应性鼻炎)。

5.用法用量

口服。成人及15岁以上的儿童每次10 mg,每天1次;6～14岁的儿童每次5 mg,每天1次;2～5岁的儿童每次4 mg,每天1次,睡前服用咀嚼片。

6.不良反应

不良反应较轻微,通常不须终止治疗。临床试验中,本药治疗组有≥1%的患者出现与用药有关的腹痛和头痛。

7.禁忌证

对本品任何成分过敏者禁用。

8.药物相互作用

(1)利福平可减少本药的生物利用度。

(2)与苯巴比妥合用时,本药的曲线下面积(AUC)减少大约40%,但是不推荐调整本药的使用剂量。

(3)本药在推荐剂量下不对下列药物的药动学产生有临床意义的影响,如茶碱、泼尼松、泼尼松龙、口服避孕药(炔雌醇/炔诺酮)、特非那定、地高辛和华法林。

9.注意事项

(1)在医师的指导下可逐渐减少合并使用的ICS的剂量,但不应突然停用糖皮质激素。

(2)在减少全身用糖皮质激素的剂量时,偶见嗜酸性粒细胞增多症、血管性皮疹、肺部症状恶化、心脏并发症和神经病变,因此患者在减少全身用糖皮质激素的剂量时应加以注意并做适当的临床监护。

10.特殊人群用药

(1)孕妇应避免使用本品。

(2)哺乳期妇女慎用。

(3)6个月以下儿童用药的安全性和有效性尚未明确。

(五)扎鲁司特

1.别称

安可来,扎非鲁卡。

2.药理作用

本药为口服的长效高度选择性半胱氨酰白三烯(Cys-LTs)受体阻滞剂,既能拮抗白三烯的促炎症活性,也可拮抗白三烯引起的支气管平滑肌收缩,从而减轻哮喘的有关症状和改善肺功能。使用本品不改变平滑肌对β_2受体的反应性,对抗原、阿司匹林、运动及冷空气等所致的支气管收缩痉挛均有良好疗效。

3.药动学

口服吸收良好,血药浓度达峰时间(t_{max})约为3小时,但服药2小时内便可产生明显的首剂效应。血浆蛋白结合率为99%。本药主要在肝脏代谢,消除半衰期约为10小时。主要经粪便排泄(89%),经尿排泄仅为口服剂量的10%。

4.适应证

用于轻、中度慢性哮喘的预防及长期治疗。对于用 β₂ 受体激动药治疗不能完全控制病情的哮喘患者,本品可以作为一线维持治疗。

5.用法用量

口服,成人及 12 岁以上儿童的起始剂量及维持剂量为每次 20 mg,每天 2 次。根据临床反应,剂量可逐步增加至 40 mg,每天 2 次时疗效更佳。

6.不良反应

头痛、胃肠道反应、皮疹、变态反应(荨麻疹和血管性水肿)、轻微的肢体水肿(极少)、挫伤后出血障碍、粒细胞缺乏症、天门冬氨酸氨基转移酶及谷丙转氨酶升高、高胆红素血症;罕见肝衰竭。

7.禁忌证

对本产品及其组分过敏者、肝功能不全者禁用。

8.药物相互作用

(1)在肝脏经 CYP2C9 药酶代谢,并抑制 CYP2C9 的活性,可升高其他 CYP2C9 抑制剂如抗真菌药氟康唑、他汀类调血脂药氟伐他汀的血药浓度。

(2)本品亦可抑制 CYP2D6 的活性,使经该药酶代谢的 β 受体阻滞剂、抗抑郁药和抗精神病药的血药浓度升高。

(3)阿司匹林可使扎鲁司特的血药浓度升高。

(4)与华法林合用可增高华法林的血药浓度,使凝血酶原时间延长。

(5)红霉素、茶碱及特非那定可降低本品的血药浓度。

9.注意事项

(1)如发生血清氨基转移酶升高等肝功能不全的症状或体征,应对患者进行相应的处理。

(2)若出现系统性嗜酸性粒细胞增多,有时临床体征表现为系统性脉管炎,与 Churg-Strauss 综合征的临床特点相一致,常与减少口服糖皮质激素的用量有关。

(3)本品不适用于解除哮喘急性发作时的支气管痉挛。

(4)不宜用本品突然替代吸入或口服的糖皮质激素治疗。

(5)对于易变性哮喘或不稳定性哮喘的治疗效果尚不明确。

10.特殊人群用药

(1)孕妇、哺乳期妇女慎用。

(2)65 岁以上的老年人对本药的清除率降低,但尚无资料证明可导致药物蓄积。服用本药后,老年患者的感染率增加,但症状较轻,主要影响呼吸道,不必终止治疗。

(3)国内的资料指出,12 岁以下儿童用药的安全性和有效性尚不明确,不推荐 12 岁以下的儿童使用。

(六)药物特征比较

1.药物相互作用比较

见表 3-10。

2.不良反应比较

白三烯受体阻滞剂可引起嗜酸性粒细胞增多、血管炎性皮疹、心肺系统异常和末梢神经异常,应予以注意。

表 3-10 常用的白三烯受体调节药与有关药物的相互作用

药物	代谢酶	对 P450 同工酶的影响	药物相互作用
扎鲁司特	CYP2C9	抑制 CYP2C9、CYP3A4	抑制华法林的代谢,能延长凝血酶原时间约 35%;红霉素、特非那定和茶碱可能降低本品的血药浓度(分别约为 40%、54% 和 30%),但本品不影响这 3 种药物的浓度;高剂量的阿司匹林可增加本品的血药浓度约 45%
孟鲁斯特	CYP3A4 CYP2C9	不影响 CYP3A4、2C9、1A2、2A6、2C19、2D6 的活性;抑制 CYP2C8(体外)	对华法林、特非那定、茶碱、地高辛、泼尼松龙、口服避孕药等的药动学无明显影响;苯巴比妥、利福平等肝药酶诱导剂可降低本品的 AUC 约 40%,应酌情调整剂量;不抑制紫杉醇、罗格列酮、瑞格列奈经 CYP2C8 代谢

(1)色甘酸钠:恶心、口干;偶见皮疹;刺激性咳嗽,偶有排尿困难。

(2)酮替芬:嗜睡、头晕目眩、头痛;口干、恶心;皮疹;体重增加。

(3)孟鲁司特:头痛、睡眠异常;腹痛、恶心、呕吐、消化不良、腹泻;肌肉痉挛、肌痛。

(4)扎鲁司特:出血障碍、粒细胞缺乏;头痛;胃肠道反应、谷丙转氨酶及天门冬氨酸氨基转移酶升高、高胆红素血症;荨麻疹和血管性水肿。

(5)曲尼司特:可见红细胞计数及血红蛋白降低、外周嗜酸性粒细胞增多;偶见头痛、眩晕、失眠、嗜睡;少见食欲缺乏、腹痛、恶心、呕吐、腹泻;可见皮疹、全身瘙痒;少见尿频、尿急、血尿。

(孙 艳)

第三节 呼吸兴奋药

呼吸兴奋药与抢救呼吸系统危重症密切相关。目前的观点认为保持气道通畅是抢救呼吸衰竭的首要和最有效的措施。因重症患者使用中枢兴奋药只会消耗体内有效的能源,组织缺氧可更严重,弊多利少,因此呼吸兴奋药的应用已逐步减少。

目前常用的有尼可刹米、洛贝林、二甲弗林等,这些药物作用时间一般较短,口服可吸收,主经肝代谢。主要用于以中枢抑制为主、通气不足引起的呼吸衰竭,对于肺炎、肺气肿、弥漫性肺纤维化等病变引起的以肺换气功能障碍为主所导致的呼吸衰竭不宜使用呼吸兴奋剂。

一、应用原则与注意事项

(一)应用原则

呼吸兴奋剂的使用需根据呼吸衰竭的轻重、意识障碍的深浅而定。若病情较轻、意识障碍不重,应用后多能收到加深呼吸幅度、改善通气的效果;对病情较重、支气管痉挛、痰液引流不畅的患者,在使用呼吸兴奋剂的同时必须强调配合其他有效的改善呼吸功能的措施,如建立人工气道、清除痰液并进行机械通气等,一旦有效改善通气功能的措施已经建立,呼吸兴奋剂则可停用。

(二)注意事项

(1)应用呼吸兴奋剂的目的是兴奋呼吸、增加通气、改善低氧血症及二氧化碳潴留等,否则不必应用,应用中达不到上述目的则应停用,改为其他措施。

(2)应在保持呼吸道通畅、减轻呼吸肌阻力的前提下使用,否则不仅不能纠正低氧血症和二氧化碳潴留,且会因增加呼吸运动而增加耗氧量。

(3)应用在抢救呼吸衰竭时,除针对病因外应采取综合措施,包括控制呼吸道感染、消除呼吸道阻塞、适当给氧、纠正酸碱失衡及电解质紊乱、人工呼吸机的应用。

(4)大部分呼吸兴奋剂的兴奋呼吸作用的剂量与引起惊厥的剂量相近,在惊厥之前可有不安、自口周开始的颤抖、瘙痒、呕吐、潮红等,所以应用此药时应密切观察。

(5)部分呼吸兴奋剂持续应用时会产生耐药现象,所以一般应用3~5天,或给药12小时、间歇为12小时。

(6)为了克服呼吸兴奋剂的不良反应,发挥其兴奋剂的作用,可采用联合两种药物的交替给药的方法。

二、药物各论

(一)尼可刹米

1.别称

二乙烟酰胺,可拉明,烟酸二乙胺,烟酸乙胺。

2.药理作用

本药能直接兴奋延髓呼吸中枢,使呼吸加深加快。也可通过刺激颈动脉窦和主动脉体的化学感受器,反射性地兴奋呼吸中枢,并提高呼吸中枢对二氧化碳的敏感性。对大脑皮质、血管运动中枢及脊髓也有较弱的兴奋作用。本药对阿片类药物中毒的解救效力较戊四氮强,而对巴比妥类药中毒的解救效力较印防己毒素、戊四氮弱。

3.药动学

本药易吸收,起效快,作用时间短暂。单次静脉注射作用只能维持5~10分钟,经肾排泄。

4.适应证

(1)用于中枢性呼吸功能不全、各种继发性呼吸抑制、慢性阻塞性肺疾病伴高碳酸血症。

(2)也用于肺源性心脏病引起的呼吸衰竭,以及麻醉药或其他中枢抑制药的中毒解救。

5.用法用量

(1)成人。①皮下、肌内及静脉注射:每次0.25~0.5 g,必要时每1~2小时重复用药;极量为每次1.25 g。②静脉滴注:3~3.75 g本品加入500 mL液体中,滴速为25~30滴/分。如出现皮肤瘙痒、烦躁等不良反应,须减慢滴速;若经4~12小时未见效,或出现肌肉抽搐等严重不良反应,应停药。

(2)儿童:6个月以下的婴儿每次0.075 g,1岁每次0.125 g,4~7岁每次0.175 g。

6.不良反应

(1)常见烦躁不安、抽搐、恶心等。

(2)较大剂量时可出现打喷嚏、呛咳、心率加快、全身瘙痒、皮疹。

(3)大剂量时可出现多汗、面部潮红、呕吐、血压升高、心悸、心律失常、震颤、惊厥,甚至昏迷。

7.禁忌证

抽搐、惊厥患者,小儿高热而无中枢性呼吸衰竭时禁用。

8.药物相互作用

(1)与其他中枢神经兴奋药合用有协同作用,可引起惊厥。

(2)本药与鞣酸、有机碱的盐类及各种金属盐类配伍均可能产生沉淀;遇碱类物质加热可水解,并脱去乙二胺基生成烟酸盐。

9.注意事项

(1)本药对呼吸肌麻痹者无效。

(2)本药的作用时间短暂,应视病情间隔给药,且用药时须配合人工呼吸和给氧措施。

(3)出现血压升高、心悸、多汗、呕吐、震颤及肌僵直时,应立即停药以防出现惊厥。

(4)过量的处理:出现惊厥时,可静脉注射苯二氮䓬类药或小剂量的硫喷妥钠、苯巴比妥钠等;静脉滴注10%葡萄糖注射液,促进药物排泄;给予对症和支持治疗。

10.特殊人群用药

(1)孕妇及哺乳期妇女用药的安全性尚不明确。

(2)6个月以下的婴儿每次0.075 g,1岁每次0.125 g,4～7岁每次0.175 g。

(二)洛贝林

1.别称

半边莲碱,芦别林,祛痰菜碱,山梗菜碱。

2.药理作用

本药为呼吸兴奋药,可刺激颈动脉窦和主动脉体的化学感受器(均为N_1受体),反射性地兴奋延髓呼吸中枢而使呼吸加快,但对呼吸中枢无直接兴奋作用。本药对迷走神经中枢和血管运动中枢也有反射性兴奋作用,对自主神经节先兴奋后阻断。

3.药动学

静脉注射后作用持续时间短,通常为20分钟。

4.适应证

主要用于各种原因引起的中枢性呼吸抑制。常用于新生儿窒息、一氧化碳中毒、吸入麻醉药或其他中枢抑制药(如阿片、巴比妥类)中毒、传染病(如肺炎、白喉等)引起的呼吸衰竭。

5.用法用量

(1)成人:皮下、肌内注射,每次10 mg,极量为每次20 mg,每天50 mg;静脉注射,每次3 mg,极量为每次6 mg,每天20 mg。

(2)儿童:皮下或肌内注射,每次1～3 mg;静脉注射,每次0.3～3 mg,必要时30分钟后可重复1次;新生儿窒息可注入脐静脉内,用量为3 mg。

6.不良反应

(1)可见恶心、呕吐、呛咳、头痛、心悸等。

(2)大剂量用药可出现心动过缓(兴奋迷走神经中枢);剂量继续增大可出现心动过速(兴奋肾上腺髓质和交感神经)、传导阻滞、呼吸抑制、惊厥等。

7.禁忌证

尚不明确。

8.药物相互作用

(1)用药后吸烟可导致恶心、出汗及心悸。

(2)本药禁止与碘、鞣酸及铅、银等盐类药配伍;与碱性药物配伍可产生山梗素沉淀。

9.注意事项

(1)静脉给药应缓慢。

(2)用药过量可引起大汗、心动过速、低血压、低体温、呼吸抑制、强直性阵挛性惊厥、昏迷、死亡。

10.特殊人群用药

可用于婴幼儿、新生儿;妊娠与哺乳期、老年人,尚无实验数据。

(三)多沙普仑

1.别称

佳苏仑,吗啉吡咯酮,吗乙苯吡酮,吗乙苯咯,盐酸多普兰。

2.药理作用

本药为呼吸兴奋药,作用比尼可刹米强。小剂量时可刺激颈动脉窦化学感受器,反射性地兴奋呼吸中枢;大剂量时可直接兴奋延髓呼吸中枢、脊髓及脑干,使潮气量增加,也可使呼吸频率有限增快,但对大脑皮质可能无影响。本药还有增加心排血量的作用。

3.药动学

静脉给药后 20~40 秒起效,1~2 分钟达到最大效应,药效持续 5~12 分钟。主要在肝脏代谢,可能会产生多种代谢产物(其中酮多沙普仑有药理活性)。0.4%~4%经肾脏排泄,母体化合物的清除半衰期在成人、早产儿体内分别为 3.4 小时、6.6~9.9 小时。

4.适应证

(1)用于全麻药引起的呼吸抑制或呼吸暂停(排除肌肉松弛药的因素),也用于自发呼吸存在但通气量不足的患者。

(2)用于药物过量引起的轻、中度中枢神经抑制。

(3)可用于急救给氧后动脉血氧分压低的患者。

(4)也可用于慢性阻塞性肺疾病引起的急性呼吸功能不全、呼吸窘迫、潮气量低等。

(5)还可用于麻醉术后,加快患者苏醒。

5.用法用量

(1)中枢抑制催醒:每次 1~2 mg/kg 体重,必要时 5 分钟后可重复 1 次。维持剂量为每 1~2 小时注射 1~2 mg/kg 体重,直至获得疗效。总量不超过每天 3 000 mg。

(2)呼吸衰竭:每次 0.5~1 mg/kg 体重,必要时 5 分钟后可重复 1 次,1 小时内的用量不宜超过 300 mg。或用葡萄糖氯化钠注射液稀释静脉滴注,每次 0.5~1 mg/kg 体重,滴注直至获得疗效。总量不超过每天 3 000 mg。

6.不良反应

(1)可见头痛、乏力、呼吸困难、心律失常、恶心、呕吐、腹泻、尿潴留、胸痛、胸闷、血压升高,以及用药局部发生血栓性静脉炎(红、肿、痛)等。

(2)少见呼吸频率加快、喘鸣、精神紊乱、呛咳、眩晕、畏光、感觉奇热、多汗等。

(3)有引起肝毒性的个案报道。

(4)大剂量时可引起喉痉挛。

7.禁忌证

甲状腺功能亢进、嗜铬细胞瘤、重度的高血压或冠心病、颅内高压、脑血管病、脑外伤、脑水肿、癫痫或惊厥发作、严重的肺部疾病患者及对本药过敏者禁用。

8.药物相互作用

(1)与碳酸氢钠合用时本药的血药浓度升高,毒性明显增强,有因此导致惊厥的报道。

(2)与咖啡因、哌甲酯、匹莫林、肾上腺素受体激动药等有协同作用,合用时应注意观察紧张、激动、失眠、惊厥或心律失常等不良反应。

(3)与单胺氧化酶抑制药及升压药合用可使升压效应更显著,与单胺氧化酶抑制药合用须谨慎。

(4)肌肉松弛药可使本药的中枢兴奋作用暂不体现。

9.注意事项

(1)用于急救给氧后动脉血氧分压低的患者时,应同时在2小时内解除其症状的诱因。

(2)对于麻醉后或药物引起的呼吸抑制,用药前应确保气道通畅和氧气充足。

(3)用药前后及用药时应当检查或监测:①常规测血压、脉搏,检查肌腱反射,以防用药过量;②给药前和给药后半小时测动脉血气,以便及早发现气道堵塞者或高碳酸血症患者是否有二氧化碳蓄积或呼吸性酸中毒。

(4)过量时的处理:无特殊解毒药,主要是进行支持、对症治疗。可短期静脉给予巴比妥类药,必要时可给氧和使用复苏器。透析无明显效果。

10.特殊人群用药

(1)孕妇及哺乳期妇女:国内的资料建议孕妇慎用本药。美国食品药品监督管理局(FDA)对本药的妊娠安全性分级为B级。本药是否经乳汁分泌尚不清楚,哺乳期妇女应慎用。

(2)儿童:12岁以下儿童使用本药的有效性和安全性尚未确定,用药应谨慎。

(四)二甲弗林

1.别称

回苏灵。

2.药理作用

本药为中枢兴奋药,对呼吸中枢有较强的兴奋作用,其作用强度比尼可刹米强约100倍,促苏醒率高。用药后可见肺换气量明显增加,二氧化碳分压下降。

3.药动学

口服吸收迅速、完全,起效快,作用维持时间为2~3小时。

4.适应证

(1)用于各种原因引起的中枢性呼吸衰竭,以及麻醉药、催眠药引起的呼吸抑制。

(2)也可用于创伤、手术等引起的虚脱和休克。

5.用法用量

(1)口服:每次8~16 mg,每天2~3次。

(2)肌内注射:每次8 mg,每天1~2次。

(3)静脉注射:每次8~16 mg,临用前用5%葡萄糖注射液稀释。

(4)静脉滴注:常规用法为每次8~16 mg,用于重症患者时每次16~32 mg。临用前用氯化钠注射液或5%葡萄糖注射液稀释。

6.不良反应

可出现恶心、呕吐、皮肤灼烧感等。

7.禁忌证
有惊厥病史或痉挛病史者、吗啡中毒者、肝肾功能不全者、孕妇、哺乳期妇女禁用。

8.药物相互作用
尚不明确。

9.注意事项
(1)给药前应准备短效巴比妥类药物,作为惊厥时的急救用药。
(2)用药过量可引起肌肉震颤、惊厥。过量的处理:①洗胃、催吐;②静脉滴注10%葡萄糖注射液,促进排泄;③出现惊厥时可用短效巴比妥类药(如异戊巴比妥)治疗;④给予相应的对症治疗。

10.特殊人群用药
(1)孕妇及哺乳期妇女禁用。
(2)儿童大剂量用药易发生抽搐、惊厥,应谨慎。

三、药物特征比较

(一)药理作用比较
上述呼吸兴奋药物的药理作用特征各异,具体药物的药理作用特点详见表3-11。

表3-11 呼吸兴奋药物的药理作用比较

药理作用	尼可刹米	洛贝林	多沙普仑	二甲弗林
兴奋延髓呼吸中枢	++	−	+++	++++
颈动脉窦化学感受器	++	++	+++	−
主动脉体化学感受器	++	++	−	−
兴奋大脑皮质	+	−	−	−
兴奋血管运动中枢及脊髓	+	++	++	−

注:+代表作用强度;−代表未有相应的药理作用。

(二)主要不良反应比较
呼吸兴奋类药物多作用于中枢神经系统,故精神神经类不良反应多见。

1.尼可刹米
烦躁不安、抽搐,大剂量时可出现震颤、惊厥,甚至昏迷;恶心、呕吐;心率加快,大剂量时可出现血压升高、心悸、心律失常;全身瘙痒、皮疹。

2.洛贝林
头痛;恶心、呕吐、呛咳;心悸,大剂量用药可出现心动过缓,剂量继续增大可出现心动过速、传导阻滞;呼吸抑制。

3.多沙普仑
头痛、乏力、眩晕、畏光、感觉奇热;恶心、呕吐、腹泻;心律失常、血压升高;呼吸困难、胸痛、胸闷,少见呼吸频率加快、喘鸣;尿潴留。

4.二甲弗林
恶心、呕吐;皮肤灼烧感。

(孙 艳)

第四章

消化科常用药物

第一节 胃黏膜保护药

一、胶体铋剂

(一)胶体果胶铋

1. 理化性质

胶体果胶铋是一种果胶与铋生成的组成不定的复合物。其为三价铋的复合物,无固定结构。分子式:$[KBiC_{12}H_{10}O_8(OH)_6]_n$。黄色粉末或颗粒。

2. 药理作用

(1)药效学:本品是一种新型的胶体铋制剂,通过应用生物大分子果胶酸代替现有铋制剂中的小分子酸根(如碳酸根、硝酸根及枸橼酸根等),从而增强了本品的胶体特性,使其在酸性介质中能形成高黏度溶胶。该溶胶与溃疡面及炎症表面有强的亲和力,可在胃黏膜表面形成一层牢固的保护膜,增强胃黏膜的屏障作用,故对消化性溃疡和慢性胃炎有较好的治疗作用。有研究表明,与其他胶体铋制剂比较,本品的胶体特性好,特性黏数为胶体碱式枸橼酸铋钾的7.4倍,此外,本品对受损黏膜具有高度选择性,胶体碱式枸橼酸铋钾在受损组织中的铋浓度为正常组织中的3.1倍,而本品为4.34倍。

另一方面,本品可沉积于幽门螺杆菌的细胞壁,使菌体内出现不同程度的空泡,导致细胞壁破裂,并抑制细菌酶的活性,干扰细菌的代谢,使细菌对人体的正常防御功能变得更敏感,从而起到杀灭幽门螺杆菌、提高消化性溃疡的愈合率和降低复发率的作用。

此外,本品还可刺激胃肠黏膜上皮细胞分泌黏液,促进上皮细胞的自身修复,以及直接刺激前列腺素和表皮生长因子的产生,使溃疡面和糜烂面快速愈合而止血。另有文献报道,果胶本身也有止血作用。

(2)药动学:本品口服后在肠道内吸收甚微,血药浓度和尿中药物浓度极低,绝大部分药物随粪便排出体外。

3. 临床应用

(1)用于消化性溃疡(特别是幽门螺杆菌相关性溃疡)。

(2)治疗慢性浅表性胃炎、慢性萎缩性胃炎及消化道出血。

4.用法与用量

(1)消化性溃疡和慢性胃炎:一次150 mg,一天4次,分别于3餐前1小时及临睡时服用。疗程一般为4周。

(2)并发消化道出血:将日服剂量1次服用。方法为将胶囊内药物取出,用水冲开搅匀后服用。

5.不良反应

按常规剂量服用本品无肝、肾、神经系统等不良反应,偶见恶心、便秘等消化道症状。

6.注意事项

(1)服药期间若出现黑褐色、无光泽大便,但无其他不适,为正常现象。停药1~2天后粪便色泽可转为正常。

(2)服用本品期间不得服用其他铋制剂,且本品不宜大剂量长期服用。

(3)若大剂量长期服用本品,会出现铋中毒现象,表现为皮肤变为黑褐色,此时需立即停药并作适当处理。

(4)孕妇禁用。哺乳期妇女应用本品时应暂停哺乳。

(5)对本品过敏者及严重肾功能不全者禁用。

7.药物相互作用

(1)与强力制酸药及H_2受体拮抗剂同时服用,会降低本品疗效。

(2)饮用牛奶时服用本品,会降低本品疗效。

(二)复方铝酸铋

1.理化性质

铝酸铋、甘草浸膏、碳酸镁、碳酸氢钠、弗朗鼠李皮及茴香果实的复合物。片剂:每片含铝酸铋200 mg、甘草浸膏300 mg、碳酸镁400 mg、碳酸氢钠200 mg、弗朗鼠李皮25 mg、茴香果实10 mg;颗粒剂:每袋1.3 g,含铝酸铋200 mg、甘草浸膏300 mg、碳酸镁400 mg、碳酸氢钠200 mg、弗朗鼠李皮25 mg、茴香果实10 mg;胶囊剂:每粒含铝酸铋66.7 mg、甘草浸膏粉100 mg、重质碳酸镁133.3 mg、碳酸氢钠66.7 mg、弗朗鼠李皮8.3 mg、茴香果实3.3 mg。本品为黄褐色或浅黄褐色片或颗粒。

2.药理作用

(1)药效学:本品为抗消化性溃疡药,内含的主要成分为铝酸铋,口服后可在溃疡表面形成一层保护性的铋钛复合物膜,碳酸氢钠和碳酸镁可中和部分胃酸,从而防止胃酸和胃蛋白酶对胃黏膜的侵蚀和破坏,促进黏膜再生和溃疡的愈合。甘草浸膏、弗朗鼠李皮、茴香果实分别具有消炎、解痉、止痛和祛风等作用,可以消除便秘和缓解胃肠胀气,增强胃及十二指肠黏膜屏障的保护作用。

动物试验表明,本品能显著减轻大鼠试验性胃炎的发生,对大鼠应激性和幽门结扎性胃溃疡有明显的防治作用,但对调节胃液分泌没有明显影响。

(2)药动学:本品口服后在胃黏膜及溃疡表面形成保护膜,不被胃肠道吸收,通过肠道排出体外。

3.临床应用

(1)用于胃十二指肠溃疡。

(2)治疗慢性浅表性胃炎、十二指肠球部炎。

(3)缓解胃酸过多引起的胃痛、胃灼热感、反酸及功能性消化不良等症状。

4.用法与用量

(1)片剂。一次1~2片,一天3次,饭后嚼碎服用或将药片压碎后用温开水送服,疗程1~3月。以后可以减量维持,防止复发。

(2)颗粒。一次1~2袋,一天3次,饭后用温开水送服,疗程1~2个月。

(3)胶囊。一次3~6片,一天3次,饭后用温开水送服。

5.不良反应

本品不良反应较少,偶见便秘、稀便、口干、失眠、恶心、腹泻等症状,停药后可自行消失。

6.注意事项

(1)用药不可间断,服药后10天左右,自觉症状可见减轻或消失,但这只说明病情的好转,并不表示已经痊愈,仍应按上述继续用药,直到完成1个疗程。病愈后,为避免复发,可将剂量减至一天1~2片,在主餐后服用。

(2)服用本品时,一般不需禁忌任何食品,但如有严重胃病者,应禁忌饮酒,少食煎炸油腻食品。

(3)服药期间,粪便呈黑色属正常现象;如呈稀便时,可减量服用。

(4)不宜长期服用,以防发生铋性脑病。

(5)孕妇、哺乳期妇女、对本品过敏者及肾功能不全者禁用。

7.药物相互作用

(1)本品能干扰四环素类药物的吸收,两者应避免合用。

(2)本品不能与抗酸药同时服用,如需合用,应至少间隔半小时以上。

(3)本品与能较强络合多价金属离子的喹诺酮类药物(如诺氟沙星、环丙沙星等)合用时,两者的活性均可降低,故应间隔2~3小时使用。

(4)本品治疗期间,应避免饮酒。

(5)本品不能与牛奶同服,如需合用,应至少间隔半小时以上。

(三)枸橼酸铋钾

1.理化性质

片剂:300 mg∶110 mg(以铋计);颗粒剂:1 g∶110 mg(以铋计);胶囊剂:300 mg∶110 mg(以铋计)。本品为白色片、颗粒或粉末。

2.药理作用

(1)药效学:本品为抗溃疡药,作用方式独特,既不中和胃酸,也不抑制胃酸分泌,而通过以下几个方面起作用。①在胃液pH条件下,本品可在溃疡表面或溃疡基底肉芽组织形成一种坚固的氧化铋胶体沉淀,形成保护性薄膜,从而隔绝胃酸、酶及食物对溃疡黏膜的侵蚀作用,促进溃疡组织的修复和愈合。体外试验证明,本品在酸性条件下能与蛋白质及氨基酸发生络合作用而凝结,而溃疡部位的氨基酸残基较正常黏膜丰富得多,因此本品更易沉积在溃疡黏膜上。②抗胃蛋白酶作用,本品能与胃蛋白酶发生络合而使其失活。③改变胃黏液成分,促进碳酸氢盐和黏液分泌,防止黏液糖蛋白被分解,增强胃黏膜屏障功能。④防止氢离子逆弥散。⑤刺激内源性前列腺素的释放,提高胃及十二指肠黏膜中前列腺素E2浓度,并使唾液腺分泌的上皮生长因子富集于溃疡部位并保护其不受胃酸灭活,从而起到保护胃黏膜、促进溃疡组织修复和愈合的作用。⑥改善胃黏膜血流,杀灭幽门螺杆菌,延缓幽门螺杆菌对抗菌药耐药性的产生,这对治疗消化性溃疡和胃炎均有益。

临床研究和应用证明本品对治疗胃十二指肠溃疡,促进溃疡的愈合有较好的效果;对西咪替丁耐药的患者,使用本品治疗仍有80%以上的愈合率。

(2)药动学:本品在胃中形成不溶性的胶体沉淀,很难被消化道吸收,仅有少量铋可被吸收。吸收入体内的铋约4周后达稳态浓度。本品血药浓度与给药剂量有关,动物试验证明,以常规剂量给药,稳态血铋浓度在 5~14 μg/L。痕量的铋吸收后主要分布在肝、肾及其他组织中,以肾脏分布居多,且主要经肾脏排泄,清除率约为 50 mL/min。血液和尿液中铋的排泄过程符合三室模型。本品未吸收部分经粪便排出体外,半衰期为 5~11 天。

3.临床应用

(1)用于胃十二指肠溃疡及慢性胃炎。

(2)缓解胃酸过多引起的胃痛、胃灼热感及反酸等。

4.用法与用量

口服,一次 0.3 g,一天 4 次。餐前半小时及睡前服用。用于胃十二指肠溃疡及慢性胃炎时,4~8 周为 1 个疗程,然后停药 4~8 周,如有必要可再继续服用 4~8 周。

5.不良反应

(1)神经系统:少数患者可有轻微头痛、头晕、失眠等,但可耐受。当血铋浓度大于 0.1 μg/mL 时,有发生神经毒性危险,可能导致铋性脑病,但目前尚未发现服用本品的患者血铋浓度超过 0.05 μg/mL 者。

(2)消化系统:服用本品期间,口中可能带有氨味,且舌、粪便可被染成黑色,易与黑粪症相混淆;个别患者服用时可出现恶心、呕吐、便秘、食欲减退、腹泻等消化道症状。以上表现停药后均可消失。

(3)泌尿系统:本品长期大剂量服用可能引起肾脏毒性,导致可逆性肾衰竭。

(4)骨骼肌肉:骨骼的不良反应常发生在不同的部位,与骨内铋的浓度过高有关。较常见的是与铋性脑病相关的骨性关节炎,常以单侧或双侧肩疼痛为先兆症状。

(5)其他:个别患者可出现皮疹。

6.注意事项

(1)服药期间不得服用其他含铋制剂。

(2)正处于急性胃黏膜病变时的患者,不推荐使用本品。

(3)服药前后半小时需禁食,不得饮用牛奶、服用其他饮料和药物,否则会干扰本品治疗溃疡的作用。

(4)本品与阿莫西林或甲硝唑或奥美拉唑联合应用时,可增加对幽门螺杆菌根除率。

(5)不宜大剂量长期服用,连续用药不宜超过 2 个月,以防发生铋性脑病。

(6)孕妇、哺乳期妇女、对本品过敏者及肾功能不全者禁用。

7.药物相互作用

(1)本品能干扰四环素类药物的吸收,两者应避免合用。

(2)制酸药可干扰本品的作用,不宜同时进服。

(四)枸橼酸铋钾-克拉霉素-替硝唑

1.理化性质

片剂:白片(枸橼酸铋钾,以铋计)110 mg,黄片(克拉霉素)250 mg,绿片(替硝唑)500 mg。本品含白色、黄色、绿色片。

2.药理作用

本品中的枸橼酸铋钾在胃酸作用下迅速崩解而形成微小的胶态物质,与溃疡面的蛋白质密切结合并形成致密、均匀的保护膜,阻止胃酸和胃蛋白酶对溃疡面的侵蚀,促进内源性前列腺素的生成、上皮细胞的再生,加速溃疡组织的自身修复,此外还有较强的杀灭幽门螺杆菌的作用。替硝唑为 5-硝基咪唑类抗菌药,对厌氧菌和幽门螺杆菌都有杀灭作用。克拉霉素是大环内酯类抗生素,对幽门螺杆菌也有较强的杀灭作用。

3.临床应用

(1)用于十二指肠溃疡、胃溃疡(伴幽门螺杆菌感染者),尤其是复发性和难治性溃疡。

(2)用于慢性胃炎(伴幽门螺杆菌感染者),尤其是其他药物治疗无效且症状较重者。

4.用法与用量

口服,枸橼酸铋钾片(白片):一天 2 次,一次 2 片,早、晚餐前半小时空腹服用;克拉霉素片(黄片):一天 2 次,一次 1 片,早、晚餐后服用;替硝唑片(绿片):一天 2 次,一次 1 片,早、晚餐后服用。疗程为 1 周,根据病情,必要时可加服 1 个疗程。

5.不良反应

本品不良反应症状轻微,停药后可自行消失。

(1)消化系统:主要有口内金属味、恶心、呕吐、便秘、腹泻等。

(2)中枢神经系统:可出现头晕、头痛、失眠、乏力。

(3)泌尿系统:可出现尿色变深。

(4)皮肤:可出现皮疹等变态反应症状。

6.注意事项

(1)服药期间,粪便呈黑色属正常现象;如呈稀便时,可减量服用。

(2)孕妇、哺乳期妇女、对本品过敏者及肝、肾功能不全者禁用。

7.药物相互作用

(1)本品中的克拉霉素可增加卡马西平的血药浓度,联用时应调整后者的用量。

(2)曾有报道,克拉霉素可能改变特非那定的代谢,使其浓度增加而偶致心律失常。

(3)本品治疗期间,应避免饮酒,以免影响疗效。

(4)本品不能与牛奶或碳酸类饮料同服,如需合用,应至少间隔半小时以上。

(五)碱式碳酸铋

1.理化性质

本品为一种组成不定的碱式盐。按干燥品计算,含铋(Bi)应为 80.0%~82.5%。分子式:CBi_2O_5,本品为白色或微带淡黄色的粉末,无臭,无味,遇光即缓慢变质。

2.药理作用

(1)药效学:本品为中和胃酸及收敛药,有中和胃酸及收敛止、泻作用。可通过吸附肠道内毒素、细菌、梅毒,并在胃肠黏膜创面形成一层薄的保护膜,在毒素与黏膜细胞结合之前将其阻止在肠腔内,从而起到保护胃肠黏膜及收敛作用。同时,本品可与肠腔内异常发酵所产生的 H_2S 相结合,抑制肠蠕动,起到止泻作用。此外,本品渗透入胃黏液还能杀灭居于其中的幽门螺杆菌。

(2)药动学:本品口服仅微量吸收,随粪便排出。

3.临床应用

(1)用于缓解胃肠功能不全及吸收不良引起的腹泻、腹胀等症状。

(2)缓解胃酸过多引起的胃痛、胃灼热感、反酸等症状,亦可用于慢性胃炎。

(3)与抗生素合用可治疗与幽门螺杆菌感染有关的消化性溃疡。

(4)本品糊剂可用于轻度烧伤、溃疡及湿疹等。

4.用法与用量

口服:一次0.3～0.6 g,饭前服用;外用:涂患处。

5.不良反应

(1)用药期间舌苔和大便可呈黑色。

(2)中和胃酸时所产生的二氧化碳可能引起嗳气和继发性胃酸分泌增加,以及引起严重胃溃疡者的溃疡穿孔。

(3)偶可引起可逆性精神失常。

(4)大量及长期服用,可致便秘和碱血症。

6.注意事项

(1)一般应用本品不宜超过2天。

(2)由细菌感染所致的肠炎,宜先控制感染后再用本品。

(3)孕妇、对本品过敏者及肾功能不全者禁用,3岁以下儿童禁用或慎用。

7.药物相互作用

(1)本品可减低乳酸杆菌活力,减低乳酶生的疗效,两者应避免合用。

(2)本品可使地高辛的口服吸收减少。

(3)与四环素、土霉素、环丙沙星、诺氟沙星等口服抗生素合用,可因螯合作用而减少后者的吸收,并减少其抗菌活性,应避免同时服用。

(4)本品不能与牛奶同服,如需合用,应至少间隔半小时以上。

(5)抗酸剂可减弱本品疗效,不能同时服用。

(六)碱式硝酸铋

1.理化性质

本品为一种组成不定的碱式盐。按干燥品计算,含氧化铋(Bi_2O_3)不得少于79%。分子式:$Bi_5O(OH)_9(NO_3)_4$,本品为白色片状。

2.药理作用

(1)药效学:本品为不定的碱式盐,作用与碱式碳酸铋相似,有中和胃酸和收敛止泻的作用,其收敛作用较其他铋盐强,而抗酸及黏膜保护作用较弱。其中铋盐能与肠内异常发酵所产生的硫化氢结合,在肠黏膜上形成不溶性硫化铋,使肠蠕动减慢;同时,本品不溶于水,可在胃黏膜创面形成一层保护膜,减轻食物等对胃肠黏膜的刺激;此外,铋盐尚有抑菌作用。临床试验表明,本品治疗胃肠炎时效力较碱式碳酸铋弱,治疗阿米巴痢疾时用量较大,效果较好。

(2)药动学:本品口服在肠道内分解,在尿液中及内脏中均有微量铋的分布。

3.临床应用

用于消化性溃疡,治疗腹泻及肠炎等。

4.用法与用量

口服,一次 0.3~2 g,一天 3 次,饭前服用。

5.不良反应

(1)可出现胃肠功能障碍及食欲减退。

(2)大量服用易致亚硝酸盐中毒,出现高铁血红蛋白血症。

6.注意事项

(1)本品不可与碳酸盐、碘化物及有机酸盐配伍应用。

(2)由细菌感染所致的肠炎,宜先控制感染后再用本品。

(3)用药期间若出现便秘,须防止发生亚硝酸盐中毒。

(4)用药期间可能出现黑便,为正常现象。

7.药物相互作用

尚不明确。

(七)次水杨酸铋

1.理化性质

分子式:$C_7H_5BiO_4$,本品为白色或类白色颗粒或粉末。干混悬剂:1.5 g:151.2 mg(以铋计);片剂:262 mg;胶囊剂:262 mg;口服混悬液:262 mg:15 mL,525 mg:30 mL;注射液:2 mL:200 g。

2.药理作用

(1)药效学:本品为三价铋化合物。具有止泻及抗溃疡作用。①其止泻作用与抗分泌及抗微生物作用有关。本品对沙门菌、艰难梭菌及志贺菌及厌氧菌也有抑制作用。另外,本品还可直接吸附细菌毒素。②本品可破坏幽门螺杆菌的完整性,防止菌体与胃上皮粘连。还可通过抑制蛋白分解及尿素酶和磷脂酶的活性而抑制幽门螺杆菌,故对幽门螺杆菌相关性消化性溃疡有一定疗效。另外,本品还可覆盖于胃黏膜表面保护胃黏膜,缓解消化不良症状。

(2)药动学:口服本品 1.8~5 小时达血药浓度峰值。其中铋剂的生物利用度不足 1%,水杨酸的生物利用度超过 80%。口服后 4 小时发挥止泻作用,4 周起抗溃疡作用。分布半衰期 5~11 天,分布容积为 170 mg/kg。代谢产物有氯氧化铋、碱式碳酸铋、水杨酸等,已知水杨酸为活性代谢产物,其他代谢物活性尚不明确。消除半衰期为 33 小时。其中水杨酸可分泌入乳汁中。95%的水杨酸经肾脏从尿液排出,铋剂主要从粪便排出。

3.临床应用

(1)用于急、慢性腹泻。

(2)用于缓解上腹隐痛不适、餐后饱胀、嗳气、恶心、反酸等消化不良症状。

(3)联合应用甲硝唑、四环素治疗与幽门螺杆菌相关性十二指肠溃疡(国外资料)。

(4)用于梅毒的配合治疗,也可用于治疗扁平疣。

4.用法与用量

口服:干混悬剂,一次 3 g,一天 3 次,用温开水冲服。如腹泻症状在 24 小时内控制不满意,可增加服药次数,服药间隔时间可为 0.5~1 小时,但 24 小时内服药不应超过 8 次,连续用药不能超过 8 周。肌内注射:用于梅毒的配合治疗,一次 0.2 g,一周 1 次。

5.不良反应

常见轻度便秘,停药后可自行消失。

6.注意事项

(1)如与阿司匹林合用发生耳鸣者应停药。

(2)正在使用抗凝药、降糖药和抗痛风药者慎用。

(3)腹泻伴有高热超过2天者,请遵医嘱。

(4)由感冒引起恶心、呕吐者慎用。

(5)肝、肾功能不全者慎用。

(6)本品可能引起一过性舌苔和大便变黑,对人体无害。

7.药物相互作用

(1)罗望子可降低胃肠道pH,从而促进水杨酸自胃肠道吸收,使水杨酸血药浓度增加而导致水杨酸中毒,两者应避免合用。

(2)与甲氨蝶呤联用,可降低肾脏对甲氨蝶呤的清除,使其血药浓度增加而致中毒,故两者不宜联用。

(3)本品可降低多西环素、地美环素、美他环素、米诺环素、土霉素、罗利环素、四环素等药物的吸收,减弱这些药物的疗效,应避免同时服用。

(4)本品可拮抗丙磺舒的促尿酸尿作用,故两者不宜合用。

(5)与华法林之间有潜在相互作用,使华法林从蛋白结合部位移出,导致出血的危险性增加。

(八)胶体酒石酸铋

1.组成成分

胶体酒石酸铋。

2.药理作用

(1)药效学:本品为胃肠黏膜保护药。口服后在胃液内形成胶体性能甚佳的溶胶,与溃疡面及炎症表面有很强的亲和力,能形成有效的保护膜,隔离胃酸,保护受损的黏膜,并刺激胃肠黏膜上皮细胞分泌黏液,促进上皮细胞自身修复。本品对受损黏膜的黏附性甚佳而且具有止血作用。本品尚能杀灭胃幽门螺杆菌。动物试验显示,本品可使试验性溃疡性结肠炎家兔溃疡个数减少,溃疡直径缩小,使试验性溃疡性结肠炎家兔和大鼠排便次数和稀便减少。

(2)药动学:本品口服后在肠道内吸收甚微,血药浓度和尿液药浓度极低,绝大部分随粪便排出体外。铋吸收后主要分布于肝、肾等组织中,以肾脏居多,主要通过肾脏排泄。

3.临床应用

(1)用于消化性溃疡,特别是幽门螺杆菌相关性溃疡。

(2)用于慢性结肠炎、溃疡性结肠炎所致腹泻。

(3)用于慢性浅表性和萎缩性胃炎。

4.用法与用量

口服,一次165 mg,一天4次,分别于三餐前1小时及临睡时服用。

5.不良反应

偶可出现恶心、便秘等消化道症状。

6.注意事项

(1)服药期间若出现黑褐色、无光泽大便但无其他不适,为正常现象。停药后1~2天后粪便色泽可转为正常。

(2)不宜大剂量长期服用,若大剂量长期服用,会出现铋中毒现象,表现为皮肤变为黑褐色,应立即停药并做适当处理。

(3)孕妇、对本品过敏者及肾功能不全者禁用。

7.药物相互作用

(1)本品不能与牛奶同服,如需合用,应至少间隔半小时以上。

(2)抗酸剂和 H_2 受体拮抗剂可减弱本品疗效,不能同时服用。

二、前列腺素及其衍生物

(一)概述

前列腺素及其衍生物,对胃黏膜及其屏障有加强和修复作用。该类药物作为一种黏膜保护剂,用于治疗消化性溃疡已有二十余年的历史。随着对溃疡及酸相关疾病认识的不断深化,其在临床上的应用越来越受到重视。

消化性溃疡是一种全球性的多发病,随着社会的发展、医疗科技的进步,其疾病谱也不断地发生变化。19世纪本病少见,且胃溃疡的发病多于十二指肠溃疡。20世纪开始溃疡的发病逐渐增多,50年代达到发病高峰,以十二指肠溃疡更为多见。当时的治疗以抑酸剂和抗胆碱能药物为主。随着 H_2 受体拮抗剂(H_2RA)的问世(被称为治疗史上的第一次革命),至70年代,发病率已开始下降。此后质子泵抑制剂的出现,更增强了治疗效果,溃疡治愈已不困难,但复发率仍居高不下。到80年代,幽门螺杆菌的发现被视为现代消化疾病研究领域划时代的大事件(也被称为第二次革命),幽门螺杆菌及其在胃炎和消化性溃疡中作用的阐明,使此后溃疡的治疗进入了"幽门螺杆菌时代",溃疡不再是一个慢性且经常复发的顽症,愈后大大改善,并发症及手术治疗大大减少。但是,尽管医学上取得了如此多的进展,消化性溃疡作为一种多病因所致的异质性疾病,仍在世界范围内流行。比如现代社会高节奏、高竞争、高压力的社会生活方式容易导致消化性溃疡的发生;人口老龄化,慢性心血管疾病、风湿性疾病,以及遗传或自身免疫性疾病患者预防性使用阿司匹林、糖皮质激素及其他选择性或非选择性非甾体抗炎药(NSAID)的使用,以及吸烟、乙醇、免疫抑制剂及其他药物等,都可引起溃疡性疾病的发生。所以,对这类疾病的治疗不仅仅是传统的抑酸、抗幽门螺杆菌、胃黏膜保护作为一种新的治疗策略,其临床意义越来越受到重视。其中前列腺素及其衍生物由于其广泛的全身及局部效应,以及特异性针对前列腺素这一机体炎症反应中重要的炎性递质,在消化性溃疡的治疗中有着广阔的应用前景。

(二)作用原理

1.胃黏膜的防御机制

正常情况下,胃容纳食物、药物及其他理化性质各异的物质,同时受到各种情绪的影响。在中枢神经系统和胃肠道神经系统的调控下,胃黏膜能有效抵抗各种侵袭因子,维持正常的结构与功能。其关键在于胃黏膜具有很好的保护屏障,提供了一系列的防御和修复作用。

(1)黏液-碳酸氢盐屏障:黏膜上皮细胞表面附着一层厚度约为黏膜上皮10倍以上的黏液,主要成分为糖蛋白、黏液与上皮细胞分泌的碳酸氢盐,以及免疫球蛋白、表面活性磷脂等其他物质,共同构成了的黏液-碳酸氢盐屏障。一方面减轻外来物质对胃黏膜的机械摩擦损伤,另一方面形成了由胃腔到黏膜上皮的 pH 梯度,至上皮细胞表面时已接近电中性,减少了胃酸对上皮的侵袭,同时与黏液内免疫活性物质一起构成胃黏膜的第一道防线。

(2)黏膜屏障:包括三部分的内容,组成了胃黏膜的第二道防线。一是胃黏膜上皮细胞间的紧密连接,为一层致密脂蛋白结构,外层含疏水侧链,构成黏膜屏障的结构基础。一方面能显著

抵抗 H^+ 的逆向扩散,利于保护黏膜上皮;另一方面对 Na^+ 通透性低,利于膜内外离子梯度的形成,对正常泌酸功能的维持也非常重要。二是清除自由基功能。黏膜上皮细胞能合成高浓度还原型谷胱甘肽(GSSH),可以清除各种炎性刺激产生的自由基,发挥细胞保护作用。三是更新旺盛,上皮细胞移行、增生迅速,每 4~6 天就可完成一次更新,利于维持上皮结构和功能的完整。

(3)黏膜血流:包括体液、血液、神经递质及黏膜的微循环。对于黏膜与血液的物质交换、HCO_3^- 及其他代谢产物和有害物质的转运,及维持正常黏膜上皮结构和功能具有重要的意义。黏膜血流占全胃血流的 70% 以上,应激时减少到 30% 以下,故应激性溃疡皆发生在胃体部,而胃溃疡好发于血流最少的胃角、胃窦部,都说明了胃血流的黏膜保护作用。此外,老年人由于胃血流明显减少,易患消化性溃疡,同时也容易迁延。

2.前列腺素的合成与功能

前列腺素(PG)是一类含 20 个碳原子的不饱和脂肪酸组成的活性物质,广泛分布于全身多组织器官中。PG 可由多种细胞合成,但由于其半衰期很短,也被认为是一种局部激素。在各种致炎因子和炎症介质的作用下,磷脂酶 A_2 被激活,分解胞膜磷脂产生花生四烯酸,后者进一步经环氧合酶途径生成前列环素(PGI)、前列腺素(PG)和血栓素(TxA_2),或经脂质氧化酶途径生成白细胞三烯(LT)。环氧合酶(COX)存在两种异构体,COX-1 和 COX-2,两者的区别在于第 523 位氨基酸的不同,COX-1 为异亮氨酸,而 COX-2 为缬氨酸。COX-1 在组织细胞中恒量表达,催化生理性 PG 合成,参与机体生理功能的调节,主要是细胞保护作用(尤其是胃肠道黏膜细胞)和血小板聚积,故也被称为"持家酶"或"结构酶"。COX-2 为一种诱导型酶,主要在病理情况下由致炎细胞因子、脂多糖及其他生长因子等诱导产生,促进前列腺素的合成,参与局部炎症反应。

消化道黏膜细胞富含合成 PG 的环氧合酶,胃内主要合成 PGA、PGE、GPF 和 PGI_2,以 PGE 和 PGI_2 最多,可提供直接细胞保护作用和适应性细胞保护作用。其作用的主要机制为:①舒血管效应,增加胃黏膜血流;②促进黏膜细胞 HCO_3^- 分泌,增强黏液/碳酸氢盐屏障;③抑制胃酸、胃蛋白酶分泌,减少侵袭因子;④诱导上皮生长因子(EFG)和成纤维细胞生长因子(FGF)合成,促进受损上皮增殖、再生与迁移;⑤内源性、负性调节作用,舒血管、抑制血小板聚积,对抗白三烯(LT)、血栓素(TxA_2)的局部作用,减轻局部炎性反应对胃黏膜的损伤。

PG 引起的黏膜再生表现为表面上皮细胞和胃小凹黏液细胞的高度增生,且与剂量相关。

根据病因和发病机制的不同,消化性溃疡可以分为幽门螺杆菌(Hp)相关溃疡、非甾体抗炎药(NSAID)相关溃疡及非 Hp、非 NSAID 相关溃疡。随着强效抑酸药物(如质子泵抑制剂)及有效的清除 Hp 治疗,目前 Hp 相关溃疡的预后有较大的改善,而后二者在临床的比例有所增加。尤其是传统非选择性非甾体抗炎药(non-NSAID,包括阿司匹林)及选择性 COX-2 抑制剂类 NSAID 药物所致消化道损伤的比例增加明显,已引起世界范围的普遍关注。

3.non-NSAID 所致消化道损伤的主要机制

(1)黏膜 PG 合成减少。NSAID 的系统作用主要是不可逆也抑制 COX 活性,进而减少滤膜 PG 的合成。内源性 PG 合成受阻,一方面大量花生四烯酸经脂质氧化酶途径生成白细胞三烯(LT),趋化并激活中性粒细胞,致明显的局部炎性反应(包括氧自由基的增加等),并引起血管收缩和通透性的增加,同时局部血栓素(TxA_2)合成减少加重溃疡出血或不利于出血的控制;另一方面 COX-2 的抑制影响了黏膜的保护性局部炎症反应,尤其是内源性 PGI_2 合成的减少。后者是一种内源性负性调节因子,对抗血栓素(TxA_2)的血小板聚积效应,同时舒血管并抑制血管内膜平滑肌增生。此外 PG 可诱导黏膜上皮增生以修复损伤，PG 合成受抑，则消化道黏膜的抗损伤能力降低。

(2) NSAID 的直接损伤作用。NSAID 为一种弱酸性的脂溶性化合物，可穿透黏液层向黏膜渗透。其产生的 H^+ 中和了 HCO_3^- 使黏液-碳酸氢盐屏障受损，增强了胃酸、胃蛋白酶的侵袭作用。在黏膜细胞内，H^+ 干扰正常细胞功能和代谢，损伤胞膜及细胞器，同时也不利于上皮细胞的分裂更新，延缓了黏膜修复与溃疡愈合。

(3) 协同效应。NSAID 可与自身、幽门螺杆菌、抗凝药物、类固醇皮质激素、乙醇、吸烟等，产生协同效应，加重消化道损伤。

新型的选择性 COX-2 抑制类 NSAID 药物由于特异性作用于 COX-2，对 COX-1 的功能无明显影响，故消化道不良反应相对较少。该类药物抑制了正常炎性反应中 COX-2 的消化道黏膜保护作用，降低了黏膜对侵袭因子的抵抗，增加了溃疡发病的概率，所以也并不能完全减少消化道损伤的发生；另一方面因其破坏了内源性 PGI_2 与 TxA_2 的平衡，TxA_2 功能占优势，潜在增加了患者血栓形成的可能，故其应用需综合评价其抗炎效益与心血管和胃肠道的风险。

总之，无论选择性还是非选择性 NSAID 的使用必须综合权衡其抗炎、镇痛效应与消化道、心血管风险之间的利弊。NSAID 相关溃疡发病的风险因素：①既往溃疡及其并发症史；②发病年龄高；③有其他并存疾病存在，及使用类固醇皮质激素、阿司匹林或抗凝药物等，或已在使用某种 NSAID 药物；④幽门螺杆菌阳性。其中既往病史与其他药物的使用两项尤为重要。

(三) 临床应用

目前，临床上用于消化性溃疡治疗的药物较多，就其主要药效作用来看，不外乎着眼于降低损害作用(抑酸、抗幽门螺杆菌)及增强黏膜防御两个方面。在"幽门螺杆菌时代"，同样强调胃酸、胃蛋白酶的侵袭作用。"无酸无溃疡"的观点依然得到普遍认同。治疗上，抑酸、抗幽门螺杆菌依然传统且至关重要，而强调细胞保护、增强黏膜防御则开辟了一条新的治疗途径。

黏膜保护剂可广泛应用于各种胃黏膜损伤，有些情况充当主药，有些情况为辅助用药。主要用于急性应激、抗幽门螺杆菌、抗 GU 和各种胃炎、抗胆汁反流及功能性消化不良的治疗。当必须长期应用 NSAID、激素或抗凝药物治疗时，可预防应用黏膜保护剂以降低其胃肠道损伤及并发症。此外，还可用于外科术后吻合口溃疡及急性中毒洗胃后、误食异物后或鼻胃管操作后的机械损伤等。

天然 PG 口服后可迅速被胃酸和胃蛋白酶分解破坏。为克服这一缺点，已人工合成了数种前列腺素衍生物。目前上市的有米索前列醇、罗沙前列醇、恩前列醇和奥诺前列醇等。

(四) 米索前列醇

本品是目前临床应用最为广泛的一种人工合成 PGE1 衍生物。其 15、16 位碳原子分别连接酮基和甲基，口服后 63%～73% 小肠吸收，1.5 小时血药浓度达峰值，半衰期 0.5 小时，4 小时后血液中完全消失，代谢产物主要经肾脏和粪便排出体外。Misoprostol 与壁细胞 EP3 受体结合，抑制组胺和胃酸合成，引起基础或食物刺激胃酸分泌的减少。同时还增加黏膜血流与粘蛋白和 HCO_3^- 的分泌。该药被美国食品和药品监督管理局唯一授权的适应证是 NSAID 相关溃疡及其并发症的预防。其抗溃疡作用与质子泵抑制剂相似，但较抑酸药的优势在于 NSAID 可致刺激原有溃疡出血并引起全消化道的损伤，米索前列醇可作用于全消化道，尤其对肠道损伤亦有较，而质子泵抑制剂主要作用于上消化道，同时在重症应激性溃疡时，有引起肺炎并发症的可能。

米索前列醇治疗溃疡的常用剂量为一次 200 μg，一天 4 次，疗程 4～8 周。常见不良反应是腹泻和腹部痉挛性疼痛,其发生呈剂量依赖性,可有约5%患者因不能耐受而撤药。半剂量治疗,可提供生理性前列腺素补充,患者耐受良好,但抗溃疡效果降低。因前列腺素类可致子宫收缩,故禁用于妊娠期妇女。但因此也常用于引产、流产和产后出血。

(五)恩前列醇

本品为合成去氢PGE_2衍生物,药理作用及不良反应似米索前列醇。其特点是代谢相对缓慢,半衰期为34.3小时。用药相对方便。常用剂量为一次35 μg,一天2次,早餐及睡前服,疗程4~8周。

(六)其他

如罗沙前列醇和奥诺前列醇等,药理作用与不良反应与米索前列醇相似。

三、其他胃黏膜保护药

(一)硫糖铝

1.理化性质

组成成分:硫酸化二糖和氢氧化铝的复合物。分子式:$C_{12}H_{54}Al_{16}O_{75}S_8$;本品为白色或类白色粉末,无臭,无味,有一定的引湿性,可溶于酸或碱,不溶于水,几乎不溶于乙醇和氯仿。

2.药理作用

(1)药效学:本品为蔗糖硫酸酯碱式铝盐,是一种胃黏膜保护剂,具有保护溃疡面、促进溃疡愈合的作用。其机制如下:①在酸性环境下,本品可解离为带负电荷的八硫酸蔗糖,并聚合成不溶性胶体,保护胃黏膜;能与溃疡或炎症处的带正电荷的渗出蛋白质结合,在溃疡面或炎症处形成一层薄膜,保护溃疡或炎症黏膜抵御胃酸的侵袭,促进溃疡愈合。且与溃疡病灶有较高的亲和力,为正常黏膜的6~7倍。②能吸附胃蛋白酶和胆盐,抑制它们的活性,有利用黏膜的再生和溃疡的愈合。③促进胃黏液分泌,刺激局部前列腺素的合成与释放,提高对细胞的保护。

(2)药动学:本品口服后在胃酸作用下解离成铝离子和八硫酸蔗糖复合离子。胃肠道吸收微量,仅5%,作用持续约5小时。主要随粪便排出,少量以双糖硫酸盐的形式随尿液排出体外。

(3)毒理学。生殖毒性:硫糖铝大鼠给予剂量达人用剂量的38倍时,生育力未受明显影响。大鼠、小鼠和家兔给药达人用剂量的50倍时,未见对动物胎仔的致畸作用。因缺乏本品用于妊娠妇女的充分和严格控制的临床研究数据,且动物生殖毒性的研究结果并不能完全代表人体试验的结果,所以只有在确实需要时,妊娠妇女才可服用本品。

致癌性:大鼠和小鼠连续24个月经口给予硫糖铝1 g/kg(人用剂量的12倍),结果未表现出致癌性。

3.临床应用

(1)用于消化性溃疡、慢性胃炎、溃疡性结肠炎。

(2)防治胃黏膜糜烂性出血、应激性溃疡。

4.用法与用量

用于治疗,成人常用量一次1 g,一天4次,于饭前1小时和睡前服,嚼碎成糊状后温开水送下,连续用4~8周,也可根据不同剂型给药:片剂、颗粒、胶囊一次1 g,一天3~4次;混悬液一次10 mL,一天3~4次;混悬凝胶一次1 g,一天2次,儿童遵医嘱。用于预防,一次1 g,一天2~3次,于饭前1小时和睡前服,嚼碎成糊状后温开水送下。

5.不良反应

本品毒性很低,可见口干、便秘;偶见腰痛、恶心、眩晕、嗜睡、疲劳、瘙痒等;长期及大剂量使用本品可引起低磷血症,可能出现骨软化。

6.注意事项

(1)治疗收效后应继续服药数周,以免溃疡复发,但连续使用不宜超过8周。

(2)肾功能不全患者、正在接受透析疗法的患者不宜长期应用本品。

(3)对本品过敏者禁用,习惯性便秘者不宜使用。

(4)本品可通过乳汁排泄,哺乳期妇女慎用。

(5)用药期间应检测血清铝浓度。

(6)必须在空腹时将药片嚼碎后吞服,否则疗效差。

(7)本品与抗酸剂合用,间隔时间半小时以上。

7.药物相互作用

(1)本品与四环素类、喹诺酮类抗生素、各种脂溶性维生素,以及西咪替丁、苯妥英钠、华法林、地高辛等药物同服,可干扰它们的吸收,应间隔2小时以上。

(2)制酸剂能影响本品的疗效,服药前半小时不宜服制酸剂。

(3)本品不宜与含胃蛋白酶的药物合用,因它可抑制胃蛋白酶的活性。

(二)瑞巴派特

1.理化性质

化学名称:(±)-2-(4-氯苯酰胺)-3-[2(1H)-喹诺酮-4-基]丙酸,分子式:$C_{19}H_{15}ClN_2O_4$,本品为白色薄膜包衣片。

2.药理作用

(1)药效学:本品为胃黏膜保护剂,具有保护胃黏膜及促进溃疡愈合的作用。①抑制幽门螺杆菌作用,本品不具有细胞毒活性,而是通过阻止幽门螺杆菌黏附至胃上皮细胞、减少氧化应激、降低幽门螺杆菌产生的细胞因子浓度等而用于治疗幽门螺杆菌感染;②清除羟基自由基的作用,通过降低脂质过氧化等作用保护因自由基所致的胃黏膜损伤;③抑制炎性细胞浸润。此外,动物试验显示本品可增加大白鼠的胃黏液量、胃黏膜血流及胃黏膜前列腺素含量,并可促进大白鼠胃黏膜细胞再生,使胃碱性物质分泌增多等,但对基础胃液分泌几乎不起作用,对刺激胃酸分泌也未显示出抑制作用。

(2)药动学:本品口服吸收较好,但餐后吸收较缓慢。口服后0.5～4小时血药浓度达峰值,血浆蛋白结合率为98%以上,在胃、十二指肠分布良好,半衰期为2小时,大部分以原形从尿液中排出。

3.临床应用

(1)胃溃疡。

(2)急性胃炎、慢性胃炎的急性加重期胃黏膜病变(如糜烂、出血、充血、水肿)的改善。

4.用法与用量

(1)胃溃疡:通常成人一次100 mg,一天3次,早、晚及睡前口服。

(2)急性胃炎、慢性胃炎的急性加重期胃黏膜病变:(如糜烂、出血、充血、水肿)的改善:成人一次100 mg,一天3次,口服。

5.不良反应

(1)血液系统:白细胞减少(发生率0.1%以下)、血小板减少。

(2)消化系统:肝功能障碍(发生率0.1%以下)(可出现GOT、GPT、γ-GPT、ALP上升等),有时候出现黄疸,可出现便秘、腹胀、腹泻、恶心、呕吐、烧灼感、腹痛、嗳气、口渴、味觉异常等。

(3)精神、神经系统:有导致麻木、眩晕、嗜睡的报道。

(4)变态反应:可有皮疹、瘙痒感、荨麻疹、药疹样湿疹等过敏症状(发生率不足0.1%)。

(5)呼吸系统:偶可出现咳嗽、呼吸困难。

(6)内分泌系统:有引起乳腺肿胀、乳房痛、乳房女性化、诱发乳汁分泌的报道。

(7)其他:可有月经异常、尿素氮上升、水肿等(发生率不足0.1%)。另外有引起心慌、发热、颜面潮红、舌麻木等报道。

6.注意事项

(1)对高龄患者的给药:高龄患者发现的不良反应的种类及不良反应发现率与非高龄患者间无差异。但由于高龄患者生理功能低下,应注意消化系统的不良反应。

(2)对孕妇、哺乳期妇女的给药。由于妊娠时给药的安全性尚未确认,对于孕妇或可能已妊娠的妇女,只有在判断治疗上的有益性大于危险时才可以给药。在动物试验(大白鼠)中报道药物可向母乳中转移,故给哺乳妇女用药时应避免哺乳。

(3)对小儿的给药:该药对于小儿的安全性尚未确认(使用经验少)。

(4)其他:交给患者药时,应指导患者将药片从PTP包装中取出服用,(如误食了PTP,其坚硬部分可刺伤食道黏膜,甚至引起穿孔、并发纵隔炎等严重后果)。

(曹璐杰)

第二节　胃肠道解痉药

一、阿托品

(一)理化性质

其硫酸盐是白色结晶粉末,无臭,味苦,易溶于水、醇内,其水溶液呈中性反应,能在100℃消毒3分钟,遇碱性药物(如硼砂)易分解。

(二)药理作用

1.药效学

阿托品作用机制为竞争性拮抗M胆碱受体。阿托品与M胆碱受体结合后,阻断乙酰胆碱或胆碱受体激动剂与受体结合,从而拮抗它们的激动作用。阿托品对M受体有较高选择性,但大剂量时对神经节的N受体也有阻断作用。阿托品对各种M受体亚型的选择性较低,对M_1、M_2、M_3受体都有阻断作用。据研究,阿托品与M受体结合点位于第三跨膜区段的天门冬氨酸,此部位可与乙酰胆碱的季铵氮形成离子键,故两者可相互竞争结合位点。

阿托品的作用广泛,各器官对之敏感性亦不同。因此,随着剂量增加,可依次出现腺体分泌减少,瞳孔扩大和调节麻痹,胃肠道及膀胱平滑肌抑制,心率加快,大剂量可出现中枢症状。阿托品对多种内脏平滑肌具有松弛作用,它可抑制胃肠道平滑肌痉挛,降低蠕动的幅度和频率,从而缓解胃肠绞痛,尤其对过度活动或痉挛的平滑肌作用更为显著,但对胆管、输尿管和支气管的解痉作用较弱。阿托品对胃肠括约肌作用常取决于括约肌的功能状态,如当胃幽门括约肌痉挛时,阿托品具有一定松弛作用,但作用常较弱或不恒定。

2.药动学

口服吸收迅速,生物利用度为50%,1小时后血药浓度达峰值。$t_{1/2}$为4小时,作用可维持3~4小时。吸收后可广泛分布于全身组织,可透过血-脑屏障及胎盘屏障。阿托品亦可经黏膜吸收,但皮肤吸收差。肌内注射后12小时内有85%~88%药物经尿排出,其中原形药物占1/3,其余为水解物和与葡萄糖醛酸结合的代谢产物。阿托品的最低致死量,成人为80~130 mg,儿童约为10 mg。

(三)临床应用

(1)解除平滑肌痉挛,适用于各种内脏绞痛,对胃肠绞痛、膀胱刺激症状如尿频、尿急等疗效较好,但对胆绞痛或肾绞痛疗效较差,常需与阿片类镇痛药合用。

(2)用于急性微循环障碍,治疗严重心动过缓、晕厥合并颈动脉窦反射亢进及一度房室传导阻滞。

(3)作为解毒剂,可用于锑剂中毒引起的阿-斯综合征、有机磷中毒及急性毒蕈中毒。

(4)用于麻醉前以抑制腺体分泌,特别是呼吸道黏液分泌。

(5)可减轻帕金森症患者强直及震颤症状,并能控制其流涎及出汗过多。

(6)眼科用于散瞳,并对虹膜睫状体炎有消炎止痛之效。

(四)用法与用量

(1)口服,成人常用量:一次0.3~0.6 mg,一天3次;极量:一次1 mg,一天3 mg。小儿常用量:按体重0.01 mg/kg,每4~6小时1次。

(2)皮下、肌内或静脉注射,成人常用量:一次0.3~0.5 mg,一天0.5~3 mg;极量:一次2 mg。

(3)抗心律失常,成人静脉注射0.5~1 mg,按需可1~2小时1次,最大用量为2 mg。小儿按体重静脉注射0.01~0.03 mg/kg。

(4)解毒:①用于锑剂引起的阿-斯综合征,静脉注射1~2 mg,15~30分钟后再注射1 mg,如患者无发作,按需每3~4小时皮下或肌内注射1 mg。②用于有机磷中毒时,肌内注射或静脉注射1~2 mg(严重有机磷中毒时可加大5~10倍),每10~20分钟重复,直到发绀消失,继续用药至病情稳定,然后用维持量,有时需2~3天。

(5)抗休克改善微循环:成人一般按体重0.02~0.05 mg/kg,用50%葡萄糖注射液稀释后于5~10分钟内静脉注射,每10~20分钟重复1次,直到患者四肢温暖、收缩压在10.0 kPa(75 mmHg)以上时,逐渐减量至停药。小儿按体重静脉注射0.03~0.05 mg/kg。

(6)麻醉前用药:成人术前0.5~1小时肌内注射0.5 mg。小儿皮下注射用量为体重3 kg以下者为0.1 mg,7~9 kg者为0.2 mg,12~16 kg者为0.3 mg,20~27 kg者为0.4 mg,32 kg以上者为0.5 mg。

(五)不良反应

(1)常见的有便秘、出汗减少、口鼻咽喉干燥、视力模糊、皮肤潮红、排尿困难(尤其是老年患者)。误服中毒量的颠茄果、曼陀罗果、洋金花或莨菪根茎等,也可逐次出现上述症状。中毒的解救除洗胃排出胃内药物等措施外,可注射新斯的明、毒扁豆碱或毛果芸香碱等。当解救有机磷酸酯类的中毒而用阿托品过量时,不能用新斯的明、毒扁豆碱等抗胆碱酯酶药。中枢症状明显时,可用地西泮或短效巴比妥类,但不可过量,以避免与阿托品类药的中枢抑制作用产生协同效应。

(2)少见的有眼压升高、过敏性皮疹或疱疹。

(3)用药过量表现为动作笨拙不稳、神志不清、抽搐、幻觉、谵妄(多见于老年患者)、呼吸短促与困难、言语不清、心跳异常加快、易激动、神经质、坐立不安(多见于儿童)等。

(4)静脉注射可有心脏停搏,皮下注射可有药疹。心律失常在成人以房室脱节为常见,而在儿童则为房性心律不齐。有些患者发生心动过速甚至室颤,这种并发症可能由于用量超过1 mg,但有时用量为 0.5 mg 时也可引起上述并发症。

(5)本品可使呼吸速度及深度增加,可能是对支气管扩张后无效腔增大的一种反应。

(6)近来有些报道指出,阿托品可致记忆力功能不全。有报道 57 例股骨颈骨折手术治疗患者,麻醉前给阿托品,术后发生精神错乱。有报道应用含有阿托品的贴敷剂也可引起中枢神经系统反应,如视力紊乱及幻觉。

(7)变态反应最常见的是接触性皮炎和结膜炎。

(8)滴眼时,有时引起刺激性结膜炎。使用时要压迫泪囊部,尤其是儿童。如经鼻泪管吸收,可产生全身症状。主要表现为口干、唾液分泌减少、无汗、皮肤潮红、眩晕、心率加快、烦躁,视力模糊、畏光。皮肤干热,可能出现皮疹,尤其是在颜面、颈部及躯干上部,可能随之脱屑。

(9)应用阿托品治疗儿童屈光不正时可出现轻度但惊人的毒性反应。

(六)注意事项

(1)对其他颠茄生物碱不耐受者,对本品也不耐受。

(2)孕妇静脉注射阿托品可使胎儿心动过速。

(3)本品可分泌入乳汁,并有抑制泌乳作用。

(4)婴幼儿对本品的毒性反应极为敏感,特别是痉挛性麻痹与脑损伤的小儿反应更强,环境温度较高时,因闭汗有体温急骤升高的危险,应用时要严密观察。

(5)老年人容易发生抗 M-胆碱样不良反应,如排尿困难、便秘、口干(特别是男性),也易诱发未经诊断的青光眼,一经发现,应立即停药。本品对于老年人尤其易致汗液分泌减少,影响散热,故夏天慎用。

(6)下列情况应慎用:①脑损害,尤其是儿童;②心脏病,特别是心律失常、充血性心力衰竭、冠心病、二尖瓣狭窄等;③反流性食管炎、食管与胃的运动减弱、食管下括约肌松弛,可使胃排空延迟,从而促成胃潴留,并增加胃食管的反流;④青光眼患者禁用,20 岁以上患者存在潜隐性青光眼时,有诱发的危险;⑤溃疡性结肠炎,用量大时肠能动度降低,可导致麻痹性肠梗阻,并可诱发或加重中毒性巨结肠症;⑥前列腺肥大引起的尿路感染(膀胱张力减低)及尿路阻塞性疾病,可导致完全性尿潴留,故前列腺肥大者禁用。

(7)阿托品用量为 0.5~1 mg 时对中枢神经系统有轻度兴奋作用,量大时可导致精神错乱。极大量对中枢神经系统则由兴奋转入抑制。

(8)静脉注射给药宜缓慢,以小量反复多次给予,虽可提高对一部分不良反应的耐受,但同时疗效也随之降低。

(9)治疗帕金森症时,用量加大或改变治疗方案时应逐步进行,不可突然停药,否则可能出现撤药症状。

(10)应用于幼儿、先天愚型患者、脑损害或痉挛状态患者,应按照需要随时调整用量。

(七)药物相互作用

(1)与尿碱化药包括含镁或钙的制酸药、碳酸酐酶抑制药、碳酸氢钠、枸橼酸盐等配伍使用时,阿托品排泄延迟,作用时间和/或毒性增加。

(2)与金刚烷胺、吩噻嗪类药、其他抗胆碱药、扑米酮、普鲁卡因胺、三环类抗抑郁药伍用,阿托品的毒副反应可加剧。

(3)与单胺氧化酶抑制剂(包括呋喃唑酮、丙卡巴肼等)配伍用时,可加强抗 M-胆碱作用的不良反应。

(4)与甲氧氯普胺并用时,后者的促进胃肠运动作用可被拮抗。

(5)阿托品延长药物在胃肠道内的溶解时间,如地高辛,而增加它的吸收。对镇静药及其他抗胆碱药起相加作用。

二、山莨菪碱

(一)理化性质

本品为白色结晶或结晶性粉末,无臭,味苦,易溶于水及乙醇,有吸湿性,熔点 62～64 ℃,其氢溴酸盐为白色针状结晶。

(二)药理作用

1.药效学

作用与阿托品相似或稍弱,具有明显的外周抗胆碱能作用,能使乙酰胆碱所引起的痉挛平滑肌松弛,并解除血管(尤其是微血管)痉挛,改善微循环。

2.药动学

口服吸收较差,静脉注射后 1～2 分钟起效,半衰期约为 40 分钟,很快从尿中排出,无蓄积作用。

(三)临床应用

适用于胃肠道痉挛所致绞痛、急性微循环障碍及有机磷中毒等。

(四)用法与用量

1.成人常用量

口服,一次 5～10 mg,一天 3 次。肌内或静脉注射,一次 5～10 mg,一天 1～2 次。

2.抢救中毒性休克

静脉注射,成人一次 10～40 mg,小儿按体重 0.3～2 mg/kg,视需要每隔 10～30 分钟重复给药,情况不见好转时可酌情加量,好转后逐渐延长给药间隔时间,直至停药。

3.治疗脑血栓

一天 30～40 mg,加入 5% 葡萄糖注射液静脉滴注。

(五)不良反应

常见的有口干、面红、视近物模糊;少见的有心率加速、排尿困难;用量过大时可出现阿托品样中毒症状。

(六)注意事项

颅内压增高、脑出血急性期及青光眼患者禁用。

三、丁溴东莨菪碱

(一)理化性质
本品为白色结晶性粉末,无臭,味苦。易溶于水、氯仿、甲醇,微溶于乙醚。熔点范围140~144 ℃,熔融时同时分解。

(二)药理作用
1.药效学

本品为外周抗胆碱药,除对平滑肌有解痉作用外,尚有阻断神经节及神经肌肉接头的作用,但对中枢的作用较弱。本品对肠道平滑肌解痉作用较阿托品为强,故能选择性地缓解胃肠道、胆道及泌尿道平滑肌痉挛和抑制其蠕动,而对心脏、瞳孔及唾液腺的影响较小,故很少出现类似阿托品引起的中枢神经兴奋、扩瞳、抑制唾液分泌等不良反应。

2.药动学

本品口服不易吸收,静脉注射后2~4分钟、皮下或肌内注射后8~10分钟、口服后20~30分钟产生药效,维持时间2~6小时。

(三)临床应用
(1)用于各种病因引起的胃肠道痉挛、胆绞痛、肾绞痛或胃肠道蠕动亢进等。

(2)用于胃、十二指肠、结肠纤维内镜检查的术前准备,经内镜逆行胆胰管成像和胃、十二指肠、结肠的气钡低张造影或CT扫描的术前准备,可减少或抑制胃肠道蠕动。

(四)用法与用量
(1)口服,片剂:成人及6岁以上儿童一次10~20 mg,一天3~5次,应整片吞服。溶液剂:成人及6岁以上的儿童,一次10 mL,一天3~5次;1岁以上儿童,一次5~10 mL,一天3次;婴儿一次5 mL,一天3次。

(2)皮下注射、肌内注射或缓慢静脉注射,急性绞痛发作时,一次20 mg,一天数次。婴幼儿严重病例一次5 mg,一天3次。

(五)不良反应
可出现口渴、视力调节障碍、嗜睡、心悸、面部潮红、恶心、呕吐、眩晕、头痛等反应。

(六)注意事项
(1)青光眼、前列腺肥大(可致排尿困难)患者慎用;严重心脏病、器质性幽门狭窄或麻痹性肠梗阻患者禁用。

(2)皮下或肌内注射时要注意避开神经与血管,如需反复注射,不要在同一部位,应左右交替注射,静脉注射时速度不宜过快。

(3)本品应用出现变态反应时应停药。

(七)药物相互作用
注射给药时,三环类抗抑郁药、奎尼丁及金刚烷胺可增强本品的抗胆碱作用。

四、溴丙胺太林

(一)理化性质
本品为白色或黄白色结晶性粉末,无臭,味极苦,易溶于水、乙醇。水溶液呈酸性。熔点157~164 ℃。

(二)药理作用

本品有较强的阿托品样外周抗胆碱、抗毒蕈碱作用,也有弱的神经节阻断作用。其特点为对胃肠道平滑肌具有选择性,故抑制胃肠道平滑肌的作用较强、较持久。对汗液、唾液及胃液分泌也有不同程度的抑制作用。本品不易通过血-脑屏障,故很少发生中枢作用。

(三)临床应用

主要用于胃十二指肠溃疡的辅助治疗,也用于胃炎、胰腺炎、胆汁排泄障碍、多汗症、妊娠呕吐及遗尿等。

(四)用法与用量

口服,一次饭前服 15 mg,一天 3～4 次,睡前服 30 mg;治疗遗尿可于睡前服 15～45 mg。

(五)不良反应

口干,视物模糊,排尿困难,便秘,头痛,心悸。

(六)注意事项

手术前和青光眼患者禁用,心脏病患者慎用。

(七)药物相互作用

可以增加呋喃妥因、地高辛的吸收,减少对乙酰氨基酚的吸收,并可能增强其他抗胆碱药物的作用。

五、阿地芬宁

(一)药理作用

抗胆碱药,能解除肠胃、子宫、输尿管、胆管等的痉挛。

(二)临床应用

用于胃十二指肠溃疡、胆石症、尿结石、痛经等。

(三)用法与用量

口服,一次 50～150 mg,一天 2～3 次;肌内注射,一次 50 mg;直肠给药,一次 0.1 g。

(四)不良反应

如患者口干、瞳孔散大、排尿困难,应减量。

(五)注意事项

冠状动脉功能不全、心力衰竭、幽门梗阻、前列腺肥大、青光眼及术前均不宜使用。

六、辛戊胺

(一)理化性质

近白色结晶性粉末,无臭。难溶于水,其氨基磺酸盐可溶于水。

(二)药理作用

本品有解除平滑肌痉挛的作用,作用强而迅速,此外还有中等程度的收缩周围血管及增强心肌收缩力的作用,并能短暂地升高血压,微弱地扩张支气管。

(三)临床应用

用于消化道、泌尿道的括约肌痉挛、偏头痛、呃逆,以及泌尿道、胃肠道器械检查。用于溃疡病、胆囊炎、胆石症等引起的腹痛时,疗效与阿托品相近,但无口干等不良反应。现多与握克丁制成复方制剂共用,握克丁的作用与本品相近。

(四)用法与用量

一次肌内注射本品与握克丁的复方注射液 1～2 mL,或口服复方滴剂 25～40 滴,一天 3～4 次。片剂:一次 1～2 片,一天 3～4 次。

1.复方注射液

每支 1 mL,内含握克丁氨基磺酸盐 0.06 g,辛戊胺氨基磺酸盐 0.08 g。

2.复方滴剂

成分同复方注射液。

3.片剂

每片含握克丁磺酸盐 0.06 g,辛戊胺磺酸盐 0.08 g。

(五)不良反应

偶有恶心、神经过敏、头痛等不良反应。

(六)注意事项

注射可引起血压升高,不宜用于高血压患者。

七、匹维溴铵

(一)药理作用

本品为选择性胃肠钙通道阻滞剂,直接作用于肠平滑肌细胞,可缓解肠道痉挛,恢复正常的肠道蠕动功能。

(二)临床应用

肠易激综合征(肠功能紊乱),与肠功能紊乱有关的疼痛及不适,肠蠕动异常,结肠痉挛,胆囊运动障碍,为钡剂灌肠做准备。

(三)用法与用量

通常剂量为一次 1 片,一天 3 次,进餐时用水吞服。必要时可增至一天 6 片;胃肠检查前一次 2 片,连服 3 天,以及检查当日早晨服 2 片。

(四)不良反应

极少数人可出现轻微的胃肠不适。

(五)注意事项

(1)切勿掰碎、咀嚼或含化药片,应该在进餐时用水吞服。

(2)孕妇及哺乳妇女慎用,勿用于儿童。

八、硝苯地平

(一)药理作用

1.药效学

本品为二氢吡啶类钙通道阻滞剂。该类药物主要抑制心肌及血管平滑肌细胞膜钙贮存部位的储钙能力或与钙结合的能力,使细胞膜动作电位 2 相时钙离子经慢通道内流进入肌细胞的量减少,因而导致心肌及血管平滑肌细胞内缺钙,不能有效收缩,表现为心肌收缩力减弱、耗氧量减少、心率减慢、血管平滑肌松弛、外周小动脉扩张、周围阻力降低、血压下降及冠状动脉扩张、缓解冠状动脉痉挛、增加冠脉血流量及心肌供氧量。本品对血管平滑肌具有一定选择性,对心脏的直接负性变时性作用较弱,故全身给药时不引起心率减慢,而表现为心率反射性增加。亦可阻断钙内流而抑制胃肠平滑肌收缩。

2.药动学

口服胃肠道吸收良好,达90%左右,舌下含服吸收也快。蛋白结合率约90%,口服30分钟血药浓度达高峰,舌下或嚼碎服达峰时间提前。在10~30 mg剂量范围内随剂量而增高,但不受剂型与给药途径的影响。口服15分钟起效,1~2小时作用达高峰,作用持续4~8小时;舌下给药2~3分钟起效,20分钟达高峰。半衰期呈双相,半衰期α 2.5~3小时,半衰期β 为5小时,半衰期受剂量影响。在肝脏代谢,产生无活性代谢产物,80%随尿液排出,20%随粪便排出。本品血药浓度与效应间关系遵循S形最大药物效应方程,舒张压下降的有关参数:斜率指数为(1.6 ± 0.7)kPa,最大下降(3.3 ± 0.9)kPa,产生一半最大效应的药物浓度为(28.1 ± 6.8)ng/mL。

(二)临床应用

可用于食管痉挛、贲门失弛缓症、肠痉挛性腹痛,也用于治疗高血压、心绞痛,包括冠状动脉痉挛所致的心绞痛和变异型心绞痛、冠状动脉阻塞所致的典型心绞痛或劳力性心绞痛。

(三)用法与用量

口服,一次5~10 mg,一天3次;急用时可舌下给药10 mg;对慢性心力衰竭,每6小时服用20 mg;咽部喷药,一次1.5~2 mg,喷3~4下。少数患者初次服用本品后有首剂现象,表现为头痛、眩晕心绞痛或心肌梗死、急性尿潴留等,故对心功能减退患者应慎用,一旦发生心肌缺血症状应立即停药。

(四)不良反应

本品较少见不良反应,不良反应一般出现在治疗的开始,而且短暂。偶见头痛、颜面发红、发热和足、踝、腿部水肿,这是由于血管扩张引起的。少有恶心、腹泻、眩晕、头痛、疲倦、皮肤红斑、皮肤瘙痒、荨麻疹、肌肉酸痛、胃肠不适、低血压、心悸、脉搏加快、尿频、剥脱性皮炎等;极少情况下,年老患者长期使用时有乳腺增生,肝脏功能紊乱(肝内胆汁堵塞、转氨酶增高)也会发生,停药后会消失。短暂的视觉变化的病例也有发现,短暂的高血糖病例也有发现,故患有糖尿病的患者应慎用。像其他作用于血管的药物,本品在极少情况下服用后也可引起短暂胸骨后痛。长期使用时,牙龈增生偶有发生,停药后自行消失。严重的过量服用所产生的不良后果请找医师帮助治疗。

(五)注意事项

(1)啮齿类动物试验发现有致畸胎作用,人体研究尚不充分,在孕妇应用必须权衡利弊。

(2)在乳母的临床研究尚不够充分,服用本品者最好不哺乳。

(3)在老年人本品的半衰期可能延长,应用须加注意。

(4)严重主动脉瓣狭窄、肝或肾功能不全患者须慎用。

(5)心功能减退患者应慎用,孕妇、心源性休克者忌用。

(6)对阿司匹林和其他合成前列腺素抑制剂有变态反应的患者,应慎用本品。

(7)严重低血压者慎用。

(8)长期给药不宜骤停,以避免发生停药综合征而出现反跳现象,如心绞痛发作。

(9)用药后注意是否有降压后出现反射性交感神经兴奋而致心率加快甚至加剧心绞痛。

(10)用药后,后负荷降低,也被用于治疗心力衰竭,但仅适用于高血压、冠心病所致的左心衰竭,用时还得注意有否心肌抑制的表现。

(11)服药期间必须经常测血压和做心电图检查,在开始用药而决定剂量的过程中及从维持量加大用量时尤须注意。

(12)少数患者初次服用本品后有首剂现象,表现为头痛、眩晕、心绞痛或心肌梗死、急性尿潴留等,故对心功能减退患者应慎用,一旦发生心肌缺血症状应立即停药。日剂量大于120 mg时,突然停药会产生撤药综合征,主要表现为心绞痛的复发或频繁发作。其原因与心肌细胞长期缺钙后对钙处于高敏状态,一旦停药,正常量钙离子进入细胞内即可产生过量的反应。

(13)长期服药宜与利尿剂合用。

(六)药物相互作用

(1)与其他降压药同用可致极度低血压。

(2)与β受体阻滞剂同用可导致血压过低、心功能抑制、心力衰竭发生的机会增多。

(3)突然停用β受体阻滞剂治疗而启用本品,偶可发生心绞痛,须逐步递减前者用量。

(4)与蛋白结合率高的药物如双香豆素、洋地黄苷类、苯妥英钠、奎尼丁、奎宁、华法林等同用,这些药的游离浓度常发生改变。

(5)与硝酸酯类同用,可使心绞痛作用增强。

(6)与西咪替丁同用时本品的血药浓度峰值增高,须注意调节剂量。

(曹璐杰)

第三节 促胃肠动力药

一、多潘立酮

(一)药理作用

1.药效学

多潘立酮为苯并吡唑衍生物,拮抗外周多巴胺受体,直接阻断胃肠道多巴胺 2 受体而引起胃肠运动增加。多潘立酮促进上消化道的蠕动、增加食管下括约肌张力、增加胃壁张力、促进胃排空、增加胃窦和十二指肠的运动、协调幽门的收缩、抑制肠-胃-食管的反流。但对下消化道,特别是结肠的作用较弱。几乎不通过血-脑屏障,对脑内多巴胺受体没有拮抗作用,因此无精神和中枢系统不良反应,也不影响胃液分泌。但可以引起血清催乳素水平升高,从而促进产后泌乳,但对患催乳素瘤的患者无作用。

2.药动学

可以口服、肌内注射和直肠给药。口服后吸收迅速,达到峰值浓度的时间为15～30分钟,直肠给药为1小时。肌内注射和口服 10 mg,血药浓度峰值分别为 40 ng/mL 和 23 ng/mL,直肠给药 60 mg 后血药浓度峰值为 20 mg。由于肝脏的首过效应,口服后药物生物利用度为 14%,餐后 90 分钟给药生物利用度明显增加,单峰值浓度推迟。口服 10～60 mg 剂量范围的生物利用度呈线性增加。直肠给药生物利用度与等剂量口服相似。药物浓度以胃肠局部最高,血浆次之,不易透过血-脑屏障,乳汁中药物浓度仅为血清浓度的 1/4。本品蛋白结合率为 92%～93%,几乎全部在肝内代谢。主要以无活性的代谢物形式经尿液和粪便排泄,小部分由乳汁排泄。24 小时内口服剂量的 30% 由尿排泄,原形药物仅占 0.4%。4 天内约有 66% 经粪便排出,其中

10％为原形药物。本品半衰期为7～8小时。

(二)临床应用

各种病因引起的胃排空障碍相关症状,如上腹部胀痛、嗳气、胀气、食管或口腔有胃内容物反流等;各种病因引起的恶心、呕吐,如手术后呕吐、化疗相关性呕吐、抗帕金森综合征药物引起的呕吐、消化系统疾病引起的呕吐、神经科及妇产科疾病和尿毒症引起的呕吐、儿科疾病伴有的呕吐。多潘立酮可以促进胃排空降低胃潴留,可作为消化性溃疡(主要是胃溃疡)的辅助治疗药物。少数情况下用于产后促进泌乳。

(三)用法与用量

1.成人常规剂量

(1)口服:一次10 mg(片剂、滴剂或混悬液),一天2～3次,饭前15～30分钟服用。也可采用下列给药方案:①胃动力低下和消化不良,一次10 mg,一天3～4次;②呕吐及其他药物所致的胃肠道反应,一次20 mg,一天3～4次。

(2)直肠给药:一次60 mg,一天2～4次。

老年人剂量及用量同成年人。

2.儿童常规剂量

(1)口服多潘立酮混悬液的用法用量见表4-1。

(2)直肠给药:①2岁以下儿童,一次10 mg,一天2～4次;②2岁以上儿童,一次30 mg,一天2～4次。

表4-1 儿童口服多潘立酮混悬液的用法用量

年龄(岁)	体重(Kg)	一次用量(mg)	一次用药次数(次)
1～3	10～14	3	2～3
4～6	16～20	5	2～3
7～9	22～26	6	2～3
10～12	28～32	8	2～3

(四)不良反应

1.中枢神经系统

偶见头痛、头晕、嗜睡、倦怠、神经过敏等。此外,国外有静脉大剂量使用本品引起癫痫发作的报道。

2.代谢和/或内分泌系统

本品可促进催乳素释放。临床上如使用较大剂量可引起非哺乳期泌乳,并在一些更年期后的妇女及男性患者中出现乳房胀痛的现象;也有致月经失调的报道。

3.消化系统

偶见口干、便秘、腹泻、短时腹部痉挛性疼痛等。

4.心血管系统

国外有报道称本品静脉注射时可导致心律失常。

5.皮肤

偶见一过性皮疹或瘙痒。

(五)注意事项

(1)禁忌证:对本品过敏、嗜铬细胞瘤、乳腺癌、胃肠道出血、机械性肠梗阻及妊娠期患者禁用。

(2)慎用情况:尚不明确。

(3)药物对儿童的影响:1岁以下小儿由于其代谢和血-脑屏障功能发育尚不完善,使用本药时不能完全排除发生中枢神经系统不良反应的可能性,故应慎用本品。需要使用时,应密切监护。

(4)药物对妊娠的影响:孕妇禁用本品。

(5)药物对哺乳的影响:本品可少量分泌入乳汁,哺乳期妇女应慎用本品。

(6)药物对检验值或诊断的影响:用药期间血清催乳素水平可升高,但停药后即可恢复正常。

(7)本品不宜用作预防手术后呕吐的常规用药。

(8)慢性消化不良患者以口服本品为佳。用于对抗急性或亚急性症状时,可用本品栓剂。儿童患者口服时,建议使用本品混悬液。

(9)心律失常、低钾血症及接受化疗的肿瘤患者使用本品时(尤其是静脉注射给药),有可能加重心律不齐,应注意。

(10)甲氧氯普胺也为多巴胺受体拮抗剂,与本品作用基本相似,两者不宜合用。

(11)儿童使用未稀释的本品注射液时,可导致注射部位疼痛,应用生理盐水稀释后注射。

(12)用药过量的表现:可出现心律失常、困倦、嗜睡、方向感丧失、锥体外系反应及低血压等。以上反应多为自限性,通常在药后24小时内消失。

(13)用药过量的处理:本品过量时无特殊解药或特效药,应给予对症支持治疗。可采用洗胃和/或使用活性炭,以加速药物清除。使用抗胆碱药、抗震颤麻痹药及具有抗副交感神经生理作用的抗组胺药,有助于减轻本品过量所致的锥体外系反应。

(六)药物相互作用

本品主要经细胞色素 P_{450}(CYP3A4)酶代谢。体内试验的资料表明,与显著抑制 CYP3A4 酶的药物(如唑类抗真菌药、大环内酯类抗生素、HIV 蛋白酶抑制药、奈法唑酮等)合用,会导致本品的血药浓度升高。由于本品具有促胃动力作用,因此理论上会影响合并使用的口服药物(尤其是缓释或肠衣制剂)的吸收。本品可增加对乙酰氨基酚、氨苄西林、左旋多巴、四环素等药物的吸收速度。本品与胃肠解痉药(如甲胺痉平、溴丙胺太林、颠茄片、山莨菪碱、阿托品等抗胆碱药)合用时,可发生药理拮抗作用,从而减弱本品作用,故不宜合用。组胺 H_2 受体拮抗剂由于可改变胃内 pH,从而减少本品在胃肠道的吸收,两者亦不宜合用。维生素 B_6 可抑制催乳素分泌,减轻本品泌乳反应。制酸药可降低本品的口服生物利用度,不宜合用。含铝盐、铋盐的药物(如硫糖铝、胶体枸橼酸铋钾、复方碳酸铋、乐得胃等),口服后能与胃黏膜蛋白结合形成络合物,对胃壁起保护作用,而本品能增强胃蠕动,促进胃排空,从而缩短上述药物在胃内的作用时间,降低其疗效。与氨茶碱合用时,氨茶碱血药浓度第一峰出现提前约2小时,第二峰出现却延后2小时;其血药浓度峰值下降,有效血药浓度维持时间却延长,类似于缓释作用,与本品合用时需调整氨茶碱的剂量和服药间隔时间。助消化药(如胃酶合剂、多酶片等消化酶类制剂)在胃内酸性环境中作用较强,由于本品加速胃排空,使助消化药迅速到达肠腔的碱性环境中而降低疗效。本品可使胃膜素在胃内停留时间缩短,难以形成保护膜。本品可减少多巴胺能激动剂(如溴隐亭、左旋多巴)的外周不良反应,如消化道症状,但不能对抗其中枢作用。本品可降低普鲁卡因、链霉素的疗效,两者不宜合用。锂制剂和地西泮与本品合用时,可引起锥体外系症状(如运动障碍等)。

二、莫沙必利

(一)理化性质

化学名称:4-氨基-5-氯-2-乙氧基-N-{[4-(4-氟苄基)-2-吗啉基]甲基}苯甲酰胺枸橼酸盐。本品为白色或类白色结晶性粉末,无臭,微苦。易溶于N-二甲基甲酰胺和吡啶,微溶于甲醇,难溶于95%乙醇,不溶于水或乙醚。

(二)药理作用

1.药效学

本品为选择性5-羟色胺4(5-HT$_4$)受体激动剂,通过兴奋肌间神经丛的5-HT$_4$受体,刺激乙酰胆碱释放,增强胃及十二指肠运动,对小肠和结肠基本无作用,从而改善功能性消化不良患者的胃肠道症状,但不影响胃酸分泌。本品与大脑神经细胞突触膜上的多巴胺D$_2$受体、肾上腺素α$_1$受体、5-HT$_1$及5-HT$_2$受体无亲和力,所以不会引起锥体外系综合征及心血管系统不良反应。本品与中枢神经元突触膜上的多巴胺D$_2$、α、5-HT$_1$和5-HT$_2$受体无亲和力,因而没有这些受体阻滞所引起的锥体外系综合征。最新报道西1沙必利在高敏患者中可出现Q-T间期延长或导致尖端扭转型室性心动过速,尽管莫沙必利的结构也是相似的苯甲酰胺类,但没有与西沙必利相似的导致尖端扭转型室性心动过速的电生理特性。

2.药动学

口服后吸收迅速,在胃肠道及肝、肾组织中浓度较高,血浆中次之,脑内几乎没有分布。健康受试者服用本品5 mg,血浆浓度达峰时间为0.8小时,血药浓度峰值为30.7 ng/mL,半衰期为2小时,曲线下面积(AUC)为67(ng·h)/mL,表观分布容积为3.5 L/kg,血浆蛋白结合率为99%,总清除率为80 L/h。本品在肝脏中由细胞色素P$_{450}$3A4代谢,代谢产物主要为脱4-氟苄基莫沙必利。本品主要以代谢产物形式经尿液和粪便排泄,原形药在尿中仅占0.1%。

(三)临床应用

(1)用于功能性消化不良伴有胃灼热、嗳气、恶心、呕吐、早饱、上腹胀、上腹痛等消化道症状。

(2)用于胃食管反流性疾病、糖尿病性胃轻瘫及胃部分切除患者的胃功能障碍。

(四)用法与用量

口服,成人一次5 mg,一天3次,饭前服用。

(五)不良反应

主要表现为腹泻、腹痛、口干、皮疹、倦怠、头晕、不适、心悸等。此外,尚可出现心电图的异常改变。动物生殖毒性研究表明,本品无明显致畸作用和致突变作用。

1.心血管系统

个案报道,一例68岁的男性患者使用本品(15 mg/d)2周后出现Q-T间期延长,并发生尖端扭转型室性心动过速,但是否与本品有关尚不明确。

2.中枢神经系统

据报道,部分患者用药期间曾出现头痛。目前尚无锥体外系不良反应的报道。

3.代谢和/或内分泌系统

部分患者用药后出现血清胆固醇和甘油三酯升高,但尚不清楚与本品的关系。

4.消化系统

一项非对照研究显示,一天服用本品 1.5～15 mg 的慢性胃炎患者中,便秘和恶心的发生率可达 10%,另外尚有血清氨基转移酶水平升高,口干较少见;使用本品(每次 40 mg,4 次/天,连用 2 天)治疗胃食管反流病,最常见的不良反应为恶心、呕吐和腹痛。

5.血液系统

偶见嗜酸性粒细胞增多和淋巴细胞增多,但尚不清楚与本品的关系。

(六)注意事项

1.禁忌证

对本品过敏者、胃肠道出血、穿孔者及肠梗阻患者禁用。

2.慎用情况

青少年,肝肾功能不全者,有心力衰竭、传导阻滞、室性心律失常、心肌缺血等心脏病史者(国外资料),以及电解质紊乱(尤其是低钾血症)者慎用。

3.药物对儿童的影响

儿童用药的安全性尚未确定(无使用经验),建议儿童慎用本品。

4.药物对老年人的影响

老年人用药时需注意观察,如出现不良反应立即给予适当处理(如减少剂量)。

5.药物对妊娠的影响

孕妇用药的安全性尚未确定,建议孕妇避免使用本品。

6.药物对哺乳的影响

哺乳期妇女用药的安全性尚未确定,建议哺乳期妇女避免使用本品。

7.药物对检验值或诊断的影响

用药后可致嗜酸性粒细胞增多、血清甘油三酯、丙氨酸氨基转移酶(ALT)、天门冬氨酸氨基转移酶(AST)、碱性磷酸酶(ALP)和 γ-谷氨酰转移酶(γ-GT)等检验值升高。

8.用药前后及用药时应当检查或检测的指标

治疗过程中应常规进行血液生化检查,有心血管病史或合用抗心律失常药的患者应定期作心电图检查。

9.其他

(1)服用本品一段时间(通常为 2 周)后,如果功能性消化道症状无改善,应停药。

(2)与抗胆碱药合用时,应有一定的间隔时间。

(3)与可延长 Q-T 间期的药物(如普鲁卡因、奎尼丁、氟卡尼、索他洛尔、三环类抗抑郁药等)合用时应谨慎,以避免增加心律失常的危险。

(4)本品与可引起低钾血症的药物合用时应谨慎,以避免增加心律失常的危险。

(七)药物相互作用

与抗胆碱药(如硫酸阿托品、溴化丁基东莨菪碱等)合用,可能会减弱本品的作用。

三、伊托必利

(一)药理作用

1.药效学

本品通过对多巴胺 D_2 受体的拮抗作用增加乙酰胆碱的释放,而且通过抑制乙酰胆碱酯酶的活性抑制已释放的乙酰胆碱分解,从而增强胃、十二指肠运动,加速胃排空。此外,本品还具有中等强度的镇吐作用。

2.药动学

口服吸收迅速,给药后30分钟达血药浓度峰值。动物试验中本品主要分布在肝、肾及消化系统,较少分布在中枢神经系统,十二指肠内给药时,在胃肌肉层中的药物浓度是血药浓度的2倍。本品主要以代谢产物形式(75%)和原形药物(4%~5%)经尿液排泄。多次给药时,排泄率与单次给药无明显差异。本品半衰期约为6小时。

(二)临床应用

用于功能性消化不良引起的各种症状,如上腹部不适、餐后饱胀、早饱、食欲缺乏、恶心、呕吐等。

(三)用法与用量

口服,成人一次50 mg,一天3次,饭前15~30分钟服用。

(四)不良反应

1.精神神经系统

可见头痛、刺痛、睡眠障碍、眩晕、疲劳等。

2.代谢和/或内分泌系统

有催乳素水平升高(在正常范围内)的报道。

3.消化系统

主要表现为腹泻、腹痛、便秘、唾液增加等。此外,尚有天门冬氨酸氨基转移酶(AST)、丙氨酸氨基转移酶(ALT)升高的报道。

4.血液系统

可见白细胞减少(确认出现异常时应停药)。

5.变态反应

可见皮疹、发热、瘙痒等。

6.其他

偶见血尿素氮、肌酐水平升高,部分患者可出现胸背部疼痛及手指发麻、颤动等。

(五)注意事项

(1)禁忌证:本品过敏者、胃肠道出血、机械梗阻或穿孔的患者禁用。

(2)慎用情况:严重肝、肾功能不全者慎用。

(3)药物对儿童的影响:儿童用药的安全性和有效性尚不明确,应避免使用。

(4)对老年人的影响:老年人生理功能下降,不良反应发生概率较高,用药后需仔细观察,一旦出现不良反应,应采取减量或停药等措施。

(5)对妊娠的影响:孕妇用药的安全性和有效性尚不明确,使用时应权衡利弊。

(6)对哺乳的影响:动物试验发现本品可分泌入乳汁,哺乳期妇女用药期间应暂停哺乳。

(7)使用本品疗效不佳时,应避免长期无目的地使用。

(8)用药中如出现心电图Q-T间期延长应停药。

(9)本品过量时可出现乙酰胆碱作用亢进症状,表现为视觉模糊、恶心、呕吐、腹泻、呼吸急促、哮喘、胸闷、唾液和支气管腺体分泌增加等。呕吐、腹泻严重的患者可出现低血钾。

(10)本品过量的处理:主要采取对症治疗,对乙酰胆碱作用亢进症状可用适量阿托品解救。

(六)药物相互作用

(1)本品可增强乙酰胆碱的作用,故使用时应谨慎。

(2)抗胆碱药(如替喹溴铵、丁溴东莨菪碱等)可能会减弱本品促进胃肠道运动的作用,应避免合用。

(3)本品与具有肌肉松弛作用的药物(如地西泮、氯唑沙宗等)合用,可相互减弱作用。

(曹璐杰)

第四节 抑制胃酸分泌药

一、质子泵抑制剂

(一)奥美拉唑

1.理化性质

奥美拉唑胶囊化学名称:5-甲氧基-2-{[(4-甲氧基-3,5-二甲基-2-吡啶基)-甲基]-亚砜}-1H-苯并咪唑,分子式:$C_{17}H_{19}N_3O_3S$,分子量:345.41。注射用奥美拉唑钠,主要成分:奥美拉唑钠,化学名称:5-甲氧基-2-{[(4-甲氧基-3,5-二甲基-2-吡啶基)-甲基]-亚磺酰基}-1H-苯并咪唑钠盐-水合物,分子式:$C_{17}H_{18}N_3NaO_3S \cdot H_2O$。奥美拉唑具有脂溶性,呈弱碱性,易浓集于酸性环境中。奥美拉唑胶囊内含类白色肠衣小颗粒;注射用奥美拉唑钠为白色疏松块状物或粉末,专用溶剂为无色的透明液体。

2.药理作用

(1)药效学:本品为脂溶性、弱碱性药物,易浓集于酸性环境中,能特异地分布于胃黏膜壁细胞的分泌小管中,并转化为亚磺酰胺的活性形式,通过二硫键与壁细胞分泌膜中的H^+,K^+-ATP酶(又称质子泵)的巯基呈不可逆性的结合,生成亚磺酰胺与质子泵的复合物,从而抑制该酶活性,阻断胃酸分泌的最后步骤,因此本品对各种原因引起的胃酸分泌具有强而持久的抑制作用。

(2)药动学:本品口服经小肠吸收,1小时内起效,食物可延迟其吸收,但不影响其吸收总量。单次给药生物利用度约35%,多次给药生物利用度可达60%。本品口服后0.5~3.5小时血药浓度达峰值,作用持续24小时以上,可分布到肝、肾、胃、十二指肠、甲状腺等组织,且易透过胎盘,不易透过血-脑屏障。血浆蛋白结合率为95%~96%,血浆半衰期为0.5~1小时,慢性肝病患者为3小时。本品在体内经肝脏微粒体细胞色素$P450$氧化酶系代谢,代谢物约80%经尿液排泄,其余由胆汁分泌后从粪便排泄。肾衰竭患者对本品的清除无明显变化,肝功能受损者清除半衰期可有延长。

3.临床应用

(1)用于胃溃疡、十二指肠溃疡、应激性溃疡。

(2)用于反流性食管炎和卓-艾综合征(胃泌素瘤)。

(3)本品注射剂还可用于:①消化道出血,如消化性溃疡出血、吻合口溃疡出血等,以及预防重症疾病(如脑出血、严重创伤等)和胃手术后引起的上消化道出血;②应激状态时并发或由非甾体抗炎药引起的急性胃黏膜损伤;③对于全身麻醉或大手术后,以及衰弱昏迷患者,防止胃酸反流合并吸入性肺炎。

(4)与阿莫西林和克拉霉素,或与甲硝唑和克拉霉素合用,可有效杀灭幽门螺杆菌。

4.用法与用量

(1)常规剂量:①口服。消化性溃疡:一次 20 mg,一天 1~2 次。一天晨起吞服或早晚各 1 次,胃溃疡疗程通常为 4~8 周,十二指肠溃疡疗程通常 2~4 周。反流性食管炎:一次 20~60 mg,一天 1~2 次。晨起吞服或早晚各 1 次,疗程通常为 4~8 周。卓-艾综合征:一次 60 mg,一天 1 次,以后一天总剂量可根据病情调整为 20~120 mg,若一天总剂量需超过 80 mg 时,应分为 2 次服用。②静脉注射。一次 40 mg,一天 1~2 次。消化性溃疡出血:一次 40 mg,每 12 小时 1 次,连用 3 天。胃泌素瘤:初始剂量为一次 60 mg,一天 1 次,一天剂量可更高,剂量应个体化。当一天剂量超过 60 mg 时,分 2 次给药。③静脉滴注。一次 40 mg,每 8~12 小时 1 次。

(2)肝肾功能不全时剂量:严重肝功能不全者必要时剂量减半,肠溶制剂一天不超过 20 mg。

5.不良反应

本品的耐受性良好,不良反应多为轻度并具有可逆性。常见不良反应有腹泻、头痛、恶心、腹痛、胃肠胀气及便秘,偶见血清氨基转移酶(ALT、AST)增高、皮疹、眩晕、嗜睡、失眠等,这些反应通常是轻微的,可自动消失,与剂量无关。长期治疗未见严重的不良反应,但在有些病例中可发生胃黏膜细胞增生和萎缩性胃炎。动物试验表明本品可引起胃底部和胃体部主要内分泌细胞(胃肠嗜铬样细胞)增生,长期服药还可发生胃部类癌。

6.注意事项

(1)对本品过敏者、严重肾功能不全者、婴幼儿及孕妇禁用。

(2)治疗胃溃疡时,应首先排除溃疡型胃癌的可能,因用本品治疗可减轻其症状,从而延误治疗。

(3)肝、肾功能不全者慎用。

(4)尚无儿童用药经验。

(5)本品可使 ^{13}C 尿素呼气试验(UBT)结果出现假阴性,临床上应在本品治疗至少 4 周后才能进行 ^{13}C 尿素呼气试验。

7.药物相互作用

(1)本品在肝脏通过 CYP2C19 代谢,会延长其他酶解物在体内的消除,如地西泮、苯妥英钠、华法林、硝苯地平、双香豆素、安替比林、双硫仑等,当本品和上述药物一起使用时,应减少后者的用量。

(2)本品可提高胰酶的生物利用度,增强其疗效。

(3)本品与地高辛合用时,地高辛的吸收增加,有加重地高辛中毒的危险,因此合用时应减少地高辛剂量。

(4)本品可抑制泼尼松转化为其活性形式,降低其药效。

(5)本品可使四环素、氨苄西林、酮康唑、伊曲康唑等吸收减少,血药浓度降低,这与本品造成的胃内碱性环境有关。

(6)本品抑制胃酸,使胃内细菌数量增加,致使亚硝酸盐转化为致癌性亚硝酸。

(7)本品的抑酸作用可影响铁剂的吸收。

(二)兰索拉唑

1.理化性质

化学名称:(±)-2[[[3-甲基-4-(2,2,2-三氟乙氧基)-2-吡啶基]甲基]亚硫酰基]苯并咪唑。分子式:$C_{16}H_{14}F_3N_3O_2S$,分子量:369.37。本品为白色肠溶片,除去肠溶衣后显白色或类白色。

2.药理作用

(1)药效学:本品是继奥美拉唑之后的第二代质子泵抑制剂,两者的化学结构很相似,均为苯并咪唑衍生物,不同之处为本品在吡啶环上多一个氟。本品在胃黏膜壁细胞微管的酸性环境中形成活性亚磺酰胺代谢物,此种活性物与质子泵的巯基结合,从而抑制该酶的活性,进而抑制胃酸分泌的最后一个步骤,阻断 H^+ 分泌入胃内。对基础胃酸和所有刺激物所致的胃酸分泌均有明显的抑制作用,其抑制作用明显优于 H_2 受体拮抗剂。一次口服 30 mg,可维持作用 24 小时。对胃蛋白酶有轻、中度抑制作用。可使血清胃泌素的分泌增加。对幽门螺杆菌有抑制作用。单用本品虽然对无根除作用,但与抗生素联合应用可明显提高的根除率。

(2)药动学:本品口服易吸收,绝对生物利用度约为85%,抑酸作用可以达24小时以上。餐后服用可延缓吸收,并使峰值浓度降低,但曲线下面积与空腹服用无明显差异。健康成人空腹时单次口服 30 mg,经 1.5~2.2 小时达血药浓度峰值(0.75~1.15 mg/L),其值随剂量的增加而递增。药物血浆蛋白结合率为 97.7%~99.4%。本品在体内经肝脏微粒体细胞色素 P_{450} 氧化酶系统代谢,主要经胆汁和尿液排泄,尿液中测不出原形药物,全部为代谢产物。本品半衰期β相为1.3~1.7小时,老年人半衰期约为2小时,严重肝衰竭患者半衰期延长至7小时。药物在体内无蓄积作用。

3.临床应用

(1)胃溃疡、十二指肠溃疡、吻合口溃疡。

(2)反流性食管炎。

(3)卓-艾综合征(胃泌素瘤)。

(4)幽门螺杆菌感染。

4.用法与用量

(1)十二指肠溃疡:通常成人一天1次,口服,一次 15~30 mg,连续服用 4~6 周。

(2)胃溃疡、反流性食管炎、卓-艾综合征、吻合口溃疡:通常成人一天1次,口服,一次30 mg,连续服用6~8周。

(3)合并幽门螺杆菌感染的胃或十二指肠溃疡:可一次 30 mg,一天 1~2 次,与 1~2 种抗生素联合应用,1~2 周为 1 个疗程。用于维持治疗、高龄患者、有肝功能障碍或肾功能低下的患者,一天1次,口服,一次 15 mg。

5.不良反应

本品安全性较好,一般能很好耐受,不良反应发生率为2%~4%。常见不良反应有便秘、腹泻、便血、口干、恶心、食欲缺乏、腹胀,偶有 GOT、GPT、ALP、LDH、γ-GTP 上升等现象,口服本品可致胃黏膜轻度肠嗜铬样(ECL)细胞增生,停药后可恢复正常。偶有贫血、白细胞减少、嗜酸性粒细胞增多、血小板减少、头痛、嗜睡、发热、皮疹、瘙痒、总胆固醇上升、尿酸上升等症状,失眠、头晕等症状极少发生。有报道对大白鼠经口服(剂量为临床用量的100倍)的试验中,发生了1例胃部类癌。

6.注意事项

(1)对本品过敏者禁用。

(2)有药物过敏史者、老人、肝功能不全者慎用。

(3)小儿用药的安全性尚未确定,不推荐使用。

(4)已确认本品在大白鼠胎仔的血浆浓度比在母鼠中高。又在兔子(经口给药 30 mg/kg)的试验发现胎仔死亡率增加,故对孕妇或有可能怀孕的妇女,须事先判断治疗上的益处超过危险性时,方可用药。

(5)动物试验中本品可经乳汁分泌,哺乳妇女应避免用药,必须使用时应暂停哺乳。

(6)本品可使^{13}C尿素呼气试验(UBT)结果出现假阴性,可使血清胃泌素水平升高。

(7)本品会掩盖胃癌的症状,所以须先排除胃癌,方可给药。

7.药物相互作用

(1)会延迟地西泮及苯妥英钠的代谢与排泄。

(2)与硫糖铝合用,可干扰后者的吸收,降低其生物利用度。

(3)与抗酸剂合用,能降低本品的生物利用度。

(4)与茶碱合用,可轻度降低茶碱的血药浓度。

(5)与对乙酰氨基酚合用,可使后者的血药浓度峰值升高,达峰时间缩短。

(6)与伊曲康唑、酮康唑合用,可使后两者的吸收减少。

(7)与克拉霉素合用,有发生舌炎、口腔炎或舌头变黑的报道。

(三)泮托拉唑

1.理化性质

化学名称:5-二氟甲氧基-2-[(3,4-二甲氧基-2-吡啶基)甲基]亚硫酰基-1H-苯并咪唑钠盐-水合物。分子式:$C_{16}H_{14}F_2N_3NaO_4S \cdot H_2O$,分子量:423.38。泮托拉唑钠肠溶胶囊内容物为白色或类白色粉末;泮托拉唑钠肠溶片为红棕色肠溶薄膜衣片,除去薄膜后,显白色;注射用泮托拉唑钠为白色或类白色疏松块状物或粉末,专用溶剂为无色的澄明液体。

2.药理作用

(1)药效学:本品第三代质子泵抑制剂,在中性和弱酸性条件下相对稳定,在强酸性条件下迅速活化,其pH依赖的活化特性,使其对H^+,K^+-ATP酶的作用具有更好的选择性。本品能特异性地抑制壁细胞顶端膜构成的分泌性微管和细胞质内的管状泡上的H^+,K^+-ATP酶,引起该酶不可逆性的抑制,从而有效地抑制胃酸的分泌。由于H^+,K^+-ATP酶是壁细胞分泌酸的最后一个过程,故本品抑酸能力强大。它不仅能非竞争性抑制胃泌素、组胺、胆碱引起的胃酸分泌,而且能抑制不受胆碱或H_2受体拮抗剂影响的部分基础胃酸分泌。本品能减少胃液分泌量并抑制胃蛋白酶的分泌及活性,还可抑制幽门螺杆菌生长。本品对肝细胞内的细胞色素P_{450}酶系的亲和力较低,同时也可以通过第Ⅱ系统进行代谢,故其他通过P_{450}酶系代谢的药物与本品间相互作用较少。

(2)药动学:本品生物利用度高且相对稳定,单次或多次给药后的生物利用度均保持在77%,且不受食物或其他抗酸药物的影响。口服 40 mg 肠溶片 2.5 小时后达血药浓度峰值(C_{max})3 μg/mL。泮托拉唑的血浆蛋白结合率为98%,主要在肝脏代谢为去甲基泮托拉唑硫酸脂。泮托拉唑的半衰期为1小时,约80%的代谢物经尿液排泄,其余经胆汁分泌后进入粪便排出,肾功能不全不影响药代动力学,肝功能不全时可延缓清除。半衰期、清除率和表观分布容积与给药剂量无关。

3.临床应用

(1)主要用于消化性溃疡(胃溃疡、十二指肠溃疡、吻合口溃疡等)及其出血,包括非甾体抗炎药引起的急性胃黏膜损伤和应激状态下溃疡出血。

(2)用于反流性食管炎,也用于全身麻醉或大手术后及衰弱昏迷患者,防止胃酸反流合并吸入性肺炎。

(3)与其他抗菌药物(如克拉霉素、阿莫西林和甲硝唑)联用能够根除幽门螺杆菌感染。

(4)卓-艾综合征。

4.用法与用量

口服,一次40 mg,一天1次,个别对其他药物无反应的病例可一天2次,最好于早餐前服用。十二指肠溃疡一般疗程2~4周,胃溃疡及反流性食管炎疗程4~8周。静脉滴注,一次40 mg,一天1~2次,临用前将10 mL专用溶剂注入冻干粉小瓶内,将上述溶解后的药液加入0.9%氯化钠注射液100 mL中稀释后供静脉滴注,时间要求在15~30分钟内滴完。本品溶解和稀释后必须在3小时内用完,禁止用其他溶剂或其他药物溶解和稀释。肾功能受损和老年患者,剂量一天不宜超过40 mg。严重肝衰竭的患者一次40 mg,隔天1次。

5.不良反应

本品不良反应较少。偶见头晕、失眠、嗜睡、恶心、腹泻、便秘、皮疹和肌肉疼痛等症状。大剂量使用时可出现心律不齐、转氨酶升高、肾功能改变、粒细胞降低等。

6.注意事项

(1)对本品过敏者、哺乳期妇女、妊娠早期妇女、婴幼儿禁用。

(2)肝、肾功能不全者慎用。

(3)尚无儿童用药经验,老年人用药剂量无须调整。

(4)本品抑制胃酸分泌的作用强、时间长,故应用本品时不宜同时再服用其他抗酸剂或抑酸剂。为防止抑酸过度,在一般消化性溃疡等病时,不建议大剂量长期应用(卓-艾综合征例外)。

(5)肾功能受损者不需调整剂量;肝功能受损者需要酌情减量。

(6)治疗胃溃疡时应排除胃癌后才能使用本品,以免延误诊断和治疗。

(7)动物试验中,长期大量使用本品后,观察到高胃泌素血症及继发胃ECL细胞增大和良性肿瘤的发生,这种变化在应用其他抑酸剂及施行胃大部切除术后也可出现。

7.药物相互作用

本品可能减少生物利用度取决于胃pH的药物(如伊曲康唑、酮康唑)的吸收。凡通过细胞色素P_{450}酶系代谢的其他药物均不能除外与本品有相互作用的可能性。

(四)雷贝拉唑

1.理化性质

化学名称:2-[[[4-(3-甲氧基丙氧基)-3-甲基-2-吡啶基]甲基]亚磺酰基]-1H-苯并咪唑钠。分子式:$C_{18}H_{20}N_3NaO_3S$,分子量:381.43。本品呈纯白色粉末状,无味,易溶于水、甲醇,可少量溶解于纯乙醇和乙醚。

2.药理作用

(1)药效学:本品是一种新型的质子泵抑制剂,对基础胃酸和由刺激引起的大量胃酸分泌均有抑制作用。通过特异性抑制H^+,K^+-ATP酶,强烈抑制胃酸分泌,并使胃pH产生较大且持久的升高。其抗胃酸分泌活性与奥美拉唑相比,雷贝拉唑抑制 H^+,K^+-ATP 酶作用更强,而且抑制可恢复,对血浆胃泌素水平影响较少,具有选择性强烈抑制幽门螺杆菌作用。本品无抗胆碱能及抗 H_2 组胺的特性。

(2)药动学:本品口服后 1 小时左右可在血中检出,达峰时间为(2.83±1.56)小时,消除相半衰期为(2.17±1.05)小时。雷贝拉唑钠在给药后 72 小时之内尿液中未检出原形药物,代谢产物羧酸化物及葡萄糖酸结合体经尿液排泄约占给药量的 30%。据国外文献报道:该药是经胃后在肠道内才开始被吸收的。在 20 mg 剂量组,血药浓度峰值是在用药后 3.5 小时达到的。在 10～40 mg 剂量范围内,血药浓度峰值和曲线下面积与剂量呈线性关系。口服 20 mg 剂量组的绝对生物利用度约为 52%。重复用药后生物利用度不升高。健康受试者的药物半衰期约为 1 小时,体内药物清除率为(283±98)mL/min。在慢性肝病患者体内,血药浓度的曲线下面积提高 2～3 倍。雷贝拉唑钠的血浆蛋白结合率约为 97%,主要的代谢产物为硫醚(M1)和羧酸(M6)。次要代谢物还有砜(M2)、乙基硫醚(M4)和硫醚氨酸(M5)。只有乙基代谢物(M3)具有少量抑制分泌的活性,但不存在于血浆中。该药 90% 主要随尿液排出,其他代谢物随粪便排出。在需要血液透析的晚期稳定的肾衰竭患者体内[肌酐清除率≤5 mL/(min·1.73 m^2)],雷贝拉唑钠的分布与在健康受试者体内的分布相似。本品用于老年患者时,药物清除率有所降低。当老年患者用雷贝拉唑钠一次 20 mg,一天 1 次,连续用 7 天,出现血药浓度的曲线下面积加倍,浓度峰值相对于年轻健康受试者升高 60%。本品在体内无累积现象。

3.临床应用

(1)用于活动性十二指肠溃疡、良性活动性胃溃疡。

(2)用于减轻侵蚀性或溃疡性的胃-食管反流病(GERD)症状及其维持期的治疗。

(3)与适当的抗生素合用可根治幽门螺杆菌。

(4)用于卓-艾综合征的治疗。

4.用法与用量

通常成人一天口服 1 次,一次 10 mg,根据病情也可一天口服 1 次,一次 20 mg。在一般情况下,胃溃疡、吻合口溃疡、反流性食管炎的给药以 8 周为限,十二指肠溃疡的给药以 6 周为限。

5.不良反应

本品耐受性良好,不良反应与其他质子泵抑制药相似。

(1)心血管系统:罕见心悸、心动过缓、胸痛。

(2)精神、神经系统:可见眩晕、四肢乏力、感觉迟钝,偶见头痛,罕见失眠、困倦、握持力低下、口齿不清、步态蹒跚。据国外资料个案报道,既往有肝性脑病的肝硬化患者用药后出现精神错乱、识辨力丧失和嗜睡。

(3)泌尿、生殖系统:偶见血尿素氮升高、蛋白尿。

(4)消化系统:可见口干、腹胀、腹痛,偶见恶心、呕吐、便秘、腹泻及丙氨酸氨基转移酶(ALT)、天门冬氨酸氨基转移酶(AST)、碱性磷酸酶(ALP)、γ-谷氨酰胺转移酶(γ-GTP)、乳酸脱氢酶(LDH)、总胆红素、总胆固醇升高,罕见消化不良。

(5)血液系统:偶见红细胞、淋巴细胞减少、白细胞减少或增多、嗜酸性粒细胞、中性粒细胞增多,罕见溶血性贫血(出现此类状况时,应停药并采取适当措施)。

(6)其他:可见光敏性反应、皮疹、荨麻疹、瘙痒、水肿、休克、视力障碍、肌痛、鼻炎(出现此类状况时,应停药并采取适当措施)。此外,动物试验发现本品有致癌性。

6.注意事项

(1)对本品过敏者、哺乳期妇女、孕妇禁用。

(2)有药物过敏史的患者、肝功能障碍患者及高龄患者应慎用。

(3)使用本品时,有可能掩盖由胃癌引起的症状,故应在确诊无恶性肿瘤的前提下再进行给药。

(4)治疗时应密切观察其临床动态,根据病情将用量控制在治疗所需的最低限度内。

(5)服药时不要咀嚼或咬碎。

(6)对于小儿的安全性尚未确定,不推荐使用。

7.药物相互作用

(1)由于本品可升高胃内 pH,与地高辛合用时,会使地高辛的 AUC 和 C_{max} 值分别增加 19% 和 29%,故合用时应监测地高辛的浓度。

(2)本品与含氢氧化铝、氢氧化镁的制酸剂同时服用,或在服用制酸剂 1 小时后再服用本品时,本品的平均血药浓度和 AUC 分别下降 8% 和 6%。

(3)本品可减少酮康唑、伊曲康唑的胃肠道吸收,使其疗效降低。

(4)本品对通过细胞色素 P4502C4 途径代谢的药物(如地西泮、茶碱、华法林、苯妥英钠等)没有影响。

(五)埃索美拉唑

1.理化性质

化学名称:双-S-5-甲氧基-2-Ⅱ(4-甲氧基-3.5 二氧基-2-吡啶基)-1H-苯并咪唑镁三水合物。分子式:$C_{34}H_{36}MgN_6O_6S_2 \cdot H_2O$,分子量:767.15。弱碱性,对酸不稳定。

2.药理作用

(1)药效学:本品为质子泵抑制剂,是奥美拉唑的 S-异构体,能在壁细胞泌酸管的高酸环境中浓集并转化为活性形式,特异性抑制该部位的 H^+、K^+-ATP 酶,从而抑制基础酸及刺激所致的胃酸分泌。人体试验证实 S 型异构体的抑酸作用为 R 型的 4 倍。原因在于 S 型异构体口服后的生物利用度较 R 型为高。

(2)药动学:本品口服后吸收迅速,1~2 小时血药浓度达高峰。一天 1 次重复给药后,绝对生物利用度为 89%,血浆蛋白结合率为 97%,本品通过肝脏细胞色素 P_{450} 酶系代谢,埃索美拉唑的曲线下面积(AUC)值及血浓度峰值(C_{max})随剂量增多而相应增高,且与剂量呈非线性正相关,剂量加倍时,AUC 值升高约 3 倍。埃索美拉唑仅有 73% 经 CYP2C19 代谢,其内在清除率明显低于 R-异构体。埃索美拉唑 80% 代谢物从尿液中排泄,其余经粪便排出,仅 1% 以原形经肾脏排出。国外研究表明,老年患者、肾功能不全患者、轻、中度肝功能不全的患者 AUC 与正常人无显著差异,在这部分人群中使用时无须调整剂量。在重度肝功能不全(Child-Pugh 分级)患者中使用时则应酌情调整剂量。

3.临床应用

(1)胃食管反流性疾病、糜烂性反流性食管炎的治疗;已经治愈的食管炎患者防止复发的长期维持治疗;胃食管反流性疾病的症状控制。

(2)与适当的抗菌疗法联合用药根除幽门螺杆菌,并且愈合与幽门螺杆感染相关的十二指肠溃疡,以及防止与幽门螺杆菌相关的消化性溃疡复发。

4.用法与用量

(1)糜烂性反流性食管炎的治疗:一次 40 mg,一天 1 次,连服 4 周。对于食管炎未治愈或持续有症状的患者建议再服药治疗4周。

(2)已经治愈的食管炎患者防止复发的长期维持治疗：一次20 mg，一天1次。

(3)胃食管反流性疾病的症状控制。无食管炎的患者：一次20 mg，一天1次，如果用药4周症状未获控制，应对患者做进一步的检查，一旦症状消除，随后的症状控制可采用即时疗法，即需要时口服，一次20 mg，一天1次。

(4)与适当的抗菌疗法联合用药根除幽门螺杆菌，并且愈合与幽门螺杆菌相关的十二指肠溃疡，以及预防与幽门螺杆菌相关的消化性溃疡复发埃索美拉唑镁肠溶片20 mg加阿莫西林1 g加克拉霉素500 mg，一天2次，连用7天。

5.不良反应

在埃索美拉唑的临床试验中已确定或怀疑有下列不良反应，这些反应均无剂量相关性。常见不良反应有($>1/100$，$<1/10$)头痛、腹痛、腹泻、腹胀、恶心、呕吐、便秘。少见不良反应有($>1/1\,000$，$<1/100$)皮炎、瘙痒、荨麻疹、头昏、口干。罕见不良反应有($>1/10\,000$，$<1/1\,000$)过敏性反应，如血管性水肿、肝转氨酶升高。

6.注意事项

(1)已知对埃索美拉唑、其他苯并咪唑类化合物或本品的任何其他成分过敏者禁用。

(2)当出现任何报警症状（如显著的非有意的体重下降、反复呕吐、吞咽困难、呕血或黑便），怀疑有胃溃疡或已患有胃溃疡时，应排除恶性肿瘤，因为使用埃索美拉唑肠溶片治疗可减轻恶性肿瘤的症状，避免延误诊断。

(3)肾功能损害的患者无须调整剂量，对于严重肾功能不全的患者，由于使用该药的经验有限，治疗时应慎重。

(4)轻到中度肝功能损害的患者无须调整剂量，对于严重肝功能损害的患者，应服用的埃索美拉唑镁肠溶片剂量为20 mg。

(5)长期使用该药治疗的患者（特别是使用1年以上者）应定期进行监测。

(6)无妊娠期使用埃索美拉唑的临床资料可供参考，动物试验未显示埃索美拉唑对胚胎或胎儿发育有直接或间接的损害作用，用消旋混合物进行的动物试验未显示对妊娠、分娩或出生后发育有直接或间接的有害影响，但给妊娠期妇女使用埃索美拉唑时应慎重。尚不清楚埃索美拉唑是否会经乳汁排泄，也未在哺乳期妇女中进行过埃索美拉唑的研究，因此在哺乳期间不应使用埃索美拉唑镁肠溶片。

(7)尚无在儿童中使用埃索美拉唑的经验。

(8)老年患者无须调整剂量。

7.药物相互作用

(1)治疗期间若使用酮康唑和依曲康唑，此两种药物的吸收会降低。

(2)与经CYP2C19代谢的药物（如地西泮、西酞普兰、丙米嗪、氯米帕明、苯妥英钠等）合用时，这些药物的血浆浓度可被升高，可能需要降低剂量。

二、组胺H_2受体拮抗剂

(一)西咪替丁

1.理化性质

化学名称：N'-甲基-N''-[2[[(5-甲基-1H-咪唑-4-基)甲基]硫代]乙基]-N-氰基胍。分子式：

$C_{10}H_{16}N_6S$,分子量：252.34。片剂为白色片或加有着色剂的淡蓝色或浅绿色片，或为薄膜衣片，无臭，味苦，易溶于甲醇、热水和稀酸中，溶于乙醇，几乎不溶于水和氯仿，对湿、热稳定，但在过量盐酸中可逐渐分解；针剂为无色至淡黄色的透明液体。

2.药理作用

(1)药效学：外源性或内源性的组胺作用于胃腺体壁细胞上的 H_2 受体后，能刺激胃酸分泌。西咪替丁通过阻断组胺 H_2 受体而发挥显著的抑制胃酸分泌的作用，使胃中酸度降低。西咪替丁既能明显抑制昼夜基础胃酸分泌，也能抑制由五肽胃泌素、组胺、胰岛素和试餐等刺激后胃酸分泌的容量和浓度；同时还具有轻度抑制胃蛋白酶分泌、保护胃黏膜细胞、增加胃黏膜血流量的作用；并可保护胃黏膜不受阿司匹林的损害；对各种化学性刺激引起的腐蚀性胃炎也有预防和保护作用。本品对心脏窦房结、子宫、回肠、支气管平滑肌、皮肤血管床、甲状旁腺和 T 细胞的 H_2 受体也有一定的拮抗作用。由于西咪替丁有抗雄性激素作用，在治疗多毛症方面也有一定价值。本品还能减弱免疫抑制细胞的活性，增强免疫反应，从而阻止肿瘤转移和延长存活期。

(2)药动学：西咪替丁口服后60%～70%由肠道迅速吸收，生物利用度约为70%，血药浓度达峰时间为45～90分钟，年轻人较老年人更易吸收。血浆蛋白结合率低，为15%～20%。服用300 mg平均峰浓度为1.44 μg/mL，可抑制基础胃酸分泌降低50%达4～5小时。本品广泛分布于全身组织(除脑以外)，在肝脏内代谢，主要经肾脏排泄。24小时后口服量的约48%以原形自肾脏排出，10%可从粪便排出。本品可经血液透析清除。肾功能正常时半衰期为2小时，肌酐清除率在20～50 mL/min，半衰期为2.9小时，当小于20 mL/min 时为3.7小时，肾功能不全时为5小时。本品还可经胎盘转运和从乳汁排出。

(3)毒理学：对于大鼠、狗和小鼠，口服的半数致死量为2～3 g/kg，静脉给药的半数致死量为100～150 mg/kg，对狗的慢性毒性试验中，给药54 mg/kg后，一些动物显示出有肝脏和肾脏受损迹象。大鼠和狗的亚急性、慢性中毒性试验证明本品有轻度抗雄激素作用，可引起前列腺和精囊重量减少，出现乳汁分泌，但停药后消失。剂量水平为150～950 mg/kg的药物给予大鼠12个月后，各剂量组雄性大鼠的前列腺缩小，而且在高剂量组睾丸和精囊腺缩小；剂量水平为41～54 mg/kg的药物给予狗12个月之后，导致前列腺的重量减轻。西咪替丁无致突变、致癌、致畸胎作用，也无依赖性和抗药性。

3.临床应用

(1)主要用于治疗胃酸过多引起的胃烧灼感、十二指肠溃疡、术后溃疡、良性胃溃疡、反流性食管炎、上消化道出血。

(2)西咪替丁是二氢睾酮的竞争性抑制剂，能减少皮脂分泌，用于治疗痤疮，还可治疗女性雄激素性多毛症。

(3)西咪替丁作为 H_2 受体拮抗剂，可用于治疗麻疹、药疹、湿疹等多种皮肤病。

(4)用于治疗疱疹病毒感染所致的皮肤病，如水痘、单纯疱疹、带状疱疹等，都有明显疗效，特别是用于治疗带状疱疹，能显著缩短病程、减轻神经痛症状。

(5)西咪替丁是一种免疫调节剂，对于顽固性感染、恶性黑色素瘤及早期的皮肤 T 细胞淋巴瘤等均有一定疗效，对食管症状明显的系统性硬皮病也很有效。

(6)用于结肠癌、肾细胞癌的辅助治疗。

(7)其他：西咪替丁还可用于预防输血反应、治疗小儿秋季腹泻及治疗慢性溃疡性结肠炎等。

4.用法与用量

(1)口服,用于治疗胃酸过多导致的烧灼感症状时,一次200～400 mg,一天3～4次,24小时不超过800 mg,于饭后及睡前各服1次;用于治疗消化性溃疡和反流性食管炎,成人一次300～600 mg,一天1～2次,于进餐时或餐后立即服用和睡前服用,儿童一天20～40 mg/kg。维持疗法:一天400 mg,睡前服用,当需控制疼痛时,可服用制酸药,但需间隔至少1小时。治疗时应按时服药,坚持全疗程,一般在进餐时和睡前服药效果较好。

(2)静脉间隔滴注:静脉给药可以是间断给药,200 mg本品注射液稀释于100 mL葡萄糖注射(5%)或其他可配伍静脉溶液中,滴注15～20分钟,每4～6小时重复1次。对于一些患者如有必要增加剂量,需增加给药次数,但一天不应超过2 g为准。

静脉连续滴注:也可以使用连续静脉滴注,通常正常的滴注速度在24小时内不应超过75 mg/h。

静脉注射:200 mg本品注射液应用0.9%氯化钠溶液稀释至20 mL,缓慢注射,注射时间不应短于2分钟,可间隔3～6小时重复使用。

(3)肌内注射的剂量通常为200 mg,在4～6小时后可重复给药。

5.不良反应

由于本品在体内分布广泛,药理作用复杂,故不良反应较多。

(1)消化系统反应。较常见的有腹泻、腹胀、口苦、口干、血清转氨酶轻度升高等,偶见严重肝炎、肝坏死、肝脂肪性变等。由于西咪替丁能进入乳汁,并能通过胎盘屏障,故哺乳期妇女和孕妇禁用,以避免婴儿及胎儿肝功能障碍。突然停药有可能引起慢性消化性溃疡穿孔,估计为停药后胃酸反跳增加所致。动物试验有应用西咪替丁致急性胰腺炎的报道,故不宜用于急性胰腺炎患者。

(2)泌尿系统反应。有报道本品能引起急性间质性肾炎,导致肾衰竭,但此种毒性反应是可逆的,停药后肾功能一般均可恢复正常。

(3)造血系统反应。本品对骨髓有一定的抑制作用,少数患者可发生可逆性中等程度的白细胞或粒细胞减少,也可出现血小板减少及自身免疫性溶血性贫血,其发生率为用药者的0.02‰。

(4)中枢神经系统反应。本品可通过血-脑屏障,具有一定的神经毒性。主要表现为头晕、头痛、疲乏、嗜睡等较常见,少数患者可出现不安、感觉迟钝、语言含糊不清、出汗、局部抽搐或癫痫样发作,以及幻觉、妄想等症状,停药后48小时内能恢复。引起中毒症状的血药浓度多在2 μg/mL以上,而且多发生于老人、幼儿或肝、肾功能不全的患者,故宜慎用。在治疗酗酒者的胃肠道合并症时,可出现震颤性谵妄,酷似戒酒综合征。

(5)心血管系统反应。可有心动过缓或过速、面部潮红等。静脉注射时偶见血压骤降、房性期前收缩甚至心搏骤停等。

(6)内分泌系统和皮肤的反应。在长期用标准剂量治疗或应用大于常用剂量时(一天剂量>1.6 g),一些患者可引起男性乳房发育、女性溢乳、性欲减退、阳痿、精子计数减少等,停药后即可消失。西咪替丁可抑制皮脂分泌,诱发剥脱性皮炎、皮肤干燥、皮脂缺乏性皮炎、脱发、口腔溃疡等。皮疹、巨型荨麻疹、药物热等也有发生。

(7)过量服用本品可造成急性中毒,在动物毒性研究中可观察到中枢神经系统受到抑制、血压降低、心动过速、转氨酶升高、肾功能异常。

6.注意事项

(1)口服15分钟内胃液隐血试验可出现假阳性;血液水杨酸浓度、血清肌酐、催乳素、氨基转移酶等浓度均可能升高;甲状旁腺激素浓度则可能降低。

(2)孕妇和哺乳期妇女禁用。

(3)用组胺H_2受体拮抗剂治疗可能会掩盖与胃癌有关的症状。因此有可能耽误疾病的诊断。对于中老年患者,近期伴有消化道症状的改变,尤应引起注意。原则上,对怀疑患有胃溃疡的患者,用本品治疗前,应当排除恶性病变的可能性。本品治疗8~12周后,内镜复查治愈的胃溃疡病也是重要的。

(4)本品的神经毒性症状与中枢抗胆碱药所致者极为相似,且用拟胆碱药毒扁豆碱治疗可改善症状。故应避免本品与中枢抗胆碱药同时使用,以防加重中枢神经毒性反应。

(5)老年患者由于肾功能减退,对本品清除减少、减慢,可导致血药浓度升高,因此更易发生毒性反应,出现眩晕、谵妄等症状。

(6)本品对骨髓有一定的抑制作用,用药期间应注意检查血常规。

(7)为避免肾毒性,用药期间应注意检查肾功能。

(8)下列情况应慎用:①严重心脏及呼吸系统疾病;②用于系统性红斑狼疮患者时,西咪替丁的骨髓毒性可能增高;③器质性脑病;④幼儿或肝功能不全。

7.药物相互作用

(1)由于本品是抑制胃酸分泌,而硫糖铝需经胃酸水解后才发挥作用,所以二者合用可使硫糖铝的作用降低,故应避免同时服用。

(2)本品若与氢氧化铝、氢氧化镁等抗酸药或甲氧氯普胺合用时,西咪替丁的吸收可能减少,本品的血中药物浓度下降,故一般不提倡合用。如必须合用,两者应至少相隔1小时再服用。

(3)本品抑制细胞色素P_{450}催化的氧化代谢途径,并能降低肝血流量,故它与其他药物合用时,本品可降低另一些药物的代谢,导致其药理活性或毒性增强。这些药物包括:①与苯二氮䓬类药物(地西泮、硝西泮等)长期合用,肝内代谢可被抑制,导致后者的血药浓度升高,加重镇静及其他中枢神经抑制作用,并有可能导致呼吸及循环衰竭。但是其中劳拉西泮、奥沙西泮、替马西泮似乎不受影响。②与普萘洛尔、美托洛尔、甲硝唑合用时,血药浓度可能增高。③与香豆素类抗凝血药合用时,凝血酶原时间可进一步延长,因此须密切注意病情变化,并调整抗凝血药用量。④与苯妥英钠或其他乙内酰脲类合用,可能使后者的血药浓度增高,导致苯妥英钠中毒,必须合用时,应在5天后测定苯妥英钠血药浓度以便调整剂量,并注意定期复查血常规。⑤与茶碱、咖啡因、氨茶碱等黄嘌呤类药合用时,肝代谢降低,可导致清除延缓,血药浓度升高,可能发生中毒反应。⑥本品可使维拉帕米的绝对生物利用度由26.3%±16.8%提高到49.3%±23.6%,由于维拉帕米可发生少见但很严重的不良反应,因此应引起注意。⑦本品可抑制奎尼丁代谢,患者同时服用地高辛和奎尼丁时,不宜再用本品。因为奎尼丁可将地高辛从其结合部位置换出来,结果奎尼丁和地高辛的血药浓度均升高。此时应对血药浓度进行监测。⑧与其他肝内代谢药如利多卡因及三环类抗抑郁药等合用时,均应慎用。

(4)西咪替丁与阿片类药物合用,有报道在慢性肾衰竭患者身上可产生呼吸抑制、精神错乱、定向力丧失等不良反应。对此类患者应减少阿片类制剂的用量。

(5)由于本品能使胃液pH升高,因此与四环素合用时,可使四环素溶解变慢,使其吸收减少,抗菌作用减弱;本品与阿司匹林合用,可使后者作用增强。

(6)西咪替丁有与氨基糖苷类抗生素类似的肌神经阻断作用,这种作用不被新斯的明所对抗,只能被氯化钙所对抗,因此,本品与氨基糖苷类抗生素合用时有可能导致呼吸抑制甚至呼吸停止。

(7)西咪替丁与酮康唑合用可干扰后者的吸收,降低其抗真菌的活性。

(二)雷尼替丁

1.理化性质

化学名称:N'-甲基-N-[2-[[[5-[(二甲氨基)甲基]-2-呋喃基]-甲基]硫代]乙基]-2-硝基-1,1-乙烯二胺盐酸盐。分子式:$C_{13}H_{22}N_4O_3S \cdot HCl$,分子量:350.87。盐酸盐为类白色至淡黄色结晶性粉末,味微苦、带涩,极易潮解,吸潮后颜色变深,易溶于水,可溶于甲醇,略溶于乙醇。

2.药理作用

(1)药效学:本品为 H_2 受体拮抗剂,以呋喃环取代了西咪替丁的咪唑环,对 H_2 受体具有更高的选择性,能显著抑制正常人和溃疡患者的基础和夜间胃酸分泌,以及五肽胃泌素、组胺和进餐引起的胃酸分泌,其抑制胃酸作用较西咪替丁强 5~12 倍。静脉注射本品可使胃酸分泌降低 90%;对胃蛋白酶原的分泌也有一定的抑制作用。对试验性胃黏膜损伤和急性溃疡具有保护作用。对胃泌素的分泌无影响。抗雄性激素作用很小,因而极少产生男性乳房发育。本品抑制肝药酶作用也不明显。

(2)药动学:雷尼替丁口服后自胃肠道吸收迅速,生物利用度约为 50%,血药浓度达峰时间 1~2 小时,一次给药后作用时间可持续 12 小时,血浆蛋白结合率为 15%±3%,有效血浓度为 100 ng/mL,在体内分布广泛,且可通过血-脑屏障,脑脊液药物浓度为血浓度的 1/30~1/20。本品 30% 经肝脏代谢,其代谢产物有 N-氧化物、S-氧化物和去甲基代谢物,50% 以原形自肾脏随尿液排出。半衰期($t_{1/2}$)为 2~3 小时,与西咪替丁相似,肾功能不全时,半衰期相应延长。本品可经胎盘转运,乳汁内药物浓度高于血浆,但对肝脏微粒体药酶抑制作用不明显,很少影响其他药物代谢。

(3)毒理学:对于小鼠,口服雷尼替丁的半数致死量为 1 440~1 750 mg/kg。连续口服 5 周的每天最大无毒剂量,大鼠(雄)为 500 mg/kg,大鼠(雌)250 mg/kg,狗为 40 mg/kg。连续 26 周的每天最大无毒剂量,大鼠为 100 mg/kg,狗为 40 mg/kg。小鼠口服 100~200 mg/kg 114 周,大鼠口服 100~2 000 mg/kg,129 周,均未见致癌作用。大鼠和家兔经口给予雷尼替丁(剂量达人口服用药剂量的 160 倍),对动物的生育力或胎仔未见明显影响。但目前尚无有关妊娠妇女的充分和严格控制的研究。鉴于动物生殖毒性试验不能完全预测人体的反应,只有在确实必要时,本品才可用于妊娠妇女。

3.临床应用

(1)用于消化性溃疡出血、吻合口溃疡出血、弥漫性胃黏膜病变出血、胃手术后预防再出血等。

(2)用于应激状态时并发的急性胃黏膜损害和阿司匹林引起的急性胃黏膜损伤;也常用于预防重症疾病(如严重创伤、脑出血等)应激状态下应激性溃疡大出血的发生。

(3)用于胃酸过多、反流性食管炎及卓-艾综合征等病的治疗;适用于很多对用西咪替丁治疗无效的消化性溃疡患者及不能耐受西咪替丁的患者。

(4)用于全身麻醉或大手术后及衰弱昏迷患者,防止胃酸反流合并吸入性肺炎。

4.用法与用量

(1)片剂。治疗消化性溃疡,一天 2 次,一次 150 mg,早、晚饭时服,或 300 mg,睡前顿服,疗程 4~8 周,多数病例可于 4 周内收到良好效果,4 周溃疡愈合率为 46%,6 周为 66%,用药 8 周愈合率可达97%,当需控制疼痛时,可服用制酸药,但需间隔至少1小时再服用;有慢性溃疡病复发史者,应在睡前给予维持量,长期(不少于半年)在晚上服用150 mg,可避免溃疡愈合后复发。用于反流性食管炎的治疗,一天2次,一次150 mg,共用8周。对卓-艾综合征,开始一天3次,一次150 mg,必要时剂量可加至一天900 mg。

(2)针剂。①成人,用于上消化道出血:一次50 mg,稀释后缓慢静脉滴注(1~2小时);用于术前给药:一次50 mg,全身麻醉或大手术前60~90分钟缓慢静脉滴注1~2小时。②小儿,静脉滴注,一次2~4 mg/kg,24小时连续滴注。

5.不良反应

与西咪替丁相比,雷尼替丁不良反应发生相对较少,发生率低于3%。

(1)消化系统:常见的有恶心、呕吐、便秘、腹泻、腹部不适、疼痛等,偶有胰腺炎的报道。本品还可引起ALT可逆性升高,停药后症状即消失,肝功能也恢复正常。偶有报道会导致肝炎,有上述症状应立即停用本品。这些不良反应通常是可逆的,但偶有致死的情况发生。罕有导致肝衰竭的报道。

(2)心血管系统:雷尼替丁的心血管系统不良反应发生率较低,主要表现为窦性心动过缓和房室传导阻滞。

(3)血液系统:本品对骨髓有一定的抑制作用,少数患者可发生血小板减少、白细胞减少症或粒细胞减少,这些变化通常是可逆的。偶有粒细胞缺乏症、全血细胞减少症(有时候伴有骨髓发育不全)、再生障碍性贫血症的报道。

(4)中枢神经系统:偶有头痛、眩晕、失眠、嗜睡。重症老年患者中偶出现可逆性精神错乱、兴奋、抑郁、幻觉,和偶有眼睛适应性调节变化导致的视觉混乱的报道。

(5)内分泌系统:偶有使用本品的男性患者出现乳房女性化、阳痿与性欲降低的状况。

(6)肌肉、骨骼系统:偶见关节痛和肌痛。

(7)其他:静脉注射时局部可有烧灼感与瘙痒感。偶有超敏反应(如支气管痉挛、发热、皮疹、多种红斑)、变态反应、血管神经水肿和血清肌酐的少量增加。偶有脱发、脉管炎、间质性肾炎及胃类癌的报道。

6.注意事项

(1)长期使用可持续降低胃液酸度,有利于细菌在胃内繁殖,从而使食物内硝酸盐还原为亚硝酸盐,形成N-亚硝基化合物。

(2)本品可掩盖胃癌症状,用药前首先要排除癌性溃疡。

(3)严重肝、肾功能不全患者慎用,必须使用时应减少剂量和进行血药浓度监测;肝功能不全者偶见服药后出现定向力障碍、嗜睡、焦虑等精神状态。

(4)使用本品时,血清肌酐及转氨酶可轻度升高,容易干扰诊断,治疗后期可恢复到原来水平。

(5)本品可通过胎盘,并从母乳中排出,鉴于目前尚无有关妊娠妇女的充分和严格控制的研究,故孕妇及哺乳期妇女慎用,只有确实必要时才可用本品。8岁以下儿童禁用。婴儿仅限于必要的病例才用。

(6)对本品有过敏史的患者应禁用。

(7)雷尼替丁可降低维生素B_{12}的吸收,长期使用可致维生素B_{12}缺乏。

7.药物相互作用

(1)本品能减少肝血流量,当与某些经肝代谢、受肝血流影响较大的药物合用时,如利多卡因、环孢素、地西泮、普萘洛尔等,可增加上述药物的血浓度,延长其作用时间和强度,有可能增加某些药物的毒性,值得注意。

(2)有报道与华法林合用可以降低或增加凝血酶原时间。

(3)与普鲁卡因合用,可使普鲁卡因胺的消除率降低。

(4)雷尼替丁减少胃酸分泌,可能导致三唑仑的生物利用度增加,二者之间这种相互作用的临床意义不明。

(三)法莫替丁

1.理化性质

化学名称:3-[[[2-[(二氨基亚甲基)氨基]-4-噻唑基]甲基]硫代]-N-氨磺酰丙脒。分子式:$C_8H_{15}N_7O_2S_3$,分子量为337.45。为白色或微黄色结晶性粉末,无臭味、略苦,对光敏感,易溶于稀醋酸,难溶于甲醇,极难溶于水和无水乙醇。

2.药理作用

(1)药效学:法莫替丁是继西咪替丁和雷尼替丁之后出现的含有噻唑环及脒丙基的第三代H_2受体拮抗剂,具有对H_2受体亲和力高的特点,对胃酸的分泌有明显抑制作用,尤其对夜间胃酸分泌的抑制作用显著,也可抑制五肽胃泌素刺激的胃酸分泌,对基础胃酸分泌及各种刺激引起的胃酸及胃蛋白酶增加有抑制作用。口服20 mg法莫替丁对夜间7小时内胃酸及胃蛋白酶分泌量的抑制分别为91.8%和71.8%。其抑酸作用强度比西咪替丁大30~100倍,比雷尼替丁大6~10倍,维持时间较西咪替丁和雷尼替丁长约30%,口服20 mg对胃酸分泌量的抑制作用能维持12小时以上。本品不改变胃排空速率,不干扰胰腺功能,对心血管系统和肾脏功能也无不良影响。本品长时间、大剂量治疗时不并发雄激素拮抗的不良反应,如男性乳房发育、阳痿、性欲缺乏及女性乳房胀痛、溢乳等,无致畸、致癌、抑制肝药酶和抑制雄性激素作用。

(2)药动学:法莫替丁口服后吸收迅速,2~4小时血中药物浓度达峰值,血浆半衰期为2.7~4.2小时,生物利用度30%~40%。口服40 mg可维持有效血药浓度约12小时。文献报道,大鼠口服或静脉注射^{14}C-法莫替丁后放射性在消化道、肝脏、肾脏、腭下腺及胰腺中较高,但不透过胎盘屏障。主要以原形及代谢物(S-氧化物)自肾脏(80%)排泄,健康人对法莫替丁清除率为2.5~5 mL/min,比肌酐清除率多2~3倍。肾功能损害者对法莫替丁代谢有明显影响。肌酐清除率低于30 mL/min,患者半衰期可延长为10~12小时,无尿者为18~27小时。少部分经胆汁排泄,也可出现于乳汁中。本品对肝药酶的抑制作用较轻微。动物试验表明,应用较大剂量和长期应用本品未见有致畸、致癌或影响试验鼠生育功能的作用。

3.临床应用

本品口服主要用来治疗胃十二指肠溃疡、手术后吻合口溃疡、反流性食管炎;口服或静脉注射用来治疗上消化道出血(由消化性溃疡、急性应激性溃疡,出血性胃炎等引起)和卓-艾综合征。静脉注射一次20 mg,一天2次,上消化道出血的止血有效率达91%,静脉给药止血后,口服一次20 mg,一天2次,可较好地维持止血效果。

4.用法与用量

口服,一次20 mg,一天2次(早餐后、晚餐后或临睡前),也可一天服1次,临睡前服40 mg,4~6周为1个疗程,溃疡愈合后维持量减半,肾功能不全者应调整剂量。静脉注射或滴注,一次20 mg,溶于生理盐水或葡萄糖液20 mL中,缓慢静脉注射或静脉滴注,一天2次(间隔12小时)。一旦病情许可,应迅速将静脉给药改为口服。

5.不良反应

法莫替丁不良反应较少,主要累及的系统为中枢神经系统,以及皮肤及其附件。中枢神经系统受损表现为头痛、头晕、躁狂、谵妄、抽搐、精神异常及锥体外系反应等。其他常见的不良反应有真菌过度生长、便秘、腹泻、口渴、恶心、呕吐,偶见皮疹、荨麻疹、白细胞减少、氨基转移酶升高等;罕见腹部胀满感、食欲缺乏及心率增加、血压上升、颜面潮红、月经不调等。

6.注意事项

(1)应排除胃癌后才能使用。

(2)孕妇、哺乳期妇女及对本品过敏者禁用。高龄患者、儿童,以及肝、肾功能障碍者慎用。

7.药物相互作用

本品不与肝脏细胞色素 P_{450} 酶作用,故不影响茶碱、苯妥英钠、华法林及地西泮等药物的代谢,也不影响普鲁卡因胺等的体内分布。但丙磺舒会抑制法莫替丁从肾小管的排泄。

(四)尼扎替丁

1.理化性质

化学名称:N-[[[2-[(二氨基亚甲基)氨基]-4-噻唑基]甲基]硫基]-乙基]-'甲基-2-硝基-1,1-乙烯二胺。分子式:$C_{12}H_{21}N_5O_2S_2$,分子量:331.45。为一种淡白色至浅黄色的晶体,可溶于水,味苦,略带硫黄气味。

2.药理作用

(1)药效学:尼扎替丁和组胺竞争与组胺 H_2 受体相结合,可抑制其功能,特别是对胃壁细胞的 H_2 受体作用显著,亦显著抑制食物、咖啡因、倍他唑和五肽胃泌素刺激的胃酸分泌。动物试验表明,本品对组胺、胃泌素和食物等刺激引起的胃酸分泌的抑制作用比西咪替丁强 8~9 倍,其抗溃疡作用比西咪替丁强 3~4 倍,而与雷尼替丁相似。临床研究证明,本品能显著抑制夜间胃酸分泌达 12 小时,健康受试者一次口服本品 300 mg,抑制夜间胃酸分泌平均为 90%,10 小时后胃酸分泌仍然减少 52%。对胃蛋白酶、内因子分泌也有抑制作用,口服本品 75~300 mg 并不影响胃分泌物中胃蛋白酶的活性,胃蛋白酶总分泌量的减少与胃分泌物体积的减少成比例。但不影响促性腺激素、催乳素、生长激素、抗利尿激素、皮质醇、碘塞罗宁、甲状腺素、睾酮、5α-二氢睾酮、雄甾烯二酮或雌二醇的血清浓度。

(2)药动学:口服本品后,绝对生物利用度超过 90%,血浆蛋白结合率约为 35%,给药 150 mg 或 300 mg,血药峰浓度为 700~1 800 μg/L 和 1 400~3 600 μg/L,血药浓度达峰时间为 0.5~5 小时,给药后 12 小时血药浓度低于 10 μg/L,半衰期为 1~2 小时。由于本品半衰期短,清除迅速,肾功能正常的个体一般不发生蓄积。本品口服剂量的 90% 以上在 12 小时内随尿液排泄,少于 6% 的剂量随粪便排泄,约 60% 的口服剂量以原形排泄。由于本品是经肾小管主动分泌而排泄,中至重度肾功能障碍明显延长本品半衰期,并降低清除率。

3.临床应用

主要用于治疗胃酸过多引起的胃灼热感、十二指肠溃疡、良性胃溃疡、术后吻合口溃疡、上消化道出血、反流性食管炎,以及活动性溃疡愈合后进行预防等。

4.用法与用量

(1)活动性十二指肠溃疡:成人剂量为一次 300 mg,一天 1 次,睡前服,或一次 150 mg,一天 2 次。对内镜检查确诊的活动性十二指肠溃疡患者,用安慰剂做对照进行双盲实验,发现给予本品后溃疡愈合比安慰剂快,在第 4 周至少有 2/3 使用本品的患者溃疡已愈合,而使用安慰剂者仅占 1/3。

(2)愈合十二指肠溃疡的维持治疗:推荐的成人剂量为一次 150 mg,一天 1 次,睡前服。对复发性十二指肠溃疡患者进行多中心双盲研究,临睡前服用本品 150 mg 可使十二指肠溃疡复发率明显降低,在最初 3 个月内本品与安慰剂组复发率分别为 13% 和 40%,在 6 个月内分别为 24% 和 57%,在 12 月内分别为 34% 和 64%,两组均有明显差异。

(3)胃食管反流性疾病:推荐的成人剂量为一次 150 mg,一天 2 次。

(4)良性活动性胃溃疡:成人口服剂量为一天 300 mg,可睡前 1 次服,或一次 150 mg,一天 2 次。

5.不良反应

尼扎替丁不良反应少见,发生率约 2%。

(1)消化系统:主要有便秘、腹泻、口渴、恶心、呕吐等,一些患者有肝脏谷丙转氨酶、谷草转氨酶或碱性磷酸酶的升高,已有导致肝炎和黄疸的报道。

(2)神经系统:头晕、失眠、多梦、头痛等,偶有可逆性精神错乱病例报道。

(3)心血管系统:偶可发生短暂、无症状的室性心动过速。

(4)血液系统:尼扎替丁可导致贫血,重者发生致死性的血小板减少症,偶可导致血小板减少性紫癜、嗜酸性粒细胞增多。

(5)变态反应:表现为支气管痉挛、喉头水肿、皮疹和嗜酸性粒细胞增多症。

(6)皮肤:服用尼扎替丁可发生流汗和荨麻疹,偶有皮疹、剥脱性皮炎及血管炎。

(7)其他:罕见男性乳房发育、阳痿及高尿酸血症等。

6.注意事项

(1)尼扎替丁主要从肾脏排出,对中、重度肾功能不全者应减少剂量。

(2)妊娠妇女和儿童的安全性尚未明确,必须使用时应谨慎。对本品过敏者禁用。

(3)服用本品后尿胆素原测定可呈假阳性。

7.药物相互作用

与茶碱、甲氧心安、苯妥英钠、地西泮、利多卡因和华法林之间的无互相作用。

(五)罗沙替丁

1.理化性质

化学名称:2-(乙酰氧基)-N-[3-[3-(1-吡啶基甲基)苯氧基]丙基]乙酰胺。分子式:$C_{19}H_{28}N_2O_4 \cdot HCl$,分子量:384.90。

2.药理作用

(1)药效学:罗沙替丁为选择性 H_2 受体拮抗剂,对由组胺、五肽胃泌素及卡巴胆碱引起的胃酸分泌有抑制作用,其抗胃酸分泌作用为西咪替丁的 3~6 倍,雷尼替丁的 2 倍。本品显著及呈剂量依赖性地抑制胃酸分泌。本品还显著减少消化性溃疡患者的胃蛋白酶总量,而对血清中胃蛋白酶原Ⅰ和胃泌素水平无明显影响。与西咪替丁、雷尼替丁和法莫替丁不同,本品对药物所致大鼠的胃黏膜损伤有预防作用。因此,对这种试验模型具有黏膜保护作用。罗沙替丁对下丘脑-垂体-性腺或下丘脑-肾上腺功能无显著影响,因此它没有抗雄激素活性。与西咪替丁相反,本品对肝脏混合功能氧化酶系统无显著影响,所以它不干扰经肝脏代谢药物的清除。

(2)药动学:罗沙替丁醋酸酯口服后吸收迅速、完全(>95%),并通过酯解作用脱乙酰基,迅速转化为活性代谢物罗沙替丁。健康人口服 75 mg,血药浓度达峰时间为 3 小时,健康人的半衰期为 4~8 小时。本品主要在血浆和尿液中代谢,主要代谢物为罗沙替丁,从尿液中回收总的放射性活性物质大约占给药量的96%,罗沙替丁约占其中55%,尿液中没有罗沙替丁醋酸酯。食物和抗酸剂几乎不影响本品的药动学。

3.临床应用

本品主要用于治疗胃溃疡、十二指肠溃疡、吻合口溃疡、卓-艾综合征、反流性食道炎等,也可用于麻醉前给药防止吸入性肺炎等。

4.用法与用量

口服,治疗胃溃疡、十二指肠溃疡、吻合口溃疡、卓-艾综合征及反流性食管炎时,通常成人一次75 mg,一天2次,早餐后及睡前服用,可按年龄和症状适当增减。麻醉前给药,通常成人于手术前1天临睡前及手术诱导麻醉前2小时各服75 mg。肝、肾功能不全患者应适当调整剂量。

5.不良反应

罗沙替丁不良反应发生率约为1.7%。偶见过敏性皮疹、瘙痒感、嗜酸性粒细胞增多、白细胞减少、便秘、腹泻、恶心、腹部胀满感、谷草转氨酶和谷丙转氨酶升高、嗜睡,罕见失眠、头痛、倦怠感、血压上升。

6.注意事项

(1)有药物过敏史者及肝、肾功能不全者慎用。

(2)用药前诊断未明确者不宜应用,因本品可能掩盖胃癌的症状。

(3)哺乳妇女给药时应停止哺乳,对孕妇及小儿的安全性尚未确定。

(4)应注意对肝、肾功能及血常规的检测。

(六)拉呋替丁

1.理化性质

化学名称:(Z)-2-[(2-呋喃甲基)亚硫酰]-N-[4-[[4-(1-哌啶甲基)-2-吡啶基]氧基]-2-丁烯基]乙酰胺。分子式:$C_{22}H_{29}N_3O_4S$,分子量:431.56。拉呋替丁属于手性药物,易溶于二甲基甲酰胺和冰醋酸,稍溶于甲醇,微溶于无水乙醚,几乎不溶于水。

2.药理作用

(1)药效学:本品为H_2受体拮抗剂,其对H_2受体的阻断能力分别是法莫替丁和西咪替丁的1.9倍和85.5倍。拉呋替丁可减少胃酸的基础分泌量,抑制组胺、胃泌素、乌拉坦刺激的胃酸分泌。拉呋替丁抑制大鼠胃酸分泌的作用分别是法莫替丁的0.1倍,西咪替丁的2.3倍。拉呋替丁抑制胃酸分泌作用虽比法莫替丁弱,但抑制组胺、四肽胃泌素和氯贝胆碱等刺激胃酸分泌的作用较法莫替丁和西咪替丁的作用持续时间长。本品还有另一个药理作用,即很强的黏膜保护作用,所以在低于抗胃酸分泌剂量下就可产生抗溃疡活性,而西咪替丁和法莫替丁只有在高于抗胃酸分泌剂量下才能发挥抗溃疡活性,动物试验中,拉呋替丁在低于抗胃酸分泌剂量下就可产生抑制溃疡作用,而西咪替丁和法莫替丁只有在高于抗分泌剂量下才能发挥抗溃疡活性。拉呋替丁可使胃黏膜损伤加速愈合,包括恢复变薄的胃黏膜厚度和减少的胃壁细胞数量,而西咪替丁和法莫替丁在产生相同程度的抗胃酸分泌作用的同时没有这些生物形态学作用。本品还能刺激黏液增生,产生前列腺素、一氧化氮和表皮生长因子。除此之外,拉呋替丁还能抑制胃再生黏膜炎性细胞浸润。

(2)药动学:大鼠胃、十二指肠袢、空肠袢、回肠及结肠袢内灌注^{14}C-拉呋替丁的研究结果表明,小肠是拉呋替丁主要吸收部位。大鼠^{14}C-拉呋替丁10 mg/kg灌胃的吸收率为90.3%,1.2小时血中药物浓度达峰值,峰浓度为1.09 mg/L,半衰期为4.4小时。药物吸收后迅速分布到体内各组织,给药后0.5小时放射活性除胃、小肠、膀胱及尿道外,肝脏的浓度最高,其次为肾、胰腺、脾和肺,给药后120小时组织药物浓度仅为最高浓度时的1/10。大鼠、狗和人体外的血浆蛋白结合率分别是61%~62%、67%~70%和88%~89%。药物自尿液和粪便排泄率分别是给药量的33%(0~168小时)和68%(0~168小时)。胆汁排泄率是给药量的53%(0~48小时),其中部分进入肝肠循环。放射自显影显示:拉呋替丁几乎不进入血-脑屏障和胎儿体内,给药1小时后,乳汁放射浓度约为血浆的1/2,4小时后在检出界值以下。拉呋替丁主要经粪便排泄,自人尿液排泄率为20%(原药及代谢物)。高龄者及肾功能低下者血浆浓度及尿液排泄率同健康成人的差别无显著意义。

(3)毒理学:为小鼠拉呋替丁灌胃的LD_{50}值,雄鼠为1 034 mg/kg,雌鼠为2 000 mg/kg;静脉给药LD_{50}值,雄鼠为47.9 mg/kg,雌鼠为55.7 mg/kg。SD雄性大鼠灌胃的LD_{50}值为1 934 mg/kg,鼠为1 240 mg/kg;静脉途径给药,雄鼠84 mg/kg,雌鼠为91.6 mg/kg。雌雄大鼠和小鼠经口雌给药和静脉给药的死亡鼠剖检可见肺内出血,存活鼠未见异常表现。Beagle犬的致死量为400 mg/kg以上。经微生物回复突变试验、小鼠微核试验和哺乳动物培养细胞染色体畸变试验研究表明拉呋替丁体内外试验均无致突变作用。

3.临床应用

胃溃疡、十二指肠溃疡及吻合部溃疡、急性胃炎、慢性胃炎急性期。

4.用法与用量

口服,成人一次10 mg,一天2次。麻醉前给药,通常成人在手术前日睡前及手术当日麻醉前2小时分别口服10 mg。

5.不良反应

本品安全性较好,不良反应发生率约为2.5%。主要的不良反应为便秘、腹泻等消化系统症状及头痛等。部分患者可出现谷草转氨酶(AST)、谷丙转氨酶(ALT)、γ-谷氨酰转肽酶(γ-GTP)升高等肝功能异常和白细胞数增加等检查值异常。偶见休克、变态反应、全血细胞减少、再生障碍性贫血、血小板减少、间质性肾炎、房室传导阻滞和不全收缩等。

三、胆碱受体阻滞剂

以哌仑西平为例。

(一)理化性质

化学名称:5,11-二氢-11-[(4-甲基-1-哌嗪基)乙酰]-6H-吡啶并(2,3-b)[1,4]苯并二氮䓬-6-酮,分子量:424.4。本品为白色结晶粉末,无臭,味苦;易溶于水、甲酸,难溶于甲醇,极易溶于无水乙醇,熔点约243 ℃(分解)。

(二)药理作用

1.药效学

由于哌仑西平的M_1受体高选择性,其与M_1受体的亲和力较M_2受体的亲和力高5倍,较M_3受体的亲和力高20倍,它能较多地结合在胃壁细胞的胆碱M_1受体,而很少与平滑肌、心肌和唾液腺的胆碱M_2受体结合,因此治疗剂量的哌仑西平仅抑制胃酸分泌,很少出现抗胆碱药物影响瞳孔、胃肠平滑肌、心脏、唾液腺和膀胱肌的不良反应,大剂量应用时可抑制胃肠平滑肌收缩和引起心动过速。抑制胃酸的程度与剂量有关。50 mg哌仑西平可使胃酸分泌减少32%,治疗剂量的哌仑西平可抑制正常人基础胃酸分泌量(BAO)的53%~62%,十二指肠溃疡患者BAO的

75.7%,胃溃疡患者 BAO 的 70%。也可使胃酸最大分泌量(MAO)下降,还可抑制五肽胃泌素刺激引起的胃酸分泌。哌仑西平可降低胃蛋白酶、胰淀粉酶、胰蛋白酶、糜蛋白酶、脂酶、胰多肽、降钙素等的分泌。故哌仑西平对胃液的 pH 影响不大,主要是胃液(含胃蛋白酶)的分泌量减少,从而使胃酸减少。

2.药动学

哌仑西平口服吸收不完全,有效生物利用度 25%。本品不能通过血-脑屏障,故无中枢作用。食物对吸收有影响,餐前服用药物血浆水平较高。药物除脑和胚胎组织外,广泛分布于全身,尤以肝、肾浓度最高,其次为脾、肺、心、皮肤、肌肉和血浆。药物在体内仅少数被代谢为甲基化合物,80% 以原形通过肾脏和胆汁排出。口服量的 4%～8% 自尿液排出,91% 随粪便排出。口服血浆达峰时间在 2～3 小时,口服血浆半衰期为 10～12 小时。停药 3～4 天可全部排出体外,无药物蓄积性。

(三)临床应用

哌仑西平主要适用于胃十二指肠溃疡,有效率 50%～80%,疼痛缓解率达 44%～60%,与 H_2 受体拮抗剂西咪替丁合用可增强抑制胃酸的效果。亦可用于应激性溃疡、急性胃黏膜出血等的防治。

(四)用法与用量

口服,一次 50 mg,一天 2 次,严重者一天 3 次。疗程为 4～6 周,必要时可连续服用 3 个月。溃疡愈合后可给予哌仑西平维持治疗,剂量为一天 50 mg,可明显减少溃疡复发率。

(五)不良反应

最常见的不良反应是口干和视物模糊,口服一天 150 mg 引起口干发生率为 16.7%,视物模糊发生率 5.6%,因此而停药的约占 1%。少见的不良反应还有腹泻或便秘、头痛、神经错乱等。通常停药后症状即消失。

(六)注意事项

妊娠期妇女禁用本品。用药超量中毒者无特异解毒药,仅做对症处理。

(七)药物相互作用

与 H_2 受体拮抗剂合用可增强抑制胃酸的效果。

(曹璐杰)

第五节 抗 酸 药

一、氢氧化铝

(一)理化性质

分子式:$Al(OH)_3$,分子量:77.98。由明矾(硫酸钾铝)与碳酸钠两溶液相作用,生成氢氧化铝沉淀后低温干燥而得。白色无晶粉末,无臭、无味。在水、乙醇中不溶解,在稀无机酸或氢氧化钠溶液中溶解。

(二)药理作用

1.药效学

氢氧化铝极难溶于水,抗酸作用中度、缓慢而持久。通过和胃酸反应而抗胃酸,口服后与胃酸混合形成凝胶覆盖于溃疡面而起保护作用。抗胃酸产生的氯化铝具有收敛、止血及引起便秘等作用。

2.药动学

仅少量自肠道吸收,大部分从粪便中排出。在胃内作用时效长短与胃排空的快慢有关,空腹服药作用时间持续 20~30 分钟,餐后 1~2 小时服药作用时间可延长 3 个小时。有极少量的本品在胃内转化为可溶性的氯化铝被吸收并从尿液中排泄,肾功能不全者可导致血中铝离子浓度过高,引起痴呆等中枢神经系统病变。

(三)临床应用

主要用于治疗胃十二指肠溃疡、反流性食管炎、上消化道出血及胃酸过多等。

(四)用法与用量

口服,片剂:一次 0.6~1.0 g,一天 3 次;氢氧化铝凝胶:一次 10~15 mL,一天 3 次。饭前 1 小时和睡前服。病情严重时使用剂量可加倍。

(五)不良反应

(1)多见便秘。

(2)铝离子在肠道吸收很少,可与食物中磷酸盐形成不溶性、不被吸收的磷酸铝排出体外,减少肠道对磷酸盐的吸收,若长期应用可导致骨软化。

(六)注意事项

(1)因本品能妨碍磷的吸收,故不宜长期大剂量使用。

(2)对长期便秘者慎用。为防止便秘,可与三硅酸镁或氧化镁交替服用。

(3)治疗胃出血时宜用凝胶剂。

(4)肾功能不全者慎用。因肾功能不全可能导致血中铝离子浓度升高,引起痴呆等中枢神经系统病变。

(5)本品含多价铝离子,可与四环素类形成络合物而影响其吸收,故不宜合用。

(6)可通过多种机制干扰地高辛、华法林、双香豆素、奎宁、奎尼丁、氯丙嗪、普萘洛尔、吲哚美辛、异烟肼、维生素及巴比妥类等药物的吸收或消除,使上述药物的疗效受到影响,应尽量避免同时使用。

(七)药物相互作用

(1)本品含多价铝离子,可与四环素类形成络合物而影响其吸收,故不宜合用。

(2)可通过多种机制干扰地高辛、华法林、双香豆素、奎宁、奎尼丁、氯丙嗪、普萘洛尔、吲哚美辛、异烟肼、维生素及巴比妥类的吸收或消除,使上述药物的疗效受到影响,应尽量避免同时使用。

(八)制剂和规格

1.片剂

0.3 g,0.6 g。

2.氢氧化铝凝胶

含氢氧化铝,作为氧化铝计算应为 3.6%~4.4%,另加有适量矫味剂及防腐剂。密闭凉处保存,但不得冰冻。

3.复方氢氧化铝

每片含干燥氢氧化铝凝胶 0.245 g、三硅酸镁 0.105 g 及颠茄浸膏 0.0026 g。药理作用和临床用途同氢氧化铝,并有轻度抑制胃腺分泌及解痉作用。用法为一次 2~4 片,一天 3~4 次,饭前半小时或胃痛发作时嚼碎后服。

二、铝碳酸镁

(一)理化性质

分子式:$Mg_6Al_2(OH)_{16}CO_3 \cdot 4H_2O$,分子量:604.0。无色、无臭、无味。不溶于水。4%水悬液的 pH 为 8.0~10.0。

(二)药理作用

(1)中和胃酸的作用:本品是一种抗酸药,当 pH<3 时,本品开始中和反应;pH=5 时,则反应停止;pH<3 时,反应重新开始,它可使胃液 pH 维持在 3~5,可使 99%的胃酸被中和,使 80%的胃蛋白酶失去活性。

(2)吸附和结合作用:本品通过吸附和结合胃蛋白酶而直接抑制其活性,并结合胆汁酸,吸附、溶解卵磷脂而防止这些物质对胃黏膜的损伤。

(3)黏膜保护作用:本品可刺激前列腺素的分泌和表皮生长因子的释放。

(4)口服吸收慢,约 10%的镁自肠道吸收,作用时效一般在服药后 8~12 小时开始,持续时间长,但中和胃酸的能力低。

(5)铝碳酸镁的毒性低微,小鼠口服给药 LD_{50} > 5.0 g/kg,腹腔给药 LD_{50} 为 939~960 mg/kg。

(三)临床应用

用于胃十二指肠溃疡、胃炎、反流性食管炎等与胃酸分泌有关的其他疾病。针对胃灼痛、胃烧灼感、反酸、腹胀、恶心、呕吐对症治疗。可预防非甾体抗炎药对胃黏膜的损伤。

(四)用量及用法

口服,一次 1.0 g,一天 3 次,饭后 1~2 小时服用,治疗十二指肠球部溃疡时,6 周为 1 个疗程,治疗胃溃疡 8 周为 1 个疗程。

(五)不良反应

不良反应轻。大剂量服用可能有胃肠道不适,如消化不良和软糊状便。

(六)注意事项

肾功能不全者(肌酐清除率<30 mL/min)长期服用应定期监测血中的铝含量。

(七)药物相互作用

可影响四环素、环丙沙星、氧氟沙星、含铁药物、抗凝剂、鹅去氧胆酸、地高辛及 H_2 受体拮抗剂等药物的吸收,因此上述药物应用在本品之前或之后 1~2 小时再服。

三、氧化镁

(一)理化性质

为白色粉末,无臭,无味,在空气中能缓慢吸收二氧化碳。在水中几乎不溶,在乙醇中也不溶,在稀酸中溶解。

（二）药理作用

由碳酸镁加热而成。有重质（5 g 占 10%～20%体积）和轻质（5 g 占 40%～50%体积）两种，一般所指的氧化镁是重质氧化镁。分子式：MgO，分子量：40。氧化镁合剂由氧化镁 60 g、重质碳酸镁 60 g（另加颠茄酊 60 mL 者为复方氧化镁合剂），蒸馏水加至 1 000 mL 而得。镁乳为含氢氧化镁 7.75%～8.75%的乳剂。

抗酸作用较碳酸氢钠强、缓慢而持久，不产生二氧化碳。与胃酸作用生成氯化镁，释放出镁离子，刺激肠道蠕动，具有轻度致泻作用。约 10%的氧化镁自肠道吸收，其轻度致泻作用发生在用药后 2～8 小时。

（三）临床应用

适用于伴有便秘的胃酸过多症、胃十二指肠溃疡患者，对不伴便秘者，其轻度致泻作用可同服碳酸钙纠正。

（四）用法与用量

抗酸，口服，一次 0.2～1 g，一天 3 次；缓下，口服，一次 3 g，一天 3 次。

（五）不良反应

（1）肾病患者长期大剂量服用本品可出现眩晕、头昏、心跳异常及精神状态改变。
（2）长期大剂量服用可致血清钾浓度降低。
（3）有轻微的腹泻作用。

（六）注意事项

肾功能不全者服用本品可能产生滞留性中毒，如证实为高镁血症可静脉注射钙盐对抗。

（七）药物相互作用

（1）本品可干扰四环素类的吸收，应避免同时服用。
（2）与维生素 D 类药物服用，可致高钙血症。

四、铝镁加

（一）理化性质

分子式：$Al_2Mg_6(OH)_{14}(CO_3)_2 \cdot 4H_2O$，分子量为 630.0。

（二）药理作用

该药为作用快、抗酸性强而持久的抗酸药，每克药物能中和胃酸 28.3 mmol/L，持续 90 分钟，使胃内 pH 长时间维持在 3～5，还能抑制五肽胃泌素分泌和吸附胆汁并使之失活。治疗效果、作用持续时间均优于氢氧化铝。本品稳定性好，连续服用数天时，在肠道中铝、镁几乎不被吸收，对血中铝、镁离子也无明显影响。

（三）临床应用

用于胃十二指肠溃疡、胃炎、胆汁反流性食管炎、食管裂孔疝、消化不良或与胃酸分泌有关的其他疾病。

（四）用法与用量

口服，一次 1.0 g，一天 4 次，于饭后 1～2 小时或睡前服用。

（五）不良反应

偶见恶心、肠蠕动增加、水样泻或便秘。

五、碳酸氢钠

(一)理化性质

复方碳酸氢钠片每片含碳酸氢钠 0.25～0.35 g、薄荷油、糖少许。大黄苏打片每片含碳酸氢钠及大黄粉各 0.15 g、薄荷油适量。本品为白色结晶粉末,无臭,味咸,在潮湿空气中即缓慢分解。在水中溶解,在乙醇中不溶。

(二)药理作用

(1)本品口服后能迅速中和胃中过剩的胃酸,减轻疼痛,但作用持续时间较短。

(2)与酸发生中和反应生成氯化钠、水和二氧化碳,CO_2 经肺排出纠正代谢性酸中毒。

(3)本品为弱碱,口服吸收或静脉注射后能直接增加机体的碱储备。

(三)临床应用

(1)用于胃十二指肠溃疡及酸过多的疾病。

(2)治疗轻至中度代谢性酸中毒,以口服为宜。

(3)用于碱化尿液。

(4)用于治疗高钾及伴有酸中毒症状的休克等。

(四)用法与用量

(1)口服,一次 0.5～2 g,一天 3 次,饭前服用。

(2)用于代谢性酸血症、碱化尿液等病。

(五)不良反应

(1)剂量偏大或患有肾功能不全时,由于代谢性碱中毒,可出现水肿、精神症状、肌肉疼痛或抽搐、口内异味等。

(2)长期应用时可导致高钙血症伴轻度代谢性碱中毒,引起尿频、尿急、持续性头痛、食欲减退、恶心呕吐等。

(3)静脉注射过量时,因代谢性碱中毒引起低钾血症,可出现心律失常、肌肉痉挛、疼痛等。

(六)注意事项

(1)口服中和胃酸时产生大量二氧化碳,增加胃内压力,使胃扩张,常见嗳气,并刺激溃疡面,对严重溃疡患者有引起胃穿孔的危险。

(2)由于本品有一定的缺点,治疗溃疡时常与其他碱性药物组成的复方使用。

(3)充血性心力衰竭、水肿和肾衰竭的酸中毒患者,使用本品应十分慎重。

(4)口服本品后 1～2 小时不宜服用其他药物。

(七)药物相互作用

(1)不宜与胃蛋白酶合剂、维生素 C 等酸性药物合用,因可使各自的疗效降低。

(2)由于可能产生沉淀或分解反应,本品不宜与重酒石酸间羟胺、庆大霉素、四环素、肾上腺素、多巴酚丁胺、苯妥英钠、钙盐等药同瓶滴注。

(曹璐杰)

第五章 泌尿科常用药物

第一节 利 尿 药

利尿药是作用于肾脏,增加电解质和水的排泄,使尿量增多的药物。临床主要用于治疗各种原因引起的水肿,也用于非水肿性疾病如高血压、高血钙、尿崩症等的治疗。利尿药根据作用部位及利尿作用强度分为3类:①高效能利尿药,主要作用于髓袢升支粗段髓质部和皮质部,包括呋塞米、依他尼酸、布美他尼等。②中效能利尿药,主要作用于髓袢升支粗段皮质部和远曲小管近端,包括噻嗪类(如氢氯噻嗪)、氯噻酮等。③低效能利尿药,主要作用于远曲小管和集合管,如螺内酯、氨苯蝶啶、阿米洛利等。

一、利尿药作用的生理学基础

尿液的生成是通过肾小球滤过、肾小管和集合管的重吸收及分泌而实现的,利尿药通过作用于肾小管不同部位而产生利尿作用(图 5-1)。

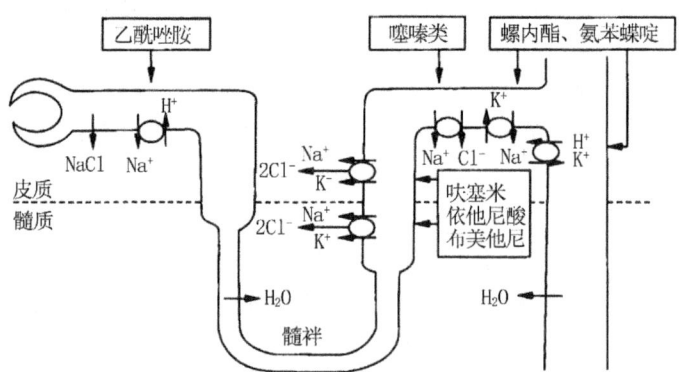

图 5-1 肾小管各段功能和利尿药作用部位

(一)肾小球滤过

正常成人每天经肾小球滤过产生的原尿达 180 L,但每天排出的尿量只有 1~2 L,这说明原尿中 99% 的水和钠在肾小管和集合管中被重吸收。故单纯增加肾小球滤过率的药物,利尿作用不理想。

(二)肾小管的重吸收

原尿经过近曲小管、髓袢、远曲小管及集合管的过程中,99%的水、钠被重吸收。如果肾小管和集合管的上皮细胞对Na^+和水的重吸收功能受到抑制,排出的钠和尿量就会明显增加。常用利尿药大多数都是通过抑制肾小管水和电解质的重吸收而产生排钠利尿作用。

1.近曲小管

此段重吸收Na^+量占原尿Na^+量的60%~65%,主要通过H^+-Na^+交换机制,H^+由肾小管细胞分泌到管液中,并将管液中Na^+交换到细胞内。H^+来自肾小管细胞内CO_2和H_2O在碳酸酐酶的催化下生成的H_2CO_3,乙酰唑胺可通过抑制碳酸酐酶的活性,使H^+生成减少,H^+-Na^+交换减少,使肾小管腔内Na^+和HCO_3^-增多,Na^+带出水分而产生利尿作用,但由于利尿作用较弱,又可引起代谢性酸中毒,现已少用。

2.髓袢升支粗段

髓袢升支粗段髓质和皮质部该段功能与利尿药作用关系密切,原尿中20%~30%的Na^+在此段被重吸收,是高效利尿药作用的重要部位。髓袢升支粗段上皮细胞的管腔膜有Na^+-K^+-$2Cl^-$共同转运载体将NaCl主动重吸收,但不伴有水的重吸收,是形成髓质高渗区、尿液浓缩机制的重要条件。当原尿流经该段时,由于此段对水不通透,随着NaCl的再吸收原尿渗透压逐渐减低,此为肾脏对尿液的稀释功能。而转运到髓质间液中的NaCl在逆流倍增机制作用下,与尿素一起共同形成髓质高渗区。当尿液流经集合管时,在抗利尿激素调节下,大量的水被重吸收,这是肾脏对尿液的浓缩功能。呋塞米等药抑制髓袢升支粗段髓质和皮质部Na^+-K^+-$2Cl^-$共同转运系统的功能减少NaCl重吸收,一方面降低了肾脏的稀释功能,另一方面由于髓质高渗区不能形成而降低了肾脏的浓缩功能,排出大量的稀释尿,引起强大利尿作用,故为高效能利尿药。

3.远曲小管与集合管

远曲小管近端重吸收原尿中10%的Na^+,由位于管腔膜的Na^+-K^+-$2Cl^-$共同转运系统介导,噻嗪类利尿药抑制该段Na^+-K^+-$2Cl^-$共同转运系统,可产生中度利尿作用。

远曲小管远端和集合管重吸收原尿5%的Na^+,重吸收方式为Na^+-H^+交换与Na^+-K^+交换,Na^+-H^+交换受碳酸酐酶的调节,Na^+-K^+交换受醛固酮的调节。螺内酯、氨苯蝶啶等药作用于此部位,通过拮抗醛固酮或阻滞Na^+通道,产生留K^+排Na^+作用而利尿,所以它们又称留钾利尿药。

二、常用的利尿药

(一)高效利尿药

高效能利尿药(袢利尿药)主要作用于髓袢升支粗段髓质部与皮质部,最大排钠能力为肾小球滤过Na^+量的20%以上。

1.呋塞米

呋塞米利尿作用强大而迅速。

(1)体内过程:口服易吸收,20~30分钟起效,2小时达高峰,维持6~8小时;静脉注射后2~10分钟起效,30分钟血药浓度达高峰,维持2~4小时。主要原形从肾脏近曲小管分泌排泄。半衰期为30~70分钟,肾功能不全的患者半衰期为10小时。

(2)药理作用:本品能抑制髓袢升支粗段髓质部和皮质部的Na^+-K^+-$2Cl^-$共同转运系统,从而抑制 NaCl 重吸收,同时影响肾脏对尿液的稀释和浓缩功能,利尿作用强而迅速。用药后尿量明显增加,Na^+、K^+、Cl^- 量排出增多,也增加 Mg^{2+} 和 Ca^{2+} 排出。由于 Na^+ 重吸收减少,使到达远曲小管尿液中的 Na^+ 浓度升高,促进 Na^+-K^+ 交换,K^+ 排出增加。由于排 Cl^- 量大于排 Na^+ 量,故可引起低氯性碱血症。此外,呋塞米还可抑制血管内 PG 分解酶,使 PGE_2 含量增加,能扩张小动脉,降低肾血管阻力,增加肾血流量,改善肾皮质内血流分布。

(3)临床用途。①严重水肿:可用于心、肝、肾性水肿的治疗,主要用于对其他利尿药无效的严重水肿。②肺水肿和脑水肿:对于肺水肿患者,可通过强大的利尿作用,迅速降低血容量,使回心血量减少,左心室充盈压降低,同时扩张小动脉,降低外周阻力,减轻左心室后负荷,迅速消除由左心衰竭所引起的肺水肿。对于脑水肿,由于排出大量低渗尿液,血液浓缩,血浆渗透压增高,也有助于消除脑水肿、降低颅内压。③肾衰竭:在急性肾衰竭的早期,本品产生强大的利尿作用,冲洗阻塞的肾小管,防止肾小管萎缩、坏死;同时能扩张肾血管,增加肾血流量。大剂量用于治疗慢性肾功能不全,可使尿量增加,水肿减轻。④加速毒物排泄:大量输液配合并使用呋塞米,产生强大利尿作用,加速毒物排泄,用于主要经肾排泄的药物、食物等中毒的抢救。⑤其他:高钙血症、高钾血症、心功能不全及高血压危象等的辅助治疗。

(4)不良反应与用药护理。①水与电解质紊乱:表现为低血容量、低血钠、低血钾、低氯性碱血症,长期使用还可发生低血镁。低血钾易诱发强心苷中毒,对肝硬化患者低血钾易诱发肝性脑病,所以应注意补充钾盐或与留钾利尿药合用以防低血钾。当低血钾、低血镁同时存在时,应注意纠正低血镁,否则单纯补钾不易纠正低血钾。②耳毒性:可引起与剂量有关的可逆性听力下降,表现为眩晕、耳鸣、听力下降或暂时性耳聋。肾功能不良及大剂量快速注射时更易发生。本品静脉注射要慢,并避免与氨基糖苷类抗生素合用。③胃肠道反应:表现为恶心、呕吐、腹痛、腹泻、胃肠道出血等,宜餐后服用。④高尿酸血症:由于可抑制尿酸的排泄,故长期应用可导致高尿酸血症而诱发痛风,痛风患者慎用。⑤变态反应:磺胺类药物有交叉变态反应,可见皮疹、剥脱性皮炎、嗜酸性粒细胞增多等,偶可致间质性肾炎。长期应用可引起高血糖、高血脂。对磺胺类过敏者禁用,糖尿病、高脂血症、冠心病患者及孕妇慎用。

(5)药物相互作用:顺铂或氨基糖苷类抗生素与呋塞米合用,易引起耳聋;呋塞米与头孢菌素类(头孢噻啶、头孢噻吩、头孢乙腈)合用,降低头孢菌素的肾清除率,血浓度升高,加重头孢菌素对肾脏的损害;与吲哚美辛合用,可减弱呋塞米的排钠利尿和舒张血管平滑肌的作用;阿司匹林、丙磺舒可减弱呋塞米的利尿作用。

2.布美他尼与依他尼酸

布美他尼又名丁苯氧酸,本品作用和应用与呋塞米相似,特点是起效快,作用强,不良反应少,耳毒性低,用于顽固性水肿和急性肺水肿,对急慢性肾衰竭尤为适宜,对用呋塞米无效的病例仍有效;依他尼酸又名利尿酸,化学结构与呋塞米不同,但利尿作用与机制与呋塞米相似,特点是利尿作用比呋塞米弱,不良反应较严重,耳毒性发生率高,临床应用受到限制。

(二)中效能利尿药

中效能利尿药主要作用于髓袢升支粗段皮质部和远曲小管近端,最大排钠能力为肾小球滤过 Na^+ 量的 5%~10%。

噻嗪类是临床广泛应用的一类口服利尿药和降压药,本类药物结构相似,在肾小管的作用部位及作用机制相同,主要区别是作用强度、起效快慢及维持时间各不相同,包括氢氯噻嗪和环戊噻嗪等。氯噻酮为非噻嗪类结构药物,但药理作用与噻嗪类相似。氢氯噻嗪的用途、不良反应及用药护理如下。

(1)作用与用途:①利尿作用,作用部位在髓袢升支粗段皮质部和远曲小管近端。抑制该段Na^+-K^+-$2Cl^-$共同转运系统,从而抑制氯化钠的重吸收,降低肾脏对尿液的稀释功能而不影响浓缩功能,故利尿效能较呋塞米弱。尿中除含有较多的Cl^-、Na^+外,K^+的排出也增加。本品利尿作用温和,可用于消除各型水肿,其中对轻、中度心性水肿疗效较好。②抗利尿作用:氢氯噻嗪可明显减少尿崩症患者的口渴感和尿量。其作用机制尚未阐明,临床上主要用于肾性尿崩症及用加压素无效的垂体性尿崩症。③降血压:为治疗高血压病的基础药物之一,多与其他降压药物合用。

(2)不良反应与用药护理:①电解质紊乱,长期应用可致低血钾、低血钠、低血镁、低氯性碱中毒等。其中低血钾症最常见,表现为恶心、呕吐、腹泻、肌无力等。为避免发生低钾血症应注意:给药宜从小剂量开始,视情况逐渐增加剂量,宜间歇给药,以减少电解质紊乱的发生;长期应用要适当补充钾盐或合用留钾利尿药,与强心苷类药物合用时要特别注意补钾,以免诱发强心苷的心脏毒性;用药期间让患者多食含钾丰富的食物。低血钠多见于低钠饮食、大量饮水、心功能不全、肝硬化及肾病综合征伴有严重水肿者服用噻嗪类利尿药时易发生。②代谢障碍与剂量有关,长期应用可引起高尿酸血症、高血糖、高血脂,肾功能减退患者血尿素氮升高,痛风患者、糖尿病、高脂血症患者慎用,肾功能不全的患者禁用。③变态反应可见皮疹、血小板减少、溶血性贫血、急性胰腺炎、光敏性皮炎等。与磺胺类药有交叉变态反应。

(三)低效能利尿药

低效能利尿药主要作用于远曲小管和集合管,最大排钠能力为肾小球滤过Na^+量的5%以下。

本类药物抑制该段Na^+的重吸收,减少K^+的分泌,具有留钾排钠的作用。但利尿作用弱,单用效果差,常与排钾利尿合用,以增强疗效,减少K^+、Mg^{2+}的排出。

1.螺内酯

螺内酯又名螺内酯,是人工合成的甾体化合物,化学结构与醛固酮相似。口服易吸收,服药1天起效,2~3天作用达高峰,停药2~3天后仍有利尿作用。

(1)作用与用途:螺内酯化学结构与醛固酮相似,在远曲小管末端和集合管与醛固酮竞争醛固酮受体,拮抗醛固酮而发挥排Na^+留K^+利尿作用。特点是利尿作用弱、起效慢,维持时间久。用于与醛固酮升高有关的顽固性水肿,如肝硬化腹水或肾病综合征患者。由于利尿作用弱,常与噻嗪类或高效利尿药合用,以提高疗效,减少血钾紊乱。

(2)不良反应与用药护理。①高钾血症:久用可引起高血钾,尤其在肾衰竭时更易发生。严重肝肾功能不全及高血钾者禁用。②性激素样作用:久用可致男性乳房发育、女性多毛症、月经周期紊乱、性功能障碍等,停药后可自行消失。③中枢神经系统反应:少数人出现头痛、嗜睡、步态不稳及精神错乱等。④胃肠道反应:恶心、呕吐、腹痛、腹泻及胃溃疡出血等。口服给药,以餐后服用为宜。胃溃疡患者禁用。

2.氨苯蝶啶和阿米洛利

氨苯蝶啶和阿米洛利两者化学结构不同,但作用机制相同,均为远曲小管和集合管Na^+通道阻滞药。

(1)作用与用途:两者作用于远曲小管和集合管,阻断Na^+的再吸收和K^+的分泌,使Na^+-K^+交换减少,从而产生留K^+排Na^+的利尿作用。该作用与醛固酮无关。常与中效或强效利尿药合用治疗各种顽固性水肿,如心力衰竭、肝硬化和肾炎等引起的水肿。

(2)不良反应与用药护理:不良反应较少,长期服用可致高钾血症,严重肝、肾功能不全及高钾血症倾向者禁用。此外,氨苯蝶啶还可抑制二氢叶酸还原酶,干扰叶酸代谢,肝硬化患者服用此药引起巨幼红细胞性贫血。偶可引起变态反应,应予注意。

(初晓霞)

第二节 脱 水 药

脱水药是指能迅速提高血浆渗透压而使组织脱水的药物,由于具有渗透性利尿作用,又称渗透性利尿药。多数脱水药的特点为在体内不被代谢或代谢较慢。静脉注射后不易透过血管壁进入组织,易经肾小球滤过,不易被肾小管重吸收。在血浆、肾小球滤过液和肾小管腔液中形成高渗透压,吸收组织水分,产生脱水和利尿作用。临床常用的药物有甘露醇、山梨醇、高渗葡萄糖。

一、甘露醇

甘露醇为己六醇,临床用其20%的高渗水溶液。

(一)作用

1.脱水作用

静脉滴注20%的高渗水溶液,甘露醇不易从毛细血管渗入组织,能迅速提高血浆渗透压,使组织间液水分向血浆转移,产生组织脱水作用;甘露醇不易进入脑或眼前房角等有屏障的特殊组织,故静脉滴注甘露醇高渗溶液,使这些组织特别容易脱水,有效降低颅内压和眼内压。

2.利尿作用

静脉滴注后,一方面因增加血容量,使肾血流量和肾小球滤过增加;另一方面,甘露醇从肾小球滤过后使肾小管腔内维持高渗透压,阻止水和电解质的重吸收,故能利尿。静脉滴注甘露醇高渗溶液后约10分钟起效,2~3小时达高峰,持续6~8小时,其最大排Na^+能力为滤过Na^+量的15%左右,明显增加尿量,同时也增加K^+、Cl^-、HCO_3^-、Mg^{2+}等电解质的排出。

3.导泻作用

口服不吸收,刺激肠壁,使肠蠕动加快,可清洁肠道,排除体内废物。

(二)临床应用

(1)治疗脑水肿:临床多用甘露醇作为治疗急性脑水肿的首选脱水药物。

(2)青光眼:静脉滴注甘露醇可降低青光眼患者的眼内压。青光眼术前使用以降低眼内压,也可作为急性青光眼的应急治疗。

(3)防治急性肾衰竭:甘露醇可增加肾血流量,提高肾小球的滤过率;同时,通过渗透性利尿可维持足够尿流量,使肾小管充盈,稀释肾小管内有害物质,有效防止肾小管萎缩坏死。用于休克、创伤、严重感染、溶血和药物中毒等各种原因引起的急性少尿,以防治急性肾衰竭。

(4)用于肠道外科手术、纤维结肠镜检查、下消化道钡剂灌肠造影前的肠道清洁准备。

(5)其他:治疗大面积烧伤引起的水肿及促进体内毒物的排泄等。

(三)不良反应和用药监护

(1)静脉注射过快可引起头痛、头晕、视力模糊。静脉注射切勿漏出血管外,否则可引起局部组织肿胀,严重则可导致组织坏死。护士应注意观察,一旦发生,应及时更换输液部位,并进行热敷。

(2)因血容量突然增加,加重心脏负荷,心功能减退或心力衰竭者禁用。

(3)颅内有活动性出血者禁用,以免因颅内压迅速下降而加重出血。

(4)气温较低时,易析出结晶,可用热水浴(80 ℃)加温,振摇溶解后使用。

二、山梨醇

山梨醇是甘露醇的同分异构体,其作用、临床应用、不良反应与甘露醇相似。山梨醇进入体内后,部分经肝脏转化为果糖而失去高渗作用,故作用弱于甘露醇。常用25%水溶液,治疗脑水肿、青光眼及心肾功能正常的水肿、少尿患者。局部刺激性较大,可能导致高乳酸血症。

三、高渗葡萄糖

临床常用其50%的高渗溶液,静脉注射时也可产生高渗性利尿和脱水作用。但因葡萄糖在体内易被代谢,作用弱且持续时间较短。单独用于脑水肿时可有反跳现象,一般与甘露醇交替使用。

四、利尿药与脱水药常用剂量

(一)呋塞米

片剂:20 mg。口服,每次20 mg,每天1~2次。从小剂量开始,可增加到每天120 mg。间歇给药,服药1~3天,停药2~4天。注射剂:20 mg∶2 mL。每次20 mg,每天1次或隔天1次,肌内注射或稀释后缓慢静脉滴注。

(二)布美他尼

片剂:1 mg。口服,每次1 mg,每天1~3次,可逐渐增加剂量到每天10 mg。注射剂:0.5 mg,剂量同口服。

(三)依他尼酸

片剂:25 mg。口服,每次25 mg,每天1~3次。

(四)氢氯噻嗪

片剂:10 mg、25 mg。口服,成人每次25~50 mg,每天1~3次,可增加到每天100 mg。小儿按每天1~2 mg/kg(体重),每天2次。

(五)苄氟噻嗪

片剂:2.5 mg、5 mg、10 mg。口服,每次2.5~10 mg,每天1~2次,酌情调整剂量。

(六)环戊噻嗪

片剂:0.25 mg、0.5 mg。口服,每次0.25~0.5 mg,每天2次。

(七)氯噻酮

片剂:25 mg、50 mg、100 mg。口服,从小剂量开始,每次25~100 mg,每天1次,酌情调整剂量。

(八)美托拉宗

片剂:2.5 mg、5 mg、10 mg。口服,每次5～10 mg,每天1次,可酌情增加剂量。

(九)螺内酯

片剂:20 mg。口服,每次20～40 mg,每天2～3次。

(十)氨苯蝶啶

片剂:50 mg。口服,每次25～50 mg,每天2～3次,最大剂量不超过每天300 mg,小儿每天不超过6 mg/kg。

(十一)阿米洛利

片剂:5 mg。口服,从小剂量开始,每次2.5～5 mg,每天1次。可增加到每天20 mg。

(十二)甘露醇

注射剂:10 g:50 mL;20 g:100 mL;50 g:250 mL。每次1～2 g/kg(体重),快速静脉滴注,必要时4～6小时重复使用。

(十三)山梨醇

注射剂:25 g:100 mL;62.5 g:250 mL。每次1～2 g/kg,快速静脉滴注,必要时6～12小时重复注射。

(十四)葡萄糖

注射剂:10 g:20 mL;25 g:50 mL;50 g:100 mL。每次40～60 mL(20～30 g),静脉注射。

(初晓霞)

第三节 其他泌尿疾病常用药物

一、加压素

(一)剂型规格

鞣酸盐注射剂:5 mL:0.1 g;1 mL:20 U。

(二)用法用量

深部肌内注射。尿崩症:开始一次0.1～0.2 mL,以后逐渐增加至一次0.3～1 mL,隔1～3天注射1次;儿童:视病情而定。腹胀:一次5～10 U,间隔3～4小时可重复。腹部X线摄影:一次5 U,摄影前2小时和30分钟各注射1次。肺或食管静脉破裂出血:一次10 U,加入5%葡萄糖注射液中缓慢静脉注射,约15分钟注完。对持续或反复呕血或咯血者,可用10～400 U,加入5%葡萄糖注射液500 mL中连续24小时缓慢静脉滴注。

(三)作用用途

加压素为神经垂体所分泌的激素,是由9个氨基酸组成的多肽。其氨基酸的组成种属间略有差别,人和牛的加压素第8位是精氨酸,称为精氨酸加压素。而猪的加压素第8位是赖氨酸,称为赖氨酸加压素。本品直接作用肾脏,促进远端肾小管和集合管对水的重吸收,起抗利尿作用,并可使周围血管收缩,导致血压升高、心律减慢,还可引起小肠、胆囊和膀胱平滑肌收缩。本品几乎无催产作用。口服后其有效成分易被胰淀粉酶破坏,故本品一般不口服。肌内注射后吸收良好,3～5分钟后开始生效,能维持20～30分钟。静脉注射作用更快,但维持时间更短。需要时可用静脉注射,为了延长作用时间,制成鞣酸加压素油制注射液,做深部肌内注射,其作用特点是吸收慢,维持时间长,可减少患者频繁注射的麻烦。一次注射0.3 mL,可维持2～6天,注射1 mL可维持10天左右。或以粉剂制成鼻吸入剂,作用同垂体后叶粉鼻吸入剂,但作用时间较长,可持续6～12小时。本品进入人体的有效成分大部分经肝、肾迅速破坏失活,以代谢物及原形药物从尿排出。在血浆中的半衰期很短,文献报道不一,通常为5～15分钟。加压素对尿崩症有良好疗效,可使尿量迅速减少和口渴减轻。用于诊断和治疗由于缺乏抗利尿激素而引起的尿崩症,肺或食管静脉破裂出血、手术后腹部膨胀及排除腹部气影,也用于其他药物效果不佳的腹部肌肉松弛。

(四) 不良反应

本品大剂量可引起明显的不良反应,如脸色苍白、恶心、皮疹、痉挛、盗汗、胸闷、腹泻、肠绞痛、嗳气等。对于妇女可引起子宫痉挛。此外还可引起高钠血症、水潴留,以及变态反应,如荨麻疹、发热、支气管痉挛、神经性皮炎及休克。严重时可引起冠脉收缩、高血压、胸痛、心肌缺血或梗死等。

(五) 注意事项

(1) 注射前须将安瓿握于手中片刻传温,并充分摇匀,做深部肌内注射。
(2) 剂量应随病情和患者耐受量高低酌情给予,耐受量低的患者不可多用,以免产生不良反应;耐受量高者,可注射一次1 mL。
(3) 高血压、冠心病、心力衰竭及孕妇禁用。
(4) 有血管病变者应避免使用本药。
(5) 有哮喘或其他过敏性疾病、癫痫、偏头痛等患者慎用。
(6) 本品对注射局部有刺激,易出现血栓,故应注意更换注射部位。
(7) 食管静脉破裂出血开始静脉滴注时,须同时每间隔30分钟舌下含硝酸甘油片,连续6小时,以防冠状动脉不良反应发生。
(8) 注射时喝1～2杯水可减轻不良反应。
(9) 避光保存于阴凉处。

二、去氨加压素

(一) 剂型规格、用法用量

片剂:0.1 mg、0.2 mg,口服。中枢性尿崩症:开始一次0.1～0.2 mg,每天3次,再根据疗效调整剂量,每天总量0.2～1.2 mg;儿童一次0.1 mg,每天3次。夜间遗尿症:首剂0.2 mg,睡前服用,如疗效不显著可增至0.4 mg,连续用药3个月后停药至少1周,以便评估是否需要继续治疗。注射剂1 mL:4 μg,静脉注射。中枢性尿崩症:一次1～4 μg(0.25～1 mL),每天1～2次;儿童:一岁以上一次0.4～1 μg(0.1～0.25 mL),一岁以下每天0.2～0.4 μg(0.05～0.1 mL),每天1～2次。肌内注射或皮下:肾尿液浓缩功能测验:一次4 μg;儿童:一岁以上一次1～2 μg(0.25～0.5 mL),一岁以下一次0.4 μg(0.1 mL),婴儿可鼻腔给药。上述两种给药途径均在1小时内,尽量排空尿液。用药后8小时应收集2次尿样,分析尿渗透压。出血及手术前预防出血:一次0.3 μg/kg,用0.9%氯化钠注射液稀释至50～100 mL,在15～30分钟内做静脉输液,必要时可按起始剂量间隔6~12小时重复给药1~2次;若再多次重复此剂量,效果将会降低。鼻喷雾剂2.5 mL:0.1 mg(每喷10 μg);滴鼻剂2.5 mL:0.25 mg。中枢性尿崩症:鼻腔给药,每天20~40 μg,儿童10~20 μg,分1~3次用。夜间遗尿症:鼻腔给药,有效剂量10~40 μg,先从20 μg开始,睡前给药,治疗期间限制饮水并注意观察。肾尿液浓缩功能试验:鼻腔给药,一次40 μg,1岁以上儿童一次10~20 μg。

(二)作用用途

去氨加压素是在加压素V2受体高亲和力同系物的研究中开发出来的,其化学结构与人体自然产生的激素精氨酸加压素相类似,但因有两处改变,故显著增强了抗利尿作用,而对平滑肌的作用却很弱,因此避免了引起升高血压的不良反应。另外,使用本品高剂量,即按0.3 μg/kg静脉或皮下注射,可增加血浆内促凝血因子Ⅷ的活性2~4倍,也可增加血中血管性血友病抗原因子(vWF:Ag),与此同时释放出纤维蛋白溶酶原激活质(t-PA),故可用于控制或预防某些疾病在小手术时的出血或药物诱发的出血。本品按0.3 μg/kg剂量注射后,平均值约为600 pg/mL的最高血浆浓度约在1小时出现。半衰期为3~4小时。对多数患者口服或注射本品,其抗利尿作用可维持8~12小时,凝血效应亦维持8~12小时。临床用于:①中枢性尿崩症及颅外伤或手术所致的暂时性尿崩症:用本品后可减少尿排出,增加尿渗透性,减低血浆渗透压,减少尿频和夜尿。本品一般对肾原性尿崩症无效。②治疗5岁以上患有夜间遗尿症的患者。③肾尿液浓缩功能试验:有助于对肾功能的鉴别,对于诊断不同部位的尿道感染尤其有效。④对于轻度血友病及Ⅰ型血管性血友病患者,在进行小型外科手术时可控制出血或预防出血。⑤对于因尿毒症、肝硬化及先天的或用药物诱发的血小板功能障碍而引起的出血时间过长和不明原因的出血,用本品可使出血时间缩短或恢复正常。

(三)不良反应

(1)少部分患者出现头痛、恶心、胃痛、变态反应、水潴留及低钠血症。

(2)高剂量时可引起短暂的血压降低、反射性心跳快速及面部潮红、眩晕、疲乏等。

(3)注射给药时,可致注射部位疼痛、肿胀。

(四)注意事项

(1)习惯性或精神性烦渴症、不稳定型心绞痛、心功能不全、ⅡB型血管性血友病、对防腐剂过敏患者等禁用。

(2)对婴幼儿及老年人、体液或电解质平衡紊乱、易产生颅内压增高的患者及孕妇应谨慎使用本品,防止体液蓄积。

(3)1岁以下婴儿必须在医院监护下实行肾浓缩功能试验。

(4)用药期间需要监测患者的尿量、渗透压和体重,对有些病例还需测试血浆渗透压。

(5)用于止血,对需要服用利尿药的患者,必须采取适当的措施,防止体液积蓄过多。

(6)在治疗遗尿症时,用药前1小时至用药后8小时内需限制饮水量。当用于诊断检查时,用药前1小时至用药后8小时内饮水量不得超过500 mL。

(7)超量给药会增加水潴留和低钠血症的危险,治疗低钠血症时的用药应视具体病情而定。对无症状的低钠血症患者,除停用去氨加压素外,还应限制饮水量。对有症状的患者,可根据症状输入等渗或高渗氯化钠液,当体液潴留症状严重时(抽搐或神志不清),需加服呋塞米。

(8)鼻腔用药后,鼻黏膜若出现瘢痕,水肿或其他病变时,应停用鼻腔给药法。

(9)吲哚美辛会加重患者对本品的反应,但不会影响其反应持续时间。

(10)一些可释放抗力尿激素的药物,如三环类抗抑郁药、氯丙嗪、卡马西平等,可增加抗利尿作用并有引起体液潴留的危险。

三、奥昔布宁

(一)剂型规格、用法用量

片剂(盐酸盐):5 mg,口服,一次 2.5~5 mg,每天 2~4 次;儿童:5 岁以上一次 2.5 mg,每天 2 次。

(二)作用用途

本品为解痉药,具有较强的抗胆碱能作用和平滑肌解痉作用。本品直接作用于平滑肌,能选择性作用于膀胱逼尿肌,恢复逼尿肌正常功能,减少膀胱不自主收缩,减轻尿急、尿频的痛苦。同时也可增加膀胱的容量,延长两次排尿间隔时间,减少排尿次数。本品抗痉挛作用为阿托品的 4~6 倍,而不良反应只为阿托品的 1/5。本品用药后 30 分钟起效,作用持续约 6 小时。药物由尿排泄。用于各种尿急、尿频、尿失禁、遗尿等,对膀胱炎、尿道炎、尿路感染引起的尿频症状最为适用。

(三)不良反应

可出现抗胆碱类药物的不良反应,但程度较轻。偶见口干、脸面潮红、少汗、视力模糊、心悸、嗜睡、头晕、恶心、呕吐、便秘等,但服药后 2~3 周后可望减轻或自行消失。

(四)注意事项

(1)心、肾功能不全,青光眼,胃、十二指肠梗阻,胃肠道出血,肠张力减弱,溃疡性结肠炎,重症肌无力,阻塞性尿道疾病等患者禁用。

(2)孕妇及 5 岁以下小儿慎用。

四、依立雄胺

(一)剂型规格、用法用量

片剂:5 mg。口服,一次 5 mg,每天 2 次,早晚各 1 次(饭前饭后均可),疗程为 4 个月,或遵医嘱。

(二)作用用途

本品为甾体-5α 还原酶Ⅱ型的选择性抑制药,其作用机制是通过抑制睾酮转化为双氢睾酮而降低前列腺体内双氢睾酮的含量,导致增生的前列腺体萎缩。口服后吸收迅速,15 分钟即可自血清中检出,3~4 小时达峰值,平均蛋白结合率 97%,分布容积约为 0.5 L/kg。连续给药(每天 2 次)至第 6 天血药浓度达稳态,主要通过消化道排泄,半衰期为 7.5 小时。适用于治疗良性前列腺增生症,改善因腺体良性增生的有关症状。

(三)不良反应

不良反应可见轻微恶心、食欲减退、头昏、失眠、性欲下降、射精量下降等,其发生率约为 3.7%。

(四)注意事项

(1)服用本品可导致血清 PSA 值下降,而干扰对前列腺癌的诊断。在使用血清 PSA 指标检测前列腺癌时,医师应充分考虑此影响因素。

(2)妇女、儿童及对本品过敏者禁用。

(初晓霞)

第六章 内分泌科常用药物

第一节 肾上腺皮质激素类药

肾上腺皮质激素是肾上腺皮质所分泌激素的总称,分为3类。①盐皮质激素:由球状带分泌,有醛固酮等。②糖皮质激素:由束状带分泌,有氢化可的松和可的松等。③性激素:由网状带分泌。临床上以糖皮质激素应用广泛。

一、糖皮质激素

糖皮质激素作用广泛而复杂,且随剂量不同而异。生理情况下所分泌的糖皮质激素主要影响物质代谢过程,超生理剂量的糖皮质激素还具有抗炎、抗免疫等药理作用。临床常用药物有氢化可的松、可的松、泼尼松、地塞米松等。

(一)药物作用

1.对代谢的影响

(1)糖代谢:糖皮质激素能增加肝糖原、肌糖原含量并升高血糖。

(2)蛋白质代谢:糖皮质激素能促进蛋白质分解,抑制蛋白质的合成。长期应用可导致肌肉消瘦、皮肤变薄、骨质疏松和伤口愈合延缓等。

(3)脂肪代谢:糖皮质激素能促进脂肪分解,抑制其合成,同时可使机体脂肪重新分布,即四肢脂肪向面部、胸、背及臀部分布,形成满月脸和向心性肥胖。

(4)水和电解质代谢:糖皮质激素有较弱的盐皮质激素的作用;同时也影响水的平衡,有弱的利尿效应。

2.抗炎作用

糖皮质激素有强大的抗炎作用,能对抗物理、化学、生物等各种原因所致的炎症。在炎症早期,可降低毛细血管通透性,减少渗出及水肿、抑制白细胞功能,减少炎症递质释放,从而改善红、肿、热、痛等症状;在炎症晚期,通过抑制毛细血管和成纤维细胞的增生,延缓肉芽组织生成,从而防止炎症所致的粘连及瘢痕形成,减轻后遗症。但也应注意,炎症是机体的一种防御机制,因此,糖皮质激素在发挥抗炎效应时,也降低机体的防御功能。目前有关糖皮质激素抗炎机制认为是糖皮质激素(GCS)通过作用于靶细胞质内的糖皮质激素受体,最终影响了参与炎症的一些基因转录而产生抗炎效应。

3.抗免疫与抗过敏作用

糖皮质激素对免疫过程的诸多环节均有抑制作用。不仅可抑制巨噬细胞对抗原的呈递过程，而且还不同程度地抑制细胞免疫（小剂量）和体液免疫（大剂量）。此外，糖皮质激素能减少过敏介质的产生，因而可以改善过敏症状。

4.抗休克

大剂量的糖皮质激素是临床上治疗各种严重休克的重要药物，特别是中毒性休克的治疗。其抗休克与下列因素有关。

(1)扩张痉挛收缩的血管和加强心脏收缩。

(2)抑制炎症反应，减轻炎症所致的组织损伤，同时也改善休克时微循环障碍。

(3)稳定溶酶体膜，减少心肌抑制因子(MDF)的形成。

(4)提高机体对细菌内毒素的耐受力。

5.其他作用

(1)血液与造血系统：糖皮质激素能刺激骨髓造血功能，使红细胞、血红蛋白、中性白细胞及血小板数量增加，淋巴细胞减少，淋巴组织萎缩。

(2)中枢神经系统：能提高中枢神经系统的兴奋性，易引起欣快、激动、失眠等反应，偶可诱发精神失常。大剂量对儿童能致惊厥。

(3)骨骼系统：长期服用糖皮质激素类药物可出现骨质疏松，易致骨折。

(4)消化系统：糖皮质激素能使胃酸和胃蛋白酶分泌增多，促进消化，但也可诱发或加重溃疡病。

(二)临床用途

1.严重感染或炎症后遗症

(1)治疗严重急性感染：主要用于严重中毒性感染，如中毒性肺炎、中毒性菌痢、暴发型流行性脑膜炎及败血症等，此时应在服用有效的抗菌药物前提下，辅助应用糖皮质激素治疗。针对病毒性感染一般不用激素，因用后可降低机体的防御能力致使感染扩散。

(2)预防某些炎症后遗症：如结核性脑膜炎、心包炎、风湿性心瓣膜炎等，早期应用皮质激素可防止炎症后期粘连或瘢痕形成。对虹膜炎、角膜炎、视网膜炎和视神经炎等非特异性眼炎，应用后也可迅速消炎止痛、防止角膜混浊和瘢痕粘连的发生。

2.自身免疫性疾病及过敏性疾病

(1)自身免疫性疾病：如风湿热、风湿性及类风湿性关节炎、全身性红斑狼疮样综合征、肾病综合征等应用皮质激素后可缓解症状。一般采用综合疗法，不宜单用，以免引起不良反应。异体器官移植手术后所产生的排异反应也可应用皮质激素。

(2)过敏性疾病：如荨麻疹、血清热、血管神经性水肿、变应性鼻炎、支气管哮喘和过敏性休克等，也可应用皮质激素辅助治疗。

3.各种休克

在针对休克病因治疗的同时，早期应用足量皮质激素有利于患者度过危险期。如感染中毒性休克时，应在有效的抗菌药物治疗下，及早、短时间突击使用大剂量皮质激素，见效后即停药。

4.血液病

主要用于儿童急性淋巴细胞性白血病，此外也可用于再生障碍性贫血、粒细胞碱少症、血小板减少症和过敏性紫癜等的治疗。停药后易复发。

5.替代疗法

用于急性、慢性肾上腺皮质功能减退症(包括肾上腺危象)、脑垂体前叶功能减退及肾上腺次全切除术后作替代疗法。

6.局部应用

对一般性皮肤病如接触性皮炎、湿疹、牛皮癣等都有一定疗效。也可用于肌肉或关节劳损的治疗。

(三)不良反应

1.长期大量应用引起的不良反应

(1)类肾上腺皮质功能亢进:因物质代谢和水盐代谢紊乱所致,如满月脸、水牛背、向心性肥胖、皮肤变薄、痤疮、多毛、水肿、低血钾、高血压、糖尿等。停药后可自行消退,必要时采取对症治疗,如应用降压药、降糖药、氯化钾、低盐、低糖、高蛋白饮食等。

(2)诱发或加重感染:因糖皮质激素抑制机体防御功能所致。长期应用常可诱发感染或使体内潜在病灶扩散,特别是在原有疾病已使抵抗力降低的情况下,如肾病综合征者更易产生。此外,糖皮质激素还可使原来静止的结核病灶扩散、恶化,故结核病患者必要时应并用抗结核药。

(3)消化系统并发症:使胃酸、胃蛋白酶分泌增加,抑制胃黏液分泌,降低胃肠黏膜的抵抗力,故可诱发或加剧胃、十二指肠溃疡,甚至造成消化道出血或穿孔。对少数患者可诱发胰腺炎或脂肪肝。

(4)心血管系统并发症:长期应用可引起高血压和动脉粥样硬化。

(5)骨质疏松、肌肉萎缩、伤口愈合迟缓等与激素促进蛋白质分解,抑制其合成及增加钙、磷排泄有关。骨质疏松多见于儿童、老人和绝经妇女,严重者可导致自发性骨折。此外,因糖皮质激素还可抑制生长素分泌和造成负氮平衡,影响生长发育。偶可引起畸胎。

(6)其他:精神失常。有精神病或癫痫病史者禁用或慎用。

2.停药反应

(1)长期应用减量过快或突然停药时,可引起肾上腺皮质萎缩和功能不全。停药后也有少数患者遇到严重应激情况,例如,感染、创伤、手术时可发生恶心、呕吐、乏力、低血压、休克等肾上腺危象,需及时抢救。

(2)反跳现象:因患者对激素产生了依赖性或病情尚未完全控制,突然停药或减量过快可致原病复发或恶化。常需加大剂量再行治疗,待症状缓解后再逐渐减量、停药。

(四)禁忌证

严重精神病和癫痫,活动性消化性溃疡病,骨折,创伤修复期,肾上腺皮质功能亢进症,严重高血压,糖尿病,孕妇,抗菌药不能控制的感染(如水痘、真菌感染)等都是糖皮质激素的禁忌证。

(五)用法及疗程

1.大剂量突击疗法

用于严重中毒性感染及各种休克。氢化可的松首次剂量可静脉滴注200~300 mg,1天量可达1 g以上,疗程不超过3天。

2.一般剂量长期疗法

用于结缔组织病、肾病综合征、顽固性支气管哮喘等。一般开始时用泼尼松口服10~20 mg或相应剂量的其他皮质激素制剂,每天3次,产生效应后,逐渐减量至最小维持量,持续数月。

3.小剂量替代疗法

用于垂体前叶功能减退、艾迪生病及肾上腺皮质次全切除术后。一般维持量,可的松每天 12.5～25 mg。

4.隔天疗法

皮质激素的分泌具有昼夜节律性,每天上午 8～10 时为分泌高潮,午夜 12 时为低潮。临床用药可随这种节律进行,即将 1 天或 2 天的总药量在隔天早晨 1 次给予,此时正值激素正常分泌高峰,对肾上腺皮质功能的抑制较小。

二、皮质激素抑制药

皮质激素抑制剂可代替外科的肾上腺皮质切除术,临床常用的有美替拉酮。美替拉酮又名甲吡酮,为 11β-羟化酶抑制剂,能抑制氢化可的松产生,但通过反馈性地促进促肾上腺皮质激素分泌导致 11-去氧皮质酮和 11-去氧氢化可的松代偿性增加,故尿中 17-羟类固醇排泄也相应增加。临床用于治疗肾上腺皮质肿瘤和产生促肾上腺皮质激素的肿瘤所引起的氢化可的松过多症和皮质癌。不良反应较少,偶可引起眩晕、消化道反应、高血压等。

三、肾上腺皮质激素类药的用药监护

(一)用药监测

用药期间要注意监测心率、血压、体温、体重、电解质和液体出入量等指标,长期治疗的患者应定期进行特殊检查,包括血糖、尿糖、视力、眼内压、脊柱、胸部 X 线拍片等,定期检查大便潜血,注意观察大便颜色,有无咖啡或柏油状,定期检查尿中 17-羟类固醇,以排除皮质醇增多症。

(二)用药护理

(1)要严格把握激素的使用,必须按医嘱规定时间、剂量用药,不可任意停药和滥用激素。

(2)糖皮质激素不能做皮下注射,亦不能在感染的关节腔内注射给药。肌内注射应采取深部注射,并经常更换部位,注意观察有无局部感染和肌肉萎缩的现象。

(3)长期服用激素使身体对外界刺激的生理反应敏感性降低,有任何疼痛、出血、恶心、厌食的症状,都应与医师联系。

(4)长期用药患者可能出现神经系统的症状和体征,如兴奋和失眠。应合理地安排给药时间,创造良好的环境,保证患者的休息和睡眠。

(5)患者的饮食应保持低钠、低糖、高钾、高蛋白、高纤维素及含钾丰富的水果及蔬菜,有肾功能不全、造瘘管的患者,饮食要注意水、钠的平衡。

(6)因长期用药出现的皮质醇增多症,即满月脸、肥胖、色素沉着、多毛,妇女月经失调等,随着药物的递减和停药会逐渐消失,告诉患者不必为之多虑。

(7)药物长期作用可引起缺钙、骨质疏松而导致自发性骨折。要提醒患者不要做超出医师允许的重体力劳动或剧烈运动,若有低钙的症状出现,如肌肉无力、痉挛等,要及时告诉医师。

(8)糖皮质激素可减弱机体防御疾病能力、诱发或加重感染。对长期用药者,应注意个人卫生,防止感染,房间要定时通风和消毒空气,保持适宜的温度、湿度,并减少探视。

(初晓霞)

第二节 垂体激素类药

临床上常用的垂体激素类药物主要以基因重组人生长激素为代表。本品以基因工程技术由哺乳动物细胞产生,与天然人生长激素相同。

一、其他名称

思真,Somatotrophin。

二、性状

本品为白色或类白色粉末。

三、药理学

本品具有与人生长激素同等的作用,即能促进骨骼、内脏和全身生长,促进蛋白质合成,影响脂肪和矿物质代谢,在人体生长发育中起着关键性作用。肌内注射 3 小时后达到平均峰浓度,皮下注射后约 80% 被吸收,4~6 小时后达峰浓度,$t_{1/2}$ 约为 4 小时,两种给药途径的 AUC 十分接近。在肝、肾代谢,通过胆汁排泄。

四、适应证

主要用于内源性生长激素分泌不足所致的生长障碍,性腺发育不全所致的生长障碍(特纳综合征)。此外,尚可用于治疗伴恶病质的艾滋病、短肠综合征等疾病。

五、用法和用量

人生长激素的国际标准,rDNA 来源的人生长激素的定义是每 1 安瓿内含有 1.95 mg 蛋白质,每 1 mg 含有活性成分 3 U。1 mg 无水的生长激素 USP 约等于 3 USP 生长激素单位。商品化的制剂在每 1 mg 含有的单位数量上会有所不同,不同的制造商在评价生长激素值时有所差异,因此给药剂量必须个体化,采用肌内注射或皮下注射。①内源性生长激素分泌不足所致的生长障碍:一般用量为每周 4 mg(12 U)/m²,或每周 0.2 mg(0.6 U)/kg,分 3 次肌内注射,皮下注射分 6 次或 7 次给药,最好晚上给药。②性腺发育不全所致的生长障碍:每周 6 mg(18 U)/m²,或每周 0.2~0.23 mg(0.6~0.7 U)/kg,治疗的第二年剂量可增至 8 mg(24 U)/m²,或每周 0.27~0.33 mg(0.8~1 U)/kg,分 7 次单剂量于晚上皮下注射给药。

六、不良反应

偶可引起注射部位疼痛、麻木、发红和肿胀等。

七、禁忌证

任何有进展迹象的潜在性脑肿瘤患者、妊娠期妇女和哺乳期妇女均禁用。不得用于骨骼已闭合的儿童患者。

八、注意

(1)糖尿病为相对禁忌证,给糖尿病患者应用时应进行严格的医学及实验室监控。
(2)脑肿瘤引起的垂体侏儒病患者、心脏或肾脏病患者慎用。
(3)使用前,需对脑垂体功能做详细检查,准确诊断后才能应用。
(4)应临用时配制,用注射用水或含苯甲醇的生理盐水溶解,轻轻摇动,切勿振荡,以免变性。

九、药物相互作用

大剂量糖皮质激素可能会抑制本品的作用。

十、制剂

注射用粉针:每瓶 1.33 mg(4 U);3.33 mg(10 U)。

十一、储法

避光于 2~8 ℃保存。以生理盐水溶解后应立即使用,未用完的药液应弃去。以含苯甲醇的生理盐水溶解的药液可于 2~8 ℃下保存 14 天。

(初晓霞)

第三节 甲状腺激素与抗甲状腺药

一、甲状腺激素

甲状腺激素为碘化酪氨酸的衍生物,包括甲状腺素(T_4)和三碘甲状腺原氨酸(T_3)。

(一)甲状腺激素的合成、储存、分泌与调节

1.合成

甲状腺激素的合成是在甲状腺球蛋白(TG)上进行的,其过程如下。
(1)甲状腺细胞摄取血液中的碘化物。
(2)碘化物在过氧化物酶的作用下被氧化成活性碘。活性碘与 TG 上的酪氨酸残基结合,生成一碘酪氨酸(MIT)和二碘酪氨酸(DIT)。
(3)在过氧化物酶作用下,一分子 MIT 和一分子 DIT 耦联生成 T_3,二分子 DIT 耦联成 T_4。

2.储存

合成的 T_3、T_4 储存于甲状腺滤泡腔内。

3.分泌

TG 在蛋白水解酶作用下分解为 T_3、T_4 进入血液。

4.调节

垂体前叶分泌的促甲状腺激素(TSH)可促进 T_3,T_4 合成、释放。然而,当血液中 T_3、T_4 水

平增加可反馈性抑制垂体前叶合成 T_3、T_4。此外,碘也可调节甲状腺激素合成,缺碘时可增强摄碘能力,T_3、T_4 合成及释放增多。

(二)药物作用

1. 维持生长发育

甲状腺激素分泌不足或过量都可引起疾病。婴幼儿甲状腺功能不足时,躯体与智力发育均受影响,可致呆小病(克汀病);成人甲状腺功能不全时,可致黏液性水肿。

2. 促进代谢

促进物质氧化,增加氧耗,提高基础代谢率,使产热增多。甲状腺功能亢进时有怕热、多汗等症状。

3. 增加交感神经系统敏感性

甲状腺激素可增强心脏对儿茶酚胺的敏感性,甲状腺功能亢进时出现震颤、神经过敏、急躁、心率加快等现象。

甲状腺激素可通过胎盘和进入乳汁、妊娠和哺乳期妇女应注意。

(三)临床用途

主要用于甲状腺功能低下的替代补充疗法。

1. 呆小病

应尽早用药,发育仍可恢复正常。若治疗过晚,则智力仍然低下。

2. 黏液性水肿

一般服用甲状腺片,从小量开始,逐渐增大至足量。剂量不宜过大,以免增加心脏负担而加重心脏疾病。

3. 单纯性甲状腺肿

其治疗取决于病因。由于缺碘所致者应补碘。临床上无明显发病原因者可给予适量甲状腺激素,以补充内源性激素的不足,并可抑制甲状腺激素过多分泌,以缓解甲状腺组织代偿性增生肥大。

(四)不良反应

过量可引起甲状腺功能亢进的临床表现,在老人和心脏病患者中,可发生心绞痛和心肌梗死,宜用 β 受体阻断药对抗,并应停用甲状腺激素。

二、抗甲状腺药

甲状腺功能亢进,简称甲亢,是多种原因所致的以甲状腺激素分泌过多引发代谢紊乱为特征的一种综合征。抗甲状腺药是一类能干扰甲状腺合成和释放,消除甲状腺功能症状的药物。目前常用的抗甲状腺药物有硫脲类、碘化物、放射性碘及 β 受体阻断药。

(一)硫脲类

硫脲类是常用的抗甲状腺药物,可分为两类:①硫氧嘧啶类,如甲硫氧嘧啶,丙硫氧嘧啶。②咪唑类,如甲巯咪唑,卡比马唑。

1. 药物作用

(1)抑制甲状腺激素合成。该类药物本身作为过氧化物酶的底物而被碘化,使氧化碘不能结合到甲状腺球蛋白上,从而抑制甲状腺激素的生物合成。硫脲类药物对已合成的甲状腺激素无效,须待已合成的激素被消耗后才能完全生效。一般用药 2~3 周甲状腺功能亢进症状开始减轻,1~3个月基础代谢率才恢复正常。

(2)丙硫氧嘧啶还能抑制外周组织的T_4转化为T_3,能迅速控制血清中生物活性较强的T_3水平,故在重症甲状腺功能亢进、甲状腺危象时该药可列为首选。

(3)此外,硫脲类药物尚有免疫抑制作用,能使血液中甲状腺刺激性免疫球蛋白下降,对病因也有一定的治疗作用。

2.临床用途

(1)内科药物治疗:适用于轻症和不宜手术或^{131}I治疗者,如儿童、青少年及术后复发而不适于^{131}I治疗者可用。

(2)手术前准备:甲状腺功能亢进术前服用硫脲类药物,可使甲状腺功能恢复或接近正常,从而可减少患者在麻醉。

(3)甲状腺危象的治疗:甲状腺功能亢进患者在感染、手术等诱因下,可使甲状腺激素大量释放,患者出现高热、虚脱、心力衰竭、电解质紊乱等现象,称为甲状腺危象。此时除主要应用大剂量碘剂和采取其他措施外,大剂量硫脲类可抑制甲状腺激素的合成,并且可阻断外周组织的T_4转化为T_3。

3.不良反应

变态反应较常见,如出现瘙痒、药疹等,多数不需停药即可消失。严重不良反应有粒细胞缺乏症。一般发生在治疗后的2~3个月,故应定期检查血常规,若用药后出现咽痛或发热,立即停药则可恢复。此外,本类药物长期应用后可出现甲状腺肿。因药物可进入乳汁及通过胎盘,孕妇慎用,哺乳期妇女禁用;甲状腺癌患者禁用。

(二)碘和碘化物

碘和碘化物是治疗甲状腺病最古老的药物。常用的有碘化钾、碘化钠和复方碘溶液等。

1.药物作用

不同剂量的碘化物对甲状腺功能可产生不同的作用。小剂量的碘是合成甲状腺素的原料,可用于治疗单纯性甲状腺肿。大剂量碘产生抗甲状腺作用,可能与抑制蛋白水解酶,减少T_3、T_4释放有关,作用快而强,用药1~2天起效,10~15天达最大效应。此外还可抑制TSH所致的腺体增生。

2.临床用途

大剂量碘的应用只限于以下情况:①甲状腺功能亢进术前准备,一般在术前2周给予复方碘溶液以使甲状腺组织缩小、血管减少、组织变硬,以利于手术进行。②甲状腺危象的治疗,将碘化物加到10%葡萄糖注射液中静脉滴注,可有效地控制症状,但要注意同时配合服用硫脲类药物。

3.不良反应

(1)急性反应:可于用药后立即或几小时后发生,主要表现为血管神经性水肿,严重出现喉头水肿而窒息。

(2)慢性碘中毒:一般为黏膜刺激症状,表现为口腔及咽喉烧灼感、唾液分泌增多等。

(3)甲状腺功能紊乱:长期服用碘化物可诱发甲状腺功能亢进。碘还可进入乳汁并通过胎盘引起新生儿甲状腺肿,故孕妇及哺乳期妇女应慎用。

(三)放射性碘

临床应用的放射性碘是^{131}I,其半衰期为8天。

1.药物作用

^{131}I可被甲状腺摄取,产生β射线(占99%)和γ射线(占1%)。由于β射线在组织内的射程不超过2mm,因此其辐射作用限于甲状腺内,只破坏甲状腺组织,而很少破坏周围组织,故适宜

剂量^{131}I，可获得类似手术切除效果。

2.临床用途

(1)甲状腺功能亢进的治疗：^{131}I用于治疗不宜手术、手术后复发及对抗甲状腺药物过敏或无效者。一般用药后1个月见效，3～4个月后甲状腺功能恢复正常。

(2)甲状腺功能检查：^{131}I释放的γ射线可在体表测到，可用于检查甲状腺功能。甲状腺功能亢进时，摄碘率高，摄碘高峰时间前移。反之，摄碘率低，摄碘高峰时间后延。

3.不良反应

主要为甲状腺功能低下，故应严格掌握剂量和密切观察，一旦发生甲状腺功能低下症状，应及时停药，并补充甲状腺激素。

(四)用药监测与护理

1.用药监测

用药期间，应定期监测患者心率、血压及甲状腺功能（T_3、T_4水平）。每次用药前应测脉搏和血压，当脉搏超过100次/分，或有节律不齐等异常改变时，应报告医师。

2.用药护理

(1)甲状腺素类药物的用药护理。①甲状腺功能低下的患者很多伴有心血管方面的疾病，如心收缩力减弱、心功能不全等，此类患者对甲状腺素颇为敏感，应从小剂量开始用药。②给药后应严密观察患者有无心血管方面的不良反应，尤其是老年人或心脏病的患者，若心率超过100次/分，应暂停给药，及时通知医师。③对患有糖尿病的患者应用甲状腺素时，可能会使血糖的水平难以控制，故要密切监测血糖。④甲状腺素药物可增强抗凝药的作用，要观察患者有无不正常的出血和紫癜等。如有异常，要及时提醒医师，以便及时调整抗凝药的剂量。⑤鼓励患者多进食黄豆、花生、萝卜类、菠菜、桃、梨、草莓等可促进甲状腺素分泌的食物，有利于疾病的治疗。

(2)抗甲状腺药物的用药护理。①因甲状腺功能亢进患者代谢率快，疲乏，烦躁，难以入眠，故要尽量减少噪声和外界刺激，保证患者的休息。②硫脲类药物应用时应定期检查血常规及肝功能，如出现明显白细胞减少或肝炎症状时，应立即报告医师。③服药期间若发现怀孕，应及时通知医师，中止或调整药物剂量，避免对隐瞒造成不必要的损害。④患者饮食应遵循多食多餐的原则，以防止体重下降，保证摄入足够的维生素、矿物质、蛋白质，以满足身体代谢的需求，但应避免咖啡、茶、可乐类的饮料。

(3)碘剂的用药护理。①碘剂应饭后服，并要用大量的水送下，也可将碘剂溶在果汁或牛奶里，用吸管服用可改善口感，并减少刺激。②碘剂为光敏物质，应放在棕色瓶内避光保存，碘剂具有一定的毒性和刺激性，要存放在安全的地方。③观察患者有无变态反应，如发生应先停药，立即报告医师做相应处理。④对碘剂过敏引起的皮肤瘙痒，可用碳酸钠溶液泡澡，降低室内温度等方式缓解。⑤学会观察患者碘中毒的症状，如口腔溃疡，唾液分泌过多，齿龈肿痛，巩膜发红，眼睑水肿等。

(4)放射性碘剂的用药护理。①对接受放射性碘剂治疗的患者，要详细解释用药的目的、可能的不良反应等，消除患者和家人对放射性碘剂的担忧。②要密切观察患者有无变态反应，治疗时做好救治准备，特别对有过敏体质的患者。③患者应保护体液平衡，以避免放射性碘在体内蓄积，引起对机体的损害。④在家接受放射性碘治疗患者，应教育患者熟悉甲状腺功能亢进及低下的症状与体征，告之在治疗的第1周，应避免接触儿童或与他人同睡一室；对其排泄物应进行专门存放和管理等。

（初晓霞）

第七章

风湿免疫科常用药物

第一节 抗变态反应药

变态反应是机体对异物抗原产生的不正常免疫反应,常导致生理功能紊乱或组织损伤。一般的变态反应分为四型,即Ⅰ型(速发型)、Ⅱ型(细胞毒型)、Ⅲ型(免疫复合物型)和Ⅳ型(迟发型)。目前对各型变态反应性疾病尚缺乏专一有效药物。抗变态反应治疗的主要目的,是纠正免疫失调和抑制变态反应性炎症反应。

目前,抗变态反应药通常包括抗组胺药、过敏活性物质阻释药和组胺脱敏剂。

一、抗组胺药

(一)苯海拉明

1.剂型规格

片剂:12.5 mg,25 mg,50 mg。注射剂:1 mL:20 mg。

2.适应证

用于皮肤黏膜的过敏,如荨麻疹、变应性鼻炎、皮肤瘙痒症、药疹,对虫咬症和接触性皮炎也有效。急性变态反应,如输血或血浆所致的急性变态反应。预防和治疗晕动病。曾用于辅助治疗帕金森病和锥体外系症状。镇静作用,术前给药。牙科麻醉。

3.用法用量

可口服、肌内注射及局部外用。但不能皮下注射,因有刺激性。①口服:每天3~4次,饭后服,每次25 mg。②肌内注射:每次20 mg,每天1~2次,极量为1次0.1 g,每天0.3 g。

4.注意事项

(1)服药期间不得驾驶机、车、船,从事高空作业、机械作业及操作精密仪器。

(2)肾功能障碍患者,本品在体内半衰期延长,因此,应在医师指导下使用。

(3)如服用过量或出现严重不良反应,应立即就医。

(4)本品性状发生改变时禁止使用。

(5)请将本品放在儿童不能接触的地方。

(6)如正在使用其他药品,使用本品前请咨询医师或药师。

(7)老年人、孕妇及哺乳期妇女慎用。

(8)过敏体质者慎用。

5.不良反应

(1)常见头晕、头昏、恶心、呕吐、食欲缺乏及嗜睡。

(2)偶见皮疹、粒细胞减少。

6.禁忌证

对本品及其他酒精胺类药物高度过敏者禁用。新生儿、早产儿禁用。重症肌无力者、闭角型青光眼、前列腺肥大患者禁用。幽门十二指肠梗阻、消化性溃疡所致的幽门狭窄、膀胱颈狭窄、甲状腺功能亢进、心血管病、高血压、下呼吸道感染(如支气管炎、气管炎、肺炎)及哮喘患者不宜使用。

7.药物相互作用

(1)本品可短暂影响巴比妥类药的吸收。

(2)与对氨基水杨酸钠同用,可降低后者血药浓度。

(3)可增强中枢抑制药的作用,应避免合用。

(4)单胺氧化酶抑制剂能增强本品的抗胆碱作用,使不良反应增加。

(5)大剂量可降低肝素的抗凝作用。

(6)可拮抗肾上腺素能神经阻滞剂的作用。

(二)茶苯海明

1.剂型规格

片剂:25 mg,50 mg。

2.适应证

用于防治晕动病,如晕车、晕船、晕机所致的恶心、呕吐。对妊娠、梅尼埃病、放射线治疗等引起的恶心、呕吐、眩晕也有一定效果。

3.用法用量

口服。预防晕动病:一次50 mg,于乘机、车、船前0.5~1小时服,必要时可重复一次。抗过敏:成人一次50 mg,每天2~3次;小儿1~6岁,一次12.5~25 mg,每天2~3次;7~12岁,一次25~50 mg,每天2~3次。

4.注意事项

(1)可与食物、果汁或牛奶同服,以减少对胃的刺激。服药期间不得驾驶机、车、船,从事高空作业、机械作业及操作精密仪器。

(2)服用本品期间不得饮酒或含有酒精的饮料。不得与其他中枢神经抑制药(如一些镇静安眠药)及三环类抗抑郁药同服。

(3)如服用过量或出现严重不良反应,应立即就医。

(4)本品性状发生改变时禁止使用。

(5)请将本品放在儿童不能接触的地方。

(6)儿童必须在成人监护下使用。

(7)如正在使用其他药品,使用本品前请咨询医师或药师。

(8)老年人慎用。

(9)过敏体质者慎用。

5.不良反应

(1)大剂量服用可产生嗜睡、头晕,偶有药疹发生。

(2)长期使用可能引起造血系统的疾病。

6.禁忌证

新生儿、早产儿禁用。对本品及辅料、苯海拉明、茶碱过敏者禁用。

7.药物相互作用

(1)对酒精、中枢抑制药、三环类抗抑郁药的药效有促进作用。

(2)能短暂地影响巴比妥类和磺胺醋酰钠等的吸收。

(3)与对氨基水杨酸钠同用时,后者的血药浓度降低。

(三)马来酸氯苯那敏

1.剂型规格

片剂:4 mg。注射剂:1 mL∶10 mg;2 mL∶20 mg。

2.适应证

本品适用于皮肤过敏症:荨麻疹、湿疹、皮炎、药疹、皮肤瘙痒症、神经性皮炎、虫咬症、日光性皮炎。也可用于变应性鼻炎、血管舒缩性鼻炎、药物及食物过敏。

3.用法用量

成人:①口服,一次 4～8 mg,每天 3 次。②肌内注射,一次 5～20 mg。

4.注意事项

(1)老年患者酌减量。

(2)可与食物、水或牛奶同服,以减少对胃刺激。

(3)婴幼儿、孕妇、闭角型青光眼、膀胱颈部或幽门十二指肠梗阻、消化性溃疡致幽门狭窄者、心血管疾病患者及肝功能不良者慎用。

(4)孕妇及哺乳期妇女慎用。

5.不良反应

(1)有嗜睡、疲劳、口干、咽干、咽痛,少见有皮肤瘀斑及出血倾向、胸闷、心悸。

(2)少数患者出现药疹。

(3)个别患者有烦躁、失眠等中枢兴奋症状,甚至可能诱发癫痫。

6.禁忌证

新生儿、早产儿、癫痫患者、接受单胺氧化酶抑制剂治疗者禁用。

7.药物相互作用

(1)与中枢神经抑制药并用,可加强本品的中枢抑制作用。

(2)可增强金刚烷胺、氟哌啶醇、抗胆碱药、三环类抗抑郁药、吩噻嗪类及拟交感神经药的药效。

(3)与奎尼丁合用,可增强本品抗胆碱作用。

(4)能增加氯喹的吸收和药效。

(5)可抑制代谢苯妥英的肝微粒体酶,合用可引起苯妥英的蓄积中毒。

(6)本品不宜与阿托品、哌替啶等药合用,亦不宜与氨茶碱作混合注射。

(7)可拮抗普萘洛尔的作用。

(四)盐酸异丙嗪

1.剂型规格

片剂:12.5 mg,25 mg。注射剂:2 mL:50 mg。

2.适应证

(1)皮肤黏膜的过敏:适用于长期的、季节性的变应性鼻炎,血管运动性鼻炎,过敏性结膜炎,荨麻疹,血管神经性水肿,对血液或血浆制品的变态反应,皮肤划痕症。

(2)晕动病:防治晕车、晕船、晕飞机。

(3)用于麻醉和手术前后的辅助治疗,包括镇静、催眠、镇痛、止吐。

(4)用于防治放射病性或药源性恶心、呕吐。

3.用法用量

口服:抗过敏,一次 6.25～12.5 mg,每天 1～3 次;防运动病,旅行前 1 小时服 12.5 mg,必要时1 天内可重复 1～2 次,儿童剂量减半;用于恶心、呕吐,一次 12.5 mg,必要时每 4～6 小时1 次;用于镇静、安眠,一次 12.5 mg,睡前服,1～5 岁儿童,6.25 mg;6～10 岁儿童,6.25～12.5 mg。肌内注射:一次 25～50 mg,必要时 2～4 小时重复。

4.注意事项

(1)孕妇在临产前 1～2 周应停用此药。

(2)老年人慎用。

(3)闭角型青光眼及前列腺肥大者慎用。

5.不良反应

异丙嗪属吩噻嗪类衍生物,小剂量时无明显不良反应,但大量和长时间应用时可出现吩噻嗪类常见的不良反应。

(1)较常见的有嗜睡,较少见的有视力模糊或色盲(轻度)、头晕目眩、口鼻咽干燥、耳鸣、皮疹、胃痛或胃部不适感、反应迟钝(儿童多见)、晕倒感(低血压)、恶心或呕吐(进行外科手术和/或并用其他药物时),甚至出现黄疸。

(2)增加皮肤对光的敏感性,多噩梦,易兴奋,易激动,幻觉,中毒性谵妄,儿童易发生锥体外系反应。上述反应发生率不高。

(3)心血管的不良反应很少见,可见血压增高,偶见血压轻度降低。白细胞减少、粒细胞减少症及再生不良性贫血则属少见。

6.禁忌证

新生儿、早产儿禁用。对本品及辅料、吩噻嗪过敏者禁用。

7.药物相互作用

(1)对诊断的干扰:葡萄糖耐量试验中可显示葡萄糖耐量增加。可干扰尿妊娠免疫试验,结果呈假阳性或假阴性。

(2)酒精或其他中枢神经抑制剂,特别是麻醉药、巴比妥类、单胺氧化酶抑制剂或三环类抗抑郁药与本品同用时,可增加异丙嗪和/或这些药物的效应,用量要另行调整。

(3)抗胆碱类药物,尤其是阿托品类和异丙嗪同用时,后者的抗毒蕈碱样效应增加。

(4)溴苄铵、胍乙啶等降压药与异丙嗪同用时,前者的降压效应增强。肾上腺素与异丙嗪同用时肾上腺素的 α 作用可被阻断,使 β 作用占优势。

(5)顺铂、巴龙霉素及其他氨基糖苷类抗生素、水杨酸制剂和万古霉素等耳毒性药与异丙嗪同用时,其耳毒性症状可被掩盖。

(6)不宜与氨茶碱混合注射。

8.药物过量

药物过量时表现:手脚动作笨拙或行动古怪,严重时困倦或面色潮红、发热,气急或呼吸困难,心率加快(抗毒蕈碱 M 受体效应),肌肉痉挛,尤其好发于颈部和背部的肌肉。坐卧不宁,步履艰难,头面部肌肉痉挛性抽动或双手震颤(后者属锥体外系的效应)。防治措施:解救时可对症注射地西泮(安定)和毒扁豆碱;必要时给予吸氧和静脉输液。

(五)氯雷他定

1.剂型规格

片剂:10 mg。糖浆剂:10 mL:10 mg。

2.适应证

用于缓解变应性鼻炎有关的症状,如喷嚏、流涕、鼻痒、鼻塞及眼部痒及灼烧感。口服药物后,鼻和眼部症状及体征得以迅速缓解。亦适用于缓解慢性荨麻疹、瘙痒性皮肤病及其他过敏性皮肤病的症状及体征。

3.用法用量

口服:①成人及 12 岁以上儿童一次 10 mg,每天 1 次。②2~12 岁儿童,体重>30 kg,一次 10 mg,每天 1 次。体重≤30 kg,一次 5 mg,每天 1 次。

4.注意事项

(1)肝功能不全的患者应减低剂量。

(2)老年患者不减量。

(3)妊娠期及哺乳期妇女慎用。

(4)2 岁以下儿童服用的安全性及疗效尚未确定,故使用应谨慎。

5.不良反应

在每天 10 mg 的推荐剂量下,本品未见明显的镇静作用。常见不良反应有乏力、头痛、嗜睡、口干、胃肠道不适及皮疹等。罕见不良反应有脱发、变态反应、肝功能异常、心动过速及心悸等。

6.禁忌证

对本品及辅料过敏者禁用。

7.药物相互作用

(1)同时服用酮康唑、大环内酯类抗生素、西咪替丁、茶碱等药物,会提高氯雷他定在血浆中的浓度,应慎用。其他已知能抑制肝脏代谢的药物,在未明确与氯雷他定相互作用前应谨慎合用。

(2)如与其他药物同时使用可能会发生药物相互作用,详情请咨询医师或药师。

8.药物过量

(1)药物过量时表现:成年人过量服用本品(40~180 mg)可发生嗜睡、心律失常、头痛。

(2)防治措施:①一旦发生以上症状,立即给予对症和支持疗法。②治疗措施包括催吐,随后给予药用炭吸附未被吸收的药物,如果催吐不成功,则用生理盐水洗胃,进行导泻以稀释肠道内的药物浓度。③血透不能清除氯雷他定,还未确定腹膜透析能否清除本品。

(六)特非那定

1.剂型规格

片剂:60 mg。

2.适应证

(1)变应性鼻炎。

(2)荨麻疹。

(3)各种过敏性瘙痒性皮肤疾病。

3.用法用量

(1)成人及12岁以上儿童:口服,一次30~60 mg,每天2次。

(2)6~12岁儿童,一次30 mg,每天2次,或遵医嘱。

4.注意事项

(1)本品必须在医师处方下方可使用,与其他药物合用时须征得医师同意。

(2)因本品有潜在的心脏不良反应,不可盲目加大剂量。

(3)有心脏病及电解质异常(如低钙、低钾、低镁)及甲状腺功能低下的患者慎用。

(4)服用某些抗心律失常药及精神类药物的患者慎用。

(5)司机及机器操作者慎用。

(6)孕妇及哺乳期妇女慎用。

5.不良反应

(1)心血管系统:根据国外文献报道罕见有下列不良反应发生。如QT间期延长、尖端扭转性室性心动过速、心室颤动及其他室性心律失常、心脏停搏、低血压、心房扑动、昏厥、眩晕等,以上反应多数由于超剂量服用及药物相互作用引起。

(2)胃肠系统:如恶心、呕吐、食欲增加、大便习惯改变。

(3)其他:如口干、鼻干、咽干、咽痛、咳嗽、皮肤潮红、瘙痒、皮疹、头痛、头晕、疲乏等。

6.禁忌证

对本品及辅料过敏者禁用。

7.药物相互作用

(1)本品不能与各种抗心律失常药物同用,以免引起心律失常。

(2)酮康唑和伊曲康唑可抑制本品代谢,使药物在体内蓄积而引起尖端扭转型心律失常。其他咪唑类药物如咪康唑、氟康唑及甲硝唑、克拉霉素和竹桃霉素等也有类似作用,严重时可致死亡。

8.药物过量

(1)药物过量时表现:一般症状轻微,如头痛、恶心、精神错乱等,严重者曾见室性心律失常。

(2)防治措施:①心脏监测至少24小时。②采取常规措施消除吸收的药物。③血透不能有效清除血液中的酸性代谢产物。④急性期后对症和支持治疗。

(七)盐酸非索非那定

1.剂型规格

片(胶囊)剂:60 mg。

2.适应证

(1)用于变应性鼻炎、过敏性结膜炎。

(2)慢性特发性荨麻疹。

3.用法用量

一次 60 mg,每天 2 次,或 120 mg 每天 1 次。

4.注意事项

肝功能不全者不需减量,肾功能不全者剂量需减半。

5.不良反应

主要不良反应是头痛、消化不良、疲乏、恶心及咽部刺激感等。

6.禁忌证

对本品及辅料、特非那定过敏者禁用。

7.药物相互作用

本品与红霉素或酮康唑合并使用时,会使非索非那定的血药浓度增加 2～3 倍,但对红霉素和酮康唑的药动学没有影响。

8.药物过量

(1)药物过量时表现:有报道在超剂量使用本品时出现头昏眼花、困倦和口干。

(2)防治措施:①当发生药物过量时,应考虑采取标准治疗措施去除未吸收的活性物质。②建议进行对症及支持治疗。③血液透析不能有效地清除血液中的非索非那定。

二、过敏活性物质阻释药

以赛庚啶为例。

(一)剂型规格

片剂:2 mg。

(二)适应证

(1)用于荨麻疹、血管性水肿、变应性鼻炎、过敏性结膜炎、其他过敏性瘙痒性皮肤病。

(2)曾用于皮质醇增多症、肢端肥大症等的辅助治疗,目前已较少应用。

(3)国外有报道称其可作为食欲刺激剂,用于神经性厌食。

(三)用法用量

口服:①成人,一次 2～4 mg,每天 2～3 次。②儿童,6 岁以下每次剂量不超过 1 mg,6 岁以上同成人。

(四)注意事项

(1)服药期间不得驾驶机、车、船,从事高空作业、机械作业及操作精密仪器。

(2)服用本品期间不得饮酒或含有酒精的饮料。

(3)儿童用量请咨询医师或药师。

(4)如服用过量或出现严重不良反应,应立即就医。

(5)本品性状发生改变时禁止使用。

(6)请将本品放在儿童不能接触的地方。

(7)儿童必须在成人监护下使用。

(8)如正在使用其他药品,使用本品前请咨询医师或药师。

(9)过敏体质者慎用。

(10)老年人及 2 岁以下小儿慎用。

(五)不良反应

嗜睡、口干、乏力、头晕、恶心等。

(六)禁忌证

(1)孕妇、哺乳期妇女禁用。

(2)青光眼、尿潴留和幽门梗阻患者禁用。

(3)对本品过敏者禁用。

(七)药物相互作用

(1)不宜与酒精合用,可增加其镇静作用。

(2)不宜与中枢神经系统抑制药合用。

(3)与吩噻嗪药物(如氯丙嗪等)合用可增加室性心律失常的危险性,严重者可致尖端扭转型心律失常。

(4)如与其他药物同时使用可能会发生药物相互作用,详情请咨询医师或药师。

三、组胺脱敏剂

以磷酸组胺为例。

(一)剂型规格

注射剂:1 mL:1 mg;1 mL:0.5 mg;5 mL:0.2 mg。

(二)适应证

(1)主要用于胃液分泌功能的检查,以鉴别恶性贫血的绝对胃酸缺乏和胃癌的相对缺乏。

(2)用于麻风病的辅助诊断。

(3)组胺脱敏。

(三)用法用量

(1)空腹时皮内注射,一次 0.25～0.5 mg。每隔 10 分钟抽 1 次胃液化验。

(2)用 1:1 000 的磷酸组胺做皮内注射,一次 0.25～0.5 mg,观察有无完整的三联反应,用于麻风病的辅助诊断。

(3)组胺脱敏维持量:皮下注射,每周两次,每次 0.5 mL。

(四)注意事项

本品注射可能发生变态反应,发生后可用肾上腺素解救。

(五)不良反应

过量注射后可能出现面色潮红、心率加快、血压下降、支气管收缩、呼吸困难、头痛、视觉障碍、呕吐和腹泻等不良反应,还可能出现过敏性休克。

(六)禁忌证

禁用于孕妇、支气管哮喘及有过敏史的患者。

(初晓霞)

第二节 抗风湿药

抗风湿药为一组具有不同作用机制的药物,其共同特点是不具有即刻的抗炎和缓解疼痛作用,但长期使用后可改善病情和延缓疾病进展,主要用于类风湿关节炎和脊柱关节炎的治疗。根据美国风湿病学会(ACR)的推荐意见,目前类风湿关节炎治疗中推荐的 DMARDs 包括甲氨蝶呤(MTX)、来氟米特(LEF)、柳氮磺胺吡啶(SSZ)、米诺环素和羟氯喹(HCQ)。此外,在国内患者中雷公藤总苷亦有较多应用。在某些情况下常需联合 DMARDs 治疗。

一、甲氨蝶呤(MTX)

(一)作用特点
本药为二氢叶酸还原酶抑制剂,通过阻断二氢叶酸向四氢叶酸转化,从而使 DNA 和 RNA 的合成受阻,发挥抗细胞增殖作用。该药为治疗自身免疫病特别是类风湿关节炎和特发性炎性肌病的重要药物。

(二)剂型规格
片剂:2.5 mg×100 片。

(三)适应证
在非肿瘤相关疾病中,该药可用于银屑病、类风湿关节炎、急性多关节型幼年特发性关节炎、特发性炎性肌病的治疗。

(四)禁忌证
对该药过敏者禁用;孕妇及哺乳期妇女禁用;肝功能明显不全、血细胞减少患者禁用。

(五)不良反应
胃肠道症状例如恶心、呕吐、食欲下降;肝功能损害;骨髓抑制;口腔黏膜溃疡;对胎儿有致畸作用;罕见情况下会导致肺间质纤维化。

(六)用法
7.5～25 mg(每周 0.3 mg/kg),每周 1 次口服,建议在服用 MTX 24 小时后给予叶酸口服每周 2.5～5 mg,以减少 MTX 相关不良反应。

(七)点评
本药在治疗关节炎或炎性肌病时,多采用每周 1 次给药,每天应用可导致明显的骨髓抑制和毒性作用。

二、来氟米特(LEF)

(一)作用特点
本药为异噁唑类衍生物,抑制二氢乳清酸脱氢酶的活性,从而影响活化淋巴细胞的嘧啶合成,并发挥其抗炎作用。

(二)剂型规格
片剂:10 mg×16 片;10 mg×10 片。

(三)适应证
主要用于类风湿关节炎及其他自身免疫病的治疗。

(四)禁忌证
(1)对本品及其代谢产物过敏者及严重肝脏损害患者禁用。
(2)孕妇、哺乳期妇女禁用。

(五)不良反应

腹泻、肝功能损害;高血压;皮疹;对胎儿有致畸作用。

(六)用法

类风湿关节炎等关节炎 10~20 mg,每天 1 次口服。狼疮肾炎、系统性血管炎等每天 30~50 mg,分 1~2 次口服。

(七)点评

由于来氟米特的代谢产物在体内通过肝肠循环能存在数年,因此对于口服来氟米特的育龄期女性,在妊娠前应口服考来烯胺清除其代谢产物。

三、柳氮磺胺吡啶(SSZ)

(一)作用特点

本药为 5-氨基水杨酸与磺胺吡啶的偶氮化合物。该药可通过抑制花生四烯酸级联反应,抑制中性粒细胞移动和活化,抑制 T 细胞增殖、NK 细胞活性和 B 细胞活化,并阻断多种细胞因子例如白细胞介素-1、白细胞介素-6、肿瘤坏死因子等起到抗炎作用。

(二)剂型规格

片剂:0.25 g×60 片。

(三)适应证

主要用于类风湿关节炎、脊柱关节炎、幼年特发性关节炎及炎症性肠病(主要为溃疡性结肠炎)的治疗。

(四)禁忌证

对磺胺及水杨酸盐过敏者;肠梗阻或泌尿系统梗阻患者;急性间歇性卟啉症患者。

(五)不良反应

胃肠道症状,例如恶心、上腹不适;肝功能损害;头晕、头痛;血白细胞减少;皮疹。

(六)用法

建议起始剂量为 0.5 g/d 口服,可逐周增加 0.5 g/d,在关节炎中最大剂量为 3 g/d,在炎症性肠病患者中最大可用至 6 g/d。

(七)点评

服用本品期间应多饮水,以防结晶尿的发生,必要时服用碱化尿液药物。

四、羟氯喹(HCQ)

(一)作用特点

本药最早属于抗疟类药物,通过改变细胞内酸性微环境,抑制促炎因子例如白细胞介素-1、白细胞介素-6 和 IFN-γ 的生成,减少淋巴细胞增殖,干扰 NK 细胞的功能,抑制花生四烯酸级联反应等方面来起到抗炎和免疫调节作用。

(二)剂型规格

片剂:0.1 g×14 片;0.2 g×10 片。

(三)适应证

主要用于类风湿关节炎的联合治疗,盘状红斑狼疮和系统性红斑狼疮的治疗。

(四)禁忌证

对该药及任何 4-氨基喹啉化合物过敏患者禁用;对任何 4-氨基喹啉化合物治疗可引起的视网膜或视野改变的患者禁用;儿童患者禁止长期使用。

(五)不良反应

视网膜病变;皮疹;头痛、失眠、耳鸣、耳聋。

(六)用法

建议剂量为每次 0.2 g,每天 2 次口服。

(七)点评

为避免眼毒性,建议羟氯喹的剂量≤6.5 mg/(kg·d)。该药可用于系统性红斑狼疮患者孕期的维持治疗。

五、雷公藤总苷

(一)作用特点

该药为雷公藤的水-三氯甲烷提取物,去除某些毒性后,保留了较强的抗炎和免疫抑制作用,对细胞免疫具有较明显的抑制作用,能作用于免疫应答感应阶段的 T 细胞、巨噬细胞和自然杀伤细胞,抑制它们的功能,对体液免疫也有一定的抑制作用。

(二)剂型规格

片剂:10 mg×100 片。

(三)适应证

主要用于类风湿关节炎及其他自身免疫病的治疗。

(四)禁忌证

严重肝功能不全及血细胞减少患者禁用;孕妇及哺乳期妇女禁用。

(五)不良反应

胃肠道反应,肝功能受损;血白细胞减少;月经失调,精子数量减少及活力下降。

(六)用法

每天 1.0～1.5 mg/(kg·d),分 3 次,餐后服用。常用剂量 20 mg,每天 3 次。

(七)点评

雷公藤总苷由于性腺抑制不良反应明显,通常不作为首选药物,有生育要求的男女患者应避免长期应用(通常不超过 3 个月)。

鉴于药物制剂和纯化工艺不同,不同厂家的雷公藤总苷疗效和不良反应存在差别。

(初晓霞)

第三节 抗毒血清与免疫球蛋白药

抗毒血清与免疫球蛋白药是将生物毒素(包括微生物、疫苗、类毒素、其他生物毒素)接种于动物体,使之免疫,产生抗体或特异的免疫球蛋白,分离而用于被动免疫,防治各种疾病。健康人血浆分离的丙种球蛋白也用于增强免疫目的,也在此一并介绍。

一、精制白喉抗毒素

本品是用白喉类毒素免疫马血浆所制得的抗毒素球蛋白制剂。用于治疗和预防白喉。

(一)应用

(1)出现症状者,以及早注射抗毒素治疗者。未经类毒素免疫或免疫史不清者,如为密切接触,可注射抗毒素紧急预防。也应同时注射类毒素,以获得永久免疫。

(2)皮下注射上臂三角肌处,同时注射类毒素时部位应分开。肌内注射应在三角肌中部或臀大肌外上。经皮下注射无异常者方可静脉注射。静脉注射应缓慢,开始每分钟不超过 1 mL,后每分钟不超过 4 mL,1 次静脉注射不超过 40 mL,儿童不超过 0.8 mL/kg。亦可稀释后静脉滴注,静脉滴注前液体宜与体温相近。

(3)用量:预防,皮下或肌内注射 1 000～2 000 单位/次。

(二)注意

(1)本品有液体及冻干两种。

(2)注射前必须详细记录。

(3)注射用具及部位必须严密消毒。

(4)注射前必须先做过敏试验(皮试液为 0.1 mL 抗毒素加生理盐水 0.9 mL),试验阳性者可做脱敏注射(将本品稀释 10 倍后,小量分数次皮下注射)。

二、精制破伤风抗毒素

本品是用破伤风类毒素免疫马血浆所制得的抗毒素球蛋白制剂。用于治疗及预防破伤风。

(一)应用

皮下注射在上臂三角肌处,同时注射类毒素时,注射部位需分开。肌内注射应在上臂三角肌或臀大肌外上。皮下、肌内注射无异常者方可静脉注射。静脉注射应缓慢,开始不超过 1 mL/min。以后不超过 4 mL/min,静脉注射 1 次不超过 40 mL,儿童不超过 0.8 mL/kg,亦可稀释后静脉滴注。

1.用量

预防:皮下或肌内注射 1 500～3 000 单位/次,儿童与成人相同。伤势重者加 1～2 倍。经 5～6 天还可重复。

2.治疗

第 1 次肌内或静脉注射 50 000～200 000 U,儿童与成人同,以后视病情而定,伤口周围可注射抗毒素。初生儿 24 小时内肌内或静脉注射 20 000～100 000 U。

(二)注意

均参见精制白喉抗毒素。

三、精制肉毒抗毒素

本品系用含 A、B、E 三型肉毒杆菌抗毒素的免疫马血浆所制得的球蛋白制剂,用于治疗及预防肉毒杆菌中毒。

(一)应用

凡已出现肉毒杆菌中毒症状者,应尽快使用本品治疗。对可疑中毒者亦应尽快用本品预防。

本品分为 A、B、E 三型,中毒型未确定前可同时用 3 型。

1.用量

预防:皮下或肌内注射 1 000～2 000 单位(1 个型)/次,情况紧急可酌情静脉注射。

2.治疗

肌内注射或静脉滴注,第 1 次注射 10 000～20 000 U(1 个型),以后视病情可每 12 小时注射 1 次,病情好转后减量或延长间隔时间。其他参见精制白喉抗毒素。

(二)注意

参见精制白喉抗毒素。

四、精制气性坏疽抗毒素

本品为气性坏疽免疫马血浆并按一定的抗毒素单位比例混合而成的球蛋白制剂。用于预防及治疗气性坏疽。

(一)应用

严重外伤有发病危险时用本品预防,一旦病症出现,应及时用大量本品治疗。

1.用量

预防:皮下或肌内注射 1 万单位/次(混合品),紧急时可酌增,亦可静脉注射,感染危险未消除时,可每隔 5～6 天反复注射。

2.治疗

第 1 天静脉注射 30 000～50 000 单位(混合品),同时注射适量于伤口周围健康组织,以后视病情间隔 4～6 小时、6～12 小时反复注射。好转后酌情减量或延长间隔时间。其他参见精制白喉抗毒素。

(二)注意

参见精制白喉抗毒素。

五、精制抗蛇毒血清

本品是用蛇毒免疫马血浆所制成的球蛋白制剂。供治疗蛇咬伤之用。其中蝮蛇抗血清对竹叶青和烙铁头咬伤亦有效。

(一)应用

(1)常用静脉注射,也可肌内或皮下注射。

(2)用量:一般抗蝮蛇血清用 6 000 单位/次;抗五步蛇血清用 8 000 单位/次;银环蛇用 10 000 单位/次;眼镜蛇用 2 000 单位/次,上述用量可中和一条蛇毒,视病情可酌增减。

(3)儿童与成人同,不得减少。

(4)注射前先做过敏试验,阴性者方可注全量。①过敏试验法:取 0.1 mL 本品加 1.9 mL 生理盐水(稀释 20 倍),前臂掌侧皮内注射 0.1 mL,经 20～30 分钟判定。可疑阳性者,可预先注射氯苯那敏 10 mg(儿童酌减),15 分钟再注本品。阳性者则采用脱敏注射法。②脱敏注射法:用生理盐水将抗血清稀释 20 倍,分次皮下注射,每次观察 20～30 分钟,第 1 次注射 0.4 mL,如无反应,酌情增量,3 次以上无反应,即可静脉、肌内或皮下注射。注射前使制品接近体温,注射应慢,开始不超过 1 mL/min,以后不超过 4 mL/min。注射时反应异常,应立即停止。

(二)注意

(1)遇有血清反应,立即肌内注射氯苯那敏。必要时,应用地塞米松 5 mg(或氢化可的松 100 mg 或氢化可的松琥珀酸钠 135 mg)加入 25%~50%葡萄糖液 20~40 mL 中静脉注射。亦可稀释后静脉滴注。

(2)不管是否毒蛇咬伤,伤口有污染者,应同时注射破伤风抗毒素 1 500~3 000 U。

六、精制抗炭疽血清

本品是由炭疽杆菌抗原免疫的马血浆制成的球蛋白制剂。用于炭疽病的治疗和预防。

(一)应用

(1)使用对象为炭疽病或有炭疽感染危险者。

(2)预防可皮下或肌内注射。治疗可根据病情肌内注射或静脉滴注。

(3)用量:预防用 1 次 20 mL。治疗应早期给予大剂量,第 1 天可注射 20~30 mL,以后医师可根据病情给维持量。

(二)注意

(1)每次注射均应有患者及药品的详细记录。

(2)用药前应先做过敏试验(用生理盐水 0.9 mL 加本品 0.1 mL 稀释 10 倍做皮试液)。皮内注射 0.05 mL,观察 30 分钟。阳性者行脱敏注射法。将 10 倍稀释液,按 0.2 mL、0.4 mL、0.8 mL 三次注入,每次间隔 30 分钟,如无反应,再注射其余量。

七、精制抗狂犬病血清

本品是由狂犬病固定毒免疫的马血浆所制成。仅用于配合狂犬病疫苗对被疯动物严重咬伤如头、脸、颈部或多部位咬伤者进行预防注射。

(一)应用

(1)使用对象为被疯动物咬伤者,应于 48 小时内及早注射,可减少发病率。已有狂犬病者注射本品无效。

(2)先将伤口冲洗干净,在受伤部位浸润注射,余下血清可肌内注射(头部咬伤可肌内注射于颈背部)。

(3)按 40 单位/kg 注入,严重者可按 80~100 单位/千克,在 1~2 天内分别注射,注完后(或同时)注射狂犬疫苗。

(二)注意

(1)本品有液体及冻干两种。

(2)其他参见精制抗炭疽血清项下。本品的脱敏注射法为:10 倍稀释液按 1 mL、2 mL、4 mL 注射后观察 3 次,每次间隔 20~30 分钟,无反应再注射其余全量。

八、人血丙种球蛋白

本品是由经健康人血浆中分离提取的免疫球蛋白制剂(主要为 IgG)。

(一)用法

本品只限肌内注射,不得用于静脉输注。冻干制剂可用灭菌注射用水溶解,一切操作均按消毒手续进行。预防麻疹:可在与麻疹患者接触 7 天内按每千克体重注射 0.05~0.15 mL,或 5 岁以内儿童一次性注射1.5~3 mL,6岁以上儿童最大量不得超过6 mL。1次注射的预防效果通常为2~4周。预防传染性肝炎:按每千克体重注射0.05~0.1 mL,或儿童每次注射1.5~3 mL,成人每次注射3 mL。1次注射,预防效果通常为1个月左右。

(二)注意

(1)本品应为透明或微带乳光液体,有时有微量沉淀,但可摇散。如有摇不散之沉淀、异物、安瓿裂纹、过期均不可使用。

(2)安瓿启开后,应1次注射完毕,不得分次使用。

(3)人胎盘丙种球蛋白与本品相同。

九、乙型肝炎免疫球蛋白

本品是用经乙型肝炎疫苗免疫健康人后,采集的高效价血浆或血清分离提取制备的免疫球蛋白制剂。主要用于乙型肝炎的预防。

(一)应用

(1)只限于肌内注射,不得用于静脉输注。

(2)冻干制剂用灭菌注射用水溶解,根据标示单位数加入溶剂,使成每毫升100单位溶液。

(3)乙型肝炎预防:1次肌内注射100单位,儿童与成人同量,必要时可间隔3~4周再注射1次。

(4)母婴阻断:婴儿出生24小时注射100单位,隔1个月、2个月及6个月分别注射乙型肝炎疫苗30 μg 或按医嘱。

(二)注意

液体制剂久贮后可能有微量沉淀,但可摇散。如有摇不散的沉淀或异物则不可用。

十、破伤风免疫球蛋白

本品是由乙型肝炎疫苗免疫后再经破伤风类毒素免疫的健康献血员中采集效价高的血浆或血清制成。主要是预防和治疗破伤风,尤其适用于对破伤风毒素有变态反应者。

(一)应用

(1)只限臀部肌内注射,不需皮试,不得做静脉注射。

(2)冻干制剂用灭菌注射用水溶解。

(3)预防:儿童、成人1次用量均为250单位。创面污染严重者可加倍。

(4)治疗:3 000~6 000 U。同时可使用破伤风类毒素进行自动免疫,但注射部位和用具应分开。

(二)注意

有摇不散的沉淀或异物时,不可用。

十一、冻干铜绿假单胞菌免疫人血浆

本品是由乙型肝炎疫苗免疫后再经多价铜绿假单胞菌免疫献血员采集的,用枸橼酸钠抗凝的、2~3份不同血型血浆混合后冻干制成,含有高效价特异抗体。主要用于铜绿假单胞菌易感者的预防和铜绿假单胞菌感染的治疗,如烧伤、创伤、手术后及呼吸道、尿路等铜绿假单胞菌感染的预防及治疗。亦可做冻干健康人血浆使用。

(一)应用

按瓶签规定的容量以 30～37 ℃ 的 0.1% 枸橼酸溶液溶解,并以带滤网的无菌、无热源的输液器静脉输注,用量由医师酌定,一般成人每次 200 mL;儿童减半,间隔 1～3 天,输注 6 次为 1 个疗程。

(二)注意

(1)有破损或异常时不可用。

(2)溶解温度为 10～30 ℃,温度不可过低。

(3)应在 3 小时内输注完毕,剩余不得再用。

(4)特殊情况下也可用注射用水或 5% 葡萄糖液溶解,但其 pH 在 9 左右,故大量输注易引起碱中毒,必须慎重。

(5)本品不得用含钙盐的溶液溶解。

(初晓霞)

第八章

血液科常用药物

第一节 止 血 药

一、亚硫酸氢钠甲萘醌

(一)别名

维生素 K_3。

(二)作用与特点

维生素 K 为肝脏合成凝血酶原(因子Ⅱ)的必需物质,还参与因子 Ⅶ、Ⅸ、Ⅹ 的合成。缺乏维生素 K 可致上述凝血因子合成障碍,影响凝血过程而引起出血。此时给予维生素 K 可达到止血作用。本品尚具镇痛作用。本品为水溶性,其吸收不依赖于胆汁。口服可直接吸收,也可肌内注射。吸收后随脂蛋白转运,在肝内被利用。肌内注射后8～24小时起效,但需数天才能使凝血酶原恢复至正常水平。

(三)适应证

止血;预防长期口服广谱抗生素类药物引起的维生素 K 缺乏症;胆石症、胆管蛔虫症引起的胆绞痛;大剂量用于解救杀鼠药"敌鼠钠"中毒。

(四)用法与用量

1.止血

肌内注射,每次 2～4 mg,每天 4～8 mg。

2.防止新生儿出血

可在产前一周给孕妇肌内注射,每天 2～4 mg。

3.口服

每次 2～4 mg,每天 6～20 mg。

4.胆绞痛

肌内注射,每次 8～16 mg。

(五)不良反应与注意事项

可致恶心、呕吐等胃肠道反应及肝损害。较大剂量可致新生儿、早产儿溶血性贫血、高胆红素血症及黄疸。在红细胞 6-磷酸脱氢酶缺乏症患者可诱发急性溶血性贫血。肝硬化或晚期肝病患者出血,使用本品无效。本品不宜长期大量应用。

(六)制剂与规格
注射液:2 mg/mL,4 mg/2 mL。片剂:2 mg。

(七)医保类型及剂型
甲类:注射剂。

二、甲萘氢醌

(一)别名
维生素 K_4,乙酰甲萘醌。

(二)作用与特点
本品为化学合成的维生素,不论有无胆汁分泌,口服吸收均良好。主要参与肝脏凝血因子 Ⅱ、Ⅶ、Ⅸ、Ⅹ 的合成,催化这些凝血因子谷氨酸残基的 γ-羧化过程,使其具有生理活性产生止血作用。

(三)适应证
主要用于维生素 K 缺乏所致的出血;阻塞性黄疸、胆瘘、慢性腹泻等维生素 K 吸收或利用障碍者;长期口服广谱抗生素及新生儿出血;服用过量香豆素类抗凝剂和水杨酸类所致的出血。

(四)用法与用量
口服:每次 2~4 mg,每天 6~12 mg,每天 3 次。

(五)制剂与规格
片剂:2 mg,4 mg。

(六)医保类型及剂型
甲类:口服常释剂。

三、氨甲苯酸

(一)别名
止血芳酸,对羧基苄胺,抗血纤溶芳酸。

(二)作用与特点
本品具有抗纤维蛋白溶解作用,其作用机制与氨基己酸相同,但其作用较之强 4~5 倍。口服易吸收,生物利用度为 70%。服后 3 小时血药浓度达峰值,静脉注射后,有效血浓度可维持 3~5 小时。经肾排泄,$t_{1/2}$ 为 60 分钟。毒性较低,不易生成血栓。

(三)适应证
适用于纤维蛋白溶解过程亢进所致的出血,如肺、肝、胰、前列腺、甲状腺、肾上腺等手术时的异常出血,妇产科和产后出血及肺结核咯血或痰中带血、血尿、前列腺肥大出血、上消化道出血等,对一般慢性渗血效果较显著,但对癌症出血及创伤出血无止血作用。此外,尚可用于链激酶或尿激酶过量引起的出血。

(四)用法与用量
1.静脉注射

每次 0.1~0.3 g,用 5% 葡萄糖注射液或 0.9% 氯化钠注射液 10~20 mL 稀释后缓慢注射,每天最大用量 0.6 g；儿童每次 0.1 g。

2.口服

每次 0.25~0.5 g，每天 3 次，每天最大量为 2 g。

(五)不良反应与注意事项

用量过大可促进血栓形成。对有血栓形成倾向或有血栓栓塞病史者禁用或慎用。一般不单独用于弥散性血管内凝血所继发的纤溶性出血，必要时，在肝素化的基础上应用以防止血栓的进一步形成。可致继发性肾盂和输尿管凝血，故血友病患者发生血尿时或肾功能不全者慎用。

(六)制剂与规格

注射液：0.05 g/5 mL，0.1 g/10 mL。片剂：0.125 g，0.25 g。

(七)医保类型及剂型

甲类：口服常释剂。

四、酚磺乙胺

(一)别名

止血敏，止血定，羟苯磺乙胺。

(二)作用与特点

本品能增加血液中血小板数量，增强其聚集性和黏附性，促使血小板释放凝血活性物质，缩短凝血时间，加速血块收缩。尚可增强毛细血管抵抗力，降低毛细血管通透性，减少血液渗出。止血作用迅速，静脉注射后 1 小时作用达峰值，作用维持 4~6 小时。口服也易吸收。

(三)适应证

适用于预防和治疗外科手术出血过多，血小板减少性紫癜或过敏性紫癜及其他原因引起的出血，如脑出血、胃肠道出血、尿道出血、眼底出血、皮肤出血等。

(四)用法与用量

1.预防手术出血

术前 15~30 分钟静脉注射或肌内注射，每次 0.25~0.5 g，必要时 2 小时后再注射 0.25 g，每天 0.5~1.5 g。

2.治疗出血

成人口服，每次 0.5~1 g，每天 3 次；儿童每次 10 mg/kg，每天 3 次；肌内注射或静脉注射，也可与 5%葡萄糖溶液或生理盐水混合静脉滴注，每次 0.25~0.75 g，每天 2~3 次。

(五)不良反应与注意事项

本品毒性低，但有报道静脉注射时可发生休克。

(六)制剂与规格

注射液：0.25 g/2 mL，0.5 g/5 mL，1 g/5 mL。片剂：0.25 g，0.5 g。

(七)医保类型及剂型

乙类：注射剂。

五、抑肽酶

(一)别名

赫泰林。

(二)作用与特点

本品是一种广谱丝氨酸蛋白酶抑制药,它不仅与人胰蛋白酶、纤溶酶、血浆、组织激肽释放酶等游离酶形成可逆的酶抑制药复合物,而且可与已结合酶(如纤溶酶-链激酶复合物)相结合。抑肽酶轻微抑制人多形核细胞的中性溶酶体酶、弹性蛋白酶和组织蛋白酶G,阻止胰腺在休克缺血时产生高毒性肽物质(心肌抑制因子)。本品静脉注射后,原形药物迅速分布于整个细胞外相,从而也使血药浓度速度降低($t_{1/2}$为24分钟)。本品在肾脏被溶酶体代谢成较短的肽或氨基酸,代谢物无生物活性。健康志愿者注射本品后48小时内,尿中以代谢物形式排出25%~40%。

(三)适应证

治疗和预防需要抑制蛋白水解酶(如胰蛋白酶、纤维蛋白溶酶及血浆和组织中的血管舒缓素)的疾病。创伤后和手术出现的高纤维蛋白溶解亢进性出血,如体外循环心脏直视手术以后及妇产科手术及手术后肠粘连的预防。

(四)用法与用量

1. 产科出血

开始给 $1×10^6$ U,然后 $2×10^7$ U/h,静脉输注,至出血停止。

2. 体外循环心内直视手术

成人每次 $3×10^6$ U,儿童每次 $(1.5~2)×10^6$ U,在体外循环前,全量加入预充液中。

(五)不良反应与注意事项

对过敏体质的患者,推荐提前静脉给予 H_1 受体和 H_2 受体拮抗药。高剂量本品的体外循环患者,推荐ACT保持在750秒以上,或者用肝素-精氨分析系统控制肝素水平。妊娠和哺乳妇女慎用。

(六)药物相互作用

本品对血栓溶解剂有剂量依赖性的抑制作用。勿与其他药物配伍,尤其应避免与β-内酰胺类抗生素合用。

(七)制剂与规格

冻干粉剂:28 U,56 U,278 U。

六、凝血酶

(一)作用与特点

本品是从猪血提取、精制而得的凝血酶无菌制剂。能直接作用于血液中的纤维蛋白原,促使转变为纤维蛋白,加速血液的凝固,达到止血目的。本品还有促进上皮细胞的有丝分裂而加速创伤愈合的作用。

(二)适应证

可用于通常结扎止血困难的小血管、毛细血管及实质性脏器出血的止血。用于外伤、手术、口腔、耳鼻喉、泌尿、妇产科及消化道等部位的止血。

(三)用法与用量

1. 局部止血

用灭菌生理盐水溶解成含凝血酶50~250 U/mL,喷雾或灌注于创面;或以吸收性明胶海绵、纱条黏附本品后贴敷于创面;也可直接撒布本品至创面。

2.消化道止血

以溶液(10～100 U/mL)口服或灌注,每1～6小时1次。根据出血部位和程度,可适当增减浓度及用药次数。

(四)不良反应与注意事项

本品严禁做血管内、肌内或皮下注射,否则可导致血栓、局部坏死,而危及生命。如果出现变态反应时,应立即停药。使用时要避免加温、酸、碱或重金属盐类,否则可使本品活力下降而失效。

(五)制剂与规格

冻干粉剂:每瓶为500 U、1 000 U、4 000 U、8 000 U。

(六)医保类型及剂型

甲类:外用冻干粉。

七、三甘氨酰基赖氨酸升压素

(一)别名

可利新。

(二)作用与特点

本品是激素原,到达血液中后,它的三甘氨酰基会被体内酶切除而缓慢地释出血管升压素。它是一个可随着血液循环,并能以稳定速率释放出血管升压素的贮藏库。适当剂量可降低门静脉血压,但不会像血管升压素那样,对动脉血压产生明显的影响,同时也不会增加纤维蛋白的溶解作用。

(三)适应证

食管静脉曲张出血。

(四)用法与用量

初始剂量为2 mg,缓慢静脉注射(超过1分钟),同时监测血压及心率。维持量1～2 mg,每4小时静脉给药,延续24～36小时,直至出血得到控制。

(五)不良反应与注意事项

本品的增压与抗利尿作用虽然较赖氨酸升压素及精氨酸升压素低,但高血压病、心脏功能紊乱或肾功能不全者仍应慎用。孕妇不宜使用。

(六)制剂与规格

注射粉剂:1 mg。

八、硫酸鱼精蛋白

(一)别名

鱼精蛋白。

(二)作用与特点

本品能与肝素结合,使之失去抗凝血能力。

(三)适应证

用于肝素过量引起的出血,也可用于自发性出血,如咯血等。

(四)用法与用量

1.抗肝素过量

静脉注射,用量应与肝素相当,每次不超过 50 mg。

2.抗自发性出血

静脉滴注,每天 5~8 mg/kg,分 2 次,间隔 6 小时。每次以生理盐水 300~500 mL 稀释。连用不宜超过 3 天。

(五)不良反应与注意事项

个别患者可发生变态反应,表现为荨麻疹、血管神经性水肿等,对鱼过敏者禁用。本品注射宜缓慢。使用不可过量,清洗和消毒注射用器时勿用浓碱性物质。

(六)制剂与规格

注射液:50 mg/5 mL,100 mg/10 mL。

(七)医保类型及剂型

甲类:注射剂。

(陈常梅)

第二节　血容量扩充药

血容量扩充药是一类高分子化合物,能迅速提高血浆胶体渗透压而扩充血容量。临床主要用于大量失血或失血浆引起的血容量降低、休克等的抢救。临床常用药物为不同分子量的右旋糖酐、人血清蛋白等。

右旋糖酐为葡萄糖的聚合物,按相对分子量大小可分为中分子右旋糖酐(右旋糖酐 70,分子量约 70 000)、右旋糖酐-40(右旋糖酐 40,分子量约 40 000)、小分子右旋糖酐(右旋糖酐 10,分子量约 10 000)三种。

一、作用

(一)扩充血容量

右旋糖酐分子量较大,静脉滴注后不易渗出血管,提高血浆胶体渗透压,导致组织中水分大量进入血管内而产生扩充血容量作用。分子量越大扩容作用越强、维持时间越长。右旋糖酐 70 维持 12 小时,右旋糖酐 10 维持约 3 小时。

(二)阻止红细胞和血小板聚集

右旋糖酐还能抑制红细胞和血小板聚集,并使血浆稀释,从而产生抗凝血和改善微循环作用。分子量越小则该作用越强。

(三)渗透性利尿

右旋糖酐经肾排泄时提高肾小管内渗透压,水分重吸收减少,产生渗透性利尿作用。分子量越小作用越强。

二、临床应用

(一)防治低血容量性休克

临床主要应用右旋糖酐 70 和右旋糖酐 40 抢救急性失血、创伤和烧伤引起的低血容量休克。

(二)防治血栓性疾病

右旋糖酐 40 和右旋糖酐 10 可用于防治弥散性血管内凝血和血栓形成性疾病,如脑血栓形成、心肌梗死、血栓闭塞性脉管炎等。

(三)防治急性肾衰竭

应用其渗透性利尿作用,临床上用于防治急性肾衰竭。

三、不良反应和用药监护

(一)变态反应

少数患者用药后出现变态反应,严重者可导致过敏性休克。故首次用药应严密观察 5~10 分钟,发现症状,立即停药,及时抢救。

(二)凝血障碍

连续应用时,制剂中的少量大分子右旋糖酐可致凝血障碍和出血。

(三)其他

血小板减少症、出血性疾病和充血性心力衰竭患者禁用,肝、肾功能不良者慎用。

四、制剂和用法

(一)右旋糖酐 70

注射剂:6%溶液,100 mL,250 mL,50 mL(有含 5%葡萄糖或含 0.9%氯化钠两种)。每次 500 mL,静脉滴注,每分钟 20~40 mL,1 天最大量 1 000~1 500 mL。

(二)右旋糖酐 40

注射剂:6%溶液,100 mL,250 mL,500 mL(有含 5%葡萄糖或含 0.9%氯化钠两种)。每次 250~500 mL,静脉滴注,1 天不超过 1 000 mL。

(三)右旋糖酐 10

注射剂:30 g/500 mL,50 g/50 mL(有含 5%葡萄糖或含 0.9%氯化钠两种)。每次 100~1 000 mL,静脉滴注。

(陈常梅)

第三节　升白细胞药

一、重组人粒细胞集落刺激因子

(一)别名

津恤力,惠尔血,赛格力,格拉诺赛特,吉赛欣。

(二)作用与特点

本品为利用基因重组技术生产的人粒细胞集落刺激因子。与天然产品相比,生物活性在体内外基本一致。粒细胞集落刺激因子是调节骨髓中粒系造血的主要细胞因子之一,可选择性地作用于粒系造血细胞、促进其增殖、分化,并可增加粒系终末分化细胞,即外周血中性粒细胞的数目与功能。

(三)适应证

适用于癌症化疗等原因导致的中性粒细胞减少症。

(四)用法与用量

化疗药物给药结束后 24~48 小时起皮下或静脉注射本品,每天 1 次。用量和用药时间可根据患者化疗的强度和中性粒细胞下降的程度决定。

(五)不良反应与注意事项

不良反应均较轻微,易于耐受,主要包括骨和/或肌肉酸痛及乏力,个别患者可见皮疹、发热、流涕或寒战等类感冒症状。本品应在化疗药物结束后 24~48 小时开始使用,不宜在化疗前或化疗过程中使用。使用本品过程中应每周监测血常规 2 次,特别是中性粒细胞数变化情况。髓性细胞系统的恶性增生者(急性粒细胞性白血病等)慎用。对本品或同类制药。及对大肠埃希菌表达的其他制剂有过敏史者禁用。

(六)制剂与规格

注射剂:75 μg/0.5 mL,150 μg/0.5 mL,300 μg/mL。

(七)医保类型及剂型

乙类:注射剂。

二、低分子肽/氨基酸/矿物质

(一)别名

益康升血肽。

(二)作用与特点

本品含由氨基酸组成的低分子肽及人体必需的游离氨基酸和微量元素组成,为天然细胞调节剂,可增强细胞免疫功能;促进骨髓造血功能,升高白细胞;增强体质。

(三)适应证

自身免疫功能降低或失调引起的疾病;各种肿瘤患者因化疗、放疗引起的白细胞减少;肝硬化、脾功能亢进引起的白细胞减少及不明原因的白细胞减少症;血常规降低症;妇科、皮肤科某些慢性炎症、溃疡和手术后粘连。

(四)用法与用量

每次 2~4 mL,每天肌内注射 1 次,10 天为 1 个疗程,每个疗程之间间隔 1 周。

(五)制剂与规格

注射液:2 mL。

三、肌苷

(一)作用与特点

本品能直接透过细胞膜进入人体细胞,参与能量代谢及蛋白质合成,可刺激体内产生抗体,提高肠道对铁的吸收,活化肝功能,加速肝细胞的修复。

(二)适应证

用于各种原因所致的白细胞减少、血小板减少、急慢性肝炎、肝性脑病、冠心病、心肌梗死等。

(三)用法与用量

1.口服

每天 200～600 mg,每天 3 次。

2.肌内注射或静脉滴注

成人每次 200～600 mg,儿童每次 100～200 mg,每天 1～2 次。

(四)不良反应与注意事项

不能和氯霉素、双嘧达莫、硫喷妥钠等注射剂配伍使用。

(五)制剂与规格

片剂:200 mg。注射液:100 mg/2 mL,200 mg/5 mL。

(六)医保类型及剂型

甲类:注射剂。乙类:口服常释剂。

(陈常梅)

第四节 抗贫血药

一、右旋糖酐铁

(一)作用与特点

本品为可溶性供注射用铁剂,作用同硫酸亚铁。

(二)适应证

适用于不能耐受口服铁剂的缺铁性贫血患者或需要迅速纠正缺铁者。

(三)用法与用量

每天 25 mg。深部肌内注射,

(四)不良反应与注意事项

严重肝肾功能损害、尿路感染无尿者、早期妊娠及患有急性感染者禁用。肌内注射可致局部疼痛、潮红、头痛、头昏、肌肉酸痛、腹泻、呼吸困难、心动过速等。静脉注射不可溢出静脉。须冷藏。久置可有沉淀。

(五)制剂与规格

注射液:50 mg/2 mL,100 mg/4 mL。

(六)医保类型及剂型

甲类:注射剂。

二、多糖铁复合物

(一)别名

力蜚能。

(二)作用与特点

本品作用与硫酸亚铁相同,由于是有机复合物,不含游离离子,对胃肠黏膜无刺激性,可连续给药。

(三)适应证

主治慢性失血所致的缺铁性贫血,如月经过多、痔出血、子宫肌瘤出血等。也可用于营养不良、妊娠末期儿童发育期等引起的缺铁性贫血。

(四)用法与用量

口服,成人每次 0.15~0.3 g,每天 1 次。6~12 岁按成人量的 1/2,6 岁以下按 1/4 量应用。

(五)不良反应与注意事项

本品不良反应较少,有的患者有恶心、呕吐、腹泻或胃灼热感,但一般不影响治疗。婴儿铁过量时,多数的新生儿易发生大肠埃希菌感染。

(六)药物相互作用

维生素 C、枸橼酸、氨基酸、糖和酒精等能促进铁的吸收;磷酸盐及其他过渡元素,茶叶和含鞣质较多的中药等不利于铁的吸收。四环素、土霉素、青霉胺等可与铁剂形成不溶性络合物,而影响吸收。

(七)制剂与规格

胶囊剂:每粒含铁元素 150 mg。

三、硫酸亚铁

(一)别名

硫酸低铁。

(二)作用与特点

铁是人体所必需的元素,是红细胞合成血红素必不可少的物质,缺铁时血红素生成减少,可致低色素小细胞性贫血。铁盐以 Fe^{2+} 形式在十二指肠和空肠上段吸收,进入血液循环后,Fe^{2+} 被氧化为 Fe^{3+},再与转铁蛋白结合成血浆铁,转运到肝、脾、骨髓等贮铁组织中去,与这些组织中的去铁蛋白结合成铁蛋白而贮存。缺铁性贫血时,铁的吸收和转运增加,可从正常的 10% 增至 20%~30%。铁的排泄是以肠道、皮肤等含铁细胞的脱落为主要途径,少量经尿、胆汁、汗、乳汁排泄。

(三)适应证

主要用于慢性失血(月经过多、慢性消化道出血、子宫肌瘤出血、钩虫病失血等)、营养不良、妊娠、儿童发育期等引起的缺铁性贫血。

(四)用法与用量

口服,成人每次 0.3 g,每天 3 次,饭后服用。小儿每次 0.1~0.3 g,每天 3 次。缓释片:口服,每次 0.45 g,每天 0.9 g。

(五)不良反应与注意事项

对胃肠道黏膜有刺激性,宜饭后服用。铁与肠道内硫化氢结合,生成硫化铁,使硫化氢减少,减少了对肠蠕动的刺激作用,可致便秘,并排黑便。血红蛋白沉着症、含铁血黄素沉着症及不缺铁的其他贫血、肝、肾功能严重损害、对铁剂过敏者禁用。酒精中毒、肝炎、急性感染、肠道炎症、胰腺炎及消化性溃疡慎用。大量口服可致急性中毒。治疗期间需做血红蛋白测定、网织红细胞计数、血清铁蛋白及血清铁测定。

(六)药物相互作用

稀盐酸可促进 Fe^{3+} 转变为 Fe^{2+},有助于铁剂吸收,对胃酸缺乏患者尤适用;维生素 C 为还原性物质,能防止 Fe^{2+} 氧化而利于吸收。钙剂、磷酸盐类、抗酸药和浓茶均可使铁盐沉淀,妨碍其吸收;铁剂与四环素类可形成络合物,互相妨碍吸收。

(七)制剂与规格

片剂:0.3 g。缓释片:0.25 g。

(八)医保类型及剂型

甲类:口服常释剂、缓释控释剂。

四、叶酸

(一)别名

维生素 M,B 族维生素,维生素 C。

(二)作用与特点

本品是由蝶啶、对氨基苯甲酸和谷氨酸组成的一种 B 族维生素,为细胞生长和分裂所必需的物质,在体内被叶酸还原酶及二氢叶酸还原酶还原为四氢叶酸。后者与多种一碳单位结合成四氢叶酸类辅酶,传递一碳单位,参与体内核酸和氨基酸的合成,并与维生素 B_{12} 共同促进红细胞的生长和成熟。口服后主要在近端空肠吸收,服后数分钟即出现于血液中。贫血患者吸收速度较正常人快。在肝中贮存量为全身总量的 1/3~1/2。$t_{1/2}$ 约为 40 分钟,治疗量的 90% 自尿中排出。

(三)适应证

用于各种巨幼红细胞性贫血,尤适用于由于营养不良或婴儿期、妊娠期叶酸需要量增加所致的巨幼红细胞贫血。

(四)用法与用量

1.口服

成人每次 5~10 mg,每天 5~30 mg;儿童每次 5 mg,每天 3 次。

2.肌内注射

每次 10~20 mg。

(五)不良反应与注意事项

不良反应较少,罕见变态反应,长期服用可出现厌食、恶心、腹胀等。静脉注射较易致不良反应,故不宜采用。

(六)药物相互作用

大剂量叶酸能拮抗苯巴比妥、苯妥英钠和扑米酮的抗癫痫作用,并使敏感儿童的发作次数增多。维生素 B_1、维生素 B_2、维生素 C 不能与本品注射剂混合。

(七)制剂与规格

片剂:5 mg。注射液:15 mg/mL。

(八)医保类型及剂型

甲类:口服常释剂。乙类:注射剂。

五、重组人红细胞生成素

(一)别名
佳林豪。

(二)作用与特点
重组人红细胞生成素是应用基因工程技术从含有人红细胞生成素基因的中国仓鼠卵巢细胞培养液中提取得到的,具有与正常人体内存在的天然红细胞生成素相同的生理功能,可促进骨髓红系祖细胞的分化和增生。

(三)适应证
肾功能不全所致贫血,包括透析及非透析患者。

(四)用法与用量
本品可皮下注射或静脉注射,每周分 2～3 次给药。给药剂量需依据患者贫血程度、年龄及其他相关因素调整。

(五)不良反应与注意事项
本品耐受性良好,不良反应多较轻微。可引起过敏性反应、心脑血管系统、血液系统、肝脏及胃肠道不良反应。用药期间应定期检查血细胞比容,如发现过度的红细胞生长,应调整剂量或采取暂时停药等适当处理。应用本品若发生高钾血症,应停药至回复正常水平为止。高龄者,心肌梗死、肺梗死、脑梗死患者,有药物过敏史及有过敏倾向的患者慎用。治疗期间如果患者血清铁蛋白低于 100 ng/mL,或转铁蛋白饱和度低于 20%,应每天补充铁剂。高血压失控患者,对哺乳动物细胞衍生物过敏及对人血清蛋白过敏者禁用。

(六)药物相互作用
铁、叶酸或维生素 B_{12} 不足会降低本品疗效,严重铝过多也会影响疗效。

(七)制剂与规格
注射液:2 000 U,3 000 U,4 000 U,5 000 U。

(八)医保类型及剂型
乙类:注射剂。

六、亚叶酸钙

(一)别名
立可林。

(二)作用与特点
亚叶酸是四氢叶酸的甲酰衍生物,它是叶酸的代谢物及其活性型。

(三)适应证
巨幼红细胞贫血,如因斯泼卢病、营养缺乏、妊娠、肝病及吸收不良综合征而致者,以及婴儿的巨幼红细胞贫血。

(四)用法与用量
巨幼红细胞性贫血:肌内注射剂量不应超过 1 mg/d。口服给药成人剂量是 10～20 mg/d。12 岁以上儿童剂量是 250 pg/(kg·d)。

(五)不良反应与注意事项

偶见变态反应,发热也曾见于注射给药之后。忌用于治疗维生素 B_{12} 缺乏所致的恶性贫血或其他巨幼红细胞贫血。

(六)制剂与规格

片剂:15 mg。注射液:15 mg,100 mg,300 mg。注射粉剂:3 mg,5 mg。

七、重组人类促红细胞生成素

(一)别名

罗可曼。

(二)适应证

因慢性肾衰竭而透析,以及慢性肾功能不全尚不需要透析的患者的贫血。

(三)用法与用量

1.治疗

可皮下注射及静脉注射,最高剂量不可超过每周 720 U(3×240)/kg。

2.维持

首先把治疗剂量减 1/2,然后每周或每 2 周调整剂量,并维持血细胞比容在 35% 以下。

3.疗程

一般用于长期治疗,但如有需要,可随时终止疗程。

(四)不良反应与注意事项

可引起高血压,透析系统凝血。在妊娠和哺乳期不主张使用本品。控制不良的高血压患者和对本品过敏者禁用。

(五)制剂与规格

冻干粉剂:2 000 U。

八、蛋白琥珀酸铁

(一)别名

菲普利。

(二)作用与特点

蛋白琥珀酸铁中的铁与乳剂琥珀酸蛋白结合,形成铁、蛋白结合物,可治疗各种缺铁性贫血症。所含的铁受蛋白膜的保护而不同胃液中盐酸和胃蛋白酶发生反应,因此,该制剂不会造成胃黏膜损伤,而这种损伤在使用大多数铁盐药品(尤其是亚铁形成)时经常出现。本品中的铁在十二指肠内开始释放,特别应在空肠中释放,并且使蛋白膜为胰蛋白酶所消化。这样的铁非常有利于机体的生理吸收,却又不会形成太高的吸收峰。事实上,它呈现一种恒定的吸收趋势,在机体的各个部位逐渐达到吸收与贮存的最佳平稳状态。

(三)适应证

绝对和相对缺铁性贫血。

(四)用法与用量

成人每天 1~2 瓶(相当于 Fe^{3+} 40~80 mg),分 2 次在饭前口服。儿童每天按 1.5 mL/kg [相当于 Fe^{3+} 4 mg/(kg·d)],分 2 次于饭前口服。

(五)不良反应与注意事项

用药过量时易发生胃肠功能紊乱(如腹泻、恶心、呕吐、上腹部疼痛),在减量或停药后可消失。含铁血黄素沉着、血色素沉着、再生障碍性贫血、溶血性贫血、铁利用障碍性贫血、慢性胰腺炎和肝硬化患者禁用。

(六)药物相互作用

铁衍生物可影响四环素类药品的吸收,应避免与其同时服用。

(七)制剂与规格

口服液:15 mL。

(陈常梅)

第五节 抗血小板药

一、硫酸氯吡格雷

(一)别名

泰嘉。

(二)作用与特点

本品为血小板聚集抑制药,能选择性地抑制 ADP 与血小板受体的结合,随后抑制激活 ADP 与糖蛋白 ADPⅡb/Ⅲa 复合物,从而抑制血小板的聚集。本品也可抑制非 ADP 引起的血小板聚集,不影响磷酸二酯酶的活性。本品口服易吸收,氯吡格雷在肝脏被广泛代谢,代谢物没有抗血小板聚集作用,本品及代谢物 50% 由尿排泄,46% 由粪便排泄。

(三)适应证

预防和治疗因血小板高聚状态引起的心、脑及其他动脉的循环障碍疾病。临床上适应于有过近期发作的缺血性脑卒中、心肌梗死和患有外周动脉疾病的患者,可减少动脉粥样硬化性疾病发生(缺血性脑卒中、心肌梗死和血管疾病所致死亡)。预防和纠正慢性血液透析导致的血小板功能异常。降低血管手术后闭塞的发生率。

(四)用法与用量

每天 1 次,每次 50 mg,口服。

(五)不良反应与注意事项

偶见胃肠道反应,皮疹,皮肤黏膜出血。罕见白细胞减少和粒细胞缺乏。使用本品的患者需要进行手术时、肝脏损伤、有出血倾向患者慎用。如急需逆转本品的药理作用可进行血小板输注。对本品成分过敏者,近期有活动性出血者(如消化性溃疡或颅内出血)禁用。

(六)药物相互作用

本品增加阿司匹林对胶原引起的血小板聚集的抑制效果。本品与肝素无相互作用,但合并用药时应慎用。健康志愿者同时服用本品和非甾体抗炎药萘普生,胃肠潜血损失增加,故本品与这类药物合用时应慎用。

(七)制剂与规格
片剂:25 mg。

(八)医保类型及剂型
乙类:口服常释剂。

二、阿司匹林

(一)别名
乙酰水杨酸。

(二)作用与特点
本品原为解热、镇痛抗炎药。后发现它还有抗血小板活性。其抗血小板作用机制在于使血小板的环氧化酶乙酰化,从而抑制了环内过氧化物的形成,TXA2 的生成也减少。另外,它还可使血小板膜蛋白乙酰化,并抑制血小板膜酶,这也有助于抑制血小板功能。口服本品 0.3~0.6 g 后对环氧酶的抑制作用达 24 小时之久,抑制血小板的聚集作用可长达 2~7 天。但因为循环中的血小板每天约有 10% 更新,而且它们不受前 1 天服用的阿司匹林的影响,所以仍需每天服用。长期服用,未见血小板有耐受现象。

(三)适应证
用于预防心脑血管疾病的发作及人工心脏瓣膜、动脉瘘或其他手术后的血栓形成。

(四)用法与用量
预防短暂性脑缺血和中风:每天口服量 0.08~0.325 g。在预防瓣膜性心脏病发生全身性动脉栓塞方面,单独应用阿司匹林无效,但与双嘧达莫合用,可加强小剂量双嘧达莫的效果。

(五)不良反应与注意事项
恶心、呕吐、上腹部不适或疼痛等胃肠道反应;可逆性耳鸣、听力下降等中枢神经症状;变态反应;肝、肾功能损害。孕妇及哺乳期妇女尽量避免使用。

(六)制剂与规格
肠溶片:25 mg,40 mg,100 mg。片剂:25 mg,50 mg,100 mg。胶囊剂:100 mg。

(七)医保类型及剂型
甲类:口服常释剂。

三、双嘧达莫

(一)别名
双嘧哌胺醇,双嘧达莫。

(二)作用与特点
本品具有抗血栓形成及扩张冠脉作用。它可抑制血小板的第 1 相聚集和第 2 相聚集。高浓度时可抑制血小板的释放反应。它只有在人体内存在 PGI_2 时才有效,当 PGI_2 缺乏或应用了过大剂量的阿司匹林则无效。具有抗血栓形成作用。对出血时间无影响。口服后吸收迅速,$t_{1/2}$ 为 2~3 小时。

(三)适应证
用于血栓栓塞性疾病及缺血性心脏病。

(四)用法与用量

单独应用疗效不及与阿司匹林合用者。单独应用时,每天口服3次,每次25~100 mg;与阿司匹林合用时其剂量可减少至每天100~200 mg。

(五)不良反应与注意事项

可有头痛、眩晕、恶心、腹泻等。长期大量应用可致出血倾向。心肌梗死、低血压患者慎用。

(六)制剂与规格

片剂:25 mg。

(七)医保类型及剂型

甲类:口服常释剂。乙类:注射剂。

四、西洛他唑

(一)作用与特点

本品可明显抑制各种致聚剂引起的血小板聚集,并可解聚。其作用机制在于抑制磷酸二酯酶,使血小板内cAMP浓度上升。具有抗血栓作用。此外,它也可舒张末梢血管。口服后3~4小时血药浓度达峰值,血浆蛋白结合率为95%。

(二)适应证

用于治疗慢性动脉闭塞性溃疡、疼痛及冷感等局部性疾病。

(三)用法与用量

口服:每天2次,每次100 mg。

(四)不良反应与注意事项

可有皮疹、瘙痒、心悸、头痛、失眠、困倦、皮下出血、恶心、呕吐、食欲缺乏等不良反应。有出血倾向、肝功能严重障碍者禁用。

(五)制剂与规格

片剂:50 mg,100 mg。

(陈常梅)

第六节 抗凝血药与溶栓药

一、肝素

(一)作用与特点

肝素在体内外均有抗凝血作用,可延长凝血时间、凝血酶原时间和凝血酶时间。现认为肝素通过激活抗凝血酶Ⅲ而发挥抗凝血作用。此外,肝素在体内还有降血脂作用,这是由于它能活化和释放脂蛋白酯酶,使甘油三酯和低密度脂蛋白水解之故。本品口服无效,须注射给药。静脉注射后均匀分布于血浆,并迅即发挥最大抗凝效果,作用维持3~4小时。本品血浆蛋白结合率为80%。在肝脏代谢,经肾排出。$t_{1/2}$为1小时,可随剂量增加而延长。

(二)适应证

防治血栓形成和栓塞,如深部静脉血栓、心肌梗死、肺栓塞、血栓性静脉炎及术后血栓形成等。治疗各种原因引起的弥散性血管内凝血,但蛇咬伤所致的弥散性血管内凝血除外。早期应用可防止纤维蛋白原和其他凝血因子的消耗。另外还可用于体内外抗凝血,如心导管检查、心脏手术体外循环、血液透析等。

(三)用法与用量

静脉滴注:成人首剂 5 000 U 加到浓度为 5%～10%葡萄糖溶液或 0.9%氯化钠注射液 100 mL中,在 30～60 分钟内滴完。需要时可每隔 4～6 小时重复静脉滴注 1 次,每次 5 000 U,总量可达 25 000 U/d;用于体外循环时,375 U/kg,体外循环超过 1 小时者,每千克体重增加 125 U。静脉注射或深部肌内注射(或皮下注射):每次 5 000～10 000 U。

(四)不良反应与注意事项

用药过量可致自发性出血,表现为黏膜出血(血尿,消化道出血)、关节积血和伤口出血等,发现自发性出血应即停药。偶有变态反应,如哮喘、荨麻疹、结膜炎和发热等。长期用药可致脱发和短暂的可逆性秃头症、骨质疏松和自发性骨折。尚见短暂的血小板减少症。对肝素过敏,有出血倾向及凝血机制障碍者,患血小板减少症、血友病、消化性溃疡、严重肝肾功能不全、严重高血压、颅内出血、细菌性心内膜炎、活动性结核、先兆流产或产后、内脏肿瘤、外伤及手术后均禁用肝素。妊娠妇女只在有明确适应证时,方可用肝素。

(五)制剂与规格

注射液:1 000 U/2 mL,5 000 U/2 mL,12 500 U/2 mL。

(六)医保类型及剂型

甲类:注射剂。

二、肝素钙

(一)作用与特点

本品为氨基葡聚糖硫酸钙。与肝素相似。由于本品是以钙盐的形式在体内发挥作用,经皮下注射后,在血液循环中缓慢扩散,不会减少细胞间毛细血管的钙胶质,也不改变血管通透性,克服了肝素皮下注射易导致出血的不良反应。

(二)适应证

适用于预防和治疗血栓-栓塞性疾病及血栓形成。本品具有较明显的抗醛固酮活性,故亦适于人工肾、人工肝和体外循环使用。

(三)用法与用量

用于血栓-栓塞意外:皮下注射首次 0.01 mL/kg,5～7 小时后以活化部分凝血活酶时间检测剂量是否合适,12 小时 1 次,每次注射后 5～7 小时进行新的检查,连续 3～4 天。用于内科预防:皮下注射首剂0.005 mL/kg,注射后 5～7 小时以活化部分凝血活酶时间调整合适剂量,每次 0.2 mL,每天 2～3 次,或每次 0.3 mL,每天 2 次。用于外科预防:皮下注射术前 0.2 mL,术后每 12 小时 0.2 mL,至少持续 10 天。

(四)不良反应与注意事项

经皮下注射,可能在注射部位引起局部小血肿、固定结节,数天后可自行消失。长期用药会引起出血、骨质疏松、血小板减少等。肝、肾功能不全,重度高血压,消化道溃疡及易出血的其他一切器质性病变、视网膜血管病患者、孕妇、服用影响凝血功能药物者及老年人慎用。凝血因子缺乏、重度血管通透性病变、急性出血、流产、脑及骨髓术后、急性细菌性心内膜炎患者、对肝素过敏者禁用。勿做肌内注射。

(五)药物相互作用

与非甾体抗炎药、抗血小板聚集剂、葡聚糖、维生素 K 类药拮抗药合用时,本品的抗凝血作用增强。

(六)制剂与规格

注射液:2 500 U(0.3 mL)。

(七)医保类型及剂型

甲类:注射剂。

三、尿激酶

(一)作用与特点

本品是从健康人尿中提取的一种蛋白水解酶,可直接使纤维蛋白溶酶原转变为纤维蛋白溶酶,可溶解血栓。对新鲜血栓效果较好。$t_{1/2}$ 为 15 分钟。

(二)适应证

用于急性心肌梗死、肺栓塞、脑血管栓塞、周围动脉或静脉栓塞、视网膜动脉或静脉栓塞等,也可用于眼部炎症、外伤性组织水肿、血肿等。

(三)用法与用量

急性心肌梗死:一次 $(5\sim15)\times10^5$ U,用葡萄糖或生理盐水稀释后静脉滴注,或 $(2\sim10)\times10^5$ U 稀释后冠状动脉内灌注。

(四)不良反应与注意事项

主要不良反应是出血,在使用过程中应测定凝血情况,如发现出血倾向,立即停药,并给予抗纤维蛋白溶酶药。严重高血压、肝病及有出血倾向者应慎用,低纤维蛋白原血症及出血性体质者禁用。

(五)制剂与规格

注射剂:每支 0.1×10^5 U,0.5×10^5 U,1×10^5 U,2×10^5 U,2.5×10^5 U,5×10^5 U,25×10^5 U。

(六)医保类型及剂型

甲类:注射剂。

四、华法林

(一)别名

苄丙酮香豆素。

(二)作用与特点

本品为香豆素类口服抗凝血药,化学结构与维生素 K 相似。其抗凝血作用的机制是竞争性拮抗维生素 K 的作用,此作用只发生在体内,故在体外无效。本品对已合成的凝血因子无对抗作用,在体内需待已合成的凝血因子耗竭后,才能发挥作用,故用药早期可与肝素并用。本品口服易吸收,生物利用度达 100%,血浆蛋白结合率为 99.4%,$t_{1/2}$ 为 40～50 分钟。可通过胎盘,并经乳汁分泌。经肝脏代谢成无活性的代谢产物,由尿和粪便排泄。口服后 12～24 小时,出现抗凝血作用,1~3天作用达峰值,持续2~5天。静脉注射和口服效果相同。

(三)适应证

临床用于血栓栓塞性疾病,防止血栓的形成及发展;减少手术后的静脉血栓发生率,并可作为心肌梗死的辅助用药。

(四)用法与用量

口服:成人第1天5~20 mg,次日起每天2.5~7.5 mg。

(五)不良反应与注意事项

主要不良反应为出血,用药期间应定时测定凝血酶原时间或凝血酶原活性。手术后3天内、妊娠期、哺乳期、有出血倾向的患者、严重肝肾疾病、活动性消化性溃疡、脑或脊髓及眼科手术患者禁用。恶病质、衰弱、发热、慢性酒精中毒、活动性肺结核、充血性心力衰竭、中毒高血压、亚急性细菌性心内膜炎、月经过多、先兆流产患者慎用。

(六)药物相互作用

氯贝丁酯可增强本品抗凝血作用。阿司匹林、保泰松、羟基保泰松、水合氯醛、双硫仑、依那尼酸、奎尼丁、甲苯磺丁脲等可使本品作用增强。转氨酶诱导剂能加速本品代谢,减弱其抗凝血作用。肝药酶抑制药抑制本品代谢,使血药浓度增高,半寿期延长。广谱抗生素使本品抗凝作用增强。维生素K、利福平、氯噻酮、螺内酯、考来烯胺可减弱本品的抗凝作用。

(七)制剂与规格

片剂:2.5 mg,5 mg。

(八)医保类型及剂型

甲类:口服常释剂。

五、组织型纤维蛋白溶酶原激活剂

(一)别名

栓体舒注射液。

(二)作用与特点

本品是一种糖蛋白,可激活纤溶酶原转为纤溶酶,为一种纤维蛋白特异性溶栓剂。本品对纤维蛋白亲和性很高,对凝血系统各组分的系统性作用较微,不会增加全身出血的倾向。本品不具有抗原性,可重复给药。本品静脉注射后迅速自血中消除,用药5分钟后,总药量的50%自血中消除。主要在肝脏代谢。

(三)适应证

用于急性心肌梗死和肺阻塞的溶栓治疗。

(四)用法与用量

1.静脉注射

将本品50 mg溶于灭菌注射用水中,使溶液浓度为1 mg/mL,静脉注射。

2.静脉滴注

将本品100 mg溶于注射用生理盐水500 mL中,前2分钟先注入本品10 mg,随后61分钟内静脉滴注50 mg,最后将余下的40 mg在2小时内静脉滴注完。

(五)不良反应与注意事项

本品较少不良反应,可见注射部位出血。出血性疾病、近期内有严重内出血、脑出血或2个月内曾进行过颅脑手术者,10天内发生严重创伤或做过大手术者,未能控制的严重高血压病,细菌性心内膜炎、急性胰腺炎、食管静脉曲张、主动脉瘤、妊娠期及产后2周及70岁以上患者应慎用。曾口服抗凝剂者用本品出血的危险性增加。用药期间应监测心电图。本品不能与其他药配伍静脉滴注。

(六)制剂与规格

注射剂:50 mg。

六、藻酸双酯钠

(一)作用与特点

藻酸双酯钠是以海藻提取物为基础原料,经引入有效基团而得的多糖类化合物,属类肝素药。它能阻抗红细胞之间及红细胞与血管壁之间的黏附,有降血黏度,改善微循环的作用;能使凝血酶失活,抑制血小板聚集,有抗凝血作用;能使血清总胆固醇、甘油三酯、低密度脂蛋白含量降低、升高高密度脂蛋白含量,具有降血脂作用。

(二)适应证

缺血性心脑血管疾病(如脑血栓、脑栓塞、冠心病)和高脂血症。

(三)用法与用量

注射剂仅供静脉滴注。1～3 mg/(kg·d),宜自小剂量开始。成人每天1次,每次50～150 mg,最多不超过200 mg。

(四)不良反应与注意事项

如剂量过大或滴速过快,少数患者可能出现头痛、恶心、心悸、口舌麻木、肢体疼痛。不良反应严重者应立即停药。过敏体质者慎用。有出血性疾病或有出血倾向者,严重肝肾功能不全者禁用。

(五)药物相互作用

如有脑水肿,可与脱水剂甘露醇并用,但不宜与高电解质输液并用,与右旋糖酐-40输液要慎用。

(六)制剂与规格

片剂:50 mg。注射液:100 mg/2 mL,50 mg/mL。

七、低分子肝素

(一)别名

法安明,依诺肝素,栓复欣,吉派啉。

(二)作用与特点

肝素为低分子量的硫酸氨基葡聚糖,是从猪肠黏膜制备的肝素通过可控制的亚硝酸解聚作用而生产的。肝素加强抑制凝血因子Xa的能力,相对大于延长凝血时间的能力。肝素对血小板功能和血小板黏附性的影响比肝素小,因而对初级阶段止血只有很小的作用。$t_{1/2}$为2小时,生物利用度为90%;药动学基本上是非剂量依赖性的。

(三)适应证

急性深静脉血栓的治疗。急性肾衰竭或慢性肾功能不全者进行血液透析和血液过滤期间防止体外循环系统中发生凝血。不稳定型冠心病,如不稳定型心绞痛和非Q波形心肌梗死。预防与手术有关的血栓形成。

(四)用法与用量

1.急性深静脉血栓的治疗

皮下注射每天 200 U/kg,分 1 次或 2 次注射。每天注射总量不超过 18 000 U。

2.血液透析和血液过滤期间预防凝血

慢性肾衰竭,无已知的出血危险患者,给予的剂量通常使血浆浓度保持在 0.5~1 U 抗-Xa/mL 的范围内;急性肾衰竭,有高度出血危险患者,血浆浓度应保持在 0.2~0.4 U 抗-Xa/mL 的范围内。

3.不稳定型冠心病

皮下注射 120 U/kg,每天 2 次,最大剂量 12 小时为 10 000 U。至少治疗 6 天,可根据病情酌情延长用药时间,推荐同时使用低剂量阿司匹林。

4.预防与手术有关的血栓形成

治疗须持续到患者可活动为止,一般需 5~7 天或更长。

(五)不良反应与注意事项

在大剂量时,可能引起出血,常见报道的不良反应是注射部位皮下血肿。罕见血小板减少症、皮肤坏死、变态反应和出血。对于血小板减少症和血小板缺陷、严重肝及肾功能不全、未控制的高血压、高血压性或糖尿病性视网膜病及已知对肝素和/或低分子质量肝素过敏者慎用。对本品过敏,急性胃十二指肠溃疡和脑出血,严重凝血疾病,脓毒性心内膜炎,中枢神经系统、眼及耳受伤或手术,用肝素时体外血小板聚集试验结果阳性的血小板减少症患者及治疗急性深静脉血栓形成时伴用局部麻醉者禁用。

(六)药物相互作用

同时应用对止血有影响的药物,例如,阿司匹林、非甾体抗炎药、维生素 K 拮抗药及葡聚糖,可能加强本品的抗凝作用。

(七)制剂与规格

注射液:2 500 U/0.2 mL,5 000 U/0.2 mL,10 000 U/0.2 mL。

(八)医保类型及剂型

乙类:注射剂。

(陈常梅)

第九章 五官科常用药物

第一节 眼科常用药物

一、那他霉素

(一)其他名称

那特真,匹马霉素,游霉素,Natacyn,Pimaricin。

(二)ATC 编码

A01AB10,A07AA03,D01AA02,G01AA02,S01AA10

(三)性状

那他霉素为白色或黄白色结晶粉末,极不溶于水、乙醇、丙酮和氯仿等,水中溶解度为 0.005%～0.01%,干燥遮光条件下稳定,遇光即分解失效。其滴眼液为乳白色混悬液体。

(四)药理学

那他霉素为链霉菌培养液中分离所得的一种四烯类抗真菌抗生素。在体外具有抗多种酵母菌和丝状真菌作用,包括念珠菌、曲霉菌、头孢子菌、镰刀霉菌和青霉菌,对病毒和细菌无效。通过和敏感真菌的细胞膜上的固醇结合,形成多烯固醇复合物,改变膜的渗透性,导致细胞内重要物质如钾离子、核苷酸和氨基酸等外漏,从而影响真菌细胞的正常代谢而抑制其生长,达到抑菌或杀菌的作用。治疗真菌性外眼感染疗效优于两性霉素 B。

(五)适应证

常用于对本品敏感的微生物引起的真菌性眼睑炎、结膜炎和角膜炎,包括腐皮镰刀菌角膜炎。

(六)用法和用量

使用前充分摇匀。滴眼:真菌性角膜炎,开始剂量为一次 1 滴,每 1～2 小时 1 次,滴入结膜囊内。3～4 天后改为一次 1 滴,一天 6～8 次。治疗一般要持续 14～21 天,或者一直持续到活动性真菌性角膜炎消退。大多数病例,每隔 4～7 天逐渐减少药物剂量。治疗真菌性眼睑炎和结膜炎初始剂量可以小一些,为一次 1 滴,一天 4～6 次。

(七)不良反应

偶见眼部异物感、刺激、疼痛、瘙痒感、结膜轻度充血、水肿、角膜上皮轻度糜烂等,多为一过性的轻微反应,不影响疗效,且无后遗症。

(八)禁忌证

有药物过敏史及对本品中任何一种成分过敏者禁用。

(九)注意

(1)口服几乎不吸收,静脉给予有较强的肝、肾和内分泌腺毒性,故仅限用于滴眼,不能用于注射。

(2)使用本品7~10天后,若角膜炎没有好转,则提示引起感染的微生物对那他霉素不敏感,应根据临床再次检查和其他实验室检查结果决定是否继续治疗。

(3)孕妇和哺乳期妇女慎用。

(4)混悬液滴眼的角膜透性极差,不能透过角膜、结膜或其他黏膜表面,无全身吸收。因此,滴眼仅用于治疗外眼的真菌感染。

(十)制剂

滴眼液:每支5%(15 mL)。

(十一)贮法

遮光,密封,在凉处保存。

二、吡嘧司特

(一)其他名称

研立双,倍米司特,哌罗司特,眼立爽,Alegysal。

(二)性状

吡嘧司特为浅黄色结晶性粉末,无臭味苦。易溶于水,略溶于甲醇、乙醇,几乎不溶于乙醚。其滴眼液为无色透明水溶液。

(三)药理学

吡嘧司特为肥大细胞稳定剂,效应与酮替芬相当,优于色甘酸钠。其抗过敏作用的机制尚不明确,可能与抑制细胞外钙内流以及细胞内钙释放有关。0.1%本品的抗过敏作用可至少持续12小时。

(四)适应证

过敏性结膜炎、春季卡他性结膜炎等。

(五)用法和用量

滴眼:一天2次,一次1~2滴,治疗春季卡他性结膜炎一般可连续用药4周。

(六)不良反应

滴眼时偶见烧灼感、眼干、异物感和一般性眼部不适。

(七)禁忌证

对本品过敏者禁用。

(八)制剂

滴眼液:每支0.1%(5 mL)。

(九)贮法

遮光,密封,在凉处保存。

三、非尼拉敏

(一)其他名称

那素达,Naphcon-A。

(二)药理学

本品所含非尼拉敏为抗组胺药,可减轻过敏症状;萘甲唑啉为血管 α_1 受体激动剂,可收缩眼部血管而缓解眼部炎症所致的充血。

(三)适应证

用于各种原因引起的眼部充血和瘙痒,各种眼部过敏性炎症。也用于缓解因尘埃、感冒、过敏、揉眼、配戴角膜接触镜、游泳以及眼睛疲劳等引起的眼睛充血、瘙痒、灼热感以及其他刺激症状。

(四)用法和用量

滴眼:每 3～4 小时 1 次,一次 1～2 滴,以症状轻重而定。

(五)不良反应

(1)偶见瞳孔散大,眼压增高症状。

(2)长期使用可能产生全身反应,如高血压、心律失常及高血糖等,但罕见,且停药可恢复。

(六)禁忌证

对本品过敏者、闭角型青光眼患者禁用。

(七)注意

(1)患有严重心血管疾病的老年患者、孕妇和哺乳期妇女以及未控制好的高血压及糖尿病患者慎用。

(2)服用单胺氧化酶抑制剂者也慎用。

(3)在使用过程中,如发现眼红、疼痛等情况,应停药就医。

(4)配戴角膜接触镜者,滴药前摘下,滴入后 15 分钟再戴上。

(八)药物相互作用

单胺氧化酶抑制剂或拟交感神经药物与本品合用可加强前者的药效。

(九)制剂

滴眼液:每支 15 mL(含马来酸非尼拉敏 0.3%,盐酸萘甲唑啉 0.025%)

(十)贮法

遮光,密封,在凉处保存。

四、奥洛他定

(一)其他名称

帕坦洛,Patanol。

(二)ATC 编码

R01AC08

(三)性状
其盐酸盐为白色结晶性粉末,溶于水。

(四)药理学
奥洛他定为抗过敏药,结构与酮替芬相似,但活性更强。具选择性 H_1 受体抑制和肥大细胞膜稳定的双重作用。能有效抑制由组胺引起的结膜血管透性增加,起效快,作用持续时间长,眼痒、充血等症状的缓解作用可维持 8 小时以上。对 α 肾上腺素受体,多巴胺受体、M2 受体无作用。

(五)适应证
用于过敏性结膜炎。

(六)用法和用量
滴眼:一次 1~2 滴,一天 2 次,间隔时间 6 小时以上。

(七)不良反应
头痛发生率 7%,其他有乏力、视力模糊、烧灼或刺痛感、眼干、异物感、充血、眼睑水肿等。

(八)禁忌证
对本品过敏者禁用。

(九)注意
(1)配戴角膜接触镜者,在使用本品时,请暂时不要配戴角膜接触镜。
(2)本品开盖 4 周后,应不再使用。
(3)妊娠用药为 C 级,哺乳期妇女慎用。

(十)制剂
滴眼液:每支 1%(5 mL)。

(十一)贮法
遮光,密封,在凉处保存。

五、吡诺克辛

(一)其他名称
白内停,卡他灵,睛明,BerneitineSodium,Catarast,Kary。

(二)性状
常用其钠盐,为淡黄色或橙黄色液体,药片为橙红色片,专用溶剂为无色澄明液体。

(三)药理学
白内障形成的原因之一是由于晶状体内可溶蛋白质受醌类物质作用,逐渐变成不溶性蛋白质所致。醌类物质系由体内重要功能氨基酸——色氨酸的异常代谢所形成。此种醌类物质对晶状体可溶性蛋白质的作用可被本品竞争性抑制。另外,本品还可对抗自由基对晶状体损害而导致的白内障。因此,本品对白内障的发展具有一定的抑制功效。动物试验显示,本品还能减少白内障囊外摘除术后后囊膜混浊的发生率。

(四)适应证
用于老年性白内障、外伤性白内障、轻度糖尿病性白内障、并发性白内障和先天性白内障。

(五)用法和用量
滴眼,用前充分摇匀,一天 3~5 次,一次 1~2 滴。

(六)注意

(1)使用前须将药片投入溶剂中,待药物完全溶解后,方可使用。
(2)片剂溶入溶剂后,应连续使用,在20天内用完。
(3)滴眼时,应避免眼药瓶滴口与眼接触,以防止滴眼液污染。

(七)制剂

滴眼液:包装中药片含约7.5 mg,用溶剂15 mL溶解药片后,得浓度为0.005%的滴眼液。

(八)贮法

遮光,密封,在凉处保存。

六、苄达赖氨酸

(一)其他名称

莎普爱思。

(二)性状

本品为无色或微黄色的澄明液体。

(三)药理学

本品是醛糖还原酶(AR)抑制剂,滴眼液能进入眼内组织和房水,并在晶体内浓集,对晶状体AR有抑制作用,抑制眼睛中AR的活性,达到预防或治疗白内障的目的。

(四)适应证

用于早期老年性白内障。对由于糖尿病、X射线、晶体蛋白氧化等原因引发的白内障有较好的作用。

(五)用法和用量

滴眼,一天3次,一次1~2滴或遵医嘱。滴后闭目3~5分钟,以使药物充分地吸收。

(六)不良反应

一过性灼烧感,流泪等反应,但能随着用药时间延长而适应。极少可有吞咽困难、恶心、呕吐、腹泻、流泪、接触性皮炎等。

(七)注意

(1)对本品过敏者,应慎用。
(2)眼部有感染或炎症的白内障者在使用本品时,最好同时治疗上述眼疾。
(3)本品经冰箱冷藏(4 ℃左右)后可以降低刺激性的发生率和强度。

(八)制剂

滴眼液:每支25 mg(5 mL);40 mg(8 mL)。

(九)贮法

遮光,密封,在凉处保存。

七、地匹福林

(一)其他名称

肾上腺素异戊酯,二匹福林,保目明,Diopine,Propine。

(二)ATC编码

S01EA02

(三)药理学

本品为肾上腺素和异戊酸所形成的双酯化合物。本身并无生物活性,作用与肾上腺素相似,但比肾上腺素更具有亲脂性,因而能更好地渗入前房,在眼内角膜酯酶的作用下,迅速水解成肾上腺素而发挥生物效应,产生散瞳、降眼压作用。由于比肾上腺素易于吸收,故少量药物即可发挥较大疗效,其不良反应也较肾上腺素低。滴眼后 30 分钟开始降眼压,1~5 小时达高峰,眼压降低 0.79 kPa,眼压下降率为 20%~27%,降压作用持续 12 小时。0.1%滴眼剂一天 2 次滴眼,与 2%肾上腺素一天 2 次滴眼相比,疗效稍差,而与 2%毛果芸香碱一天 4 次滴眼的疗效相等。其代谢物大部分随尿排出,小部分随粪便排出。由于刺激性较小,对肾上腺素不能耐受的患者,多能耐受本品。

用于控制慢性开角型青光眼的眼压,常使用于其他药物疗效不佳的患者。

(四)适应证

滴眼,一天 1~2 次,一次 1 滴,滴于结膜囊内,滴后用手指压迫内眦泪囊部 3~5 分钟。

(五)用法和用量

常有烧灼或刺痛感,有的患者还由于畏光、目眩和对光敏感而感到不适。长期应用可出现角膜色素沉着。偶有心律失常、心率加快、血压增高。

(六)禁忌证

(1)对本品过敏者。
(2)闭角型青光眼及窄房角患者。
(3)配戴角膜接触镜者。
(4)严重高血压、动脉硬化、冠状动脉供血不足、心律失常、糖尿病及甲状腺功能亢进者。

(七)注意

(1)与 β 肾上腺素受体拮抗药合用有药效协同效应。
(2)与毛果芸香碱合用可能引起一过性近视程度增加。

(八)制剂

滴眼液:每支 0.1%(5 mL;8 mL;10 mL)。

(九)贮法

遮光,密封,在凉处保存。

八、卵磷脂络合碘

(一)其他名称

沃丽汀,Joletin。

(二)性状

本品为棕黄色颗粒或粉末,有特殊气味,易溶于氯仿、四氯化碳和苯中,不溶于乙醚和乙醇。在水中形成胶体溶液。含碘量 6.5%~7.0%。在非极性溶剂中稳定,但在极性溶剂中逐渐分解并释放出碘。

(三)药理学

本品为碘的络合物,可避免碘化物口服对胃部的损害,且作用也更持久。以无机碘的形式被甲状腺摄取,可治疗由于缺乏碘引起的甲状腺肿或儿童的甲状腺功能减退。促进视网膜组织呼吸,增进视网膜的新陈代谢。动物试验发现,本品具有明显的抗炎和改善视网膜电流图的作用。

口服后,大部分成为无机碘在血中被吸收,给药后1小时达峰值。24小时内由尿排出,粪中排出量为10%以下。

(四)适应证

用于血管痉挛性视网膜炎、出血性视网膜炎、玻璃体积血、玻璃体混浊、中央静脉闭合性视网膜炎和婴儿哮喘、支气管炎、缺碘性甲状腺肿、缺碘性甲状腺功能减退。

(五)用法和用量

口服:成人一天常规剂量为3～6片(含碘300～600 μg),分2～3次服用。

(六)不良反应

偶尔发生胃肠不适。

(七)禁忌证

对碘过敏者禁用。

(八)注意

患有慢性甲状腺疾病的、曾患突眼性甲状腺肿的、内源性甲状腺素合成不足的患者慎用。

(九)制剂

片剂:每片1.5 mg(含碘100 μg)。

(十)贮法

遮光,密封保存。

九、溴莫尼定

(一)其他名称

阿法根,Alphagan。

(二)ATC编码

S01EA05

(三)药理学

本品为α_2肾上腺素受体激动药,对α_2受体有高度选择性。本品可使实验动物和人眼的房水生成率减少和葡萄膜巩膜外流增加,从而导致眼压下降。对青光眼和正常眼都有降眼压作用,对心血管系统和呼吸系统的影响很小。用本品滴眼后,1～4小时,血浆浓度达到峰值,$t_{1/2}$约为3小时。正常人滴药5天后眼压降低16%～22%。开角型青光眼和高眼压患者滴用4周,眼压降低0.77 kPa,下降率为30.1%。连续用药1年,降眼压作用稳定。本品主要通过肝脏代谢,药物和其代谢产物大部分由尿排出。

(四)适应证

治疗开角型青光眼、高血压症以及防治眼前房激光手术后的眼压升高。

(五)用法和用量

滴眼,一天3次,一次1滴,滴于结膜囊内,滴后用手指压迫内眦泪囊部3～5分钟。

(六)不良反应

有10%～30%的人出现以下不良反应,按降序排列,包括口干,眼部充血、烧灼及刺痛感,头痛,视物模糊、眼睛异物感,乏力或倦怠,结膜滤泡,眼部变态反应以及眼部瘙痒。有3%～9%的人出现以下不良反应,按降序排列,包括角膜染色或溃疡、畏光、眼睑红斑、眼部酸痛或疼痛、干燥、流泪,上呼吸道症状,眼睑水肿、结膜水肿,头晕,睑炎、眼部刺激,胃肠道症状,虚弱无力,结膜变白,视物异常以及肌肉痛。有少于 3% 的患者出现以下不良反应,包括眼睑痫,结膜出血,味觉异常,失眠,结膜分泌物增多,精神抑郁,高血压,焦虑,心悸,鼻干以及晕厥。

(七)禁忌证

(1)应用单胺氧化酶抑制剂(如异卡波肼、苯乙肼、丙卡巴肼等)的患者禁用。

(2)严重的心、肝疾病,精神抑郁、大脑或冠状功能不全、雷诺病、直立性低血压、血栓闭塞性脉管炎以及同时应用β肾上腺素受体拮抗药、抗高血压药或糖苷类心脏病药物者禁用。

(八)注意

(1)妇女妊娠期使用本品的安全性尚未确定,故孕妇使用本品时,应权衡利弊,慎用。

(2)哺乳期妇女和小儿,宜慎用。

(3)老年人视健康状况,慎用。

(4)虽然用本品滴眼进入体内的量非常少,但对有心血管疾病或低血压的患者的血压可能受到影响。

(5)肝肾功能不良者血液内有较高水平的溴莫尼定可导致情绪低沉,用本品滴眼可能使这种情况恶化。

(6)滴眼液中的防腐剂可能被软接触镜吸收。滴本品后至少 15 分钟才能戴软接触镜。

(九)药物相互作用

不宜与肾上腺素受体拮抗药、抗高血压药或糖苷类心脏病药物同时应用,与其他降眼压药物联合应用有加强作用。

(十)制剂

滴眼液:每支 0.2%(5 mL)。

(十一)贮法

遮光,密封,在凉处保存。

十、多佐胺

(一)其他名称

添素得,Trusopt。

(二)ATC 编码

S01EC03

(三)药理学

本品为局部应用的碳酸酐酶抑制剂,可全溶于水,浓度可达 2%,具有良好的眼部耐受性和对眼角巩膜缘的穿透性。进入眼内后,聚集在睫状体内,通过抑制睫状体内的碳酸酐酶,减少房水生成而使眼压下降。其降压作用与毛果芸香碱、倍他洛尔相似,略低于或等于噻吗洛尔,低于口服乙酰唑胺。

(四)适应证

用于治疗原发性和继发性开角型青光眼和高眼压症,也可用于防止激光手术后的眼压升高。

(五)用法和用量

滴眼,一天 3 次,一次 1 滴。滴于结膜囊内,滴后用手指压迫内眦泪囊部 3~5 分钟。

(六)不良反应

(1)眼部可有一过性烧灼感、刺痛感和异物感。有报道称,对有角膜内皮细胞功能紊乱史的患者,滴2%本品后可致不可逆的角膜水肿。

(2)约25%的用药者出现暂时性口苦。

(3)少数患者用本品滴眼后可致典型磺胺类药物不良反应。

(七)禁忌证

对磺胺类药物过敏和不能耐受者,有严重肝肾功能障碍者禁用。

(八)注意

(1)本品对孕妇、哺乳期妇女、儿童和老年人的用药安全性尚未确立,要慎用。

(2)长期使用,应进行血、尿常规和肝功能检查。

(九)药物相互作用

(1)本品与噻吗洛尔、毛果芸香碱或拉坦前列素联合应用,有相加的降眼压作用。

(2)为避免增加全身不良反应,本品不要和口服碳酸酐酶抑制剂同时使用。

(3)应用本品后加服乙酰唑胺,房水生成可降低16%,然而口服乙酰唑胺后再加服本品,则无相加作用。

(十)制剂

滴眼液:每支2%(5 mL)。

(十一)贮法

遮光,密封,在凉处保存。

十一、布林佐胺

(一)ATC编码

S01EC04

(二)药理学

本品为局部应用的碳酸酐酶抑制剂,降眼压机制和多佐胺相同,通过减少房水生成使眼压下降。研究证明,1%的本品即可达到最大的降眼压效果,平均降低眼压0.57 kPa。一天滴本品2~3次和一天滴多佐胺3次的降眼压作用类似。动物试验表明,局部或静脉给药均可增加视盘血流。滴眼后,本品被吸收到人体血液循环,由于它和CA-H有高度亲和力,广泛分布于红血细胞,在全血中的$t_{1/2}$较长。通过肾脏排出,约60%以原形排出,6%以N-去乙基-布林佐胺形式排出,其他以O-去甲基-布林佐胺和N-去甲氧基-布林佐胺形式排出。停药后,在全血中本品的$t_{1/2}$为1周或更短,N-去乙基-布林佐胺的$t_{1/2}$为1~2周。

(三)适应证

用于治疗原发性及继发性开角型青光眼和高眼压症。也可用于防治激光手术后的眼压升高。

(四)用法和用量

用前摇匀,滴眼,一天2~3次,一次1滴,滴于结膜囊内,滴后用手指压迫内眦泪囊部3~5分钟。

(五)不良反应

(1)眼部可有一过性雾视、短暂烧灼感和刺痒感、异物感和充血。通常不需停药。

(2)滴眼后可全身吸收,常见不良反应为头痛、味觉异常(苦、酸味和异味),还可能产生磺胺类药物的不良反应。

(六)禁忌证
对磺胺类药物过敏和不能耐受者,严重肝肾功能障碍者禁用。

(七)注意
(1)孕妇和小儿慎用。
(2)哺乳期妇女最好停用本品。
(3)本品不得与碳酸酐酶抑制剂同用。
(4)长期使用应进行血、尿常规检查和肝功能检查。

(八)制剂
滴眼液:每支1%(5 mL)。

(九)贮法
遮光,密封,在凉处保存。

十二、拉坦前列素

(一)其他名称
适利达,拉坦前列腺素,Xalatan。

(二)ATC 编码
S01EE01

(三)药理学
本品为前列腺素 $F_{2\alpha}$ 异丙基酯前药的类似物。其降眼压的机制不同于以前的各类降眼压药物,动物和人体研究证实,本品既不使房水生成减少,也不使通过小梁网的房水排出增加,而是通过松弛睫状肌,增宽肌间隙,使房水通过葡萄膜巩膜途径外流增加使眼压下降,降眼压作用比多佐胺、噻吗洛尔均强。本品对正常眼压青光眼也有较好的降眼压效果,对视力、调节、瞳孔直径、泪液分泌均无影响,亦不影响全身的血压和心率。用0.005%本品滴眼后3～4小时开始起效,8～12小时达峰值,降眼压效果持续20～23小时,但血浆浓度很低,$t_{1/2}$ 仅17分钟,全身不良反应很少。

(四)适应证
用于治疗青光眼、高眼压症和其他各种眼压升高。

(五)用法和用量
滴眼,一天1次,一次1滴,最好在睡前用。

(六)不良反应
本品通常耐受良好,偶见视力模糊、烧灼痛、刺痛、结膜充血、短暂点状角膜糜烂和异物感,少数出现皮疹。某些患者还会出现虹膜的棕色色素沉着(6个月后有7%,12个月后达16%)。停药后即可停止进展,但明显不能恢复。

(七)禁忌证
对本品过敏者,严重哮喘或眼睛发炎充血期间等患者禁用。

(八)注意
(1)本品不适用于治疗闭角型或先天性青光眼、色素沉着性青光眼以及假晶状体症的开角型青光眼。
(2)配戴角膜接触镜者,应先摘掉镜片,滴入药物15分钟后才能戴上镜片。

(九)药物相互作用

本品与噻吗洛尔、毛果芸香碱、地匹福林、碳酸酐酶抑制剂(口服乙酰唑胺或用多佐胺滴眼)联合应用,都能使降眼压作用增强。目前已有本品和噻吗洛尔的复合制剂问世。

(十)制剂

滴眼液:每支 125 μg(2.5 mL)。

(十一)贮法

遮光,密封,在凉处保存。

十三、卡巴胆碱

(一)其他名称

氨甲酰胆碱,碳酰胆碱,米可林,Carbacholine,Miostat。

(二)ATC 编码

N07AB01,S01EB02

(三)性状

本品为白色结晶,有引湿性。在水中极易溶解,在乙醇中略溶,在氯仿或乙醚中几乎不溶。

(四)药理学

本品为人工合成的拟胆碱药,能直接作用于瞳孔括约肌,产生即刻的缩瞳作用,作用强而快,同时还有抗胆碱酯酶的作用,能维持较长的作用时间。

(五)适应证

滴眼剂:用于治疗青光眼。注射剂:用于人工晶体植入、白内障摘除、角膜移植等需要缩瞳的眼科手术。

(六)用法和用量

滴眼液:治疗青光眼,一次 1 滴,一天 1~3 次。注射液:眼科手术时,一次在前房内注射 0.2~0.5 mL。

(七)不良反应

滴药后短时间内,远视力和近视力均模糊。开车、使用机器或做其他危险工作者,要特别注意,以防发生危险。

(八)禁忌证

禁用于口服、肌内注射及静脉注射。

(九)注意

(1)孕妇、哺乳期妇女及对本品过敏者慎用。

(2)使用本品滴眼时,不要戴软接触镜。

(十)药物相互作用

本品不宜与以下药物同时使用:阿司匹林及局部非甾体抗炎药(如氟比洛芬、环氟拉嗪和酮咯酸)。眼局部同时使用非甾体抗炎药时,使用本品无效。

(十一)制剂

滴眼液:每支 0.25%;0.75%;1.5%;2.25%;0.3%(15 mL;30 mL)。注射液:每支 0.1 mg(1 mL)。

(十二)贮法

遮光,密封,在凉处保存。

十四、维替泊芬

(一)其他名称

维速达尔,Visudyne。

(二)ATC 编码

S01LA01

(三)性状

本品为深绿色粉末。

(四)药理学

本品为苯唑卟啉衍生物,第二代卟啉类光敏剂。可选择性地进入不正常的血管,通过非热能激光照射患者的视网膜,而产生一种活性氧,闭塞不正常血管,从而终止血管的渗漏。正常的视网膜血管不受影响。可限制异常细胞生长而造成的视力损失。

(五)适应证

静脉注射本品配合激光,用于继发于年龄相关性黄斑变性,病理性近视或下脉络膜新生血管形成等症。此疗法还可用于治疗巴雷特食管病、近视眼、皮肤癌、牛皮癣等疾病。本品在光的作用下,能产生有毒性的氧基,导致癌细胞死亡,故也用于皮肤癌的治疗。

(六)用法和用量

治疗分为两个步骤,第一步静脉输注本品,第二步用非热性二极管激光活化本品。用于黄斑退化的治疗:按 6 mg/m² 体表面积剂量配制,溶解于 5% 葡萄糖注射液,配成 30 mL 溶液。用合适的注射泵和过滤器,以每分钟 3 mL 的速度在 10 分钟完全经静脉输注完毕。自输注开始后 15 分钟,用波长 689 nm 激光照射患者。本品的光沿性程度由所接受的激光总量决定。治疗脉络膜新生血管形成时,在病灶局部推荐使用激光剂量为 50 J/cm²,激光强度 600 mW/cm²。此剂量在 83 秒内照射完毕。

每支维替泊芬用 7 mL 无菌注射用水配制成 7.5 mL 浓度为 2 mg/mL 的注射液。配制好的溶液必须遮光保存,并且在 4 小时内使用。建议在注射前观察配制好的溶液是否出现沉淀和变色现象。配制好的溶液是一种深绿色的透明液体。

(七)不良反应

头疼,注射局部反应(包括药液外渗和皮疹)和视力障碍(视物模糊,视敏度下降,视野缺损)。

(八)禁忌证

对本品或其他卟啉类衍生物有高度变态反应的患者禁用。

(九)注意

(1)有肝肾功能不全的患者和以前对光动力学疗法不适应的患者慎用。

(2)患者在注射本品后 6 天内,要避免阳光直接照射皮肤、眼睛。

(3)一旦在输注过程中出现药液外渗,外渗局部必须完全遮光,直到局部肿胀和变色完全消失,否则会出现严重局部灼伤。

(4)在接受本品治疗后,可能会出现短暂的视力紊乱。因此,当症状存在时,患者不要驾车或者操作机器。

(5)本品会在盐溶液中发生沉淀,不要使用盐溶液和其他注射液溶解药物,不要将本品和其他药物溶解于同一溶液中。

(6)避免药物受到直接光照。

(十)药物相互作用

根据本品的作用机制,许多药物联合使用会影响本品的疗效。比如:钙通道阻断剂、多黏菌素B或放疗会增加血管内皮细胞摄取本品。其他光敏剂(如四环素,磺胺类药物,吩噻嗪,磺脲类降血糖药,噻嗪类利尿药和灰黄霉素)可以增加皮肤光敏反应性。可以消除活性氧类或清除自由基的复合物,如二甲基亚砜,β-胡萝卜素,乙醇,甲酸盐和甘露醇可能会降低本品的活性。减少凝血、血管收缩和血小板聚集的药物如血栓素A2抑制剂,也可以降低本品的疗效。

(十一)制剂

注射剂:每支15 mg。

(十二)贮法

遮光,在凉处保存。

十五、托吡卡胺

(一)其他名称

托品酰胺,托品卡胺,双星明,Mydriacyl。

(二)ATC 编码

S01FA06

(三)性状

本品为白色结晶性粉末,无臭。在乙醇或氯仿中易溶,在水中微溶,在稀盐酸或稀硫酸中易溶。

(四)药理学

本品为合成的M胆碱受体拮抗药,能松弛瞳孔括约肌及睫状肌,出现瞳孔扩大和调节麻痹,滴眼后20～35分钟作用最强,随即降低,6小时后恢复至用药前水平。

(五)适应证

用于散瞳检查眼底和散瞳验光。

(六)用法和用量

滴眼,一次1滴,间隔5分钟滴第2次,即可满足散瞳检查之需要。

(七)不良反应

(1)本品0.5%溶液滴眼一天1～2次,一次1滴时不良反应罕见,1%溶液可能产生暂时的刺激症状。

(2)婴幼儿对本品极为敏感,用0.25%的滴眼液,滴眼液吸收后可引起眼局部皮肤潮红、口干等。

(3)老年人易产生类阿托品样毒性反应,可使闭角型青光眼眼压急剧升高,也有可能诱发未经诊断的闭角型青光眼。

(八)禁忌证

对本品过敏者,闭角型青光眼,婴幼儿有脑损伤,痉挛性麻痹,唐氏综合征患者禁用。

(九)注意

(1)为避免药物经鼻黏膜吸收,滴眼后应压迫泪囊部2～3分钟。

(2)小儿慎用。

(3)出现眼压升高,应立即停药。

(十)药物相互作用
本品与单胺氧化酶抑制剂或三环类抗抑郁剂同时应用可引起血压明显增高。

(十一)制剂
滴眼液:每支 0.25%(6 mL);0.5%(6 mL);1%(8 mL)。

(十二)贮法
遮光,密封,在凉处保存。

十六、玻璃酸钠

(一)其他名称
透明质酸钠,爱丽,爱维,Hialid,Artz,Healon。

(二)药理学
本品为大分子的黏多糖,分子量 100 万,在水中形成黏稠的透明液体,其黏稠度,比房水或生理盐水高 20 万倍,具有生理性的酸碱度和离子强度,无毒,不引起炎性反应。

本品用作白内障手术、人工晶状体植入术、青光眼手术、角膜移植术和视网膜手术中,房水和玻璃体的代用品。在眼科手术中使用,可保护角膜内皮、虹膜、晶状体和视网膜、维持前房深度和手术野的高清晰度,使手术者有良好的视觉,便于操作。注入玻璃体腔,有助于视网膜复位。青光眼手术时注入,可防止粘连形成,保持滤枕隆起。

(三)适应证
滴眼用于防治干眼症、眼睛疲劳、斯-约综合征等内因性疾病和手术后药物性、外伤、光线对眼造成的刺激及戴软性接触镜等引起的外因性疾病。眼科手术用其注射液。

(四)用法和用量
前房内注射,一次 0.5~0.75 mL。滴眼,一天 4~6 次,一次 1~2 滴。

(五)不良反应
偶见发生瘙痒感、刺激感、充血、弥漫性表层角膜炎、眼睑炎、眼睑皮肤炎等,出现上述症状应停药。对症治疗,即可很快恢复。

(六)禁忌证
对本品过敏者禁用。

(七)注意
(1)注入前房后,可引起暂时性眼压升高。
(2)本品在眼内不发生代谢,逐渐由房水稀释,从房角排出。手术结束时也可抽出,避免引起术后眼压升高。
(3)手术中不宜使用过多,以能充盈前房为度,手术结束时用平衡盐溶液取代。如果手术后眼压升高,可短期用噻吗洛尔滴眼和口服乙酰唑胺。

(八)药物相互作用
本品与苯扎溴铵等季铵盐及氯己定接触时,可产生浑浊。

(九)制剂
注射液:每支 5 mg(0.5 mL)。滴眼液:每支 0.1%(5 mL)。

（十）贮法

遮光，密封，在 2～8 ℃ 保存。

十七、玻璃酸酶

（一）其他名称

透明质酸酶，玻璃糖醛酸酶，玻璃糖酸酶，Hyason，Ronidase。

（二）ATC 编码

B06AA03

（三）性状

本品为白色或米白色无定形粉末或颗粒，无臭；易溶于水，不溶于丙酮、乙醇和乙醚；遇热易变质。

（四）药理学

本品是从动物睾丸中提取得的一种能水解玻璃酸黏多糖的酶。每 1 μg 的效价不得少于 300 单位。

本品是一种内切糖苷酶，能催化玻璃酸等酸性黏多糖水解，产生以丁糖为主的偶寡糖，致使其黏滞性明显下降。玻璃酸是组织基质的主要成分，可限制水分和其他细胞外物质的扩散。本品解聚玻璃酸后，可提高毛细血管和组织的通透性，从而使注入药液以及局部渗出液或漏出液易于扩散和吸收，是一种药物扩散剂。

（五）适应证

用于促进药物扩散吸收，加速麻醉药效，促进水、血肿吸收。

（六）用法和用量

(1) 使药液能迅速地扩散吸收，而不发生局部胀痛：当需要由皮下注入大量大输液或药液时，特别是婴幼儿在做静脉穿刺有困难时，在 1 000 mL 液体中，加入 150 单位本品，即可以每分钟 10 mL 的速度进行皮下输注。

(2) 加速局部麻醉药的药效产生：用量为每 20 mL 药液中，加入本品 1 000 单位（再加肾上腺素延长麻醉时间）。

(3) 促进外伤或手术后水肿或血肿的吸收：可用含本品的氯化钠注射液（每毫升 1～2 单位）行局部浸润。

（七）禁忌证

禁用于感染区及肿瘤部位，以防止扩散。禁用于静脉注射。

（八）注意

(1) 有时可出现变态反应，故用前必须皮试（皮试液每毫升 1.5 单位）。

(2) 本品应临用新配，以防效价降低。

（九）药物相互作用

水杨酸类能抑制本品的作用。

（十）制剂

注射剂：每支 1 500 单位。

（十一）贮法

密封，在阴凉干燥处保存。

十八、酮咯酸氨丁三醇

(一)其他名称
安贺拉,痛力克,痛立消,Ketanov,Toratex,Torolae,Tcular。

(二)药理学
本品为本品一种非甾体抗炎药。眼部应用,可降低房水内前列腺素 E2 的水平。使房水内前列腺素 E2 的平均浓度从 80 pg/mL 下降到 28 pg/mL,而对眼压无明显影响。口服及肌内注射均能迅速吸收,口服后 30~40 分钟达峰值,肌内注射后约 5 分钟达峰值。血浆蛋白结合率达 99%,血浆 $t_{1/2}$ 为 4~6 小时。

(三)适应证
用于季节性过敏性结膜炎所致的眼部瘙痒及白内障摘除术后的炎性反应。

(四)用法和用量
滴眼:①过敏性结膜炎,一天 3 次,一次 1 滴。②防治白内障摘除术后炎症,手术前 24 小时开始滴用,一天 3~4 次,一次 1~2 滴,术后继续用 3~4 周。

(五)不良反应
常见一过性刺痛或灼热感,偶见变态反应、角膜水肿、眼干、视力模糊等症状,罕见角膜溃疡、头痛、充血等反应。

(六)禁忌证
(1)对非甾体抗炎药过敏(本品与阿司匹林、苯乙酸衍生物及其他非甾体抗炎药可能有交叉变态反应)或对本品过敏者禁用。
(2)戴软性接触镜者禁用。

(七)注意
有出血倾向,或因接受其他药物导致出血时间延长者,慎用。

(八)药物相互作用
(1)本品与抗生素、β受体拮抗药、睫状肌麻痹剂、散瞳剂合用较安全。
(2)由于本品在酸性较强的情况下,可析出酮咯酸,有可能引起眼部刺激,并影响药物的吸收,因此应避免与强酸性药物合用。

(九)制剂
滴眼液:每支 0.5%(5 mL)。

(十)贮法
密封,在阴凉干燥处保存。

(陈常梅)

第二节 耳鼻喉科常用药物

一、羟甲唑啉

(一)其他名称

甲酚唑啉,氧甲唑啉,羟间唑啉,Drixine,Nafrine。

(二)ATC 编码

R01AA05,R01AB07,S01GA04

(三)性状

本品为白色或近白色的结晶性粉末,有引湿性。溶于水及乙醇。为咪唑啉类衍生物,是 α 肾上腺素受体激动剂,具有良好的外周血管收缩作用,直接激动血管 $α_1$ 受体,引起鼻黏膜血管收缩,从而减轻炎症所致的充血和水肿。作用迅速,在几分钟内发生作用,可维持数小时,能有效地解除鼻充血。本品还有抗过敏及抑菌消炎作用。

(四)适应证

用于急性鼻炎、慢性单纯性鼻炎、慢性肥厚性鼻炎、变态反应性鼻炎、鼻息肉、航空性鼻窦炎、航空性中耳炎、鼻出血、鼻阻塞性打鼾和其他鼻阻塞性疾病。

(五)用法和用量

每揿定量为 0.065 mL。将 1/4 喷头伸入鼻孔内,揿压喷鼻。成人和 6 岁以上儿童,一次一侧 1~3 喷,早晨和睡前各 1 次;或滴鼻,一天 2~3 次,一次 1~2 滴。若需长时间用药,可采用每连续用 7 天后停药几天再使用的间歇用药方式。

(六)不良反应

(1)喷雾或滴用药过频易致反跳性鼻充血,久用可致药物性鼻炎。

(2)少数人有轻微烧灼感、针刺感、鼻黏膜干燥以及头痛、头晕、心率加快等反应。

(3)罕见变态反应。

(七)禁忌证

(1)高血压、冠心病、甲状腺功能亢进以及糖尿病患者慎用。

(2)严格按推荐用量使用,连续使用不得超过 7 天。

(3)儿童必须在成人监护下使用。

(4)如使用过量或发生严重不良反应时,应立即就医。

(八)注意

使用本品时不能同时使用其他收缩血管类滴鼻剂。

(九)制剂

滴鼻液:每支 1.5 mg(3 mL);2.5 mg(5 mL);5 mg(10 mL)。喷雾剂:每支 2.5 mg(5 mL);5 mg(10 mL)。

二、赛洛唑啉

(一)其他名称
丁苄唑啉,叔丁唑啉,丁苄唑啉,Novorin。

(二)ATC 编码
R01AA07,R01AB06,S01GA03

(三)药理学
本品为咪唑啉类衍生物,属于肾上腺素受体激动药,直接作用于拟交感神经胺和鼻黏膜小血管上的肾上腺素 α_1 受体,产生血管收缩作用,从而减少血流量,减轻炎症所致的鼻黏膜充血和水肿。滴鼻后 5~10 分钟起效,可持续 5~6 小时。

(四)适应证
用于减轻急、慢性鼻炎、鼻窦炎、过敏性和肥厚性鼻炎所致的鼻塞症状。

(五)用法和用量
滴鼻,一次 1~2 滴,一天 2 次。喷鼻,一次 2~3 揿,一天 2 次。连续使用不得超过 7 天,长期大量使用的患者疗程之间须有间隔。

(六)不良反应
(1)偶见一过性烧灼感、针刺感、鼻黏膜干燥以及头痛、头晕、心率加快等反应。
(2)滴药过频易致反跳性鼻充血,久用可致药物性鼻炎。

(七)禁忌证
禁用于萎缩性鼻炎及鼻腔干燥者。

(八)注意
(1)妊娠期妇女、冠心病、高血压、甲状腺功能亢进、糖尿病、闭角型青光眼患者慎用。
(2)儿童必须在成人监护下使用。
(3)如使用过量或发生严重不良反应时,应立即就医。
(4)如正在服用其他药物,使用本品前,应咨询医师或药师。

(九)药物相互作用
不能和单胺氧化酶抑制剂、三环类抗抑郁剂或其他收缩血管类滴鼻剂合用。

(十)制剂
滴鼻液:每支 5 mg/10 mL(儿童用);10 mg/10 mL(成人用)。喷鼻液:每支 0.1%(10 mL)。

(十一)贮法
遮光,密封,在凉处保存。

三、鱼肝油酸钠

(一)性状
本品为鱼肝油的脂肪酸钠盐。淡褐色颗粒或粉末,微有鱼腥及酸味,能溶于水,易溶于热水及醇。

(二)药理学
本品为血管硬化剂。注射于黏膜下,可以使该局部组织产生无菌性坏死,之后逐渐被纤维结缔组织所替代。本品对凝血无直接作用,但与钙离子有亲和力,易形成钙皂,从而激活内源性凝血机制,加速血液的凝结。它也能导致静脉内膜的内皮细胞损伤及脱落,使静脉腔内形成混合血栓而有利于止血。还能诱导血小板聚集,使受损的血管裂口封堵,促使血液流速变慢而淤滞,对黏膜创口及一般创口均有止血作用。

(三)适应证

用于慢性肥厚性鼻炎、黏膜下注射止鼻出血,也用于血管瘤、静脉曲张、内痔、颞合关节病(脱位或半脱位者)。注射法:鼻腔术及活检后出血,在出血病灶基底部位注射,程度适中,剂量以每点 0.5 mL 为宜。血管瘤,可在血管瘤内缓慢注入 1~10 mL,剂量依肿瘤大小而定。静脉曲张,第 1 次注射 5% 溶液(内含 2% 苯甲醇作为局部止痛剂)

(四)用法和用量

0.5~1 mL 于静脉曲张腔内。如无不良反应,24 小时以后可继续注射 0.5~2 mL(一般为 1 mL),一天不超过 5 mL,每隔 3~5 天在不同部位注射。内痔,一次注射 5% 的溶液 0.5 mL,注入痔核上部,一周 1 次。敷贴法:鼻出血或鼻内手术后创面止血,用棉花或纱条浸渍 1~2 mL 溶液覆盖紧贴于创面。拔牙后或拔牙后继发性出血,非拔牙性出血及口唇部手术及外伤出血,可用棉花或吸收性明胶海绵溶液敷贴于出血创口上,在加纱块咬压。

(五)不良反应

偶有皮疹、严重变态反应,也可引起注射区疼痛、肿胀不适。

(六)禁忌证

禁用于对本品过敏者,有深部静脉血栓形成者,急性感染、慢性全身性疾病、心脏功能失调的患者。

(七)注意

(1)本品溶液遇冷有固体析出,微热即溶解。
(2)注射本品可能有疼痛或发热,能自行缓解,一般不需要处理。
(3)用于鼻中隔黏膜下注射时,不可双侧同时使用,以防鼻中隔穿孔。
(4)使用前应做过敏试验。用 0.1% 溶液 0.1~0.2 mL 皮内注射,观察 5~10 分钟,周围红肿者忌用。

(八)制剂

注射液:每支 0.05 g/mL;0.1 g/2 mL;0.25 g/5 mL;0.5 g/10 mL。

(九)贮法

遮光,密封保存。

四、西地碘

(一)其他名称

华素。

(二)药理学

本品为口腔、咽喉局部的消毒抗感染药。在唾液作用下,可迅速释放出碘,直接氧化或卤化菌体蛋白,对多种微生物,包括细菌繁殖体、真菌、芽孢病毒等,均有杀灭作用。且不易产生耐药性。本品尚有收敛、止痛、消除黏膜水肿、消除口臭等作用。

(三)适应证

用于治疗慢性咽喉炎、白色念珠菌性口炎、口腔溃疡、慢性牙龈炎、牙周炎及糜烂扁平苔藓等。

(四)用法和用量

含化,一次 1.5 mg,一天 3～5 次。

(五)禁忌证

偶见皮疹、皮肤瘙痒等变态反应。禁用于妊娠期妇女及哺乳期妇女。

(六)注意

(1)甲状腺疾病患者及对本品或碘过敏者慎用。

(2)长期含服可导致舌苔染色,停药后可消退。

(3)本品可能影响甲状腺 131I 功能检查结果。

(七)制剂

含片:每片 1.5 mg。

五、地喹氯铵

(一)其他名称

克菌定,特快灵,利林,Dequadin,Delin。

(二)药理学

本品为阳离子表面活性剂,能吸附于细菌的细胞壁改变其通透性,使菌体内酶、辅酶和代谢中间产物外漏,妨碍细菌的呼吸和糖酵解过程,并使菌体蛋白变性,从而发挥杀菌作用。其作用较广而快,效力较强,且不受血清等有机物影响而降低。本品对革兰阳性菌、革兰阴性菌、抗酸菌及真菌均有较强的抗菌作用,对厌氧菌也有抑菌作用。包括金黄色葡萄球菌、铜绿假单胞菌、化脓性链球菌、肺炎球菌、白色念珠菌等。

(三)适应证

用于急慢性咽喉炎、口腔黏膜溃疡、齿龈炎等。霜剂、软膏剂可用于外伤、体表感染;栓剂用于阴道感染。

(四)用法和用量

含服,一次 0.25～0.5 mg,每 2～3 小时 1 次,必要时可重复给药。局部给药:外用本品霜剂或软膏剂。阴道给药:使用本品栓剂。

(五)不良反应

偶有恶心、胃部不适,罕见皮疹等变态反应。

(六)禁忌证

禁用于对本品过敏者。

(七)注意

(1)本品遇光易引起变质。不宜与肥皂、苯酚、阳离子表面活性剂等配伍。

(2)本品只用于体表及开放体腔,不用于体内给药。

(八)制剂

含片:每片 0.25 mg。霜:0.5%。软膏:0.5%。栓剂:每粒 10 mg。

(九)贮法

遮光,密封保存。

(陈常梅)

第十章

老年科常用药物

第一节 骨质疏松常用药物

一、依替膦酸二钠

(一)其他名称

羟乙膦酸钠,洛迪,依膦。

(二)药理学

本品为二膦酸盐类骨代谢调节药。具有双向作用,小剂量(每天 5 mg/kg)时抑制骨吸收,大剂量(每天 20 mg/kg)时抑制骨形成。对体内磷酸钙有较强的亲和力,能抑制人体异常钙化和过量骨吸收,减轻骨痛;降低血清碱性磷酸酶和尿羟脯氨酸的浓度;在低剂量时可直接抑制破骨细胞形成及防止骨吸收,降低骨转换率,增加骨密度等达到骨钙调节作用。每天 5 mg/kg 用药5天抑制骨吸收 30%～39%;用药 14 天,骨吸收几乎完全被抑制。还可抑制因低钙饲料喂养的孕产牛骨钙分解和骨动员。对切除大鼠后肢神经造成的制动性骨质疏松有明显的防止作用。另外,本品可抑制植入骨的吸收,对非肿瘤性卵巢切除性骨质疏松、绝经期后骨质疏松具有明显作用,同时对局部肿瘤侵入或循环中的体液因子所致的骨吸收也有明显作用。大量研究结果证明本品具有抑制钙化和骨化的作用。体外试验可抑制磷酸钙沉淀形成,抑制磷灰石晶体的聚集与生长。体内试验可抑制雏鸡骨矿化,明显减少植入骨的灰分,对主动脉钙化、肾钙盐沉积、心脏生物瓣膜钙化及髋关节成形术后关节周围骨化等均有显著的抑制作用。

正常成人一次口服 20 mg/kg,1 小时后血清中浓度达到最高 2.2 μg/L,半衰期为 2 小时,24 小时后为 0.03 μg/mL,连续服药 7 天未见蓄积倾向。吸收率约为 6%,食物或两价钙的制剂可使其吸收率降低。进入体内后在骨及肾脏中浓度最高,随尿液排出 8%～16%,随粪便排出 82%～94%。

(三)适应证

用于绝经后骨质疏松症、增龄性骨质疏松症。

(四)用法和用量

口服,每次 0.2 g,一天 2 次,两餐间服用。

第十章 老年科常用药物

(五)不良反应
腹部不适、腹泻、便软、呕吐、口炎、咽喉灼热感、头痛、皮肤瘙痒、皮疹等症状。

(六)禁忌证
严重肾损害者、骨软化症患者禁用。

(七)注意
(1)本品需间隙、周期服药,即服药2周后需停药11周为1个周期,然后重新开始第2周期。停药期间需补充钙剂和维生素 D_3。

(2)服药2小时内,应避免食用高钙食品(例如牛奶或奶制品)以及含矿物质的维生素或抗酸药。

(3)若出现皮肤瘙痒、皮疹等过敏症状时应停药。

(4)肾功能损害者慎用。

(5)妊娠期妇女和可能妊娠的妇女不宜使用,哺乳期妇女慎用。

(六)儿童慎用。

(八)制剂
片剂:每片0.2 g。

(九)贮法
遮光,密封,干燥处保存。

二、氯屈膦酸二钠

(一)其他名称
氯甲双磷酸二钠,骨膦,洛屈,德维,迪盖纳,雅坤宇,固令,BONEFOS。

(二)药理学
本品为二膦酸盐类骨代谢调节剂。能进入骨基质羟磷灰石晶体中,当破骨细胞溶解晶体,药物被释放,能抑制破骨细胞活性,并通过成骨细胞间接起抑制骨吸收作用。可导致破骨细胞产生形态学变化,例如细胞包含物(如溶酶体)的损耗和绉状缘收缩。可抑制各种不同的中介物,例如抑制酸液的产生、前列腺素的合成及溶酶体的释放,间接降低破骨细胞的活性。理化性质与羟乙膦酸钠相似,但其潜在的抑制破骨细胞活性的功能比后者强10倍,而对骨矿化作用则无影响。本品对钙及骨矿物质具有极强的吸附性,故主要分布在骨骼中发挥疗效。在一般用量范围内,不影响骨组织中矿物质的正常代谢过程。临床研究证明,能控制骨溶解,修复溶骨病灶,减少病理性骨折产生。骨溶解减少使血钙升高来源随之减少,血钙趋于正常。使用本品后,3~5天产生止痛作用,维持时间长。对多发性骨转移者的疼痛缓解程度似较单发性骨转移者明显。

本品口服生物利用度为1%~2%,给药后很快从血中清除,其清除由骨转化率所控制。血清半衰期为2小时,30%被骨吸收,70%以原形在24小时内随尿排出,在动物(大鼠)骨内半衰期至少3个月。主要分布于骨组织,消除缓慢;其次为肾、肺、皮肤和小肠,消除迅速。血浆蛋白结合率很低,并且受一同服下的含钙液体的影响,但它的药代动力学研究未发现明显与剂量相关的改变。

(三)适应证
(1)各种类型骨质疏松。

(2)恶性肿瘤并发的高钙血症。

(3)溶骨性癌转移引起的骨痛。
(4)可避免或延迟恶性肿瘤溶骨性骨转移。

(四)用法和用量

1.口服

早期或未发生骨痛的各类型骨质疏松症,每天0.4 g,分2次服用,连用3个月为1个疗程,必要时可重复疗程;严重或已发生骨痛的各类型骨质疏松症,每天1.6 g,分2次服用,或遵医嘱。恶性肿瘤患者,每天2.4 g,可分2～3次服用,对血清钙水平正常的患者,可减为每天1.6 g,若伴有高钙血症,可增至每天3.2 g,必须空腹服用,最好在进餐前1小时服用。

2.静脉滴注

高钙血症,每天0.3 g,静脉滴注3～5天,或一次给予1.5 g静脉滴注,血钙正常后改口服。变形性骨炎,每天0.3 g,静脉滴注3小时以上,共5天,以后改口服。

(五)不良反应

(1)开始治疗时,可能会出现腹痛,腹胀和腹泻,少数情况下也会出现眩晕和疲劳,但往往随治疗的继续而消失。

(2)有时可出现血清乳酸脱氢酶、转氨酶水平升高,白细胞减少及肾功能异常等不良反应。

(3)可使甲状旁腺素暂时性升高,血清碱性磷酸酶的水平也可能有改变,无症状的低血钙有时发生于静脉治疗期间。

(4)静脉给药剂量显著高于推荐剂量时可能引起严重的肾功能损害,尤其在输注速度过快时。

(六)禁忌证

对二膦酸盐类过敏者;严重肾损害者、骨软化症患者。

(七)注意

(1)用于治疗骨质疏松症时,应遵医嘱决定是否需要补钙。如需要补钙,本品与钙剂应分开应用,用本品后2小时再用钙剂,以免影响本品的吸收,降低疗效。

(2)用药期间,对血细胞数、肾脏和肝功能应进行监测。

(3)妊娠期妇女及哺乳期妇女不宜使用。小儿长期用药可能影响骨代谢,应慎用。

(八)药物相互作用

(1)本品可与二价金属阳离子形成复合物,故本品与牛奶、抗酸剂及含二价阳离子的药物合用时,会显著降低其生物利用度。

(2)与非甾体抗炎药同时使用,有引起肾功能不全的报道。

(3)由于有增加低钙血症的危险,本品与氨基苷类同时使用时应谨慎。

(九)制剂

片剂:每片0.2 g。胶囊剂:每粒0.3 g;0.4 g。注射剂:每支0.3 g(5 mL)。

(十)贮法

密封,在干燥处保存。

三、帕米膦酸二钠

(一)其他名称

丙氨膦酸钠,阿可达,博宁,AMINOMUX,AREDIA。本品为白色或近白色的粉末,溶于水和 2 mol/L 的氢氧化钠,微溶于 0.1 mol/L 盐酸和 0.1 mol/L 醋酸,几乎不溶于有机溶剂。

(二)药理学

本品为二膦酸盐类药物,是第二代钙代谢调节药。对磷酸钙有很强的亲和性,能抑制人体异常钙化和过量骨吸收,减轻骨痛,降低血清碱性磷酸酶和尿羟脯氨酸的浓度。本品抑制吸收作用比氯屈膦酸二钠强 10 倍,比依替膦酸二钠强 100 倍,在对骨质生长的矿质化无明显不良影响的剂量下本品有很强的抑制骨质再吸收的作用。与第一代非氨基取代双膦酸类药物相比,本品最大优点是作用更为持久和抑制新骨形成的作用极低。体外试验证明,它能与羟基磷灰石结合,抑制这些结晶体在体外的形成和溶解。在体内,能牢固地吸附在骨小梁的表面,形成一层保护膜,阻止破骨前体细胞吸附于矿物质性的骨基质上,并抑制破骨前体细胞转化为成熟破骨细胞的过程。在大多数高血钙患者中,本品通过降低血清钙水平,改善肾小球滤过率,并降低血清肌酐水平。

口服生物利用度很低(1%~3%)。吸收后约 50% 进入骨,其余在 72 小时内随尿排出。癌症患者以本品 45 mg 溶于 500 mL 生理盐水后静脉滴注 4 小时以上,滴注结束后血浓度为 0.96 μg/mL,平均有 51% 的药物以原形从尿中排泄;尿的排泄显示双相处置动力学特点,α 和 β 半衰期分别为 1.6 小时和 27 小时。动物试验表明:给药后迅速从循环系统消除,主要分布在骨骼、肝脏、脾脏和气管软骨中。本品可长期滞留于骨组织中,半衰期最长可达 300 天。

(三)适应证

(1)主要用于治疗恶性肿瘤患者骨转移疼痛和高钙血症。
(2)治疗和预防骨质疏松症及骨质愈合不良。
(3)也用于甲状旁腺功能亢进症。

(四)用法和用量

1.用于防治骨质疏松症

治疗:每月一次 30 mg 静脉滴注,连续 6 个月,改为预防量;预防:每 3 个月一次 30 mg 静脉滴注,连续 2 年。

2.治疗癌症骨转移性疼痛

一次用药 30~60 mg,临用前稀释于不含钙离子的 0.9% 生理盐水或 5% 葡萄糖液中。静脉缓慢滴注 4 小时以上,浓度不得超过 15 mg/125 mL,滴速不得＞30 mg/2 小时。

3.治疗高钙血症

严格按照血钙浓度,在医师指导下酌情用药。当血钙浓度＜3.0 mmol/L、3.0~3.5 mmol/L、3.5~4.0 mmol/L、＞4.0 mmol/L,或＜12.0 mg、12.0 mg~14.0 mg、14.0 mg~16.0 mg、＞16.0 mg,本品剂量分别为 15~30 mg、30~60 mg、60~90 mg、90 mg。

4.治疗变形性骨炎及骨质愈合不良

每天 0~60 mg,连续 1~3 天;或每天 30 mg,连续 6 周。

5.预防癌症骨转移

每 4 周静脉滴注 30~60 mg。

(五)不良反应

(1)少数患者可出现轻度恶心、胸痛、胸闷、头晕乏力及轻微肝、肾功能改变等,偶见发热反应。

(2)有时出现一过性感冒样症状,一般在输液后 3~24 小时发生,持续 24 小时。但再次输入时,很少再发生同样症状。此外还可见发热、寒战、头痛、肌肉酸痛和胃肠道反应,如厌食、腹痛、便秘或腹泻等。

(3)偶可发生变态反应和静脉滴注部位的局部反应。

(4)淋巴细胞、血小板减少和低钙血症也有发生。

(六)禁忌证

对本品和其他二膦酸盐类有过敏史者;儿童、妊娠期妇女及哺乳期妇女。

(七)注意

(1)本品需以不含钙的液体稀释后立即静脉缓慢滴注,不可将本品直接静脉注射。

(2)不得与其他种类二膦酸类药物合并使用。

(3)肾功能损伤者慎用。本品可能使肾功能进一步恶化,特别是多发性骨髓瘤和乳腺癌的患者,也有患者在停药后肾功能逐渐恢复。

(4)用于治疗高钙血症时,应同时注意补充液体,使每天尿量为 2 L 以上。

(5)治疗期间应定期检查血清电解质,尤其是钙和磷、血小板数及肾功能。

(6)过量或速度过快,可能引起低钙血症,出现抽搐、手指麻木症状,可适量补钙。

(八)制剂

片剂:每片 150 mg。注射剂:每支 15 mg(5 mL)。

(九)贮法

遮光,密闭,在阴凉处保存。

四、阿仑膦酸钠

(一)其他名称

福善美,固邦,天可,FOSAMAX。

(二)性状

本品为白色结晶状、不吸湿的粉末,微溶于乙醇,几乎不溶于氯仿。本品为第三代氨基二膦酸盐类骨代谢调节剂,与骨内羟基磷灰石有强亲和力,能进入骨基质羟磷灰石晶体中,当破骨细胞溶解晶体,药物被释放,能抑制破骨细胞活性,并通过成骨细胞间接起抑制骨吸收作用。其抗骨吸收作用较依替膦酸二钠强 1000 倍,并且没有骨矿化抑制作用。使用本品治疗的患者 96% 脊椎的骨量增加,绝经后有骨质疏松的妇女的椎体畸变、身高缩短、骨折发病率(包括髋骨、脊椎骨、腕骨)等均获得改善。

口服后主要在小肠内吸收,但吸收程度很差,生物利用度约为 0.7%,且食物和矿物质可显著减少其吸收。

(三)药理学

血浆蛋白结合率约为 80%;血清半衰期短,吸收后的药物 20%~60% 被骨组织迅速摄取,骨中达峰时间约为用药后 2 小时,其余部分迅速以原形经肾脏排泄消除。服药后 24 小时内 99% 以上的体内存留药物集中于骨组织,在骨内的半衰期长,约 10 年以上。

(四)适应证

用于治疗绝经后妇女的骨质疏松症,以预防髋部和脊柱骨折(椎骨压缩性骨折),也适用于男性骨质疏松症以增加骨量。

(五)用法和用量

口服,每天一次10 mg,或每周一次70 mg,早餐前30分钟用至少200 mL白开水送服,不要咀嚼或吮吸药片。

(六)不良反应

(1)本品耐受性良好,少数患者可见胃肠道反应,如腹痛、腹泻、恶心、便秘、消化不良,如不按规定方法服用者可有食管溃疡,偶有头痛、骨骼肌疼痛、血钙降低、短暂白细胞升高、尿红细胞、白细胞升高,罕见皮疹或红斑。

(2)和其他二膦酸盐一样,本品可能对上消化道黏膜产生局部刺激。已报道的食管不良反应有食管炎、食管溃疡和食管糜烂,罕有食管狭窄和穿孔的报道。

(3)血清钙和磷呈轻度且短暂的下降,无临床症状。

(七)禁忌证

(1)对本品和其他二膦酸盐类过敏、明显低钙血症、骨软化症患者禁用。

(2)食管动力障碍,如食管迟缓不能、食管狭窄者禁用。

(3)严重肾功能不全者禁用。

(4)妊娠、哺乳期妇女及儿童不宜使用。

(八)注意

(1)开始使用本品治疗前,必须纠正钙代谢和矿物质代谢紊乱、维生素D缺乏及低血钙症。

(2)胃肠道功能紊乱、胃炎、十二指肠炎、溃疡病患者慎用。

(3)如果同时服用钙补充剂、抗酸药物和其他口服药物可能会干扰本品的吸收。因此,服用本品后应至少推迟半小时再服用其他药物。

(4)如食物中摄入不足,所有骨质疏松患者都应补充钙和维生素D。

(5)服药前后30分钟内不宜饮用牛奶、奶制品、含钙较高的饮料、橘子汁和咖啡。

(6)为避免药物刺激食管,服药后30分钟内不要躺卧。

(九)制剂

片剂:每片10 mg;70 mg。

(十)贮法

密闭、15~30 ℃保存。

五、伊班膦酸钠

(一)其他名称

艾本,佳诺顺。为第三代二膦酸盐类骨吸收抑制剂,主要通过与骨内羟基磷灰石结合,抑制羟基磷灰石的溶解和形成,从而产生抗骨吸收的作用。另外,本品的抗骨吸收作用可能还与直接改变骨细胞的形态学或直接抑制成骨细胞介导的细胞因子有关。

(二)药理学

在小鼠体内对氯屈膦酸盐、帕米膦酸盐和本品的抗骨吸收作用进行了比较,提示本品的抗骨吸收作用最强,分别是前二者的500倍和50倍。本品的肾脏安全性好,毒副作用低。作用机制:①抑制破骨细胞的活性,并诱导破骨细胞凋亡。②抑制肿瘤细胞与骨组织的黏附,防止出现新的转移灶和已转移灶的进一步进展、扩大。③抑制肿瘤细胞产生的基质金属蛋白酶的水解活性,从而抑制骨溶解过程。④对受累骨的修复作用。

单次静脉给药 4 mg,血浆峰浓度为 159 ng/mL,药时曲线下面积为 577(ng·h)/mL,半衰期为 1.56 小时,药物清除率为 130 mL/min。在剂量为 2 mg、4 mg 和 6 mg 时,药时曲线下面积和血浆峰浓度与剂量呈线性相关。主要排泄途径为肾脏,大部分药物以原形自尿中排泄。

(三)适应证
用于伴有或不伴有骨转移的恶性肿瘤引起的高钙血症。

(四)用法和用量
将本品 1~4 mg 稀释于不含钙离子的 0.9% 氯化钠注射液或 5% 葡萄糖注射液 500~750 mL 中,缓慢静脉滴注,滴注时间不得少于 2 小时。治疗高钙血症,应严格按照血钙浓度,治疗前适当给予 0.9% 氯化钠注射液进行水化治疗。中、重度患者可单剂量给 2~4 mg。

(五)不良反应
少数患者可出现体温升高或类似流感样症状,如发热、寒战、类似骨骼或肌肉疼痛等症状。多数情况下不需特殊治疗;个别患者还可能出现胃肠道不适。

(六)禁忌证
(1)严重肾功能不全者禁用。
(2)儿童、妊娠期妇女及哺乳期妇女禁用。
(3)对本品和其他二膦酸盐类过敏者禁用。

(七)注意
(1)应用本品后,患者常伴有血清磷酸盐水平降低,而血钙水平也可能降至正常以下。
(2)由于本品对肝、肾有一定毒性作用,故肝肾功能不正常者慎用。
(3)本品不得与其他二膦酸盐类药物合用。
(4)使用本品过程中,应注意监测血清钙、磷、镁等电解质水平及肝、肾功能。
(5)有心衰竭危险的患者应避免过度水化治疗。

(八)制剂
注射液:每支 1 mg(1 mL)。

(九)贮法
遮光、密闭保存。

六、利塞膦酸钠

(一)其他名称
唯善,积华固松,ACTONEL。

(二)性状
白色结晶性粉末。

(三)药理学
本品为最新一代的口服二膦酸盐类骨代谢调节剂。能够与骨中羟磷灰石结合,具有抑制骨吸收的作用。①抗骨吸收强度:本品是阿仑膦酸钠的 5 倍;②溃疡发生率:阿仑膦酸钠是本品的 3 倍。在细胞水平,本品抑制破骨细胞。对大鼠、狗、小猪进行组织形态测定,发现本品可减少骨转换(活化频率,即骨组织重构部位被活化的速率)和骨再塑部位的吸收。动物试验提示,本品可抑制骨质疏松模型大鼠和小型猪的破骨细胞,抑制骨吸收。大鼠和小型猪分别经口给予本品,骨量和骨生物力学强度增加,骨密度的增加与骨生物力学强度呈现正相关,对骨结构和骨矿化无明显影响。

本品口服后由上消化道迅速吸收,血药浓度达峰时间约为服药后 1 小时。连续用药 57 天内可达到稳态血浆浓度。平均绝对口服生物利用度为 0.63%,与食物同服时生物利用度降低。本品在早餐前至少 30 分钟给药是有效的。人血浆蛋白结合率约为 24%。给大鼠和狗静脉注射单剂量 14 C 标记的本品,吸收量的大约 60% 分布到骨组织,其余随尿液排出,软组织分布极少。本品在体内无明显代谢。口服给药后,吸收量的约一半在 24 小时内随尿排出,未吸收的药物以原形随粪便排出。终末半衰期达 480 小时,代表本品从骨组织的解离速率。

(四)适应证

(1)用于治疗和预防绝经后妇女的骨质疏松症,男性骨质疏松症,糖皮质激素诱导的骨质疏松症。

(2)治疗 Paget 病。

(五)用法和用量

1.口服

需至少餐前 30 分钟直立位服用,以促进药物到达胃部,200 mL 左右清水送服,服药后 30 分钟内不应躺下。用量为一天 1 次,一次 5 mg(1 片)。

2.大剂量规格的片剂

(1)治疗绝经后骨质疏松:每片 15 mg,一天 1 片;每片 35 mg,一周 1 片;每片 75 mg,一月连服 2 片;每片 150 mg,一月 1 片。

(2)治疗男性骨质疏松:每片 35 mg,一周 1 片。治疗糖皮质激素诱导骨质疏松:每片 15 mg,一天 1 片。

(3)治疗 Paget 病:每片 30 mg,一天 1 片,连续服用 2 月。

(六)不良反应

(1)可引起上消化道紊乱,表现为吞咽困难、食管炎、食管或胃溃疡,还可引起腹泻、腹痛、恶心、便秘等。

(2)可造成低钙血症和矿物质代谢紊乱。

(3)肌肉骨骼疼痛。

(4)肾损害。

(5)其他如流感样综合征、头痛、头晕、皮疹、关节痛等。

(七)禁忌证

对本品过敏者、低钙血症、30 分钟内难以坚持站立或端坐位者禁用。

(八)注意

(1)严重肾功能损害者慎用。

(2)妊娠期妇女慎用。本品对哺乳婴儿有严重的不良反应,哺乳期妇女应停药或停止哺乳。

(3)服药后 2 小时内,避免食用高钙食品(例如牛奶或奶制品)以及服用补钙剂或含铝、镁等的抗酸药物。

(4)饮食中钙、维生素 D 摄入不足者,应加服这些药品。

(5)勿嚼碎或吸吮本品。

(九)药物相互作用

本品不宜与阿司匹林或非甾体抗炎药同服。

(十)制剂
片剂:每片 5 mg;15 mg;30 mg;35 mg;75 mg;150 mg。
(十一)贮法
密封,阴凉干燥处保存。

七、降钙素

(一)其他名称
鲑鱼降钙素,鳗鱼降钙素,依降钙素,密钙息,益钙宁,Elcatonin,Salcalcitonin,Calcimar,Cibacalcin,Miacalcic。

(二)ATC 编码
H05BA,H05BA01,H05BA02,H05BA03

(三)性状
本品为白色粉末,易溶于水及碱性溶液,不溶于丙酮、乙醇、氯仿和乙醚。

(四)药理学
降钙素为参与钙及骨质代谢的一种多肽类激素,具有 32 个氨基酸。鱼降钙素与哺乳动物的降钙素受体的结合能力超过哺乳动物的降钙素,因此目前临床应用的均为鱼降钙素。降钙素具有以下作用:①直接抑制破骨细胞的活性,从而抑制骨盐溶解,阻止钙由骨释出,而骨骼对钙的摄取仍在进行,因而可降低血钙。可对抗甲状旁腺素促进骨吸收的作用并使血磷降低。②抑制肾小管对钙和磷的重吸收,使尿中钙和磷的排泄增加,血钙也随之下降。③可抑制肠道转运钙。④有明显的镇痛作用,对肿瘤骨转移,骨质疏松所致骨痛有明显治疗效果。妇女绝经后骨丢失增加,相关的现象是血钙和血降钙素水平降低,应用降钙素治疗可减轻这种骨的不断丢失。降钙素除可抑制骨吸收外,对许多骨代谢疾病所引起的骨痛症状也有很好的疗效,其作用机制可能在于:抑制前列腺素的合成;通过中枢神经系统直接导致中枢镇痛作用;与其具有 β 内啡肽作用有关。除此以外,降钙素尚能抑制枸橼酸和乳酸溶酶体酶等疼痛因子的释放,并能增强其他止痛剂的效果,减少止痛剂的用量,因而使卧床老人减轻骨痛,缩短卧床时间,减少并发症。

肌内或皮下注射后,绝对生物利用度大约为 70%,1 小时达到最高血浆浓度,半衰期为 70～90 分钟。95% 的药物经肾排泄,其中 2% 是原形排出,30%～40% 是蛋白结合型。健康成人肌内注射依降钙素 0.5 mg/kg 时,30 分钟后血药浓度达峰值,持续时间 120 分钟,肌内注射的消除半衰期为 4.8 小时。喷鼻剂的生物利用度大约是注射剂的 50%。

(五)适应证
(1)绝经后骨质疏松症,老年骨质疏松症。
(2)乳癌、肺或肾癌、骨髓瘤和其他恶性肿瘤骨转移所致的大量的骨溶解和高钙血症。
(3)各种骨代谢疾病所致的骨痛。
(4)甲状旁腺功能亢进、缺乏活动或维生素 D 中毒(包括急性或慢性中毒)导致的变应性骨炎。
(5)Paget 病。
(6)高钙血症和高钙血症危象。

(六)用法和用量
1.绝经后或老年骨质疏松症
(1)皮下或肌内注射,每天 50～100 IU;或隔天 100 IU。

(2)鼻内用药,每次100 IU,每天1~2次;或每次50 IU,每天2~4次;或隔天200 IU。12周为1个疗程。为防止骨质进行性丢失,治疗期间根据病情,每天服钙元素0.5~1.0 g,维生素D 400单位。

2.Paget病

(1)皮下或肌内注射,每天100 IU,临床和体征改善之后,可隔天或每天注射50 IU,必要时每天剂量可增至200 IU。

(2)鼻内用药,每次100 IU,每天2次;或每次50 IU,每天4次,少数病例可能需要每次200 IU,每天2次。

3.高钙血症

高钙血症危象的紧急处理每天5~10 IU/kg,溶于500 mL的生理盐水中,静脉滴注至少6小时或每天剂量分2~4次缓慢静脉注射,同时补充液体。在紧急处理后,对原发病应进行特殊的治疗。慢性高钙血症的长期处理,剂量为每天5~10 IU/kg,1次或分2次皮下或肌内注射。如果注射剂量超过2 mL,应在不同部位肌内注射。也可每天200~400 IU,分数次鼻内给药。

4.痛性神经营养不良症

(1)皮下或肌内注射,每天100 IU,持续2~4周,然后每次100 IU,每周3次,维持6周以上。

(2)鼻内给药,每天200 IU,分2~4次给药,持续2~4周,然后每次200 IU,每周3次,维持6周以上。

(七)不良反应

(1)可出现恶心、呕吐、头晕、轻度的面部潮红伴发热感。常常自发性地消退,仅极少数病例需暂时性减少剂量。

(2)在罕见的病例中,可导致变态反应,包括注射部位的局部反应或全身性皮肤反应,个别人可出现心动过速、低血压和虚脱。

(3)其他不良反应有皮疹、腹痛、头痛、发冷、胸压迫感、虚弱、头昏、鼻塞、气短、眼痛、尿频、下肢水肿等。应警惕由低血钙造成的四肢搐搦现象。

(4)在动物试验中,对大鼠进行大剂量皮下注射1年后,可见垂体肿瘤发生率增加,故不得长期用药。

(5)长期用药亦可见药物失效,即出现"脱逸"现象,这可能是药物的受体结合部位饱和所致,与抗体的产生无关。停止用药后,降钙素的治疗反应可恢复。

(八)禁忌证

(1)对本品过敏者禁用。

(2)妊娠期妇女及哺乳期妇女、14岁以下儿童禁用。

(九)注意

(1)过敏体质者、有支气管哮喘或病史者、肝功能异常者慎用。

(2)应用动物来源的降钙素时,可引起变态反应。治疗过程中如出现耳鸣、眩晕、哮喘和便意等应停用。

(3)变形性骨炎及有骨折史的慢性疾病患者,应根据血清碱性磷酸酶及尿羟脯氨酸排出量决定停药或继续治疗。

(4)本品大剂量作短期治疗时,少数患者易引起继发性甲状旁腺功能低下。

(十)药物相互作用

(1)抗酸药和导泻剂因常含钙或其他金属离子如镁、铁而影响本品吸收。

(2)与氨基苷类合用会诱发低钙血症。

(十一)制剂

注射剂:每支 1 mL(含 10 IU;20 IU;40 IU;50 IU;100 IU);2 mL(含 400 IU)。喷鼻剂:每瓶 2 mL(含 12 次喷射量,每次喷量 50 IU;100 IU)。

(十二)贮法

避光,在 2~8 ℃保存。

八、依普黄酮

(一)其他名称

固苏桉,双锐安。

(二)ATC 编码

M05BX01

(三)药理学

本品为 7-异丙氧基异黄酮,是合成的一种异黄酮衍生物。在动物和人体中均不具有雌激素对生殖系统的影响,但却能增加雌激素的活性,具有雌激素样的抗骨质疏松特性。在各种骨质疏松实验模型中均能减少骨丢失。本品抗骨质疏松作用的机制:①促进成骨细胞的增殖,促进骨胶原合成和骨基质的矿化,增加骨量;②减少破骨细胞前体细胞的增殖和分化,抑制破骨细胞的活性,降低骨吸收;③通过雌激素样作用增加降钙素的分泌,间接产生抗骨吸收作用。临床研究表明,治疗 6 个月后,骨转换率显著降低,桡骨骨密度明显增加。在老年性骨质疏松妇女,骨密度减低伴椎体骨折者,本品能增加骨密度,且有很好的镇痛效果,骨转换指标明显降低。对于卵巢切除和使用促性腺激素释放激素激动剂治疗的患者,本品在预防绝经后骨质疏松方面有明显的作用。

口服后在小肠形成 7 种代谢物与原形一起吸收,其中 4 种代谢物具有生物效能,原形的血药浓度达到峰值时间约为 1.3 小时。本品吸收后主要分布在胃、肠、肝和骨中,主要在肝脏代谢。单剂量 200 mg 口服,半衰期为 9.8 小时,药时曲线下面积为 632(ng·h)/mL;48 小时内尿中总排泄率为 42.9%,均为代谢产物形式。每天 600 mg,连续服药 6 天,血药浓度达稳态,半衰期为 23.6 小时,药时曲线下面积为 1 455(ng·h)/mL。连续服药后原形及代谢物无体内蓄积,血药浓度不再升高。

(四)适应证

用于改善原发性骨质疏松症的症状,提高骨量减少者的骨密度。

(五)用法和用量

餐后口服,每次 0.2 g,每天 3 次。此剂量应根据年龄及患者的症状进行调整。

(六)不良反应

(1)少数患者可出现食欲缺乏、胃部不适、恶心、呕吐、口腔炎、口干、舌炎、味觉异常、腹胀、腹痛、腹泻和便秘等。

(2)可出现消化性溃疡、胃肠道出血或恶化原有消化道症状。

(3)偶见红细胞、白细胞减少,血胆红素、血清氨基转移酶和血尿素氮升高,皮疹和瘙痒,眩晕、倦怠和舌唇麻木。

（七）禁忌证

对本品过敏者、低钙血症患者禁用；妊娠及哺乳期妇女、儿童及青少年不宜使用。

（八）注意

(1) 本品的用药对象为确认为骨质疏松症的患者。

(2) 重度食管炎、胃炎、十二指肠炎、消化性溃疡和胃肠功能紊乱者慎用。

(3) 中、重度肝肾功能不全者慎用。

(4) 高龄患者宜慎用。

(5) 对男性骨质疏松患者尚无用药经验。

(6) 服药期间须补钙。

（九）药物相互作用

本品与雌激素、茶碱和香豆素类抗凝剂合用时，可增强它们的作用，给药应慎重。

（十）制剂

片剂：每片 0.2 g。

（十一）贮法

室温密封保存，开封后注意防潮。

九、骨化三醇

（一）其他名称

钙三醇，罗钙全，罗盖全，Rocalirol，CALCIJEX。

（二）ATC 编码

A11CC04，D05AX03

（三）性状

本品为胶丸，内含黄色或淡黄色的油状液体。

（四）药理学

骨化三醇是维生素 D_3 的最重要活性代谢产物之一，通常在肾脏内由其前体 25-羟基维生素 D_3（25-HCC）转化而成。本品能促进肠道对钙的吸收，并且调节骨质的钙化。对于严重肾衰竭，特别是长期接受血液透析的患者，内源性骨化三醇的合成明显减少甚至完全停止。骨化三醇的缺乏对于肾性营养不良症的形成起着关键的作用。使用本品可恢复肠道对钙的正常吸收，纠正低血钙，缓解肌肉骨骼疼痛，并有助于恢复或降低过高的血清碱性磷酸酶和甲状旁腺激素的水平。对于手术后甲状旁腺功能低下和假性甲状旁腺功能低下，本品可缓解低血钙及其临床症状。对于绝经后及老年性骨质疏松症，本品能增加肠道钙的吸收，调节骨的矿化，刺激骨骼中成骨细胞活性，提高血清钙浓度，并减少椎体骨折的发生率。本品能减轻骨与肌肉疼痛，并矫正发生在纤维性骨炎和其他矿化不足患者中的组织学改变。维生素 D 依赖性佝偻病患者，血中骨化三醇水平降低或缺失，由肾脏合成的内源性骨化三醇不足，可考虑本品作为一种替代性治疗。对于抗维生素 D 型佝偻病，虽然长期疗效尚未肯定，但某些患者服用本品后能缓解低血磷症。

口服本品能被人体迅速吸收，3～6 小时血浆浓度达到峰值，半衰期为 3～6 小时，服用 7 小时后尿排钙明显增高，这是由于迅速吸收的结果。单次口服剂量可持续药理活性 3～6 天。

(五)适应证

(1)用于绝经后及老年性骨质疏松症。

(2)肾性骨营养不良症(如慢性肾衰竭,特别是进行血液透析或腹膜透析的患者)。

(3)特发性、假性或手术后甲状旁腺功能低下。

(4)维生素D依赖型佝偻病,低血磷性抗维生素D型佝偻病。

(六)用法和用量

1.绝经后及老年性骨质疏松症

推荐剂量为每次0.25 μg,每天2次,最大剂量可至每次0.5 μg,每天2次。用药后第1、3、6个月应监测血钙及血肌酐,如正常以后可每6个月监测一次。在调整剂量期间,需每周监测血钙。

2.肾性骨营养不良症(接受血液透析治疗的患者)

最初剂量为0.25 μg,每天口服一次,连服2~4周。对血清钙浓度正常或偏低的患者,口服0.25 μg,每2天一次即可。注射剂的剂量为开始每次0.5 μg(0.01 μg/kg),每周3次。如用药后2~4周患者生化指标和临床症状无明显改善,可每隔2~4周将用量增高0.25 μg/d。在此期间,应每周检测血钙至少2次。

3.甲状旁腺功能低下和佝偻病

最初剂量为0.25 μg,每天清晨服用。如生化指标和临床症状无明显改善,可每隔2~4周提高药物剂量。

(七)不良反应

(1)可能发生的不良反应与维生素D过量相似。

(2)如高血钙综合征或钙中毒(取决于高钙的严重程度及持续时间)。

(3)偶见的急性症状包括食欲减退、头痛、呕吐和便秘。

(4)慢性症状包括营养不良、感觉障碍,伴有口渴的发热、尿多、脱水、情感淡漠,发育停止及泌尿道感染。

(八)禁忌证

对本品或者同类药过敏者、有维生素D中毒征象者、高钙血症者禁用。

(九)注意

(1)妊娠和哺乳期妇女应权衡利弊,谨慎使用。有甲状旁腺功能低下的妊娠期妇女用本品治疗时,妊娠末期应加大剂量,哺乳期减少剂量,须严密监测血钙。

(2)儿童应避免使用。

(3)本品对于肠道、肾脏、骨骼内磷的转运也起作用,所以必须根据血磷浓度来调整磷结合剂的用量。当高血钙和高血磷症同时存在时,可能引起软组织钙化。

(4)肾功能正常的患者服用本药,需要预防脱水,应当保证充足的液体摄入。

(十)药物相互作用

(1)在应用本品期间禁止使用药理学剂量的维生素D及其衍生物制剂,以避免可能发生的附加作用和高钙血症。

(2)本品与噻嗪类利尿剂合用会增加高钙血症的危险。对正在进行洋地黄类药物治疗的患者,应谨慎制定本品的用量,因为这类患者如发生高钙血症可能会诱发心律失常。

(3)考来烯胺能降低肠道对本品的吸收,应避免合用。

(4)因含镁的药物能诱发高镁血症,因而对于长期接受血液透析的患者在使用本品时应避免合用含镁的制剂。

(5)使用二苯乙内酰胺或苯巴比妥等酶诱导剂可能会增加本品的代谢,从而使其血浓度降低。

(十一)制剂

胶囊剂:每粒 0.25 μg。注射剂:每支 1 μg(1 mL);2 μg(1 mL)。

十、阿法骨化醇

(一)其他名称

1α-羟化维生素 D_3,阿尔法骨化醇,阿法 D_3,法能,萌格旺,Alpha-D_3。

(二)ATC 编码

A11CC03

(三)性状

本品为白色结晶或结晶状粉末,易溶于甲醇和无水乙醇,可溶于丙酮、乙醚、不溶于水,遇空气及光易变质。

(四)药理学

本品药效学同骨化三醇,具有促进血钙值的正常化和骨病变等的改善作用,对骨质疏松症产生的腰背等疼痛及骨病变,具有明显的改善作用。作用机制:①增加小肠和肾小管对钙的重吸收,抑制甲状旁腺增生,减少甲状旁腺激素合成与释放,抑制骨吸收。②增加转化生长因子-β(TGF-β)和胰岛素样生长因子-Ⅰ(IGF-Ⅰ)合成,促进胶原和骨基质蛋白合成。③调节肌肉钙代谢,促进肌细胞分化,增强肌力,增加神经肌肉协调性,减少跌倒倾向。

口服经小肠吸收后在肝内经 25 羟化酶作用转化为维生素 D 代谢物 1,25-二羟维生素 D_3[1,25$(OH)_2D_3$],后者是体内生物活性最强的维生素 D 活性形式,通过对成骨细胞和破骨细胞的作用,参与骨形成和骨吸收的代谢调节。现知成骨细胞也表达 25 羟化酶 mRNA,也可将 1α-OH-D_3 转化为活性形式。转化后的血 1,25-$(OH)_2D_3$ 高峰出现于用药后 8~12 小时,半衰期 17.6 小时。

(五)适应证

防治骨质疏松症;佝偻病和软骨病;肾原性骨病;甲状旁腺功能减退症。

(六)用法和用量

口服。骨质疏松症:成人初始剂量为每天 0.5 μg,维持量为每天 0.25~0.5 μg。其他指征患者:初始剂量为成人及体重在 20 kg 以上的儿童为每天 1 μg,老年人每天 0.5 μg,维持量为每天 0.25~1 μg。

(七)不良反应

(1)小剂量单独服用(每天<1.0 μg)一般无不良反应,长期大剂量用药或与钙剂合用可能会引起高钙血症和高钙尿症。

(2)偶见恶心、嗳气、胃部不适、消化不良、腹痛、便秘、头痛、失眠、四肢无力、血压轻度上升、血清氨基转移酶轻度上升、瘙痒、皮疹、结膜充血、关节周围钙化。罕见目眩、胸痛、背痛、麻木、肩膀酸痛、耳鸣、心悸、肾结石。

(八)禁忌证

(1)对维生素 D 及其类似物过敏者、高钙血症患者、有维生素 D 中毒征象者禁用。

(2)妊娠期妇女不宜用。

(九)注意

(1)用药过程中应注意监测血钙、血尿素氮、肌酐,以及尿钙、尿肌酐。

(2)青年患者只限于青年特发性骨质疏松症及糖皮质激素过多引起的骨质疏松症。

(3)出现高钙血症时须停药,并予有关处理,待血钙恢复正常,按末次剂量减半给药。

(十)药物相互作用

(1)与大剂量磷剂合用,可诱发高磷血症。

(2)与钙剂合用可能会引起血钙升高,应监测血钙。

(3)与噻嗪类利尿药合用,有发生高钙血症的危险。

(4)应用洋地黄类药物的患者若出现高钙血症易诱发心律失常,若与本药合用应严密监测血钙。

(5)与巴比妥类药物合用,加速维生素 D 代谢物在肝脏代谢,降低本品疗效。

(6)考来烯胺或含铝抗酸药可减少本品吸收,两者不宜同服,应间隔 2 小时先后服药。

(十一)制剂

胶囊剂:每粒 0.25 μg。片剂:每片 0.25 μg;0.5 μg。

(十二)贮法

密闭,置阴凉处保存。

十一、碳酸钙

(一)其他名称

盖森,固元,凯方。

(二)ATC 编码

A02AC01,A12AA04

(三)药理学

本品为无机碳酸钙盐,用作钙补充剂。参与骨骼的形成与骨折后骨组织的再建,并能维持神经与肌肉的正常兴奋性,降低毛细血管的通透性。

(四)适应证

用于预防和治疗钙缺乏症,如骨质疏松,手足抽搐症,骨发育不全,佝偻病,以及妊娠和哺乳期妇女、绝经期妇女钙的补充。

(五)用法和用量

口服,一天 1~3 片,分次服用。也可根据人体需要及膳食钙的供给情况酌情进行补充。

(六)不良反应

(1)可见胃肠不适、嗳气、便秘。

(2)与牛奶同服,偶可发生奶-碱综合征,表现为高血钙、碱中毒及肾功能不全。

(3)过量长期服用可引起胃酸分泌反跳性增高,并可发生高钙血症。

(七)禁忌证

(1)高钙血症、高钙尿症、含钙肾结石或有肾结石病史者禁用。

(2)服用洋地黄类药物期间禁用。

(八)注意
心肾功能不全者慎用;儿童必须在成人监护下使用。

(九)药物相互作用
(1)大量饮用含酒精和咖啡因的饮料以及大量吸烟,均会抑制口服钙剂的吸收。
(2)大量进食富含纤维素的食物,能抑制钙的吸收,因钙与纤维素结合成不易吸收的化合物。
(3)维生素 D、避孕药、雌激素能增加钙的吸收。
(4)含铝的抗酸药与本品同服时,铝的吸收增多。
(5)与苯妥英钠类以及四环素同用,二者吸收均减低。
(6)与钙通道阻滞剂(如硝苯地平)同用,血钙可明显升高,但盐酸维拉帕米等的作用则降低。
(7)与噻嗪类利尿药合用时,因增加肾小管对钙的重吸收,易发生高钙血症。
(8)与含钾药物合用时,应注意心律失常。
(9)与氧化镁等有轻泻作用的制酸药合用或交叉应用,可减少嗳气、便秘等不良反应。

(十)制剂
片剂:每片含碳酸钙 0.75 g(相当于钙 0.3 g)。咀嚼片:每片 1.25 g(含钙 0.5 g)。碳酸钙维生素 D_3 片(钙尔奇 D):每片含维生素 D_3 125 单位,碳酸钙 600 mg。逸得乐:每片含维生素 D_3 400 单位,碳酸钙 1 250 mg。凯思立:每片含维生素 D3 200 单位,碳酸钙 1250 mg。

(十一)贮法
密封,干燥处保存。

十二、碳酸钙

(一)其他名称
盖森,固元,凯方。

(二)ATC 编码
A02AC01,A12AA04

(三)药理学
本品为无机碳酸钙盐,用作钙补充剂。参与骨骼的形成与骨折后骨组织的再建,并能维持神经与肌肉的正常兴奋性,降低毛细血管的通透性。

(四)适应证
用于预防和治疗钙缺乏症,如骨质疏松、手足抽搐症、骨发育不全、佝偻病,以及妊娠和哺乳期妇女、绝经期妇女钙的补充。

(五)用法和用量
口服,一天 1~3 片,分次服用。也可根据人体需要及膳食钙的供给情况酌情进行补充。

(六)不良反应
(1)可见胃肠不适、嗳气、便秘。
(2)与牛奶同服,偶可发生奶-碱综合征,表现为高血钙、碱中毒及肾功能不全。
(3)过量长期服用可引起胃酸分泌反跳性增高,并可发生高钙血症。

(七)禁忌证
高钙血症、高钙尿症、含钙肾结石或有肾结石病史者禁用;服用洋地黄类药物期间禁用。

(八)注意

心肾功能不全者慎用;儿童必须在成人监护下使用。

(九)药物相互作用

(1)大量饮用含酒精和咖啡因的饮料以及大量吸烟,均会抑制口服钙剂的吸收。

(2)大量进食富含纤维素的食物,能抑制钙的吸收,因钙与纤维素结合成不易吸收的化合物。

(3)维生素 D、避孕药、雌激素能增加钙的吸收。

(4)含铝的抗酸药与本品同服时,铝的吸收增多。

(5)与苯妥英钠类以及四环素同用,二者吸收均减低。

(6)与钙通道阻滞剂(如硝苯地平)同用,血钙可明显升高,但盐酸维拉帕米等的作用则降低。

(7)与噻嗪类利尿药合用时,因增加肾小管对钙的重吸收,易发生高钙血症。

(8)与含钾药物合用时,应注意心律失常。

(9)与氧化镁等有轻泻作用的制酸药合用或交叉应用,可减少嗳气、便秘等不良反应。

(十)制剂

片剂:每片含碳酸钙 0.75 g(相当于钙 0.3 g)。咀嚼片:每片 1.25 g(含钙 0.5 g)。碳酸钙维生素 D_3 片(钙尔奇 D):每片含维生素 D_3 125 单位,碳酸钙 600 mg。逸得乐:每片含维生素 D_3 400 单位,碳酸钙 1 250 mg。凯思立:每片含维生素 D_3 200 单位,碳酸钙 1 250 mg。

(十一)贮法

密封,干燥处保存。

十三、氟化钠

(一)ATC 编码

A01AA01,A12CD01

(二)药理学

氟离子可取代骨盐羟磷灰石中的羟基,形成氟磷灰石,增加结晶性,降低骨盐溶解度,从而发挥抗骨吸收作用。氟化物抑制磷酸酪氨酸蛋白-磷酸酶,减少成骨细胞中蛋白质酪氨酸磷酸化产物分解,在生长因子(如胰岛素样生长因子-1,转化生长因子 β)作用下,促进成骨细胞有丝分裂。主要在胃肠道吸收,其生物利用度为 50%～60%。口服糖衣片的达峰时间为 2～3 小时。缓释片的达峰时间为 4 小时,下降较慢,血药浓度可保持在治疗范围达 12 小时。肠衣片的达峰时间为 3～5 小时,半衰期为 8.7 小时。在所吸收的药物剂量中,50% 进入骨,其余随尿排出。

(三)适应证

用于骨质疏松症。

(四)用法和用量

口服,每次 25 mg,每天 2～3 次。

(五)不良反应

(1)可出现胃痛、恶心、呕吐和腹泻,极少数有胃出血。可通过改换剂型而减少胃肠道不良反应。

(2)可出现肢体疼痛综合征,多由过量引起,减量或停药数周后可改善症状。

(六)注意

(1)肾功能减退者慎用。

(2)应用时需补充 1 g 钙,如有必要可再给予 1,25-(OH)-D_3 或 1α-OH-D_3,以防止继发性甲状旁腺功能亢进。

(七)制剂

片剂:每片 25 mg。胶囊剂:每粒 30 mg。

十四、替勃龙

(一)其他名称

利维爱,递宝龙,更佳宁,7-甲异炔诺酮,LIVIAL。

(二)ATC 编码

G03CX01,G03DC05

(三)药理学

本品为新型甾体化合物。能稳定绝经期妇女卵巢功能衰退后的下丘脑垂体系统,这一中枢作用是来自本品及其代谢产物所具有的多种激素活性(雌激素活性、孕激素活性及弱雄激素活性)的综合结果。对绝经期妇女能促进雌激素分泌,而对生育期妇女则能抑制排卵。能抑制绝经妇女的骨丢失,其作用可能与其能明显减低骨的重吸收有关。对阴道的作用在于减少性交疼痛和阴道炎的易感性。对更年期综合征,尤其对血管舒缩功能不稳定的症状如潮热、出汗、头痛等能起缓解作用。此外,尚有增进性欲和稳定情绪作用,可能与本品提高血浆内啡肽水平有关。本品在肝脏内代谢,转化为代谢产物由粪、尿中排出。其中一些代谢产物可能与该药的生物活性有关。

(四)适应证

用于绝经期后所引起的多种症状(包括骨质疏松)。

(五)用法和用量

口服,每天一次 2.5 mg,最好固定在同一个时间服用,如症状消失可改为每天服半量,连续服用 3 个月或更长时间。

(六)不良反应

偶见体重增加、胃肠道不适、阴道出血、面部汗毛增生、胫骨前水肿等。

(七)禁忌证

(1)已确诊或怀疑有激素依赖性肿瘤者。

(2)患有血栓性静脉炎、血栓栓塞形成等心脑血管疾病,或有上述疾病既往史者;不明原因阴道出血;严重肝病患者。

(3)妊娠或哺乳期妇女。

(八)注意

(1)严重肝肾功能障碍、癫痫、偏头痛患者慎用。

(2)长期服用应定期进行体检。

(3)本品不可作为避孕药使用。

(4)服用剂量如超过上述推荐剂量可能引起阴道出血,当服用较高剂量时,应定期加服孕激素,例如每 3 个月服用 10 天。

(5)如出现静脉栓塞症状,肝功能试验结果异常,胆道阻塞性黄疸则应立即停药。

(九)药物相互作用
(1)与抗凝剂合用,增强抗凝效果。
(2)本品可减低糖耐量,与胰岛素或其他降糖药合用,需增大降糖药用量。
(3)酶诱导物能加速本品的代谢,从而降低其活性。

(十)制剂
片剂:每片 2.5 mg。

(十一)贮法
密封,暗凉处保存。

十五、结合雌激素

(一)其他名称
普瑞马林,倍美力,PREMARIN。

(二)ATC 编码
G03CA57

(三)药理学
本品促进降钙素分泌,降低骨对甲状旁腺激素反应,提高 $1,25\text{-}(OH)\text{-}D_3$ 浓度,改善肠对钙、磷的吸收和肾小管对钙、磷的重吸收;抑制骨吸收因子(如白细胞介素-1、白细胞介素-6、肿瘤坏死因子 α)的释放;刺激局部骨生长因子(如胰岛素样生长因子-1、转化生长因子)的分泌;雌激素直接与成骨细胞和破骨细胞表面的性激素受体结合,分别起到促进骨胶原形成和抑制骨吸收作用。

(四)适应证
用于骨质疏松症。

(五)用法和用量
1.单独用药
口服,每次 0.625~1.25 mg,每天 1 次。
2.序贯疗法
口服,每天 1 次 0.625 mg,同时在周期的第 15~28 天,每天加用 2.5~10 mg 甲羟孕酮。
3.持续疗法
口服,每天 1 次 0.625 mg,同时每天口服 2.5 mg 甲羟孕酮。

(六)不良反应
(1)刺激子宫内膜增生,单独使用本品增加发生子宫内膜癌的危险。
(2)在一定程度上增加发生乳腺癌的危险。
(3)增加绝经后妇女脑卒中和下肢深静脉血栓形成的风险。
(4)可能出现恶心、呕吐、腹胀、腹绞痛、月经改变等。

(七)禁忌证
未确诊的异常生殖器出血者;已知或怀疑患有乳腺癌、雌激素依赖性肿瘤者;活动性血栓性静脉炎或血栓栓塞性疾病,以前患有与使用雌激素相关的血栓性疾病者;对本品过敏者;妊娠期妇女。

(八)制剂

片剂:每片 0.3 mg;0.625 mg;0.9 mg;1.25 mg;2.5 mg。

十六、雷洛昔芬

(一)其他名称

盐酸雷洛昔芬,易维特,EVISTA。

(二)ATC 编码

G03XC01

(三)药理学

本品为选择性雌激素受体调节剂,对雌激素作用的组织有选择性的激动或拮抗活性。是一种对骨骼和部分对胆固醇代谢(降低总胆固醇和低密度脂蛋白)的激动剂,但对下丘脑、子宫和乳腺组织无此激动作用。本品的生物学作用,如同雌激素一样是通过与高亲和力的雌激素受体结合和基因表达的调节为介导的。这种结合引起不同组织的多种雌激素调节基因的不同表达。在绝经后骨质疏松妇女中,本品可以降低椎体骨折的发生率,保持骨量和增加骨矿盐密度。

口服后迅速吸收,大约 60% 被吸收,进入循环前被大量葡萄糖醛化。绝对生物利用度为 2%。本品在全身广泛分布,与血浆蛋白紧密结合(98%~99%)。通过肠肝循环维持本品的水平,血浆半衰期为 27.7 小时。服入体内的本品及其葡糖苷酸代谢物的绝大部分在 5 天内排泄,主要通过粪便,经尿排出的部分少于 6%。

(四)适应证

主要用于预防绝经后妇女的骨质疏松症。

(五)用法和用量

口服,每天 60 mg,可以在一天中的任何时候服用,且不受进餐的限制。老年人无须调整剂量。由于疾病的自然过程,本品需要长期使用。建议饮食钙摄入量不足的妇女服用钙剂和维生素 D。

(六)不良反应

(1)可见血小板数量轻度减少。

(2)偶见恶心,呕吐,腹痛和消化不良;皮疹;血压升高,头痛,氨基转移酶轻度增加。

(七)禁忌证

(1)妊娠期妇女服用本品可能引起胎儿损害,因此可能妊娠的妇女禁用。

(2)对本品过敏、正在或既往患有静脉血栓栓塞性疾病、肝功能减退包括胆汁淤积、严重肾功能减退、难以解释的子宫出血者禁用。本品不宜用于有子宫内膜癌症状和体征者。

(八)注意

(1)本品可增加静脉血栓栓塞事件的危险性。

(2)本品不引起子宫内膜增生。治疗期间的任何子宫出血都属意外并应请专家做全面检查。

(3)在治疗中如发现血清总红素、γ-谷氨酰转氨酶、碱性磷酸酶、谷丙转氨酶和天门冬氨酸氨基转移酶有升高,应严密监测。

(4)有高甘油三酯血症病史的患者使用本品时应监测血清甘油三酯水平。

(4)乳腺癌患者只有已完成针对其乳腺癌的治疗,包括辅助治疗后再应用本品进行骨质疏松的预防及治疗。

(6)本品对减少血管扩张(潮热)无作用,对其他与雌激素有关的绝经期症状也无效。

(7)仅用于绝经后妇女。不适用于男性患者。

(九)药物相互作用

(1)与华法林合用可轻度减少凝血酶原时间。

(2)对已经接受香豆素抗凝药物的患者,本品对凝血酶原时间的作用可能出现。

(十)制剂

片剂:每天 60 mg。

(十一)贮法

避光,30 度以下干燥处保存,不得冷冻。

(孙　煜)

第二节　前列腺增生症常用药物

一、酚苄明

(一)其他名称

盐酸酚苄明,竹林胺。

(二)ATC 编码

C04AX02

(三)药理学

人体前列腺对肾上腺素(α受体激动药)的敏感性比膀胱高出数十倍,任何引起交感神经兴奋的刺激都可导致前列腺增生患者急性尿潴留。本品作为α肾上腺素能受体拮抗药,可选择性地松弛前列腺组织及膀胱颈平滑肌,而不影响膀胱逼尿肌的收缩,从而缓解梗阻,顺畅排尿。口服后 20%～30%在胃肠道以活性形式吸收。口服后数小时开始起作用,作用可持续 3～4 天。半衰期约为 24 小时。在肝内代谢,大部分于 24 小时内从肾和胆汁排出。

(四)适应证

用于前列腺增生引起的尿潴留;嗜铬细胞瘤的治疗和术前准备;周围血管痉挛性疾病。

(五)用法和用量

开始时每次 10 mg,一天 2 次,以后隔天增加 10 mg,直至获得预期临床疗效,或出现轻微α受体拮抗的不良反应。以每次 20～40 mg,每天 2～3 次维持。

(六)不良反应

(1)常见直立性低血压、鼻塞、口干、瞳孔缩小、反射性心跳加快和胃肠刺激。

(2)少见神志模糊、倦怠、头痛、阳痿、嗜睡。

(3)偶可引起心绞痛和心肌梗死。

(七)禁忌证

(1)低血压、心绞痛、心肌梗死、近期有严重心血管和脑血管疾病者禁用。

(2)对本品过敏者禁用。

(八)注意

(1)服药后应稍事休息,以防直立性低血压。用药期间需定时测血压。

(2)脑供血不足时使用本品需注意血压下降,可能加重脑缺血。

(3)本品过量时,宜用去甲肾上腺素,不能使用肾上腺素,否则会进一步加剧低血压。

(4)冠心病患者可因反射性心跳加速而致心绞痛。代偿性心力衰竭者可引起反射性心跳加快,致心功能失代偿。出现反射性心率加速可加 β 受体拮抗剂。

(5)肾功能不全时可因降压和肾缺血导致肾功能进一步损害。

(6)老年人、妊娠期妇女和哺乳期妇女慎用。

(7)与食物或牛奶同服可减少胃肠道刺激。

(九)药物相互作用

(1)与胍乙啶合用,易发生直立性低血压。

(2)与拟交感胺类合用,升压效应减弱或消失。

(3)与二氮嗪合用,拮抗后者抑制胰岛素释放的作用。

(4)本品可阻断左旋去甲肾上腺素引起的体温过高,亦可阻断利血平引起的体温过低症。

(5)与 α、β 受体激动剂(如肾上腺素)合用可导致严重低血压。

(十)制剂

片剂:每片 10 mg。

(十一)贮法

遮光,密封保存。

二、特拉唑嗪

(一)其他名称

高特灵,降压宁,盐酸四喃唑嗪,四喃唑嗪,HYTRIN。

(二)ATC 编码

G04CA03

(三)药理学

本品为选择性 $α_1$ 肾上腺素受体拮抗剂,是喹唑啉的衍生物。可以降低膀胱出口部位的平滑肌张力,解除前列腺增生时由于平滑肌张力引起的排尿困难,使尿流动力学得到改善。本品还可降低外周血管的张力,使血压下降,同时维持正常的心排血量。对血脂、血糖、血尿酸等物质代谢障碍及男性性功能障碍有改善作用。

口服吸收好,服药后 1 小时血浆浓度达到峰值,其血浆蛋白结合率为 90%~94%,消除半衰期为 12 小时。本品药物原形自尿中排出约占口服剂量的 10%,粪便中排出约占 20%,代谢产物自尿中排出约 40%,自粪便中排出约占 60%。本品的药代动力学参数与肾功能无关,食物对生物利用度无影响。

(四)适应证

(1)用于改善良性前列腺增生症患者的排尿症状,如尿频、尿急、尿线变细、排尿困难、夜尿增多、排尿不尽感等。

(2)还用于治疗慢性、非细菌性前列腺炎和前列腺痛,女性膀胱颈梗阻,结肠手术拔除导尿管前服用,预防急性尿潴留的发生。

(3)用于治疗高血压,可单独使用或与其他抗高血压药同时使用。

(五)用法和用量

1.良性前列腺增生

口服,每次 2 mg,一天 1 次,每晚睡前服用。

2.高血压

初始剂量为睡前服用 1 mg,且不应超过,以尽量减少首剂低血压事件的发生。一周后,每天单剂量可加倍以达预期效应。常用维持剂量为每天一次 2~10 mg。

(六)不良反应

(1)可见头痛、头晕、恶心、心悸、直立性低血压等。

(2)偶见胃肠不适、呕吐、腹泻、便秘、水肿、瘙痒、皮肤反应及肢体疼痛等。

(七)禁忌证

对本品过敏者;肠梗阻、胃肠道出血、阻塞性尿道疾病者;妊娠期妇女、哺乳期妇女、儿童。

(八)注意

(1)患者在开始治疗及增加剂量时应避免突然改变姿势,以免发生头晕、无力。

(2)因本品可能会产生晕厥或直立性低血压,于治疗初期、欲增加剂量或服药后 12 小时,勿驾车或操作危险机械等须高度警戒性工作。

(3)按时测量血压。

(4)老年人对降压作用较敏感,应用本品须加注意。

(5)服药时若发生胃肠不适,可与食物并服以减轻症状。

(九)药物相互作用

(1)与其他降压药合用,降压作用增强。

(2)拟交感胺类与本品同用,使前者的升压作用与后者的降压作用均减弱。与 β 受体拮抗药、利尿剂或血管紧张素转换酶抑制剂合用,降压作用相加或增强,对血脂、血糖和电解质平衡的不良影响减轻。

(3)非甾体消炎镇痛药与本品同用,使降压作用减弱。

(4)雌激素与本品同用,前者的液体潴留作用使降压作用减弱。

(十)制剂

片剂:每片 1 mg;2 mg;5 mg。胶囊:每粒 2 mg。

(十一)贮法

遮光,室温之阴凉干燥处密封保存。

三、阿夫唑嗪

(一)其他名称

盐酸阿夫唑奈,桑塔,桑塔前列泰,瑞通,XATRAL。

(二)ATC 编码

G04CA01

(三)药理学

本品为一种新的喹那唑啉的衍生物,它能竞争性、高选择性地拮抗存在于前列腺、前列腺包膜、近端尿道和膀胱底部平滑肌的肾上腺素 α_1 受体,继而降低生殖泌尿道的张力,使与前列腺增生相关的尿道张力、阻力和压力降低,膀胱出口梗阻和膀胱不稳定性有关的症状得以改善。对血压的影响较小。

(四)适应证
(1)用于治疗良性前列腺增生的某些功能性症状,尤其适用于梗阻症状明显的患者。
(2)治疗高血压。

(五)用法和用量
口服,每次 2.5 mg,每天 3 次。最大剂量每天可用 10 mg。65 岁以上患者或正在接受治疗的高血压患者,起始剂量应为 2.5 mg,每天 2 次。对肾功能不全的患者,起始量应每次 2.5 mg,每天 2 次,随后根据临床反应调整剂量。对轻度及中度肝功能不全的患者,起始量应每天 1 次 2.5 mg,随后根据临床反应增至每天 2 次,每次 2.5 mg。

(六)不良反应
(1)可出现恶心、胃痛、腹泻、头晕、头痛。
(2)有时也可见口干、心动过速、胸痛、乏力、嗜睡、皮疹、瘙痒、发热等。
(3)剂量大或有高血压的患者,服药后数小时可出现直立性低血压。

(七)禁忌证
对 α 受体拮抗剂过敏、有直立性低血压史、全麻、严重肝功能不全者禁用。

(八)注意
(1)正在服用抗高血压药物的患者慎重使用。
(2)冠心病患者不应单独服用本品,应继续对冠状动脉供血不全进行特殊治疗。如果心绞痛复发或加重时,应停用本品。

(九)药物相互作用
(1)与其他 α 受体拮抗剂、钙通道阻滞剂合用,可能会引起低血压,应避免合用。
(2)服用本品的患者进行全身麻醉时会引起血压不稳定。

(十)制剂
片剂:每片 2.5 mg。

四、坦洛新

(一)其他名称
坦索罗辛,哈乐,积大本特,必坦,HARNAL。

(二)ATC 编码
G04CA02

(三)药理学
本品为肾上腺素 α_1 受体拮抗剂,是受体亚型 $\alpha_1 A$ 的特异性拮抗剂。由于尿道、膀胱颈部及前列腺存在的 α_1 受体主要为 $\alpha_1 A$ 受体,故本品对尿道、膀胱颈及前列腺平滑肌具有选择性拮抗作用,例如它抑制尿道内压上升的能力是抑制血管舒张压上升能力的 13 倍。因此不仅药效明显,而且可减少服药后发生直立性低血压的概率。可降低尿道内压曲线中的前列腺部压力,而对节律性膀胱收缩和膀胱内压曲线无影响。

服用缓释制剂 0.2 mg,达峰时间为 6~8 小时,半衰期为 10 小时。连续服用,血浓度可在第 4 天达到稳定状态。通过肝脏代谢,其代谢产物 70%~75% 从尿路排出。给药后 30 小时内尿中原形药物排泄率为 12%～24%,连续给药尿排泄率不变。

(四) 适应证

主要用于治疗前列腺增生而致的异常排尿症状,适用于轻、中度患者及未导致严重排尿障碍者,如已发生严重尿潴留时不应单独服用此药。

(五) 用法和用量

口服,每次 0.2 mg,每天 1 次,餐后服。

(六) 不良反应

(1) 可见恶心、呕吐、食欲缺乏、头晕、蹒跚感、直立性低血压、心动过速等。偶见皮疹。

(2) 长期用药可见血清氨基转移酶或乳酸脱氢酶升高。

(3) 可能引起虹膜松弛综合征。

(七) 禁忌证

对本药过敏者、肾功能不全者禁用。

(八) 注意

(1) 过量使用可致血压下降,尤其与降压药合用时,应注意血压变化。患有直立性低血压者慎用。

(2) 高龄患者应注意服用后状况,如得不到期待的效果,不应继续增量,应改用其他方法治疗。

(九) 药物相互作用

(1) 与西咪替丁合用,可抑制本品代谢,增加本品血药浓度,从而导致毒性反应。

(2) 首次与 β 肾上腺素受体拮抗药合用,可增加发生低血压的危险。

(十) 制剂

缓释胶囊剂:每粒 0.2 mg。

(十一) 贮法

密闭保存。

五、非那雄胺

(一) 其他名称

保列治,普洛平,蓝乐,保法止,启悦,非那司提,非那甾胺,Proscar。

(二) ATC 编码

D11AX10,G04CB01

(三) 性状

本品为白色至灰白色结晶,易溶于氯仿、二甲亚砜、乙醇、甲醇,部分溶于丙二醇、聚乙二醇 400,微溶于水。

(四) 药理学

本品属 4-氮杂甾体激素化合物,为特异性Ⅱ型 5α-还原酶竞争抑制剂。Ⅱ型 5α-还原酶能将睾酮代谢成更强效的雄激素双氢睾酮,双氢睾酮是前列腺生长所依赖的物质。本品抑制外周睾酮转化为二氢睾酮,降低血液和前列腺、皮肤等组织中二氢睾酮水平,从而抑制前列腺增生,改善良性前列腺增生的相关临床症状。本品对性激素受体没有亲和力。良性前列腺增生患者口服本品每天 5 mg,12 个月,可减少血液循环中双氢睾酮浓度 70%,伴前列腺体积缩小 20%,前列腺特异性抗原(PSA)降低50%。此外,毛囊内含有Ⅱ型5α-还原酶,在男性秃发患者的秃发区头皮内毛囊变少,并且双氢睾酮增加。给予本品可使这些患者头皮及血清中的双氢睾酮浓度下降,从而抑制头皮毛囊变小,逆转脱发过程。

本品(5 mg)单剂口服,生物利用度为63%,其生物利用度不受食物影响。血药浓度于服药后1~2小时达峰值,血浆平均消除半衰期为6小时,血浆蛋白结合率约为90%。多剂量口服后有少量缓慢蓄积。主要在肝脏通过细胞色素P_{450}酶3A4代谢,其两个主要代谢产物,在非那雄胺对5α-还原酶的抑制活性中仅起很少部分作用。给药剂量的39%从尿液中以代谢产物的形式排泄,总量的57%从粪便中排泄。

(五)适应证

(1)用于治疗良性前列腺增生,使增大的前列腺缩小,其逆转过程需3个月以上;可以改善排尿症状,使最大尿流率增加;减少发生急性尿潴留和手术概率。

(2)还可用于治疗男性秃发(雄激素性秃发),能促进头发生长并防止继续脱发。

(六)用法和用量

口服。①治疗良性前列腺增生:每次5 mg,每天1次,6个月为1个疗程。空腹服用或与食物同时服用均可。肾功能程度不全者、老年人不需调整剂量。②治疗脱发:每次1 mg,每天1次,可与或不与食物同服。最好每天睡前(23:00时前)服用。因为23:00时以后至次日凌晨时段是体内"双氢睾酮"大量合成的黑色时段。一般在连续用药3个月或更长时间才能达到效果。

(七)不良反应

(1)乳房增大和压痛。偶见性功能障碍(阳痿、性欲减退、射精障碍)。偶有瘙痒感、皮疹、口唇肿胀等变态反应和睾丸疼痛。

(2)有中重度抑郁临床表现。

(八)禁忌证

(1)对本品过敏者禁用。

(2)可引起男性胎儿外生殖器异常,因此妊娠或可能受孕的妇女禁用本品,也不应触摸本品的碎片和裂片。

(3)本品不适用于妇女和儿童。

(九)注意

(1)本品主要在肝脏代谢,肝功能不全者慎用。

(2)对于有大量残留尿和/或严重尿流减少的患者,应密切监测其尿路梗阻的情况。

(3)治疗前期,须认真鉴别有无患前列腺癌的可能性,且随后要定期检查。

(4)本品可使前列腺增生患者(或伴有前列腺癌)血清PSA浓度大约降低50%。在评价PSA数据且不排除伴有前列腺癌时,应考虑本品会使前列腺增生患者的血清PSA水平降低。

(十)药物相互作用

尚未确定具有临床重要意义的药物相互作用。本品对细胞色素P_{450}-相关的药物代谢酶系统没有明显影响。

(十一)制剂

片剂:每片5 mg(治疗前列腺增生的制剂);1 mg(治疗脱发的制剂)。

(十二)贮法

遮光,密封保存。

六、依立雄胺

(一)其他名称
爱普列特,爱普立特,川流。

(二)药理学
本品为甾体-5α-还原酶Ⅱ型的高选择性和非竞争性抑制剂,可与5α-还原酶NADP形成三元复合物,从而抑制5α-还原酶活性,抑制睾酮向双氢睾酮转化,使前列腺体内及血清中双氢睾酮水平降低,减小前列腺体积,抑制前列腺的增长,降低血清前列腺特异抗原水平,增加最大尿流率,改善尿梗阻症状和减少并发症。本品对Ⅱ型5α-还原酶选择性高,比非那雄胺更为专一,可抑制前列腺的生长和缩小精囊体积,同时也减少大鼠精子的数量,但不影响其生育能力。本品不影响血清中睾酮水平,不会像非那雄胺那样引起前列腺内睾酮水平的升高,但降低前列腺内双氢睾酮水平的作用比非那雄胺弱。

口服后吸收迅速较完全,生物利用度为90%～93%,给药后15分钟即可自血清中检出,3～4小时达峰值,半衰期为7.5小时。在体内分布广泛,呈二室分布,血浆蛋白结合率95%～97%,在体内主要通过肝脏代谢。10%～22%由尿液中排出,69%～80%由粪便中排出。

(三)适应证
主要用于治疗良性前列腺增生症;也试用于男性脱发、女性多毛和痤疮等。

(四)用法和用量
口服,每次5 mg,每天早、晚各一次,疗程4～6个月。

(五)不良反应
常见有性欲降低、阴茎勃起功能障碍、乳房增大和压痛、阳痿、精液量减少等症状。偶见有过敏、皮疹、耳鸣、恶心、呕吐、食欲缺乏、失眠、髋关节疼痛、口唇肿胀等变态反应。且伴随着疗程而渐少,半数性欲和勃起功能障碍者的反应可渐消失。

(六)禁忌证
(1)对本品过敏者禁用。
(2)妊娠期妇女服用后可引起男性胎儿的外生殖器官异常,对儿童、妊娠或可能妊娠的妇女禁用。

(七)注意
(1)治疗前需明确诊断,注意排除感染、前列腺癌、低张力膀胱及其他尿道梗阻性疾病等。
(2)口服本品可致血清PSA值下降。在使用血清PSA检测前列腺癌时,医师应考虑此影响因素。
(3)本品起效较慢,见效时间为3～6个月,对前列腺增生症状严重者、尿流率严重减慢者、残余尿量较多者不宜选用,推荐应用度他雄胺。

(八)药物相互作用
(1)与特拉唑嗪合用,可使血浆峰浓度和药时曲线下面积明显增加。
(2)与地高辛、华法林和氨茶碱无明显的相互作用。

(九)制剂
片剂:每片5 mg。胶囊剂:每粒5 mg。

(十)贮法

遮光,阴凉干燥处保存。

七、舍尼通

本品含有从裸麦花粉的特殊提取物中获得的活性成分。主要包括水溶性活性成分阿魏酰 γ2 多碳二胺类(P5)、脂溶性活性成分 $3\beta_2$ 甾醇类(EA10)。

(一)其他名称

普适泰。

(二)药理学

本品能有效地阻滞双氢睾酮与受体结合,从而抑制双氢睾酮诱发的前列腺上皮细胞增殖,增加膀胱逼尿肌收缩力和松弛尿道平滑肌;并且能抑制内源性炎症介质白三烯和前列腺素的合成,具有抗炎、抗水肿作用。

(三)适应证

用于良性前列腺增生,慢性、非细菌性前列腺炎及前列腺疼痛等。

(四)用法和用量

口服,一次 1 片,每天 2 次,早、晚各服 1 片,疗程 3~6 个月。可在进食时或单独服用。衰老或肾功能不全者无须改变剂量。

(五)不良反应

绝大多数患者对本品高度耐受,仅极少数患者有轻微的腹胀、胃灼热和恶心,停药后症状即会消失。

(六)禁忌证

对本品过敏者禁用;儿童禁用。

(七)注意

前列腺感染、尿道狭窄、前列腺结石、膀胱颈硬化、前列腺癌和其他前列腺疾病都会引起类似的症状,所以在使用本品治疗之前应对上述疾病作出正确的判断。

(八)制剂

片剂:每片含 P5 70 mg,EA10 4 mg。

(九)贮法

遮光、密闭、置阴凉干燥处保存。

八、保前列

本品含有锯叶棕果提取物、一枝黄花提取物、七叶树种子提取物。

(一)其他名称

西发通。

(二)药理学

本品是采用有效保存活性物质的方法制成,其疗效归因于各种天然活性成分的协同作用。锯叶棕果具有肾上腺素能拮抗作用和钙阻断作用,起解痉作用;并能抑制环氧化酶与脂氧化酶活性,减少白三烯、前列腺素等炎症介质的生成,起抗炎作用。一枝黄花具有利尿、杀菌、消炎作用,对革兰阳性和阴性菌有良好的抑制作用,对泌尿系统的感染尤为有效。七叶树种子能改善受破坏的血管通透性,减轻前列腺体充血,使炎症状态中的血浆淋巴屏障正常化,消炎、消肿。

(三)适应证

(1)用于良性前列腺增生及其所致的尿频、尿急、夜尿、尿失禁、排尿困难、尿淋沥等症状。

(2)各类前列腺炎及其所致尿道灼热、尿痛、血尿等。

(3)膀胱炎及其他泌尿系统感染的辅助治疗。

(四)用法和用量

急性期:每次2片,每天4次。维持期:每次1片,每天3次。餐前温水送服。

(五)注意

治疗期间生活应规律,避免食用辛辣及易于过敏的食物。

(六)制剂

片剂:每片0.25 g(含锯叶棕果提取物1.25 mg,一枝黄花提取物3.7 mg,七叶树种子提取物6.25 mg)。

九、护前列

本品为锯叶棕浸出物、紫锥花叶浸出物。

(一)其他名称

吾真宁。

(二)药理学

本品具有抗炎作用,能够减轻前列腺、膀胱等部位因一般性阻碍引起的肿胀,并能刺激以上部位的血液循环和增加机体的抵抗力。

(三)适应证

(1)用于慢性非特异性前列腺炎引起的排尿困难,前列腺肥大及疼痛。

(2)妇女经前或经后期的尿频、排尿困难、尿潴留等。

(四)用法和用量

口服,每次1~2片,每天3次。症状好转后改为维持量,每次1片,每天2次。

(五)注意

(1)同时进行理疗或浴疗,效果会更好。

(2)用药期间应摄取易消化食物,忌食刺激性食物。

(六)制剂

片剂:每片含锯叶棕浸出物25 mg,紫锥花叶浸出物30 mg。

十、癃闭舒

本品由补骨脂、益母草、琥珀、金钱草、海金沙、山慈菇制成。

(一)性状

本品为胶囊剂,内容物为黄棕色粉末;味微苦。

(二)药理学

实验研究表明,本品对丙酸睾酮所诱发的大、小鼠前列腺增生与尿生殖窦植入性小鼠前列腺增生有抑制作用,能抑制去甲肾上腺素引起的兔离体膀胱三角肌收缩,且能抑制大鼠棉球肉芽肿形成。

(三)适应证

用于尿频、尿急、尿赤、尿痛、尿细如线,小腹拘急疼痛,腰膝酸软等症;前列腺增生有以上证候者也可应用。

(四)用法和用量

口服,每次 3 粒,每天 2 次。20 天为 1 个疗程。可长期服用。

(五)不良反应

个别患者服药后有轻微口渴感,胃部不适,轻度腹泻,不影响继续服药。

(六)制剂

胶囊剂:每粒 0.3 g。

(七)贮法

密封,置阴凉干燥处。

(孙 煜)

第三节 老年性白内障常用药物

一、谷胱甘肽

(一)其他名称

益视安,得视安,乃奇安,NEUTHIONE。

(二)ATC 编码

V03AB32

(三)药理学

还原型谷胱甘肽广泛分布于生物体内,眼组织中的晶状体、角膜内含量较高,有维持晶状体的透明性的作用。当晶状体混浊时,还原型谷胱甘肽含量下降。滴入一定量的本品,可阻止晶状体混浊化,即阻止白内障的进展,或使之恢复透明。晶状体发生混浊,是由于不溶性蛋白含量上升,含 SH 基团的可溶性蛋白的含量降低。体外补给还原型谷胱甘肽,不仅能保护可溶性蛋白的 SH 基不受氧化,而且还能使含 SS 基的不溶性蛋白还原成含 SH 基的可溶性蛋白。

(四)适应证

用于初期老年性白内障、角膜溃疡、角膜上皮剥离、角膜炎。

(五)用法和用量

滴眼,每次 1~2 滴,每天 3~5 次。

(六)不良反应

少数患者用后可能出现瘙痒、刺激感、眼部充血、一过性视力模糊等症状,停药后即消失。

(七)注意

不宜与磺胺类、四环素类药合用;溶解后 3~4 周用完。

(八)制剂

滴眼剂:2%,每瓶 5 mL(用时在 1 mL 添附溶剂中溶解本品 20 mg)。

(九)贮法

滴眼液需贮放于低温处。

二、吡诺克辛

(一)其他名称

白内停,卡他灵,BANITINI,CATALIN。

(二)性状

本品为淡黄色或橙黄色液体。研究表明,白内障形成的原因之一是由于晶状体内可溶蛋白质受醌类物质作用,逐渐变成不溶性蛋白质所致。醌类物质系由体内重要功能氨基酸——色氨酸的异常。

(三)药理学

本品为代谢所形成。本品化学结构与昆虫眼色素极相似,与晶状体水溶性蛋白质有较强的亲和力,可竞争性抑制醌型物质对晶状体可溶性蛋白质的氧化、变性、混浊化作用。本品能抑制芳香氨基酸异常代谢生成的醌亚胺酸的形成,具有防止晶状体的可溶性蛋白与醌亚胺酸结合而形成不溶性蛋白的作用,抑制白内障形成和发展。本品还可对抗自由基对晶状体损害而导致的白内障,对白内障的发展具有一定的抑制功效。动物试验显示,本品能减少白内障囊外摘除术后后囊膜混浊的发生率。

(四)适应证

用于治疗初期老年性白内障、轻度糖尿病性白内障或并发性白内障等。

(五)用法和用量

滴眼,用前充分摇匀,每次1~2滴,每天3~5次。

(六)不良反应

偶有弥散性表层角膜炎、睑缘炎、结膜充血、刺激感、瘙痒等症状。出现上述症状应停药。极少数患者可有轻微眼部刺痛。

(七)禁忌证

眼外伤及严重感染时,暂不使用。

(八)注意

(1)使用前须将药片投入溶剂中,待药物完全溶解后,方可使用。

(2)片剂溶入溶剂后,应连续使用,在20天内用完。

(3)滴眼时避免眼药瓶滴口与眼接触,防止滴眼液污染。

(九)制剂

滴眼剂:每盒装有密封的药片1片(含吡诺克辛钠0.8 mg);每瓶内装溶剂15 mL。

(十)贮法

遮光,密封保存。

(孙 煜)

第十一章 常用中药

第一节 解表药

一、发散风寒药

(一)麻黄《神农本草经》

麻黄为麻黄科植物草麻黄、木贼麻黄和中麻黄的干燥绿色嫩枝(草质茎)。主产于河北、山西等地。秋季采割绿色的草质茎,晒干,除去木质茎、残根及杂质,切段。生用、蜜炙或捣绒用。

1. 处方用名

麻黄、麻黄绒、净麻黄、炙麻黄。

2. 药性特点

辛、微苦,温。归肺、膀胱经。

3. 功效应用

(1)发散风寒:用于外感风寒所致恶寒发热、无汗、头痛、脉浮紧等,常与桂枝配伍,以增强发汗力量,如麻黄汤。其发汗作用很强,性温而散寒,为发汗解表之要药。

(2)宣肺平喘:用于肺气壅遏所致喘咳,多配杏仁,如三拗汤;若外寒内饮,气喘咳嗽,痰多清稀者,常配干姜、细辛等同用,如小青龙汤;若肺热喘咳,可配石膏等同用,如麻杏甘石汤。其宣畅肺气,乃治疗喘咳要药。

(3)利水消肿:用于水肿兼有表证者,常配白术、生姜等,如越婢加术汤。其辛散,在上有开宣肺气之功,在下又能走膀胱而利水,能宣能降是其特点。

(4)散寒通滞:用于风湿痹痛及阴疽、痰核等证。

4. 用量用法

3~10 g。生麻黄发汗力强,解表多用;炙麻黄发汗力缓,喘咳多用。

5. 使用注意

(1)不宜过量使用,因本品发汗力强。

(2)表虚自汗或素体阳虚及喘咳由于肾不纳气者均应忌用。

(二)桂枝《名医别录》

桂枝为樟科乔木植物肉桂的干燥嫩枝。主产于广西、广东等地。3～7月割下嫩枝。以幼嫩、色棕红、气香者为佳。切片或切段,生用。

1.处方用名

桂枝、川桂枝、桂枝尖、嫩桂枝。

2.药性特点

辛、甘,温。归肺、心、膀胱经。

3.功效应用

(1)发散风寒:用于外感风寒所致发热、恶寒、无汗或有汗而不畅等证。桂枝不论表实无汗、表虚有汗及阳虚受寒者,均可使用。表实无汗,常配麻黄同用,以增强发汗之力,如麻黄汤。若风寒表虚,营卫不和而自汗出,则配白芍同用,如桂枝汤。发汗作用较麻黄缓和。

(2)温经通脉:用于血寒经闭、月经不调、痛经及癥瘕等证,如温经汤。治风寒痹证,以上肢及肩臂痹痛多用。

(3)通阳化气:用于心阳不振、心脉瘀阻、胸痹疼痛,如枳实薤白桂枝汤;治脾阳不运,水湿内停之痰饮、眩晕,其与白术、茯苓等药同用,如苓桂术甘汤;若膀胱气化不行、小便不利、水肿等证,常与茯苓、泽泻等配伍同用,如五苓散。

4.用量用法

3～10 g。水煎服。

5.使用注意

温热病,阴虚阳盛及血热妄行诸证均忌用。孕妇及月经过多者慎用。

6.功效比较

麻黄、桂枝均能解表散寒,用于风寒表证,同用作用加强。麻黄发汗作用更强,又能宣肺平喘,利水消肿;桂枝温经通脉,通阳化气。总之,麻黄重在宣散,取其味;桂枝主在温通,取其性。

(三)香薷《名医别录》

香薷为唇形科多年生草本植物石香薷及江香薷的地上部分。前者称青香薷,后者称江香薷。青香薷主产于广西、湖南等地。江香薷主产于江西,为栽培品,产量大而质量佳。夏、秋两季茎叶茂盛时采割。生用。

1.处方用名

香薷、陈香薷。

2.药性特点

辛,微温。归肺、胃、膀胱经。

3.功效应用

(1)发散风寒:用于暑季外感所致恶寒发热、头痛身重、无汗、苔腻,或恶心呕吐、腹泻者,以夏季多用。李时珍说:"香薷乃夏月解表之药,如冬月之用麻黄。"本品能散风寒,但力量较弱,又因为味道不好闻,其实应用并不多。

(2)化湿解暑:用于夏季贪凉、饮冷或感受暑湿而致畏寒、发热、头痛、无汗或腹痛、吐泻等证,常配厚朴、扁豆等同用,如香薷饮。本品芳香,外祛暑邪而解表,内化湿浊而和中,为祛暑解表要药,主治阴暑证。

(3)利水消肿:用于水肿兼有外感表证的风水水肿,常与白术同用,如薷术丸。其利水消肿作用与麻黄相似,既可发汗以散肌表水湿,又可宣肺气启上源以通畅水道。主要因其能散表邪,故可以用于腰以上病证。

4.用量用法

3~10 g。本品煎汤宜冷服,若热服恐致吐逆。

5.使用注意

暑热、表虚多汗者忌用。

6.功效比较

香薷、麻黄均能解表散寒、利水消肿,用于风寒表证或水肿、小便不利。麻黄发汗力强,且可宣肺平喘。香薷善能化湿解暑,用治夏季感冒风寒及暑湿之证。

(四)紫苏《名医别录》

紫苏为唇形科植物紫苏的叶和茎。主产于江苏、浙江等地。夏季枝叶茂盛花序刚长出时采收。以叶大、色紫、不碎、香气浓、无枝梗、无杂质者为佳。生用。

1.处方用名

紫苏、苏叶、苏梗。

2.药性特点

辛,温。归肺、脾、胃经。

3.功效应用

(1)发散风寒:用于风寒表证兼气滞之胸脘满闷、恶心呕逆者,常配香附、陈皮同用,如香苏散;若风寒表证、兼见咳喘痰多者,常与化痰止咳药同用,如杏苏散。本品性温散寒,解表之力较为缓和,轻证可单用。

(2)行气宽中:用于中焦气机郁滞之胸闷不舒、恶心呕吐等证,常配半夏、陈皮等;还可用治七情郁结、痰凝气滞之梅核气,常与化痰、行气之半夏、厚朴等同用,如半夏厚朴汤。因其行气又能安胎,治疗妊娠恶阻气滞而胎动不安之证,常配砂仁、陈皮等同用。

(3)解鱼蟹毒:本品可用于因食鱼蟹中毒所致之吐泻、腹痛,可单用或配生姜煎服。

4.用量用法

3~10 g。紫苏分紫苏叶与紫苏梗,紫苏叶发汗力较强,紫苏梗长于行气宽中安胎。

5.使用注意

表虚有汗及温热病慎用。

6.功效比较

香薷、紫苏均辛、温,且芳香,能发散风寒。香薷化湿和中,乃夏月解表之药。又利水消肿。紫苏行气宽中,解鱼蟹毒。

(五)生姜《名医别录》

生姜为姜科植物姜的新鲜根茎。全国各地均产。以块大、丰满、质嫩者为佳。切片生用、煨用或捣汁用。捣汁名生姜汁,取皮用名生姜皮,煨熟名煨姜。

1.处方用名

生姜。

2.药性特点

辛,温。归肺、胃经。

3.功效应用

(1)发散风寒:用于外感风寒所致发热恶寒、咳嗽等证,常配荆芥、防风等,如荆防败毒散;治外感轻证,可单用煎汤或加红糖调服。还可作为预防感冒之用,也可作为发汗解表剂中的辅助药,如桂枝汤。本品作用温和,一般不作为解表主要药物。

(2)温胃止呕:用于胃寒呕吐,单用即有效,经配伍后可治多种呕吐,热呕者,可配竹茹、黄连等;若虚呕者,可配党参、甘草等;若痰饮呕吐,常与半夏同用,既可增强和中之呕之效,又可降低半夏的毒副作用,如小半夏汤。对胃寒呕吐最为适合,为"呕家圣药"。

(3)解毒:用于过食鱼蟹所致呕吐、腹痛等,烹调鱼蟹时,加用生姜以解毒。若误服半夏、天南星中毒,见喉舌麻痹者,可用生姜煎汤饮服。

4.用量用法

3~10 g,或 2~4 片。煎服,急救昏厥捣汁服,可用 10~20 g。生姜汁长于止呕和急救昏厥,冲服或鼻饲,每次 3~10 滴。

5.使用注意

热盛及阴虚内热者忌服。

6.功效比较

生姜、紫苏均辛,温。发散风寒,用于外感风寒之发热恶寒、头身痛等。止呕,用于呕吐,生姜作用强。解鱼蟹毒,用于鱼蟹中毒所致的腹痛、腹泻。紫苏发散力胜于生姜,弱于麻黄、桂枝,虽可解鱼蟹毒,但不常用。又能行气安胎,用于气滞胎动不安。生姜发散力弱,只宜于风寒感冒轻证,为解鱼蟹中毒的常用药物和食物,在解毒方面,也用于解半夏、南星之毒。尤能温中止呕,用于胃中虚寒呕吐。

(六)荆芥《神农本草经》

荆芥为唇形科植物荆芥的地上部分(茎、叶及花穗)。主产于湖北、江苏等地。多为栽培。以色淡黄绿、穗长而密、香气浓者为佳。生用或炒炭用。

1.处方用名

荆芥、荆芥穗、炒荆芥、荆芥炭。

2.药性特点

辛,微温。归肺、肝经。

3.功效应用

(1)发散风寒:用于风寒表证,如头痛、身痛、配防风、羌活等,如荆防败毒散;治风热感冒,配薄荷、金银花等,如银翘散。本品药性平和,微温不燥,芳香轻扬,长于疏散风邪。

(2)止痒:用于皮肤瘙痒,常与蝉蜕、防风等药同用,如消风散。本品因能祛风,其止痒效果好。

(3)透散疹毒:用于麻疹透发不畅,常配薄荷、蝉蜕等同用。其透散疹毒,可直接促使疹毒外透,其祛风解表之效,也有助于透疹。

(4)止血:如治吐衄、便血、崩漏等,多配合其他止血药同用。止血须炒炭应用。

此外,还可促使疮肿消散,用于疮肿初起而有表证者,常与防风、金银花等同用。

4.用量用法

3~10 g。不宜久煎。荆芥穗发汗之力大于荆芥。无汗生用,有汗炒用,止血炒炭用。

5.使用注意

肝风内动、麻疹已透、疮疡已溃者均忌用。本品在古代本草中以"假苏"为正名。

(七)防风《神农本草经》

防风为伞形科植物防风的干燥根。主产于东北及内蒙古东部。以条粗壮、断面皮部色浅棕、木部浅黄色者为佳。切片、生用或炒炭用。

1.处方用名

防风、北防风、关防风、防风炭。

2.药性特点

辛、甘,微温。归膀胱、肝、脾经。

3.功效应用

(1)发散风寒:用于风寒表证,如头痛、身痛,常配荆芥、羌活等药同用,如荆防败毒散;也可用于风热表证。因其发散作用温和,也用于肌表不固、汗出者,常配黄芪、白术同用,如玉屏风散。其辛而微温,甘缓不峻不燥,故前人称为"风药中润剂"。

(2)止痒:用于风邪闭郁肌表而致皮肤瘙痒,常与薄荷、蝉蜕等同用;若瘙痒属血虚风燥,常与当归、生地黄等养血润燥药同用。主要取其祛风之功。

(3)胜湿止痛:用于风湿寒痹,肢节疼痛、筋脉挛急者,常配羌活、姜黄等药同用,如蠲痹汤。本品善祛全身风寒湿邪,但作用较平和。

(4)祛风止痉:用于破伤风及内风所致项背强急、口噤、手足痉挛、角弓反张、四肢抽搐,常配天南星、白附子同用,如玉真散。本品祛风作用好。

此外,炒炭又能止泻,用治腹痛、泄泻等证,配以陈皮、白芍等,如痛泻要方。

4.用量用法

3～10 g。

5.使用注意

血虚痉挛及阴虚火旺头痛者忌用。

6.功效比较

荆芥、防风均微温而不燥,能解表散寒、止痒,对于风寒、风热表证均宜,常同用,如荆防败毒散。二药发散力量较麻黄、桂枝平和。荆芥质轻透散,更偏走上焦,发汗之力较防风强,炒炭能止血;防风胜湿止痛,祛风止痉,乃风药中润剂。此二药的区别要点是荆芥祛肌表之风,防风祛肌肉之风。也就是说,荆芥祛风的部位更表浅。

(八)羌活《神农本草经》

羌活为伞形科植物羌活或宽叶羌活的干燥根茎及根。羌活主产于四川、云南等地。宽叶羌活主产于四川、青海等地。均以条粗,外皮棕褐色,断面朱砂点多,香气浓郁者为佳。生用。

1.处方用名

羌活,川羌活。

2.药性特点

辛、苦,温。归肺、膀胱经。

3.功效应用

(1)发散风寒:用于外感风寒夹湿,症见恶寒发热、无汗、头痛项强、肢体酸痛较重者,可配伍防风、细辛等同用,如九味羌活汤。本品辛燥,气味雄烈,长于止痛,外感表证以疼痛较重者常选用。

(2)祛风胜湿：用于上半身风寒湿痹、肩臂肢节疼痛者，如蠲痹汤。尤以除头项肩臂之痛见长，力量较强。若头风痛，常配防风、藁本等同用，如羌活胜湿汤。因性质燥烈，不宜大量使用。

4.用量用法

3～10 g。

5.使用注意

血虚痹证、阴虚外感、表虚汗出者均忌用。用量过多、易致呕吐、脾胃虚弱者不宜服。

6.功效比较

(1)防风、羌活：均能发散风寒，祛风胜湿。防风性缓和，为风药中润剂，祛风力胜，又能解痉，主治全身风湿痹痛。羌活性燥烈，祛寒力强，主治上半身风湿痹痛。

(2)羌活、桂枝：均能解表散寒，走行人体上半身，作用较强。羌活善治头项脊背疼痛，具有很好的祛风止痛作用。桂枝横行肢臂，善祛肩臂手指疼痛。其温通的作用范围较广，除治疗痹证以外，还能治疗胸痹、痛经、闭经、脘腹冷痛，又能温阳化气。

(九)白芷《神农本草经》

白芷为伞形科植物白芷或杭白芷的干燥根。白芷产于河南长葛、禹县者称"禹白芷"，产于河北安国者称"祁白芷"。杭白芷产于浙江、福建等地，称"杭白芷"和"川白芷"。以条粗壮、体重、粉性足、香气浓郁者为佳。生用。

1.处方用名

白芷、香白芷。

2.药性特点

辛，温。归肺、胃经。

3.功效应用

(1)发散风寒：用于外感风寒头痛或伴有鼻塞、流涕之证，常与羌活、细辛等药配伍，如九味羌活汤。本品温散，发散风寒之力较为温和。

(2)祛风止痛：用于治头痛，眉棱骨痛属风寒者单用有效，如都梁丸。也可配川芎等，如川芎茶调散。本品有"阳明引经药"之称，尤对于前额、眉棱骨疼痛及牙龈肿痛者多用。

(3)宣通鼻窍：用于鼻塞不通、浊涕不止、前额疼痛等，为治鼻渊要药，可配苍耳子、辛夷花等。其芳香以通窍，为治头面诸疾常用药。

(4)活血排脓：用于疮疡肿痛，可配金银花、穿山甲等同用，如仙方活命饮。若属乳痈初起，可配蒲公英、瓜蒌等同用。白芷能促使痈疡消散或溃破。

(5)燥湿止带：用于寒湿白带，常配白术、茯苓等同用；如属湿热带下，可配黄柏、车前子等同用。因本品芳香温燥，有除湿作用，但以寒湿带下多用。

此外，还有解蛇毒或止痒的作用，可治毒蛇咬伤及皮肤风湿瘙痒证。

4.用量用法

3～10 g。

5.使用注意

血虚有热、阴虚火旺之头痛者忌用。痈疽已溃、脓出通畅者慎用。

(十)细辛《神农本草经》

细辛为马兜铃科植物北细辛、汉城细辛或华细辛的全草。前两种称"辽细辛"，主产于东北地区;华细辛主产于陕西、河南等地。夏季或初秋采挖。以根灰黄,叶绿,干燥,味辛辣而麻舌者为佳。生用。

1. 处方用名

细辛、北细辛、辽细辛。

2. 药性特点

辛,温。有小毒。归肺、肾经。

3. 功效应用

(1) 发散风寒:用于外感风寒、头身疼痛较甚者,常与羌活、防风等同用,如九味羌活汤、川芎茶调散;若见鼻塞流涕者,常配伍白芷、苍耳子等通鼻窍药同用;如对于阳虚外感,表里俱寒,症见恶寒无汗、发热脉沉者,常与附子、麻黄同用,如麻黄附子细辛汤。本品性温而烈,辛散力较强。

(2) 祛风止痛:用于多种疼痛,尤以头痛连齿者作用好。若治牙痛,属寒者,可配白芷;属热者,配石膏同用,为治疗牙痛的要药;治风湿痹痛,常配独活、防风等同用,如独活寄生汤。

(3) 宣通鼻窍:用于鼻病及头痛,常与白芷、辛夷等药同用。其辛散温通,芳香透达,既能散风邪,又能通鼻窍及止头痛。为治鼻渊良药。

(4) 温肺化饮:用于外感风寒,痰饮内停,症见恶寒发热、无汗、喘咳、痰多清稀者,常与发散风寒、温肺止咳的麻黄、干姜等同用,如小青龙汤;若寒痰停饮犯肺、咳嗽胸满、气逆喘急者,与茯苓、干姜等药同用,如苓甘五味姜辛汤。其特点是外散风寒,内化痰饮。

4. 用量用法

1.5~3 g。散剂每次服 0.5~1 g。

5. 使用注意

阴虚阳亢头痛、肺热咳喘者忌用。用量不宜过大。反藜芦。

6. 功效比较

白芷、细辛均发散风寒,但临床较少应用。二者又能祛风止痛,宣通鼻窍。白芷善通鼻窍,乃治鼻渊的要药。止痛作用部位主要在于阳明经部位,尤其是治疗前额痛效果好。此外能燥湿止带、消肿排脓,由于其祛风,也能止痒,可用于皮肤瘙痒。细辛止痛作用强,其一用于阳虚外感、发热、脉反沉者之形寒怯冷、头痛身痛,如麻黄附子细辛汤,取其外助麻黄以发汗解表,内助附子以扶阳温肾;其二用于头痛,如川芎茶调散,而尤以头痛连齿者效果好,若单纯齿痛,也可以其嚼碎塞痛处;其三用于风湿痹痛,如独活寄生汤。又能温肺化饮,对于口舌生疮、腹泻,可单用一味细辛研末调成糊状,敷于脐部。

二、发散风热药

(一) 薄荷《新修本草》

薄荷为唇形科植物薄荷的地上部分。主产于江苏、浙江等地。夏、秋两季茎叶茂盛或花开至三轮时采割。以叶多、色深绿、味清凉、香气浓者为佳。生用。

1. 处方用名

薄荷、薄荷叶、苏薄荷。

2. 药性特点

辛,凉。归肺、肝经。

3.功效应用

(1)疏散风热:用于风热表证或温病初起,邪在卫分,发热、微恶风寒、头痛等证,常与金银花、连翘等同用,如银翘散。其辛散之性较强,芳香透邪,为疏散风热要药,具有较强的发汗作用。

(2)清利头目:用于风热上攻所致的头痛,目赤多泪,咽喉肿痛,常配菊花、牛蒡子等同用。其芳香通窍,轻扬升浮,疏散上焦风热,清头目而利咽喉。

(3)透疹止痒:用于麻疹透发不畅,常与荆芥、蝉蜕等同用。治皮肤瘙痒可以其煎水外洗。

(4)疏肝解郁:用于肝郁气滞所致胸闷、胁痛、月经不调等证,常配柴胡、白芍等同用,如逍遥散。

此外,本品芳香,兼能化湿和中,可用治夏令感受暑湿秽浊之气、脘腹胀痛、呕吐泄泻。

4.用量用法

3～6 g,入汤剂不宜久煎。薄荷叶长于发汗解表,薄荷梗偏于行气和中。

5.使用注意

表虚有汗,阴虚发热者忌用。

(二)牛蒡子《名医别录》

牛蒡子为菊科植物牛蒡的成熟果实。主产于东北地区。秋季果实成熟时采收。以粒大、饱满、色灰褐者为佳。生用或炒用。

1.处方用名

牛蒡子、牛子、大力子、鼠粘子。

2.药性特点

辛、苦,寒。归肺、胃经。

3.功效应用

(1)疏散风热:用于风热表证或温病初起,发热、咽喉肿痛等证,常与薄荷、金银花等同用,如银翘散;治风热咳嗽、痰多不畅者,常与桑叶、桔梗等同用。本品发散之力不及薄荷。

(2)透疹止痒:用于热毒内盛而致麻疹不透或透而复隐者,常与薄荷、蝉蜕等同用。也用于皮肤瘙痒。

(3)利咽散结:用于风热或热毒所致咽喉肿痛,常配薄荷、桔梗等。其清利咽喉作用不强。

(4)清热解毒:用于头面部热毒病证,如疮疡肿痛、痄腮,常配连翘、板蓝根等同用,如普济消毒饮。

(5)润肠通便:用于火毒内结所致大便不通,可与清热、泻下通便药同用。因其富含油脂,能濡润大肠,通导大便。

4.用量用法

3～10 g。炒用可使其苦寒及滑肠之性略减。

5.使用注意

脾虚便溏者慎用。

(三)蝉蜕《名医别录》

蝉蜕为蝉科昆虫黑蚱羽化时脱落的皮壳。主产于山东、河北等地。夏、秋两季拾取。以体轻、完整、色黄亮者为佳。生用。

1.处方用名

蝉蜕、蝉壳、蝉衣、虫衣、虫蜕。

2.药性特点

甘,寒。归肺、肝经。

3.功效应用

(1)疏散风热:用于外感风热、发热咳嗽及温病初起,常配薄荷、连翘等同用。其疏散作用较弱,一般很少作为解表药使用。

(2)透疹止痒:用于风热外束,麻疹不透,可与牛蒡子、升麻等散风透疹药同用;治风热束表之皮肤瘙痒,常与荆芥、防风等药同用,如消风散。

(3)祛风解痉:用于小儿惊风及破伤风、小儿夜啼等,单用即可,或与全蝎等配伍使用。其既可祛外风,又能息内风。

(4)退翳明目:用于肝经风热所致目赤肿痛、眼生翳障,常配菊花、决明子等同用。

(5)利咽开音:用于风热或肺热所致的声音嘶哑、咽喉肿痛,可与薄荷、牛蒡子等同用。本品乃开音要药。

4.用量用法

3～10 g。治破伤风用量宜大,常用至 15～30 g。

5.使用注意

《名医别录》有"主妇人生子不下"的记载,故孕妇当慎用。

6.功效比较

薄荷、牛蒡子、蝉蜕均能疏散风热,透疹止痒。薄荷发汗解表作用强,清利头目,疏肝解郁。牛蒡子清热解毒,利咽散结,润肠通便。蝉蜕祛风解痉,退翳明目。三者的区别,薄荷以解表为主,牛蒡子以解毒为主,蝉蜕以解痉为主。

(四)桑叶《神农本草经》

桑叶为桑科植物桑的叶。我国各地均有野生或栽培。以安徽、浙江等南方育蚕区产量较大。初霜后采收。以叶片完整、大而厚、色黄绿、质扎手者为佳。生用或蜜炙用。

1.处方用名

桑叶、冬桑叶、霜桑叶、炙桑叶。

2.药性特点

苦、甘,寒。归肺、肝经。

3.功效应用

(1)疏散风热:用于外感风热或温邪犯肺所致发热、咳嗽、咽痒等证,常配菊花、薄荷等同用,如桑菊饮。也用于肺热及燥热伤肺之咳嗽、咯血,常配杏仁、沙参等同用,如桑杏汤、清燥救肺汤。本品疏散风热作用较为缓和。

(2)清肝明目:用于风热或肝火上炎所致之目赤肿痛、视物昏花等证,常配菊花、决明子等同用;治疗肝阴不足,视力减退,可配黑芝麻同用,如桑麻丸。

(3)平抑肝阳:用于肝阳上亢所致眩晕、头痛、烦躁易怒等,常与菊花、白芍等同用。本品清肝兼能平肝,作用不强。

4.用量用法

6～12 g。清肝热宜生用,清肺热宜炙用。

(五)菊花《神农本草经》

菊花为菊科植物菊的头状花序。主产于浙江、安徽、河南等地。药材按产地和加工方法不同,分为"亳菊""滁菊""贡菊""杭菊"等,以亳菊和滁菊品质最优。由于花的颜色不同,又有黄菊花和白菊花之分。均以花朵完整、颜色新鲜、气清香、少梗叶者为佳。生用。

1.处方用名

菊花、黄菊花、杭菊花、白菊花、甘菊花。

2.药性特点

甘、苦、辛,微寒。归肺、肝经。

3.功效应用

(1)疏散风热:用于外感风热或温邪犯肺发热,咳嗽,常与桑叶相须为用,如桑菊饮。其性能功用与桑叶相似,善治头面部疾病,作用缓和。

(2)清肝明目:用于风热或肝火上炎所致的目赤肿痛、视物昏花,常配蝉蜕、决明子等同用;若为肝阴不足、眼目昏花,以白菊花入药为佳,多配枸杞子、地黄等,如杞菊地黄丸。其善清肝热,为明目要药。

(3)平抑肝阳:用于肝阳上亢所致的眩晕、头痛、烦躁易怒,常配白芍、钩藤等同用。若肝火上攻及肝经热盛、热极动风者,可与清肝热、息肝风药同用,如羚角钩藤汤。

(4)清热解毒:用于热毒痈肿,常与金银花、连翘等清热解毒药同用。内服与外敷均宜,但作用较弱。以夏季热病多用。也可单用泡水饮,预防痱子。

4.用量用法

6～15 g。黄菊花偏于疏风清热,白菊花偏于清肝明目。

5.功效比较

桑叶、菊花均能疏散风热,清肝明目,平抑肝阳,常相须为用,如桑菊饮。桑叶清肺之力为优,多用治肺热、肺燥咳嗽。菊花清肝之力好,多用治肝热头晕目眩,又能清热解毒。

(六)柴胡《神农本草经》

柴胡为伞形科植物柴胡或狭叶柴胡的根。分别称"北柴胡"及"南柴胡"。北柴胡主产于河北、河南等地;南柴胡主产于湖北、四川等地。一般认为北柴胡入药为佳。春、秋两季采挖。均以条粗长,须根少者为佳。切段,生用或醋炙用。

1.处方用名

北柴胡(硬柴胡)、南柴胡(软柴胡)、醋炒柴胡、竹叶柴胡。

2.药性特点

苦、微辛,微寒。归肝、胆经。

3.功效应用

(1)解表退热:用于外感表证发热,无论风热、风寒,皆可使用。治风热表证,发热、头痛等证,可与菊花、薄荷等同用;治伤寒邪在少阳,寒热往来,胸胁苦满,口苦咽干,目眩,用之尤宜,常与黄芩同用,如小柴胡汤。本品性升散而疏泄,有较好的退热作用,乃治少阳病证之要药。

(2)升举阳气:用于气虚下陷所致内脏下垂,如胃下垂、脱肛、子宫下垂及久泻等证,常配黄芪、升麻等同用,如补中益气汤。本品升提作用好。

(3)疏肝解郁:用于肝气郁滞致胸胁或少腹胀痛,情志抑郁,妇女月经失调,痛经等证,常配香附、白芍等同用,如柴胡疏肝散。若肝郁血虚,脾失健运,妇女月经不调,乳房胀痛,胁肋作痛,配伍当归、白芍等同用,如逍遥散。

此外,还可退热截疟,治疗疟疾。

4.用量用法

3～10 g。解表退热宜生用,疏肝解郁宜醋炙,升阳可生用或酒炙用。

5.使用注意

柴胡性升散,故阴虚阳亢、肝风内动、阴亏津少、阴虚火旺者慎用。

6.功效比较

柴胡、薄荷均能发汗解表,用于外感风热表证。薄荷发散作用优于柴胡,均能疏肝解郁,柴胡多用。薄荷能清利头目,透疹止痒。柴胡升举阳气,配黄芩和解少阳。

(七)升麻《神农本草经》

升麻为毛茛科多年生草本植物大三叶升麻、兴安升麻或升麻的根茎。主产于辽宁、吉林等地。秋季采挖。均以体大、质坚、外皮黑褐色、断面黄绿色、无须根者为佳。切片、生用或蜜炙用。

1.处方用名

升麻、绿升麻、炙升麻。

2.药性特点

甘、辛,微寒。归肺、脾、胃、大肠经。

3.功效应用

(1)疏散风热:用于外感发热,不论风寒、风热,均可使用。因具有升散特性,且发表力弱,解表方中不作为主药。

(2)透发疹毒:用治麻疹初起,外有风热,内有热毒,疹点透发不畅,常与葛根相须为用,如升麻葛根汤。

(3)升举阳气:用于中气不足,气虚下陷,症见脘腹重坠作胀、久泻脱肛、胃下垂、子宫下垂、肾下垂等脏器脱垂,多与黄芪、柴胡等药同用,如补中益气汤。本品升提作用好,能引脾胃清阳之气上升。

(4)清热解毒:用于热毒所致口疮等多种病证,常配黄连、石膏同用,如清胃散。本品尤善清解阳明热毒,凡头面部热毒疾病为首选。

4.用量用法

3～6 g。发表透疹、清热解毒宜生用;升阳举陷宜炙用。

5.使用注意

热盛火炎、阴虚阳浮、麻疹已透及喘满气逆者皆忌用。

(刘　嚣)

第二节　清　热　药

一、清热泻火药

(一)石膏《神农本草经》

石膏为含水硫酸钙纤维状结晶聚合体的矿石。主产于湖北、甘肃等地。随时可采挖。以块大、色白、质松、半透明、纵断面如丝者为佳。生用或煅用。

1.处方用名

生石膏、石膏。

2.药性特点

辛、甘,大寒。归肺、胃经。

3.功效应用

(1)清热泻火:用于温热病热入气分的实热证,症见高热、汗出、心烦、口渴、脉洪大有力等,常与知母相须为用,如白虎汤。若热毒壅盛,气血两燔所致之高热,发斑等,配黄连、生地黄等以气血两清,如清瘟败毒饮。本品性大寒,泻火力强,乃治疗热病高热之要药,为清解之品。

(2)清肺胃热:用于肺热壅盛之气急喘促、喘咳痰稠者,配麻黄、杏仁等同用,如麻黄杏仁甘草石膏汤;若胃火上炎,牙龈红肿疼痛、出血,或口疮、头痛,配知母、牛膝等,如玉女煎。

4.用量用法

15～60 g,宜打碎入煎。内服宜生用。

5.使用注意

虚寒证忌用。

(二)知母《神农本草经》

知母为百合科植物知母的根茎。主产于河北、山西等地。春秋两季采挖入药。以肥大、坚硬、断面黄白色者为佳。生用或盐水炙用。

1.处方用名

知母、肥知母、毛知母、知母肉。

2.药性特点

苦、甘,寒。归肺、胃、肾经。

3.功效应用

(1)清热泻火:用于温热病热入气分的实热证,症见高热、汗出、心烦、口渴、脉洪大等,常配石膏相须为用,如白虎汤。

(2)清肺胃热:用于肺热咳嗽、痰黄黏稠,常与清化热痰药同用;若阴虚燥咳,宜与养阴润燥药配伍;若胃热口渴,与石膏、麦冬等药同用,如玉女煎;若消渴病,常与山药、黄芪等同用,如玉液汤。

(3)滋阴润燥:用于阴虚火旺所致骨蒸潮热、盗汗、遗精、心烦等,配黄柏、熟地黄等,如知柏地黄丸。其善于退虚热,泻肾火以达到坚阴之目的。

4.用量用法

5～15 g。用盐水炒者,加强其入肾的作用。

5.使用注意

虚寒证不宜。因其性寒滋润,脾虚便溏者尤应忌用。

6.功效比较

石膏、知母均清热泻火,清肺胃热。石膏泻火力强,治肺热喘息,兼有透达之性,为清解之品,煅后外用收敛生肌。知母滋阴润燥,清肺热治咳嗽,清退虚火,为清润之品。

(三)芦根《名医别录》

芦根为禾本科多年生草本植物芦苇的地下茎。全国各地均产。春末、夏初及秋季采挖。以条粗壮、表面黄白色、有光泽、无须根、体轻质韧、不易折断者为佳。生用。

1.处方用名

芦根、鲜芦根。

2.药性特点

甘,寒。归肺、胃经。

3.功效应用

(1)清热生津:用于气分热证所致发热、汗出、烦渴,常与麦冬汁、藕汁等药配伍,如五汁饮。若温热毒邪壅于肺胃之小儿痘疹,透发不畅者,可用芦根清肺胃,生津液,促使痘疹透发。本品入气分,作用缓和,无恋邪之弊,多作辅助药。

(2)清泻肺热:用于肺热、痰热咳嗽、咳痰黄稠及风热感冒咳嗽,其与金银花、桑叶等配伍,如银翘散、桑菊饮。

(3)清胃止呕:用于胃热伤津之口渴多饮;或胃热上逆之呕逆。本品善清胃热,作用平和。

(4)祛痰排脓:用于肺痈咳吐脓血、胸痛、痰涎腥臭等,可配冬瓜仁、薏苡仁等同用,如苇茎汤。

(5)利尿:用于湿热淋证及湿热水肿,多与其他利尿通淋药或利水退肿药同用。本品性走下,作用较平和。

芦苇的嫩茎称为苇茎或芦茎,其性能、功用、用量用法均与芦根相同,然苇茎更长于清肺排脓,多用于肺痈。芦根长于生津止渴,苇茎长于清透肺热,药肆中多无苇茎供应,可以芦根代之。

4.用量用法

15～30 g,鲜品 30～60 g;或捣取汁服。

5.使用注意

虚寒证慎用。

(四)天花粉《神农本草经》

天花粉为葫芦科植物栝楼或日本栝楼的块根。主产于河南、山东等地。秋冬两季采挖。以质坚实、断面白色或淡黄色、富粉性者为佳。生用或用鲜品。

1.处方用名

天花粉、花粉、瓜蒌根。

2.药性特点

甘、微苦,微寒。归肺、胃经。

3.功效应用

(1)清热生津:用于温热病气分热盛伤津口渴者,常与石膏、知母等药同用。若胃热口渴、消渴,可单用。治消渴病,与黄芪、山药等药同用,如玉液汤。

(2)清泻肺热:用于燥热伤肺,干咳或痰少而黏或痰中带血等证,常与清肺润燥及养肺阴药沙参、麦冬等同用,如沙参麦冬汤。

(3)活血排脓:用于热毒炽盛,瘀血阻滞之疮疡红肿热痛者,内服、外敷均可,治疮痈脓成难溃者,配伍金银花、白芷等,如仙方活命饮。本品可促使脓液排除,未成脓者可使之消散,已成脓者可使之排脓。也用于跌打损伤肿痛。

4.用量用法

10～15 g。外用适量。

5.使用注意

虚寒证忌用。不宜与乌头类药材同用。

6. 功效比较

芦根、天花粉均能清热泻火,生津止渴。芦根清肺排脓,清胃止呕,清热利尿,清肺透疹,为治肺痈的常用药物。天花粉清肺热善治燥咳,清热力弱于芦根,生津力胜于芦根,又能活血排脓。

(五)竹叶《名医别录》

竹叶为禾本科木本植物淡竹的叶。其卷而未放的幼叶,称为竹叶卷心。产于长江流域各省。随时可采,宜用鲜品。

1. 处方用名

竹叶。

2. 药性特点

甘、淡,寒。归心、胃、小肠经。

3. 功效应用

(1)清热除烦:用于热病伤津,烦热口渴,常配石膏、知母等同用,如清瘟败毒饮。若配人参、麦冬等用,可治热病后期,余热未清,气津两伤之证,如竹叶石膏汤。并能凉散上焦风热,配金银花、连翘等,可用治外感风热,烦热口渴,如银翘散。

(2)利尿通淋:用于心火上炎之口舌生疮或心热下移于小肠之小便短赤涩痛,常配木通、生地黄等同用,如导赤散。其上清心火,下利小便。

竹叶卷心清心泻火作用更强,用于温病热陷心包,神昏谵语之证,常配莲子心、连翘心等同用。

4. 用量用法

6～15 g;鲜品 15～30 g。

5. 使用注意

阴虚火旺、骨蒸潮热者忌用。

6. 功效比较

竹叶、淡竹叶均甘、淡,寒。能清热除烦,用于热病心烦、口渴,对于心火旺盛之口舌生疮者常使用。利尿通淋,用于火盛下移之热淋涩痛、小便不利。竹叶为禾本科植物淡竹或苦竹的叶,长于清心胃热,兼能凉上焦风热。淡竹叶为禾本科植物淡竹叶的地上部分,长于通淋用于湿热淋证等,如小蓟饮子。

(六)栀子《神农本草经》

栀子为茜草科植物栀子的成熟果实。主产于长江以南各地。9～11月采收成熟果实。以个小、完整、皮薄、饱满、色红黄者为佳。生用或炒焦用。

1. 处方用名

栀子、生栀子、栀子炭、山栀子。

2. 药性特点

苦,寒。归心、肝、胃、肺经。

3. 功效应用

(1)泻火除烦:用于热病烦热、躁扰不宁、睡眠不安等,配淡豆豉,如栀子豉汤。症重者,若高热烦躁,神昏谵语,可与黄连、黄芩等药配伍同用,如清瘟败毒饮。若肝郁火热之口苦目赤等,配黄芩、龙胆草等,如龙胆泻肝汤。

(2)清热解毒:用于多种热毒病证,如疮疡肿痛,常与黄连、黄芩等同用,如黄连解毒汤。

(3)凉血止血:用于血热妄行之吐血、衄血、咯血及尿血等,配侧柏叶、茜草等,如十灰散。

(4)清利湿热:用于肝胆湿热郁结不解所致黄疸,配茵陈、大黄同用,如茵陈蒿汤;若膀胱湿热所致之小便短赤涩痛、淋沥不尽等,配车前子、瞿麦等,如八正散。

4.用量用法

5～15 g。生用,偏于清热;炒用降低苦寒之性,炒炭专于凉血止血。外用适量。

5.使用注意

虚寒证不宜。脾虚便溏者忌用。

(七)夏枯草《神农本草经》

夏枯草为唇形科植物夏枯草的果穗。我国各地均产。夏季果穗半枯时采收。以穗大、色棕红、摇之作响、体轻柔、不易破裂者为佳。生用。

1.处方用名

夏枯草、夏枯球。

2.药性特点

苦、辛,寒。归肝经。

3.功效应用

(1)清肝明目:用于肝火上炎,症见目赤肿痛、畏光流泪,头痛眩晕等证,可单用;若与菊花、决明子等清肝明目药配伍,则疗效更佳。治肝虚目珠疼痛,入夜加剧者,可与滋养肝阴、肝血之品同用。

(2)散结消肿:用于肝郁化火,灼津为痰,痰火郁结而致瘰疬,瘿瘤,乳癖等,多与消痰散结药配伍。以单味煎汤熬膏,内服外敷均可。无论瘰疬已溃未溃,都可使用。

4.用量用法

10～15 g。可单用熬膏长期服用。

5.使用注意

虚寒证慎用。

(八)决明子《神农本草经》

决明子为豆科植物决明或小决明的成熟种子。我国各地均有栽种。秋季果实成熟时采收。以颗粒饱满、色绿棕者为佳。生用或微炒用。

1.处方用名

决明子、草决明。

2.药性特点

苦、甘,微寒。归肝、大肠经。

3.功效应用

(1)清肝明目:用于风热目疾、肝虚目疾、肝火目疾等证。治肝火上攻、目赤肿痛、畏光多泪或目生翳膜等证,常配车前子、青葙子等同用。治风热目疾,常配菊花、蔓荆子。治肝虚失养、视物昏暗等证,常配枸杞子、菟丝子等。也可用于肝阳上亢所致头晕目眩等证。其善于清肝热,乃治目疾要药。

(2)润肠通便:用于肠燥便秘,习惯性便秘等。目赤肿痛而兼有便秘者用之尤为适宜。其富含油脂,润燥滑肠,尤宜于老年人肠燥便秘。

4.用量用法

10～15 g。入煎剂久煎可使结合型蒽醌类成分破坏而通便之力减弱,故治便秘证不宜久煎,并以生品为宜。入丸、散剂更佳。

5.使用注意

虚寒证,尤其是脾虚便溏者忌用。

6.功效比较

决明子、夏枯草均能清肝明目。决明子长于清热明目,为眼科要药,兼能润肠通便。夏枯草长于散结消肿,善治痰火郁结之瘰疬、痰核、瘿瘤等。

二、清热燥湿药

(一)黄芩《神农本草经》

黄芩为唇形科植物黄芩的根。主产于河北、山西等地。春秋两季采挖。以条长、质坚实、色黄者为佳。生用、炒用或酒炙用。

1.处方用名

黄芩、条芩、子芩、酒芩、枯芩、片芩、黄芩炭。

2.药性特点

苦,寒。归肺、胃、胆、大肠经。

3.功效应用

(1)清热燥湿:用于湿温、暑湿、淋证、泻痢、黄疸等多种湿热病证。若湿热蕴结,湿热郁阻气分,身热不扬、胸脘痞闷、恶心呕吐,舌苔黄腻等,与滑石、通草等同用,如黄芩滑石汤。若湿热郁阻少阳胆经,与茯苓、陈皮等药同用,如蒿芩清胆汤。治湿热泻痢,可配黄连同用,如葛根黄芩黄连汤、芍药汤。

(2)泻火解毒:用于痈肿疮毒,热病高热,常配黄连等同用,如黄连解毒汤,也用于热毒壅盛咽喉肿痛,多与山豆根、桔梗等配伍。本品解毒作用好。

(3)清泻肺热:用于肺热壅遏、咳嗽痰黄等证,单用有效。若与清泻肺热药或止咳、化痰药胆南星、瓜蒌配伍,则可增强其作用,如清气化痰丸。本品尤善清肺火。

(4)清热止血:用于热盛迫血妄行所致的吐血、衄血、便血、尿血及崩漏等,单用有效。取其止血需炒炭。

(5)清热安胎:用于妊娠热盛,下扰血海,迫血妄行或热伤胎气而胎漏下血、胎动不安呕吐者。

4.用量用法

5～15 g。生用清热燥湿力强,安胎多炒用;止血炒炭用;酒炒,取其上行而清肺热。

5.使用注意

虚寒证忌用。

(二)黄连《神农本草经》

黄连为毛茛科植物黄连、三角叶黄连或云连的根茎。黄连主产于四川、湖北,三角叶黄连主产于四川洪雅、峨眉,云连主产于云南等地。秋季采挖。以粗壮、坚实、断面红黄色者为佳。生用或姜炙、酒炙后用。

1.处方用名

黄连、川黄连、川连、鸡爪黄连、雅连。

2.药性特点

苦,寒。归心、胃、大肠、肝经。

3.功效应用

(1)清热燥湿:用于湿热泻痢、湿疹、湿疮,尤以治痢之功显著,为治痢要药,如香连丸、葛根黄芩黄连汤、白头翁汤。本品苦寒之性重,尤长于祛中焦湿热,力胜于黄芩、黄柏等同类功效相近的药物。

(2)泻火解毒:用于火毒上攻痈肿疮毒、咽喉肿痛及口舌生疮等,温热病之高热心烦、神昏谵语等,配黄柏、栀子等,如黄连解毒汤。也用于火盛迫血妄行之吐血、衄血等,配大黄、黄芩等,如泻心汤。本品尤善治热毒病证。

(3)清胃止呕:用于胃火炽盛所致的多种病证。治胃热呕吐、牙龈红肿、出血等,常配石膏、升麻等药同用,如清胃散;若为肝火横逆犯胃之呕吐吞酸,可配吴茱萸,如左金丸。其清胃热作用较强。

(4)清心除烦:用于心火亢盛之烦躁不眠,配黄芩、阿胶等,如黄连阿胶汤。

4.用量用法

2～10 g。生用清热力较强,炒用能降低其苦寒性,姜汁炙多用于清胃止呕,酒炙多用于上焦热证。外用适量。

5.使用注意

虚寒证忌用。本品苦燥性较强,过用久服易伤脾胃及阴津。

6.功效比较

黄连、芦根均能清胃止呕,清热泻火。黄连止呕作用强,又能清热燥湿,泻火解毒,清心除烦。芦根又能生津止渴,透疹,清肺排脓。

(三)黄柏《神农本草经》

黄柏为芸香科植物黄檗或黄皮树除去栓皮的树皮。前者称关黄柏,主产于辽宁、吉林等地;后者称川黄柏,主产于四川、贵州等地。以皮厚、断面色黄、嚼之有黏性者为佳。生用或盐水炙后用。

1.处方用名

黄柏、关黄柏、川黄柏。

2.药性特点

苦,寒。归肾、膀胱、大肠经。

3.功效应用

(1)清热燥湿:用于黄疸、痢疾、淋证、带下、湿疹、湿疮等。治湿热黄疸,与栀子同用,如栀子柏皮汤;治湿热痢疾,配伍黄连、白头翁等,如白头翁汤;治湿热下注所致的妇女带下黄浊臭秽、阴痒、阴肿,配车前子、山药等,如易黄汤;若下部湿疹、湿疮或足膝红肿热痛、下肢痿弱等证,常与苍术同用,如二妙散。其以清除下焦湿热见长。

(2)泻火解毒:用于痈肿疮毒,又常与黄连、黄芩同用,如黄连解毒汤。也用于热病高热、神昏谵语等。本品解毒作用与黄连相似力稍逊。

(3)清退虚热:用于肾阴不足、虚火上炎、五心烦热、潮热盗汗、遗精等证,且常与知母相须为用,如知柏地黄丸。本品走下焦,其长于泻肾火,降火以坚阴。

4.用量用法

6～10 g,外用适量。生用清热燥湿,泻火解毒;盐水炙清泻肾火,清退虚热。

5.使用注意

虚寒证忌用,过用久服易伤脾胃。

三、清热解毒药

(一)金银花《名医别录》

金银花为忍冬科藤本忍冬、红腺忍冬、山银花或毛花柱忍冬的干燥花蕾或初开的花。主产河南、山东等地。夏初花开放前采摘。以花蕾初开、完整、色黄白、肥大者为佳。生用或制成露剂使用。

1.处方用名

金银花、二花、银花、忍冬花。

2.药性特点

甘,寒。归肺、心、胃、大肠经。

3.功效应用

(1)清热解毒:用于热毒证,如疮疖、疔毒、痈肿等,配伍蒲公英、野菊花等同用,如五味消毒饮。治疮痈初起,红肿热痛,常与清热解毒、活血散结之天花粉、当归等配伍,如仙方活命饮。治咽喉肿痛,不论热毒内盛或风热外袭者,均可使用。若治温热病热入气分或热入营血、高热神昏、斑疹吐衄者,配牡丹皮、生地黄等以透营转气,如清营汤。本品解毒作用好,为疮痈要药。

(2)疏散风热:用于外感风热或温病初起,头痛、发热、口渴、咽痛,常与连翘相须为用,如银翘散。也用于外感温热病的各个阶段。本品善走表,其气味芳香,轻宣疏散,乃治疗风热表证要药。

(3)凉血止痢:用于热毒痢疾、大便脓血者,可单用本品浓煎频服或配伍清热燥湿药白头翁、黄连等以增强作用。

(4)清解暑热:用于暑热烦热口渴及小儿热疖、痱子等病证。本品多经蒸馏制成金银花露使用。

4.用量用法

10～15 g。清热解毒、疏散风热多用生品;凉血止痢,多炒炭用。金银花露可以作为小儿夏季的清凉饮料。

5.使用注意

气虚疮疡脓清者忌用。

(二)连翘《神农本草经》

连翘为木樨科连翘的果实。主产于东北、华北、长江流域等地。秋季果实初熟尚带绿色时采收,称"青翘";果实熟透时采收,称"黄翘"或"老翘"。种子作"连翘心"用。青翘以色青绿、不开裂、无枝梗为佳;黄翘(老翘)以色黄、瓣大、壳厚、无种子者为佳。生用。

1.处方用名

连翘、青连翘、黄连翘、连翘壳。

2.药性特点

苦,微辛,寒。归心、肺、小肠经。

3.功效应用

(1)清热解毒:用于疮痈红肿热痛,常与蒲公英、金银花等同用。治疮疡红肿溃烂、脓出不畅,则与清热排脓之天花粉、皂角刺等同用。治热邪内陷心包,高热、烦躁、神昏等证,常与莲子心、竹叶卷心配伍,如清宫汤。本品解毒作用好,长于清泻心火,有"疮家圣药"之称。

(2)疏散风热:用于外感风热或温病初起所致头痛发热、口渴、咽痛,常与金银花同用,也用于温热病卫、气、营、血各个阶段的多种证候,如主治风热表证的银翘散、主治营分证的清营汤。本品功用与金银花相似。

(3)消肿散结:用于痰火郁结所致瘰疬、痰核,常与夏枯草、浙贝母等同用。本品散结作用好。

(4)清热利尿:用于湿热壅滞所致之小便不利或淋沥涩痛,多与车前子、竹叶等药配伍。

4.用量用法

10~15 g。

5.使用注意

气虚疮疡脓清者不宜用。

(三)蒲公英《新修本草》

蒲公英为菊科多年生草本植物蒲公英或同属数种植物的全草。全国各地均有分布。夏至秋季花初开时采收。以叶多、灰绿、根完整、花黄、无杂质者为佳。生用或鲜用。

1.处方用名

蒲公英、黄花地丁。

2.药性特点

苦、甘,寒。归肝、胃经。

3.功效应用

(1)清热解毒:用于热毒壅盛所致疮痈肿毒,视为要药,常与清热解毒药金银花、紫花地丁等同用,如五味消毒饮;也用治咽喉肿痛,多与板蓝根、玄参等配伍。

(2)消痈散结:用于乳痈初起,红肿坚硬、脓尚未成者,有显著疗效。既可单用内服,也可鲜品捣汁内服,渣敷患处。也治内痈,如肠痈、肺痈。本品善消痈,尤为治乳痈要药。

(3)清利湿热:用于湿热黄疸,常与利湿退黄药茵陈蒿、大黄等同用。治热淋涩痛,常与利水通淋药金钱草、车前子等同用。

4.用量用法

10~30 g;鲜品加倍。外用鲜品适量捣敷或煎汤熏洗患处。

5.使用注意

大量可致缓泻。

6.功效比较

蒲公英、菊花均能清热解毒,用于各种热毒疮疡病证。尤其是均可治疗眼目疾病,但清热解毒作用蒲公英强。蒲公英善治多种热毒病证,尤为消痈要药,对于乳痈效果尤佳,兼能清利湿热,用于湿热小便淋涩。菊花乃清肝明目要药,又能疏散风热、平肝明目。

(四)鱼腥草《名医别录》

鱼腥草为三白草科植物蕺菜的地上部分。主产于长江以南各省。夏季茎叶茂盛花穗多时采收。以茎叶完整、色灰绿、有花穗、鱼腥气浓者为佳。切段生用。

1.处方用名

鱼腥草、蕺菜。

2.药性特点

辛,微寒。归肺经。

3.功效应用

(1)消痈排脓:用于肺痈咳吐脓血,常与清热排脓药桔梗、芦根等同用。治肺热咳嗽、痰黄黏稠,多与清热化痰药桑白皮、瓜蒌等同用。乃治疗肺痈要药。

(2)清热解毒:用于热毒疮痈、红肿热痛或热盛脓成,可单用本品内服,或与清热解毒药蒲公英、连翘等同用;也可用鲜品捣烂外敷。

(3)利尿通淋:用于热淋小便涩痛,常配伍利尿通淋药车前子、金钱草等同用;还可用治湿热所致的带下、泻痢、黄疸等多种湿热证。

4.用量用法

15～30 g,鲜品60～100 g。外用适量。

5.使用注意

本品含挥发油,不宜久煎。

(五)马勃《名医别录》

马勃为灰包科真菌脱皮马勃、大马勃或紫色马勃的干燥子实体。夏、秋两季子实体成熟时采收。除去外层硬皮,生用。

1.处方用名

马勃。

2.药性特点

辛,平。归肺经。

3.功效应用

(1)清热利咽:用于风热及肺火所致咽喉肿痛、咳嗽、失音,常与射干、山豆根同用。

(2)止血:用于上部出血病证,如吐血、衄血等,可单用。也用治外伤出血,可用马勃粉撒敷伤口。

4.用量用法

1.5～6 g,布包煎。或入丸、散。外用适量。

5.使用注意

风寒伏肺咳嗽失音者禁服。

6.功效比较

射干、马勃、山豆根均清热解毒,利咽消肿,用于咽喉肿痛、咳嗽失音,为喉科常用之品。山豆根力量最强,射干次之,马勃更次。射干降气消痰。马勃质轻、止血,用于外伤出血证。山豆根清热散肿力强,能治牙龈肿痛,现用其治疗癌症。

(六)射干《神农本草经》

射干为鸢尾科多年生草本植物射干的根茎。主产于湖北、河南等地。春初刚发芽或秋末茎叶枯萎时采挖。以干燥、肥壮、断面色黄、无根须及泥土者为佳。生用。

1.处方用名

射干、乌扇。

2.药性特点

苦,寒。归肺经。

3.功效应用

(1)解毒利咽:用于热毒壅盛之咽喉肿痛,可单味应用,也可与解毒利咽之品配伍,或与黄芩、桔梗等同用。治外感风热,咽痛音哑,常与发散风热药牛蒡子、蝉蜕等同用。为治疗咽喉肿痛的常用药,尤宜于热毒或肺热兼见痰浊阻滞者。《本草纲目》称为"治喉痹咽痛为要药"。

(2)清热祛痰:用于肺热咳喘,痰稠色黄,常与清肺化痰之品配伍;若治寒痰咳喘,须与温肺祛痰、止咳平喘之细辛、麻黄等配伍,如射干麻黄汤。

4.用量用法

6～10 g。

5.使用注意

脾虚便溏者慎用。孕妇忌用。

6.功效比较

射干、牛蒡子均能清热解毒、利咽,用于咽喉肿痛、喉痹。牛蒡子能宣能降,能清能透,以风热袭于咽喉肿痛为宜。射干专于降泄,善于消痰,以痰热壅盛咽喉肿痛为宜。

(七)大青叶《名医别录》

大青叶为十字花科植物菘蓝的叶片。主产于河北、陕西等地。夏、秋两季分2～3次采收。以身干、叶大完整、色黯灰绿、无枝梗杂质者为佳。生用。

1.处方用名

大青叶、鲜大青叶。

2.药性特点

苦,大寒。归心、肺、胃经。

3.功效应用

(1)清热解毒:用于温热病各个阶段病证及风热表证。治温病初起,邪在卫分或外感风热之发热头痛、口渴咽痛等,可与金银花等同用,也用于热毒病证,如痄腮、丹毒、口疮、咽痛,常与清热凉血、泻火解毒之品同用。本品解毒作用强。

(2)凉血消斑:用于温病热入营血或气血两燔之高热、神昏、发斑、发疹,常配清热凉血药。治瘟毒上攻之痄腮、喉痹,可与清热解毒之金银花、大黄等配伍同用。

4.用量用法

10～15 g。鲜品30～60 g。外用适量。

5.使用注意

脾胃虚寒者忌用。

(八)板蓝根《新修本草》

板蓝根为十字花科植物菘蓝的根。主产于河北、陕西等地。秋季采挖。以根平直粗壮均匀、体实、粉性大者为佳。晒干,生用。

1.处方用名

板蓝根。

2.药性特点

苦,寒。归肺、心、胃经。

3.功效应用

(1)清热解毒:用于温热病各个阶段病证及风热表证。对于发热、咽痛较甚者尤为适宜。若治温病气血两燔或热入营血、高热、发斑等证,常与清热解毒、凉血消斑之品配伍同用;用于丹毒、痄腮、大头瘟疫,常与解毒消肿之连翘、牛蒡子等同用,如普济消毒饮。

(2)凉血利咽:用于心胃火毒炽盛之咽喉肿痛、口舌生疮等,治大头瘟疫、头面红肿、咽喉不利,功用与大青叶相似,但大青叶长于凉血消斑。本品善解咽部毒证。

4.用量用法

10～15 g。

5.使用注意

脾胃虚寒者忌用。

(九)青黛《药性论》

青黛为爵床科植物马蓝、蓼科植物蓼蓝或十字花科植物菘蓝的叶或茎叶经加工制得后的干燥粉末或团块。主产于福建、云南等地。以福建所产品质最优,称"建青黛"。以粉细、色蓝、质轻而松、能浮于水面、燃烧时呈紫红色火焰者为佳。

1.处方用名

青黛。

2.药性特点

苦、咸,寒。归肝、肺经。

3.功效应用

(1)凉血消斑:用于温热病温毒发斑。也治血热妄行之吐血、衄血等,轻者单用,水调服;重者与凉血止血药中生地黄、白茅根等配伍。其作用与大青叶、板蓝根相似,但解热作用较逊。

(2)清热解毒:用于痄腮肿痛,可单用以醋调涂患处。治咽痛口疮,可与清热解毒之板蓝根、甘草同用;治热毒疮肿,多与解毒消疮之蒲公英、紫花地丁等同用。本品解毒作用类似于板蓝根。

(3)清肝泻火:用于肝火犯肺之咳嗽胸痛、咯血或痰中带血等证,多与海蛤壳同用,如黛蛤散;也用于小儿惊风抽搐,多与息风止痉之品配伍同用。本品长于泻肝火,兼泻肺热。

4.用量用法

内服 1.5～3 g。本品难溶于水,不宜入汤剂,一般作散剂冲服,或入丸剂服用。外用适量,干撒或调敷。

5.使用注意

虚寒病证不宜。

6.功效比较

大青叶、板蓝根、青黛三者大体同出一源,功效也相近,既走气分,又入血分。皆能清热解毒、凉血消斑,用于热入气分之高热烦渴,神昏及热邪内陷血分之热毒发斑,或因热毒亢盛所致的咽喉肿痛、口疮、丹毒、疮疡痈疖肿痛等。相比较而言,大青叶凉血消斑作用强,凡血分热毒证为要药,善解心胃热毒,较偏于散,可治斑毒口疮。板蓝根解毒利咽效著,善治咽喉肿痛,头面诸毒,为咽痛要药,常用于感冒、肝病引起的各种不适。青黛清泻肝火,用于肝火犯肺,痰中带血的咯血证。

(十)紫花地丁《本草纲目》

紫花地丁为堇菜科植物紫花地丁的全草。产于长江下游至南部各地。春、秋两季采收。以叶整、色绿、根黄、无杂质者为佳。鲜用或晒干生用。

1. 处方用名

紫花地丁、地丁。

2. 药性特点

苦、辛,寒。归心、肝经。

3. 功效应用

(1)清热解毒:用于热毒炽盛兼血热壅滞所致疮痈肿毒,可单用鲜品捣汁内服,以渣外敷。治热毒疮痈,常与金银花、蒲公英等同用,如五味消毒饮。也治乳痈、肠痈等。其解毒作用类似于蒲公英,为痈肿疔毒通用之药。

(2)消肿散结:用于血热壅滞所致疔毒,可单用内服或用鲜品捣汁内服,渣敷患处;也治内痈,如肠痈、肺痈。也用于咽喉肿痛、痢疾、肝热目赤肿痛、毒蛇咬伤等。本品尤为治疔疮要药。

4. 用量用法

15～30 g。外用鲜品适量,捣烂敷患处。

5. 功效比较

蒲公英、紫花地丁均能清热解毒,为治疮痈肿痛的要药。蒲公英消痈散结,利湿通淋,乃乳痈要药。紫花地丁善治疔毒,兼能解蛇毒。

四、清热凉血药

(一)生地黄《神农本草经》

生地黄为玄参科植物地黄的块根。主产于河南、河北等地,以河南出产的品质最佳。秋季采收,鲜用者称"鲜地黄"。以块大、体重、断面乌黑油润者为佳。

1. 处方用名

生地黄、鲜地黄、干地黄、干生地、生地炭。

2. 药性特点

甘、苦,寒。归心、肝、胃、肾经。

3. 功效应用

(1)清热凉血:用于温热病热入营血之身热夜甚、口干、神昏舌绛、吐衄便血、斑疹紫黯,常与玄参、金银花等同用,如清营汤。也常与赤芍、牡丹皮等同用,如清热地黄汤。若治热病后期,余热未清,阴分已伤,夜热早凉,多与青蒿、鳖甲等同用,如青蒿鳖甲汤。本品为清热凉血要药。

(2)养阴生津:用于热病伤津,烦渴多饮,常与养阴生津之沙参、麦冬等配伍,如益胃汤。治内热消渴,热伤津液,大便秘结,常与玄参、麦冬配伍,如增液汤。本品退虚热,生津作用很好。

(3)止血:适用血热出血证。治血热吐血衄血,便血崩漏,常与鲜荷叶、生侧柏叶同用,如四生丸。

4. 用量用法

10～30 g。鲜品用量加倍,鲜品可捣汁入药;清热凉血力更强;止血宜炒炭。

5. 使用注意

脾虚大便溏薄者不宜用。

6. 功效比较

生地黄、知母均能清热滋阴润燥,既治实热,又退虚热。生地黄以凉血为主,为清热凉血要药,养阴生津力优,炒炭可以止血。知母以泻火为主,以清泻肺胃火热病证为宜,也能泻肾火。

(二)玄参《神农本草经》

玄参为玄参科植物玄参的根。主产于我国长江流域等地。冬季茎叶枯萎时采挖。以枝条肥大、皮细而紧、质坚实、肉色乌黑者为佳。生用。

1.处方用名

玄参、元参、黑玄参、黑元参。

2.药性特点

甘、苦、咸,寒。归心、肺、胃、肾经。

3.功效应用

(1)清热凉血:用于温热病热入营血,身热口干、神昏舌绛,常与清营凉血之生地黄、连翘配伍,如清营汤。若治热入心包,神昏谵语,常配清心泻火之莲子心、竹叶卷心等,如清宫汤。治温热病气血两燔,身发斑疹,常配石膏、知母等同用,如化斑汤。

(2)养阴生津:用于阴虚劳嗽咯血,常配百合、川贝母等同用,如百合固金汤。治阴虚发热、骨蒸劳热,多与清虚热、退骨蒸之品知母、地骨皮等同用。治内热消渴,可配麦冬、五味子等同用。治津伤便秘,常与生地黄、麦冬同用,如增液汤。

(3)泻火解毒:用于咽喉肿痛,无论热毒壅盛,还是虚火上炎所致者,均可使用。治热毒壅盛,咽喉肿痛,可与板蓝根、牛蒡子等配伍,如普济消毒饮。若治痈疮肿毒,常与金银花、连翘等同用。用于脱疽证,配金银花、当归等,如四妙勇安汤。

(4)软坚散结:用于痰火郁结之瘰疬等,配浙贝母、牡蛎等,如消瘰丸。本品咸寒软坚,对于赘生物有效果。

4.用量用法

10~15 g。

5.使用注意

脾虚大便溏薄者不宜用。反藜芦。

(三)牡丹皮《神农本草经》

牡丹皮为毛茛科植物牡丹的根皮。主产于安徽、河南等地。秋季采挖。以条粗、皮厚、断面色白、粉性足、香气浓、结晶物多者为佳。生用或酒炙用。

1.处方用名

牡丹皮、粉丹皮、丹皮、丹皮炭。

2.药性特点

苦、辛,微寒。归心、肝、肾经。

3.功效应用

(1)清热凉血:用于热入血分,斑疹吐衄,常与清热凉血之水牛角、生地黄等同用,如清热地黄汤。若治血热妄行之吐血、衄血等证,则与凉血止血药侧柏叶、茜草等配伍,如十灰散。本品入血分,凉血不留瘀,活血不妄行,为治温热病热入血分证的常用药。

(2)活血化瘀:用于瘀滞经闭、痛经、月经不调、癥瘕积聚、跌打损伤等多种瘀血证,因性寒,对血瘀血热者最宜。治癥瘕积聚,常与活血消癥之桂枝、桃仁等同用,如桂枝茯苓丸。

(3)清退虚热:用于温热病后期,余热未尽,阴液已伤,夜热早凉,骨蒸无汗或低热不退等,常与青蒿、鳖甲等同用,如青蒿鳖甲汤;若治阴虚内热,骨蒸潮热、盗汗等证,则与滋阴清热之品知母、黄柏等配伍。

（4）消散痈肿：用于肠痈腹痛，常与大黄、桃仁等同用，如大黄牡丹皮汤。治疗疮疡，多与清热解毒药金银花、蒲公英等同用。

4. 用量用法

6～12 g。清热凉血宜生用；活血散瘀宜酒炙用。

5. 使用注意

孕妇及月经过多者不宜用。

五、清虚热药

(一) 青蒿《神农本草经》

青蒿为菊科植物黄花蒿的地上部分。全国大部分地区有产。以身干、色青绿、质嫩、未开花、香气浓郁者为佳。鲜用或生用。

1. 处方用名

青蒿、香青蒿。

2. 药性特点

苦、辛，寒。归肝、胆、肾经。

3. 功效应用

（1）清退虚热：用于肝肾阴虚，虚火内扰所致的骨蒸潮热、五心烦热、盗汗等，常与鳖甲、知母、地骨皮等同用，如清骨散。本品乃退虚热要药。

（2）凉血除蒸：用于热病后期，余热未清，邪伏阴分所致的夜热早凉、热退无汗或低热不退等，常与鳖甲、牡丹皮等同用，如青蒿鳖甲汤。本品辛香透散，长于清透阴分伏热。

（3）解暑：用于暑天外感，发热烦渴、头痛头昏，常与连翘、西瓜翠衣等同用；也用于外感暑湿所致之寒热起伏、恶心脘闷等，配黄芩、茯苓等，如蒿芩清胆汤。本品善解暑。

（4）截疟：用于缓解疟疾发作时的寒战壮热。临证时，可用大量鲜青蒿绞汁服用；或与草果、柴胡等药同用。本品乃治疗疟疾要药。

4. 用量用法

6～12 g。不宜久煎。鲜品加倍，可绞汁服。用于截疟，可用至 60 g。

5. 使用注意

脾胃虚弱、肠滑者忌服。不宜久煎。

(二) 地骨皮《神农本草经》

地骨皮为茄科植物枸杞的根皮。南北各地均产。春初或秋后采挖。以筒粗、肉厚、整齐、无木心及碎片者为佳。生用。

1. 处方用名

地骨皮、枸杞根皮。

2. 药性特点

甘、微苦，寒。归肺、肝、肾经。

3. 功效应用

（1）凉血除蒸：用于阴虚发热，骨蒸盗汗，低热不退，小儿疳积发热等，配鳖甲、知母等，如清骨散。也用于血热妄行所致之吐血、衄血、尿血等，配白茅根、侧柏叶等同用。本品入血分，尤善退虚热,疗骨蒸。

(2)清泄肺热:用于邪热袭肺,肺气失降,肺络损伤之咳嗽气喘、痰中带血等,配桑白皮、甘草等,如泻白散。本品尤善除肺中伏火。

此外,又可泻肾经浮火,治虚火牙痛。

4.用量用法

6～15 g。

5.使用注意

外感风寒发热或脾虚便溏者不宜用。

(三)银柴胡《本草纲目》

银柴胡为石竹科植物银柴胡的根。主产我国西北部及内蒙古等地。春、夏间植株萌发或秋后枝叶枯萎时采挖。以条粗长均匀、皮细质坚实、外皮灰黄色、断面黄白色有菊花心者为佳。生用。

1.处方用名

银柴胡、银胡。

2.药性特点

甘、微苦,微寒。归肝、胃经。

3.功效应用

(1)清退虚热:用于骨蒸劳热,潮热盗汗,常与胡黄连、地骨皮等清退虚热药配伍,如清骨散。

(2)清热除疳:用于小儿疳积发热,腹大消瘦,毛发焦枯,常与健脾消食及驱虫药党参、鸡内金、使君子等配伍同用。

4.用量用法

3～10 g。

5.使用注意

外感风寒、血虚无热者慎用。

6.功效比较

银柴、胡柴胡均能清热,但清热方面作用有所不同,柴胡和解退热,升举阳气,疏肝解郁。柴胡分为北柴胡、南柴胡,北柴胡偏于和解退热,南柴胡偏于疏肝解郁。银柴胡清退虚热,清除疳热。银柴胡凉血而无升散之性,退热而不苦泄,理阴而不升腾,为退虚热专药,总以清(清虚热、清疳热)、凉(凉血热)为用。

(四)胡黄连《新修本草》

胡黄连为玄参科多年生草本植物胡黄连的根茎。主产于西藏、云南。秋季采挖。以根茎粗大、体轻、质脆、苦味浓者为佳。生用。

1.处方用名

胡黄连。

2.药性特点

苦,寒。归心、肝、胃、大肠经。

3.功效应用

(1)清退虚热:用于阴虚内热,骨蒸潮热,常与清虚热药银柴胡、地骨皮等同用。本品退虚热作用与银柴胡相似。

(2)清除疳热:用于小儿疳积,消瘦腹胀,低热不退,常与健脾消食之白术、山楂等同用,如肥儿丸。

(3)清热燥湿 用于湿热泻痢常与清热燥湿止痢之黄连、黄芩等配伍使用;又能清大肠湿火蕴结,用于痔疮肿痛,可研末,以鹅胆汁调涂局部。本品尤善除胃肠湿热。

4.用量用法

3～10 g。

5.使用注意

外感风寒、血虚无热者慎用。

6.功效比较

黄连胡、黄连均能清热燥湿,用于湿热痢疾之里急后重,下痢不爽及泄泻等。黄连泻火力强,尤以清泻心胃之火见长,一是治热病高热神昏烦躁、汗出口渴、身热等,如安宫牛黄丸,所以又有清心除烦之说;二是治心火内炽,迫血妄行之衄血、吐血,如泻心汤;三是治胃火亢盛之牙宣及胃热呕吐、多食善饥,如清胃散,所以又有清胃止呕之说;四是治热毒疮疡,如黄连解毒汤;五是治肝经火盛,暴发火眼等,外用煎水洗眼效果好。故黄连为泻火解毒要药。胡黄连苦寒之性不及黄连强,清热凉血,清退虚热,用于阴虚骨蒸潮热、盗汗等证,又清除疳热。

(五)白薇《神农本草经》

白薇为萝藦科植物白薇或蔓生白薇的干燥根及根茎。我国南北各省均有分布。春、秋两季采挖,洗净,干燥。切段,生用。

1.处方用名

白薇。

2.药性特点

苦、咸,寒。归胃、肝、肾经。

3.功效应用

(1)清热凉血:用于热病后期,余邪未尽,夜热早凉,或阴虚发热,骨蒸潮热,常与地骨皮、知母、青蒿等同用。若治产后血虚发热、低热不退及昏厥等证,可与当归、人参同用。用于温邪入营,高热烦渴,神昏舌绛等,配生地黄、玄参等清热凉血药同用。本品既能退虚热,又能清实热。还可清泄肺热而透邪,清退虚热而用于阴虚外感,发热咽干、口渴心烦等证,配伍玉竹、薄荷同用,如加减葳蕤汤。

(2)利尿通淋:用于膀胱湿热,血淋涩痛,常与木通、滑石及石韦等清热利尿通淋药同用。

(3)解毒疗疮:用于血热毒盛的疮痈肿毒、毒蛇咬伤。也用于咽喉红肿疼痛,常与金银花、桔梗同用。内服、外敷均可。

4.用量用法

5～10 g。煎服。

5.使用注意

脾胃虚寒、食少便溏者不宜服用。

6.功效比较

白薇、白蔹均能清热解毒,用于疮疡肿毒,咽喉肿痛等,二药清热之中也有区别。白薇入血分,清退虚热,对热入营血,身热不退及产后虚热烦乱不安,阴虚内热皆可选用,具透解之性,特别对某些原因不明的低热有效。利尿通淋用于热淋、血淋等。白蔹消散痈肿,用于疮痈肿毒,未成脓可消,已成脓可拔,脓已尽可敛,既可内服,也可外用。其总以清解心胃二经火毒为功。反乌头。

(刘 嵩)

第三节 消 食 药

一、山楂《本草经集注》

山楂为蔷薇科植物山里红或山楂的成熟果实。主产于山东、河北等地,山东产量大质优。称"北山楂"。多为栽培品。秋季果实成熟时采收。生用或炒用。

(一)处方用名

山楂、炒山楂、焦山楂、山楂炭。

(二)药性特点

酸、甘,微温,归脾、胃、肝经。

(三)功效应用

1.消食化积

用于肉食积滞之脘腹胀满、嗳气吞酸、腹痛便秘证。治肉食积滞,可单用本品煎服。治食积气滞之脘腹胀痛,常配伍木香、青皮等同用。也治泻痢腹痛,可单用焦山楂水煎服或用山楂炭研末服。本品尤为消化油腻肉食积滞之要药。

2.活血散瘀

用于瘀阻胸腹痛,常与川芎、红花等同用。若治产后瘀阻腹痛、恶露不尽或痛经、经闭,可单用本品加糖水煎服,也可与当归、香附等同用。治疝气痛,常与橘核、荔枝核等同用。

(四)用量用法

6~12 g。炒焦能增强消食之力。

(五)使用注意

脾胃虚弱而无积滞者或胃酸分泌过多者均应慎用。

二、神曲《药性论》

神曲为面粉和其他药物混合后经发酵而成的加工品。全国各地均有生产。生用或炒用。

(一)处方用名

神曲、六曲、焦神曲。

(二)药性特点

甘、辛,温。归脾、胃经。

(三)功效应用

消食和胃:用于食滞脘腹胀满、食少纳呆、肠鸣腹泻者,常与山楂、麦芽等同用。又因其能解表退热,故尤宜外感表证兼食滞者。

此外,本品兼助金石药的消化,若丸剂中有金石、贝壳类药物者,可加用本品糊丸以助消化,如磁朱丸、万氏牛黄清心丸。

(四)用量用法

6～15 g。炒焦消食之力增强。

三、麦芽《药性论》

麦芽为禾本科草本植物大麦的成熟果实经发芽而成。全国产麦区均可生产。将麦粒用水浸泡后,保持适宜温、湿度,待幼芽长至 0.5 cm 时干燥备用。生用、炒黄或炒焦用。

(一)处方用名

麦芽、大麦芽。

(二)药性特点

甘,平。归脾、胃经。

(三)功效应用

1.消食健胃

用于食积证,常与山楂、神曲配用,如炒三仙。治脾虚食少,食后饱胀,常配伍白术、陈皮等,如健脾丸。治小儿乳食停滞,单用本品煎服或研末服有效。本品长于消米面淀粉类食积。

2.回乳消胀

用于妇女断乳或乳汁郁积之乳房胀痛等。取其回乳之功,可单用生麦芽或炒麦芽 120 g(或生、炒麦芽各 60 g),煎服。

3.疏肝解郁

用于肝气郁滞或肝胃不和之胁痛,常配川楝子、柴胡等同用。

(四)用量用法

6～12 g。用于回乳,剂量可增为 30～120 g。生麦芽功偏消食健胃;炒麦芽多用于回乳消胀。

(五)使用注意

妇女哺乳期不宜用。

四、莱菔子《日华子本草》

莱菔子为十字花科草本植物萝卜的成熟种子。全国各地均栽培,夏季果实成熟时采收。生用或炒用,用时捣碎。

(一)处方用名

莱菔子、萝卜子。

(二)药性特点

辛、甘,平。归脾、胃、肺经。

(三)功效应用

1.消食除胀

用于食积气滞、脘腹胀满或疼痛、嗳气吞酸等,常与山楂、麦芽等配伍,如保和丸;治疗食积气滞兼脾虚者,常配白术同用。本品消食化积之中,尤善行气消胀。

2.降气化痰

用于痰涎壅盛、咳喘、胸闷兼食积者,可单用本品为末服;也可与白芥子、苏子同用,如三子养亲汤。

(四)用量用法

6～12 g。入药多炒用。

(五)使用注意

气虚及无食积、痰滞者忌用。

(六)功效比较

莱菔子、枳实均能行气导滞,用于食积气滞病证。行气力量强。前人认为此二药有推墙倒壁之功。化痰,用于痰阻气滞病证,但在使用方面有所不同。莱菔子行气兼能降气,用于脘腹胀满、矢气不出,尤以欲矢气而矢气不出者作用较好。因主下行,对于痰阻气机不降所致咳喘痰多作用好,喘证多用,如三子养亲汤。枳实行气主横行,用于腹部攻撑作痛。化痰消痞,用于脘腹痞满、胀痛不舒。

五、鸡内金《神农本草经》

鸡内金为雉科动物家鸡的砂囊内壁。全国各地均产。杀鸡后,取出鸡肫,趁热剥取内壁。生用、炒用或醋制入药。

(一)处方用名

鸡内金、炒内金。

(二)药性特点

甘,平。归脾、胃、膀胱经。

(三)功效应用

1.消食健脾

用于饮食停滞所致的各种证候,尤宜于食积兼脾虚之证。单用或配伍其他消导药、健脾药同用。如小儿脾虚疳积,多与茯苓、山药等同用。若脾胃虚寒,食欲缺乏,消化不良者,可与白术、干姜等同用。本品消食化积作用强。

2.涩精止遗

用于治疗遗精,可单用炒焦研末,温酒送服;用治遗尿,常与桑螵蛸、菟丝子等同用。

3.化石通淋

用于结石,治砂石淋证,常与海金沙、金钱草等同用。若小便淋沥,痛不可忍,可以本品研末服。若治胆结石,常配金钱草、郁金等同用。

(四)用量用法

3～10 g。散剂酌减。本品微炒研末内服,疗效较入汤剂为好。

(五)使用注意

脾虚无积滞者慎用。

(刘 嚣)

第四节 止咳化痰药

一、温化寒痰药

(一)半夏《神农本草经》

半夏为天南星科半夏的块茎。我国大部分地区均产。夏秋两季采挖。洗净,除去外皮及须根,晒干,一般用生姜、白矾等炮制后入药。入药以陈久者良。

1.处方用名

法半夏、姜半夏、半夏曲。

2.药性特点

辛,温。有毒。归脾、胃、肺经。

3.功效应用

(1)燥湿化痰:用于脾不化湿,湿痰阻肺之咳嗽气逆、痰多色白者,常配陈皮、茯苓等同用,如二陈汤。治寒痰咳嗽、痰白清稀者,配干姜、细辛等同用,如小青龙汤。若咳嗽痰黄稠,属热者,可与黄芩、瓜蒌等同用。治湿痰上蒙清窍,眩晕头痛,多与白术、天麻同用,如半夏白术天麻汤。尤为治疗湿痰的要药。

(2)降逆止呕:用于痰饮或胃寒所致的呕吐,常与生姜等配伍,如小半夏汤。治胃虚呕吐,可配人参、白蜜同用,如大半夏汤。治胃热呕吐,可与黄连、竹茹等同用。治妊娠呕吐,可配苏梗、砂仁等同用,为止呕要药。

(3)消痞散结:用于痰热互结,胸脘痞闷之结胸,常配黄连、瓜蒌同用,如小陷胸汤。若痰浊阻滞,胸阳不振之胸痹心痛,配瓜蒌、薤白同用,如瓜蒌薤白半夏汤。若气郁痰结之梅核气,常与厚朴、紫苏叶等同用,如半夏厚朴汤。

(4)散结消肿:用于痈疽瘰疬等,常以生半夏研末,鸡子白调敷患处。

4.用量用法

6~10 g。外用可生用,内服宜制用。法半夏长于燥湿化痰;姜半夏长于降逆止呕;半夏曲长于化痰消食;生半夏只宜外用。

5.使用注意

反乌头。阴虚有热、燥咳者忌用。

(二)天南星《神农本草经》

天南星为天南星科草本植物天南星的块茎。主产于河南、辽宁等地。秋冬季采挖。除去须根及外皮,晒干,生用或用姜汁、明矾制用。

1.处方用名

天南星、南星、制南星。

2.药性特点

苦、辛,温。有毒。归肺、肝、脾经。

3.功效应用

(1)燥湿化痰:用于湿痰阻肺,咳喘痰多,胸膈痞闷等证,可与陈皮、半夏等同用,如导痰汤。治癫痫可与半夏、全蝎等同用。

(2)祛风止痉:用于风痰眩晕,半身不遂,口眼㖞斜及破伤风等证,常与半夏、天麻等同用,如玉壶丸。用于破伤风,可与防风、天麻等同用,如玉真散。天南星善祛经络之风痰。

(3)散结消肿:用于痈疽肿痛,可研末,醋调外敷,常与半夏同用。

4.用量用法

3～10 g。生南星多入丸散,或外用调敷患处。

5.使用注意

阴虚燥痰忌用。孕妇忌用。

(三)白附子《中药志》

白附子为天南星科植物独角莲的块茎。主产于河南、陕西等地。秋季采挖。除去须根及外皮,晒干生用或以白矾、生姜制后用。

1.处方用名

禹白附、白附子。

2.药性特点

辛,温。有毒。归胃经。

3.功效应用

(1)祛风止痉:用于中风口眼㖞斜,常与全蝎、僵蚕等配伍。也用于风痰壅盛之惊风,癫痫。

(2)燥湿化痰:用于痰厥头痛,常与半夏、天南星同用。若头面部之风痰及偏头痛,常与白芷、川芎等同用。本品功似天南星,温燥毒烈之性强。

(3)散结消肿:用于瘰疬,痰核,可鲜品捣烂外敷。

4.用量用法

3～6 g;研末服,0.5～1 g。宜制用。

5.使用注意

热盛动风,血虚生风及孕妇不宜用。生品一般不内服。

(四)白芥子《名医别录》

白芥子为十字花科草本植物白芥的成熟种子。主产于安徽、山东等地。夏末秋初果实成熟时采割植株。晒干,打下种子,除去杂质,生用或炒用。

1.处方用名

白芥子。

2.药性特点

辛,温。归肺经。

3.功效应用

(1)温肺祛痰:用于寒痰壅滞引起的胸胁胀满,咳嗽气逆,痰多稀薄等证,常配苏子、莱菔子同用,如三子养亲汤。治寒饮壅滞于胸膈之胸满胁痛者,常与甘遂、大戟等同用,如控涎丹。若冷哮日久,可配细辛、甘遂、麝香等研末,于夏令外敷肺俞、膏肓等穴。本品有较强的祛痰之力。

(2)利气通络:用于阴疽流注,常与鹿角胶、肉桂、熟地黄等同用,如阳和汤。治痰滞经络之肢体麻木或关节肿痛以达到散结消肿之功,多与马钱子、没药等药同用。本品可透达经络凝聚之寒痰,为治疗皮里膜外之痰要药。

4.用量用法

3～6 g。外用,研末调敷。

5.使用注意

久嗽肺虚,阴虚火旺者忌用。消化道溃疡、出血及皮肤过敏者忌用。外用可引起水疱甚至溃疡,使用时应注意。

(五)旋覆花《神农本草经》

旋覆花为菊科草本植物旋覆花的头状花序。主产于河南、江苏等地。夏、秋两季花开时采收。除去杂质,阴干或晒干,生用或蜜炙用。

1.处方用名

旋覆花。

2.药性特点

苦、辛、咸,微温。归肺、胃经。

3.功效应用

(1)降气化痰:用于寒痰喘咳,痰多清稀者,常与半夏、紫苏子等配伍。用于痰热喘咳的实证,与黄芩、瓜蒌等同用。若兼有表证者,常与生姜、荆芥等配伍。

(2)降逆止呕:用于痰浊中阻,胃气上逆而噫气呕吐,胃脘痞硬者,配代赭石、半夏等,如旋覆代赭汤。

4.用量用法

3～10 g。布包入煎剂。

5.功效比较

旋覆花、半夏均能祛痰,用于痰饮壅肺所致的咳嗽、胸膈痞满等证。降逆止呕,用于胃气上逆所致呕吐、噫气等。旋覆花下气消痰,用于痰多胶黏、咯出不爽及胸腹水饮、胁痛胀满证。其沉降作用较强。半夏燥湿化痰,消痞散结,外用散结消肿,乃治疗湿痰要药。

(六)白前《名医别录》

白前为萝藦科植物柳叶白前的根茎及根。主产于浙江、安徽等地。秋季采挖。除去地上部分,洗净,晒干,生用或蜜炙用。

1.处方用名

白前。

2.药性特点

辛、苦,微温。归肺经。

3.功效应用

降气祛痰止咳:用于肺气壅实,痰多气逆而咳嗽不爽之证。治外感风寒咳嗽,常与荆芥、桔梗等药同用,如止嗽散。治肺热咳嗽,与桑白皮、葶苈子等药同用,如白前丸。治寒痰咳嗽,常与苏子、半夏等药配伍。本品性微温而不燥热,善于降气化痰止咳嗽。

4.用量用法

3～10 g。

5.功效比较

旋覆花、白前均能降气化痰,用于痰多咳嗽证。白前性质平和,不论寒证、热证所致咳嗽经适当配伍均可使用,如止嗽散。旋覆花性下降,也能用治喘证。又能降逆止呕,用于痰壅气逆,胸膈痞实诸证。

二、清化热痰药

(一)川贝母《神农本草经》

川贝母为百合科草本植物川贝母的鳞茎。主产于四川、甘肃等地。夏秋两季采挖。除去须根、粗皮,晒干,生用。

1.处方用名

川贝母、尖贝、青贝。

2.药性特点

苦、甘,微寒。归肺、心经。

3.功效应用

(1)清热化痰,润肺止咳:用于内伤久咳,肺燥,痰热之证。治肺阴虚劳嗽,久咳有痰者,常配沙参、麦冬等药同用。治肺热,肺燥咳嗽,常配知母同用,如二母散。此为润肺止咳要药。

(2)散结消肿:用于痰火郁结之瘰疬,常配玄参、牡蛎等药用,如消瘰丸。治热毒壅结之乳痈,肺痈,常配蒲公英、鱼腥草等同用。

4.用量用法

3～10 g。研末服1～2 g。

5.使用注意

反乌头。脾胃虚寒及有湿痰者不宜用。

6.功效比较

贝母、半夏均能化痰散结,可治疗咳嗽痰多等证。半夏辛温,燥湿化痰,功在脾肺,主要治疗寒痰,湿痰证,又能消痞散结,降逆止呕。贝母苦甘凉,清化热痰,功专在肺,主要用于热痰、燥痰证,乃治疗咳嗽要药。

(二)浙贝母《本草图经》

浙贝母为百合科草本植物浙贝母的鳞茎。原产于浙江象山,现主产于浙江鄞州区。初夏植株枯萎时采挖。洗净,擦去外皮,拌以煅过的贝壳粉,吸去浆汁,切厚片或打成碎块。

1.处方用名

浙贝母、象贝、大贝。

2.药性特点

苦,寒。归肺、心经。

3.功效应用

(1)清热化痰:用于风热咳嗽及痰热郁肺之咳嗽,风热咳嗽常配桑叶、牛蒡子同用,痰热咳嗽多配瓜蒌、知母等同用。本品功似川贝母而偏苦泄,长于清化热痰、降泄肺气。

(2)散结消肿:用于痰火瘰疬结核,可配玄参、牡蛎等,如消瘰丸。治瘿瘤,配海藻、昆布同用。治乳痈,多配连翘、蒲公英等,内服外用均可。治肺痈咳吐脓血,常配鱼腥草、芦根等同用。

4.用量用法

3～10 g。

5.使用注意

同川贝母。

6.功效比较

川贝母、浙贝母两者功效基本相同,川贝母以甘味为主,性偏于润,肺热燥咳、虚劳咳嗽用之为宜。浙贝母以苦味为主,性偏于泄,风热犯肺或痰热郁肺之咳嗽用之为宜。川贝母、浙贝母共有散结消肿之功效,但浙贝母更强。

(三)瓜蒌皮《神农本草经》

瓜蒌皮为葫芦科草质藤本植物栝楼的成熟果皮。主产于河北、安徽等地。秋季果实成熟时,连果梗剪下。置通风处阴干,生用或制用。

1.处方用名

瓜蒌、瓜蒌皮。

2.药性特点

甘、微苦,寒。归肺、胃、大肠经。

3.功效应用

(1)清热化痰:用于痰热阻肺,咳嗽痰黄,质稠难咯,胸膈痞满者,可配黄芩、胆南星等,如清气化痰丸。若治燥热伤肺,干咳无痰或痰少质黏,咯吐不利者,则配川贝母、桔梗等。

(2)宽胸散结:用于痰气互结,胸阳不振之胸痹疼痛,不得卧者,常配薤白、半夏同用,如栝楼薤白白酒汤、栝楼薤白半夏汤。治痰热结胸,胸膈痞满,按之则痛者,则配黄连、半夏同用,如小陷胸汤。

此外,本品还有消痈散结之功,常与清热解毒、消散痈肿药物配伍,治疗肺痈、肠痈、乳痈等内外痈。

4.用量用法

全瓜蒌 10～20 g;瓜蒌皮 6～12 g。

5.使用注意

反乌头。脾虚便溏者忌用。

(四)桔梗《神农本草经》

桔梗为桔梗科草本植物桔梗的根。中国大部分地区均产,华东地区质量较优。春秋两季采挖。挖取后去净苗茎、须根,洗净,刮去外皮,晒干,生用。

1.处方用名

桔梗、苦桔梗。

2.药性特点

苦、辛,平。归肺经。

3.功效应用

(1)宣肺祛痰:用于咳嗽痰多,无论寒热皆可应用。治疗风寒咳嗽,配紫苏、杏仁等同用,如杏苏散。治风热犯肺之咳嗽,则宜配桑叶、菊花等同用,如桑菊饮。若治痰滞胸痞,常配枳壳同用。本品乃治疗咳嗽要药。

(2)利咽开音:用于外感、热毒、阴虚所致咽痛音哑之证。风热犯肺,咽痛失音者,常配甘草、牛蒡子同用,如桔梗汤。咽喉肿痛属热毒壅盛者,常配射干、板蓝根同用。阴虚咽痛,宜配生地黄、玄参等同用。为利咽要药。

(3)消痈排脓:用于肺痈咳吐脓痰,咳嗽胸痛等证,可配甘草等同用或与鱼腥草、冬瓜仁等配伍。

(4)载药上行:适用引导其他药物上行。桔梗上行作用好,以引导其他药物到达人体上身,治疗上半身病变,同时通过上行,达到开宣肺气而通二便,用治癃闭、便秘,俗有舟楫之剂之谓。

4.用量用法

3～10 g。或入丸、散。

5.使用注意

凡气机上逆、呕吐、呛咳、眩晕、阴虚火旺、咯血等不宜用。胃十二指肠溃疡者慎服。用量过大易致恶心呕吐。

(五)竹茹《名医别录》

竹茹为禾本科植物乔木青秆竹茎秆的中间层。主产于长江流域地区。全年可采制。砍取茎秆,刮去外皮,然后将稍带绿色的中间层刮成丝条或削成薄片,阴干,生用或姜汁炒用。

1.处方用名

竹茹。

2.药性特点

甘,微寒。归肺、心、胃经。

3.功效应用

(1)清热化痰:用于肺热咳嗽,痰黄黏稠者,常配瓜蒌、桑白皮等同用。治痰火内扰,胸闷痰多,心烦不寐者,常配枳实、半夏等同用,如温胆汤。

(2)清胃止呕:用于胃虚有热之呕吐,配人参、陈皮等同用,如橘皮竹茹汤。治胎热之恶阻呕逆,常配枇杷叶、陈皮等同用。治热性呕逆,常配黄连、生姜等同用。

4.用量用法

6～10 g。生用清化热痰;姜汁炙用止呕。

5.功效比较

竹茹、半夏均能化痰止呕,用于痰滞郁结之烦闷不宁,反胃呕吐为宜,常同用,如温胆汤。半夏善治湿痰呕哕,痞结不舒。又能消痞散结,燥湿化痰,外用散结消肿。竹茹以痰热呕哕,心神不宁为宜。又能清热除烦。

(六)竹沥《名医别录》

竹沥为新鲜的淡竹和青秆竹等竹秆经火烤灼而流出的淡黄色澄清液汁。来源同竹茹。

1.处方用名

竹沥。

2.药性特点

甘,寒。归心、肺、肝经。

3.功效应用

(1)清热豁痰:用于痰热咳喘,痰稠难咯,顽痰胶结者最宜,常配半夏、黄芩等同用。本品性寒滑利,祛痰力强。

(2)定惊利窍:用于中风口噤,以本品配姜汁饮之。治小儿惊风,常配胆南星、牛黄等同用。

4.用量用法

30～50 g,冲服。本品不能久藏,但可熬膏瓶贮,称竹沥膏。近年来有学者使用安瓿瓶密封装置,可以久藏。

5.使用注意

性寒滑利,寒痰及便溏者忌用。

6.功效比较

竹沥、生姜汁均能祛痰浊,止呕吐,用于中风痰迷及痰壅癫狂等。不入煎剂。生姜汁宜于寒痰,湿痰病证。竹沥宜于燥痰,热痰。清热豁痰,用于痰热咳喘、痰稠难咯、顽痰胶结者。

(七)天竺黄《蜀本草》

天竺黄为禾本科植物乔木青皮竹等秆内分泌液干燥后的块状物。主产于云南、广东等地。秋冬季采收。砍破竹秆,取出生用。

1.处方用名

天竺黄、天竹黄。

2.药性特点

甘,寒。归心、肝经。

3.功效应用

清热化痰,清心定惊:用于中风痰壅,痰热癫痫等,常配黄连、石菖蒲等。治热病神昏谵语,可配牛黄、连翘等。治痰热咳喘,常配瓜蒌、贝母等同用。治小儿痰热惊风,常配麝香、胆南星等同用。

4.用量用法

3~6 g;研粉冲服,每次0.6~1 g。

5.功效比较

(1)竹茹、竹沥、天竺黄:三者均来源于竹,其性寒凉,能清热化痰,治痰热咳喘。竹沥、天竺黄又可定惊,而天竺黄定惊之力尤胜。竹沥性寒滑利,清热涤痰力强。竹茹长于清心除烦。

(2)天竺黄、胆南星:均能清热化痰,用于痰热咳嗽。天竺黄清心定惊,用于热病神昏,中风癫痫。胆南星清肝作用好。息风止痉,用于中风、眩晕、惊风、痫证。

(八)前胡《名医别录》

前胡为伞形科植物白花前胡的根。主产浙江、安徽等地。秋冬季茎叶枯萎或早春未抽花茎时采挖。生用或蜜炙用。

1.处方用名

前胡。

2.药性特点

苦、辛,微寒。归肺经。

3.功效应用

(1)降气祛痰:用于痰热壅肺,肺失宣降之咳喘胸满、咳痰黄稠量多,常配杏仁、桑白皮等药,如前胡散。因其性微寒,也用于湿痰、寒痰证,常与白前配用。

(2)疏散风热:用于外感风热,身热头痛,咳嗽痰多,常配桑叶、牛蒡子等同用。治风寒咳嗽,配荆芥、紫苏等同用,如杏苏散。前胡的特点是能宣能降。

4.用量用法

6~10 g。或入丸、散。

5.功效比较

(1)白前、前胡:均能降气化痰,治疗肺气上逆,咳喘痰多,常相须为用。白前性偏温,祛痰作用较强。前胡性偏寒,兼能疏散风热。前胡与白前都能降气化痰,但前胡尚可宣散风热,白前则专主降气。

(2)前胡、柴胡:均能宣散风热,用于外感风热表证,可同用,如荆防败毒散。前胡治在肺经而偏主下降,降气化痰,用于风热咳嗽,痰热咳喘。其特点是既能升,又能降。柴胡治在肝胆而主上升,疏泄少阳之邪,偏治寒热往来。又能疏肝解郁,升举阳气。

(3)前胡、麻黄:均能宣能降,其宣,主治外感表证,其降,用于咳嗽喘息。前胡专除肺热,咳嗽多用,宣散而用于风热病证。其降用于肺失降泄所致咳痰不爽、痰黄稠等。麻黄专散肺寒,喘证多用,宣散而用于风寒病证,所以又有宣肺平喘之功。其降则取其利水消肿之功。

(4)前胡、牛蒡子:均能宣能降,宣散以除肺经风热,用于外感表证。降泄作用不同。前胡宣肺以止咳为主,宣散作用不及牛蒡子力强。降泄主治痰热咳嗽喘气。牛蒡子宣肺气又具透发之性,故透疹常用。又能润肠通便,清热解毒,利咽散肿。

(九)胖大海《本草纲目拾遗》

胖大海为梧桐科植物胖大海的成熟种子。主产于泰国、印度等国。4~6月果实成熟开裂时,采收种子。晒干。

1.处方用名

胖大海、通大海。

2.药性特点

甘,寒。归肺、大肠经。

3.功效应用

(1)清肺化痰,利咽开音:用于肺热咽喉不利,咽喉疼痛,可单味泡服,也可配桔梗、甘草等同用。

(2)润肠通便:用于便秘,可单味泡服或配清热泻下药以增强药效,作用缓和。

4.用量用法

2~4枚,沸水泡服。

5.功效比较

桔梗、胖大海均能开宣肺气、利咽开音,用于声音嘶哑,肺热咳嗽,为咽喉疾病良药。胖大海清肺化痰,可单味泡服。润肠通便,用于肠燥便秘,作用较弱。桔梗祛痰,用于咳嗽痰多。消痈排脓,用于肺痈吐脓。

三、止咳平喘药

(一)苦杏仁《神农本草经》

苦杏仁为蔷薇科植物山杏的成熟种子。主产于东北、内蒙古、华北等地。夏季采收成熟果实。除去果肉及核壳,取出种子,晒干,生用或炒用。

1.处方用名

苦杏仁、杏仁。

2.药性特点

苦,微温,有小毒。归肺、大肠经。

3.功效应用

(1)止咳平喘:用于多种咳喘病证。若风寒咳喘,胸闷气逆,配麻黄、甘草同用,如三拗汤。若风热咳嗽,发热汗出,配桑叶、菊花同用,如桑菊饮。若燥热咳嗽,痰少难咯,配桑叶、贝母同用,如桑杏汤、清燥救肺汤。肺热咳喘,配石膏等同用,如麻杏石甘汤。本品为治咳喘要药,可随证配伍。

(2)润肠通便:用于老人或产后肠燥便秘等证,可配火麻仁、瓜蒌仁等同用,如五仁汤。

4.用量用法

3~10 g。宜打碎入煎剂,或入丸、散。

5.使用注意

大便溏泄者慎用。有小毒,用量不宜过大。婴儿慎用。

(二)紫苏子《名医别录》

紫苏子为唇形科草本植物紫苏的成熟果实。主产于江苏、安徽等地。秋季果实成熟时采收。除去杂质,晒干,生用或微炒,用时捣碎。

1.处方用名

紫苏子、苏子。

2.药性特点

辛,温。归肺、大肠经。

3.功效应用

(1)降气化痰,止咳平喘:用于痰壅气逆,咳嗽气喘,痰多胸痞,甚则不能平卧之证,常配白芥子、莱菔子同用,如三子养亲汤。若上盛下虚之久咳痰喘,则配肉桂、厚朴等同用,如苏子降气汤。

(2)润肠通便:用于肠燥便秘,常配伍杏仁、火麻仁等同用。本品富含油脂,能润燥滑肠,降泄肺气以助大肠传导。

4.用量用法

5~10 g。入煎剂或入丸、散。也可煮粥食。

5.功效比较

(1)杏仁、苏子:皆性温,止咳平喘,用于咳嗽,喘息。润肠通便,用于肠燥便秘,杏仁多用。杏仁为治疗咳喘要药,无论外感、内伤,因寒、因热、因燥、因虚、因实所致的咳嗽、喘息均可灵活应用,如桑菊饮、杏苏饮、桑杏汤。其润肠作用也较好,如麻子仁丸,在润肠方面较苏子更多用。苏子以降气为主,温性较杏仁强,祛痰浊为优。

(2)苏子、白芥子:均能降气化痰,用于咳喘痰多病证。苏子质润,性较白芥子平和。又能润肠通便,用于肠燥便秘。白芥子温燥性烈,善走经络,主治皮里膜外之痰。温肺则主治寒痰壅肺之悬饮胸满胁痛等。利气散结消肿,用于阴疽流注,肢体麻木,关节肿痛等。

(3)苏子、牛蒡子:皆富含油脂,质脂而润滑,润滑大便,用于肠燥便秘。牛蒡子能宣能降,宣肺以止咳,牛蒡子因其苦降,多云其滑肠。此外能疏散风热,解毒透疹,利咽。苏子只降不宣,降肺以平喘,苏子质润而润肠。

(三)紫菀《神农本草经》

紫菀为菊科多年生草本植物紫菀的根及根茎。主产于河北、安徽、东北等地。春、秋季采挖。除去有节的根茎和泥沙,编成辫状,或直接晒干,多蜜炙用。

1.处方用名

紫菀、炙紫菀。

2.药性特点

苦、甘、辛,温。归肺经。

3.功效应用

润肺止咳化痰:用于多种咳嗽气逆症,不论寒、热或是外感、内伤,皆可配伍使用。若风寒犯肺,咳嗽咽痒,咳痰不爽,配荆芥、桔梗等同用,如止嗽散。若治阴虚劳嗽,痰中带血,则配阿胶、贝母等同用。

4.用量用法

5～10 g。外感咳嗽宜生用,肺虚久咳蜜炙用。

5.功效比较

紫菀、瓜蒌均能润肺止咳化痰,用于肺燥咳嗽,痰多。瓜蒌长于祛痰浊,宜于痰热咳嗽。宽胸散结,用于胸痹,结胸。紫菀宜于咯血痰嗽,兼治血病。作用平和。

(四)款冬花《神农本草经》

款冬花为菊科草本植物款冬的花蕾。主产于河南、甘肃等地。12月或地冻前当花尚未出土时采挖。除去花梗及泥沙,阴干,多蜜炙用。

1.处方用名

款冬花、冬花、炙冬花。

2.药性特点

辛、微苦,温。归肺经。

3.功效应用

润肺化痰止咳:用于多种咳嗽。无论寒热虚实,皆可随证配伍。咳嗽偏寒,可与干姜、五味子同用。治肺热咳嗽,则配知母、桑叶同用。治肺气虚弱,咳嗽不已,配人参、黄芪同用。若治阴虚燥咳,则配沙参、麦冬。

4.用量用法

5～10 g。外感咳嗽宜生用,内伤久咳宜炙用。

5.功效比较

(1)款冬花、紫菀:其性皆温,但温而不燥,既可化痰,又能润肺,治咳嗽无论寒热虚实,病程长短均可用之。二者常同用,增强止咳化痰之效。款冬花重在止咳。紫菀尤善祛痰。

(2)款冬花、百部:皆温润之品,润肺化痰止咳,用于肺燥咳嗽。百部甘润力更好,止咳化痰优于款冬花,为肺痨咳嗽咯血要药,也治外感、内伤等其他咳嗽。款冬花温性胜于百部,用于肺寒咳嗽证。

(五)马兜铃《药性论》

马兜铃为马兜铃科植物北马兜铃的成熟果实。主产于东北、安徽等地。秋季果实由绿变黄时采收。晒干,生用或蜜炙用。

1.处方用名

马兜铃、炙兜铃。

2.药性特点

苦,寒。有毒。归肺、大肠经。

3.功效应用

(1)清热化痰,止咳平喘:用于热郁于肺,肺失肃降,咳嗽痰喘者,常配桑白皮、黄芩等同用。治肺虚火盛,喘咳咽干,或痰中带血者,则配阿胶等同用,如补肺阿胶散。

(2)清肠消痔:用于大肠积热而致痔疮肿痛或出血,常配生地黄、白术等药内服。也可配地榆、槐角,煎汤熏洗患处。

此外,又能清热平肝而治高血压病属肝阳上亢者。

4.用量用法

3～10 g。肺虚久咳蜜炙用。

5.使用注意

剂量过大,易致呕吐。近年来发现此药有毒,损伤肾脏,因此剂量不宜过大,使用时间不宜过长。

6.功效比较

马兜铃、青木香、天仙藤三药同出一物。马兜铃为果实,清肺化痰,止咳平喘,用于肺热咳嗽,喘气及痰中带血等证,如补肺阿胶汤。清泄肠热,用于肠热、痔漏、疮肿、下血及肛门肿胀疼痛。青木香为马兜铃的根。行气止痛,解毒祛湿。天仙藤为马兜铃的茎叶。通络止痛,化湿消肿,用于风湿痹痛,水肿等证。现在发现此三药均含马兜铃酸这种毒性成分,有可能会导致肾功能受损,因此使用时要注意。马兜铃以止咳平喘为主。青木香以行气止痛为主。天仙藤以通络止痛为主。

(六)枇杷叶《名医别录》

枇杷叶为蔷薇科常绿小乔木植物枇杷的叶。主产于广东、浙江等地。全年均可采收。晒至七八成干,扎成小把,再晒干,生用或蜜炙用。

1.处方用名

枇杷叶、炙枇杷叶。

2.药性特点

苦,微寒,归肺、胃经。

3.功效应用

(1)清肺止咳:用于肺热咳嗽,可单用制膏服用,或与黄芩、桑白皮等同用。治燥热咳喘,咳痰不爽,口干舌红者,可配桑叶、麦冬等同用,如清燥救肺汤。

(2)降逆止呕:用于胃热呕吐、哕逆,常配陈皮、竹茹等同用。

4.用量用法

5～10 g。姜汁炒治呕逆好;蜜炙治咳嗽良。

5.功效比较

枇杷叶、竹茹均有清肺止咳,清胃止呕的功效。竹茹止呕胜于化痰。枇杷叶止咳胜于止呕。

(七)桑白皮《神农本草经》

桑白皮为桑科植物桑的根皮。全国大部分地区均产,主产于安徽、浙江等地。秋末叶落时至次年春发芽前采挖。生用或蜜炙用。

1.处方用名

桑白皮、桑根白皮、炙桑皮。

2.药性特点

甘,寒。归肺、脾经。

3.功效应用

(1)泻肺平喘:用于肺热咳喘,常配地骨皮同用,如泻白散。若水饮停肺,胀满喘急,可配麻黄、葶苈子等同用。治肺虚有热而咳喘气短,潮热,盗汗者,也可与人参、熟地黄等配伍。

(2)利水消肿:用于风水、皮水等阳水实证。全身水肿,面目肌肤水肿,胀满喘急,小便不利者,常配茯苓皮、大腹皮等,如五皮饮。

此外,本品还有清肝之功,可治肝阳上亢,肝火偏旺之高血压病。

4.用量用法

5~15 g。泻肺利水,平肝清火宜生用;肺虚咳嗽宜蜜炙用。

(八)葶苈子《神农本草经》

葶苈子为十字花科植物独行菜或播娘蒿的成熟种子。前者称北葶苈子,主产于东北、内蒙古等地;后者称南葶苈子,主产于安徽、江苏等地。夏季果实成熟时采割植株。晒干,搓出种子,除去杂质,生用或炒用。

1.处方用名

葶苈子、苦葶苈。

2.药性特点

苦、辛,大寒。归肺、膀胱经。

3.功效应用

(1)泻肺平喘:用于痰涎壅滞,肺气不降之咳嗽痰多,喘息不得平卧及胸痛等实证,常配大枣同用,如葶苈大枣泻肺汤。本品降泻之力颇强。

(2)利尿消肿:用于腹水肿满属湿热蕴结者,配防己、椒目同用,如己椒苈黄丸。治结胸,腹水肿满,配杏仁、大黄同用,如大陷胸丸。

4.用量用法

5~10 g。研末服,3~6 g。炒葶苈子可减缓其寒性。

5.使用注意

肺虚喘促,脾虚肿满等证忌用。

6.功效比较

(1)桑白皮、葶苈子:均能泻肺平喘,用于肺热及肺中水气、痰饮咳喘。桑白皮侧重肺热咳喘之痰黄、肿胀。葶苈子侧重痰涎壅盛之稠浊、喘满。利水消肿,用于水肿、小便不利,常相须为用。桑白皮力缓,清肺热,降肺火,主治肺热证,又治皮肤水肿。葶苈子力峻,泻水气,除痰涎,主治肺实证,又治胸腹积水。

(2)葶苈子、麻黄:均能定喘,用于喘证。葶苈子用于痰涎壅盛之喘证,麻黄用于肺气壅遏喘证。利水消肿,用于水肿、小便不利。葶苈子用于胸腹积水,麻黄用于风水水肿。麻黄开宣肺气而散风寒,可用于风寒表证。葶苈子宜于肺中痰水壅滞之逆满痰喘等。

(3)葶苈子、椒目:均能利水消肿,平喘,用于水肿胀满、痰饮喘咳,常同用,葶苈子作用强。葶苈子寒性较重,以平喘为主,主治肺部病变。椒目为花椒的种子,苦,寒。以消肿为主,治膀胱病变为主。

(刘 嚣)

第五节 祛风湿药

一、祛风寒湿药

(一)独活《神农本草经》

独活为伞形科植物重齿毛当归的根。主产于四川、湖北等地。春初或秋末采挖。除去须根及泥沙,炕至半干,堆置2~3天,发软后再炕至全干,切片,生用。

1.处方用名

独活。

2.药性特点

辛、苦,温。归肾、膀胱经。

3.功效应用

(1)胜湿止痛。适用风寒湿痹,少阴头痛;用于风湿痹痛,肌肉、腰背疼痛,常与威灵仙、牛膝等同用。若痹证日久正虚,腰膝酸软、关节屈伸不利者,每与桑寄生、杜仲等配伍,如独活寄生汤。无论新久,均可应用。亦用于少阴头痛,痛连齿颊,常与细辛、川芎等配伍。为治风湿痹痛之常药。

(2)发散风寒:用于外感风寒夹湿所致的头痛头重,一身尽痛,多配羌活、防风等同用,如羌活胜湿汤。其解表力较弱,因其祛风,亦可用治皮肤瘙痒等证。

4.用量用法

3~10 g。外用适量。

5.使用注意

阴虚有热或血虚痹证慎用。

6.功效比较

羌活、独活:二者均能祛风湿、止痛、解表,用于风湿痹痛等证。羌活性燥而散,上行力大,善治上半身风湿,且发汗解表力较强。独活性较缓和,专于下行,善治下半身风湿,虽解表之力不及羌活,但祛风湿力强。

(二)威灵仙《新修本草》

威灵仙为毛茛科植物威灵仙、棉团铁线莲或东北铁线莲的根及根茎。前一种主产于江苏、安徽等地,应用较广,后两种部分地区应用。秋季采挖。晒干,切段,生用。

1.处方用名

威灵仙、灵仙。

2.药性特点

辛、咸,微温。归肝、肾经。

3.功效应用

(1)祛除风湿:用于风湿痹痛而以风邪偏盛之行痹多用。其性善走窜,无论各部位病证皆可应用。可单用为末服或配防风、独活等同用,亦可用于跌打伤痛、头痛、牙痛、胃脘痛等。

(2)软化骨鲠:用于诸骨鲠咽,咽部疼痛,吞咽困难,单用煎汤,缓缓咽下,即可取效。若用治鱼骨鲠咽,加入米醋、砂糖煎服更佳。尤其对于体小或在食管中下段者,效果较好。其味咸,能软坚。亦用于痰饮,噎膈,痃积。

4.用量用法

6~10 g。治疗骨鲠可用 15~30 g。外用适量。

5.使用注意

气血虚弱者慎服。

6.功效比较

威灵仙、独活:均能祛风通络止痛,用于风湿痹痛,威灵仙力强。独活祛风湿作用较威灵仙平和,主治下半身风湿痹痛,又能解表。威灵仙祛全身风湿痹痛,善行,通行周身,素有行痹要药之称。软化鱼骨,用于鱼骨鲠咽。

(三)川乌《神农本草经》

川乌为毛茛科植物乌头的母根。主产于四川、云南等地。夏至到立秋间采挖。晒干,生用或水浸、煮透、切片,制后用。

1.处方用名

川乌、制川乌。

2.药性特点

辛、苦,热。有大毒。归心、肝、肾、脾经。

3.功效应用

(1)祛除风湿:用于风寒湿邪而以寒邪偏盛之痛痹。治寒湿侵袭,痹痛不可屈伸者,可与附子、肉桂等配伍,如乌头汤。若寒湿瘀血留滞经络,肢体筋脉挛痛,关节屈伸不利,日久不愈者,可配草乌、地龙等同用,如活络丹。为治风寒湿痹证的佳品,其既能祛在里之寒湿,又能散在表之风邪,具有开通关腠,驱逐寒湿之功,止痛力强。

(2)散寒止痛:用于多种疼痛,治疗心腹冷痛,常配干姜等同用;治疗寒疝疼痛,多与蜂蜜同煎,如大乌头煎。治疗跌打损伤,骨折瘀肿疼痛,多与自然铜等配伍。亦可作为麻醉止痛药应用。

4.用量用法

1.5~3 g。宜先煎、久煎。外用适量。

5.使用注意

孕妇忌用。不宜与贝母类、半夏、白及、白蔹、天花粉、瓜蒌同用。内服一般应炮制用,生品内服宜慎。酒浸、酒煎服易致中毒,应慎用。

(四)木瓜《名医别录》

木瓜为蔷薇科植物贴梗海棠的成熟果实。习称皱皮木瓜。主产于安徽、湖北等地,安徽宣城产者称宣木瓜,质量最好。夏、秋果实绿黄时采收。切片,生用或炒用。

1.处方用名

木瓜、宣木瓜。

2.药性特点

辛、酸,温。归肝、脾、胃经。

3.功效应用

(1)舒筋活络:用于湿痹筋急,不可转侧,常配乳香、没药等同用。用于脚气肿痛,不论由寒湿或湿热引起者均可用之,寒湿脚气多与吴茱萸、紫苏等同用,如鸡鸣散。本品尤善祛除筋脉、经络之湿而除痹,故为治湿痹,筋脉拘挛之要药。

(2)化湿和胃:用于湿浊中阻之腹痛吐泻、转筋偏寒者,常配吴茱萸、小茴香等同用;偏热者,多与蚕沙、薏苡仁等配伍,如蚕矢汤。其既能入肝而舒缓筋脉,又可入脾而化湿和胃。

(3)消食:用于消化不良,尤以消肉食积滞为好。

4.用量用法

6～10 g。

5.使用注意

内有郁热、小便短赤者忌服。

6.功效比较

木瓜、葛根:均能止渴、止泻,但其机制不同。葛根止渴是生津液,使津液上承而渴止,止泻是鼓舞清阳上升而止泻。此外能解表退热,透发麻疹。木瓜止渴是敛津液,使津液不耗而渴止,止泻是促使湿浊自化而止泻。此外具有微弱的消食作用。舒筋活络的作用好。

(五)蕲蛇《雷公炮炙论》

蕲蛇为蝮蛇科动物尖吻蝮蛇(五步蛇)除去内脏的全体。主产于湖北、江西等地。夏秋季捕捉。剖腹去内脏,干燥,去头、鳞,切段生用或酒炙用。

1.处方用名

蕲蛇、白花蛇。

2.药性特点

甘、咸,温,有毒。归肝经。

3.功效应用

(1)祛除风湿:用于风湿痹痛病久邪深者之顽痹所致经络不通,麻木拘挛以及中风口眼㖞斜,半身不遂。其搜风力强,能外达皮肤,内通脏腑,为祛风要药。常配羌活、防风等制成酒剂服,如白花蛇酒。

(2)祛风止痒:用于风毒之邪壅于肌肤者,治麻风,每与大黄、蝉蜕等配伍。治疥癣,可与荆芥、薄荷等同用。其祛风作用强。

(3)息风止痉:用于小儿急慢惊风,破伤风之抽搐痉挛,多与乌梢蛇等同用。本品既能祛外风,又能息内风,为治抽搐痉挛的常用药。

4.用量用法

3～10 g。研末吞服,一次 1～1.5 g,一天 2～3 次;或酒浸、熬膏、入丸散服。

5.使用注意

阴虚内热者忌服。

6.功效比较

白花蛇、白花蛇舌草:是两种完全不同的药物。白花蛇为动物,祛除风湿,通达经络,用于风湿顽痹疼痛、半身不遂、口眼㖞斜、疥癣等证;止痉定惊,用于破伤风、惊风抽搐等。白花蛇舌草为植物,清热解毒,用于热毒疮疡,现常用于抗肿瘤,可广泛用于多种癌症;利尿通淋,用于小便不利、尿赤淋涩作痛、湿热黄疸等。白花蛇以通络止痉为主,重在搜风;白花蛇舌草以清热解毒为主,长于抗癌。

(六)乌梢蛇《药性论》

乌梢蛇为游蛇科动物乌梢蛇除去内脏的全体。全国大部分地区有分布。夏、秋捕捉。剖腹去内脏,干燥,去头及鳞片,切段生用、酒炙,或黄酒闷透,去皮骨用。

1.处方用名

乌梢蛇。

2.药性特点

辛、甘,平。归肝经。

3.功效应用

(1)祛除风湿:用于风湿顽痹,手足软弱,麻木拘挛,日久不愈者,常与全蝎、防风等同用。治疗中风口眼㖞斜,半身不遂,宜与地龙、当归等配伍。本品性走窜,能搜风邪,透关节,通经络。

(2)祛风止痒:用于麻风病证,可与白附子、白芷等配伍。治疥癣,可与荆芥、薄荷等同用。本品既能祛风通络,又善祛风而止痒。

(3)息风止痉:用于小儿急慢惊风,惊搐,可与麝香等配伍。治疗破伤风,多与蕲蛇等同用。

4.用量用法

9~12 g。研末,每次2~3 g。或入丸剂、酒浸服。外用适量。

5.使用注意

血虚生风者慎服。

6.功效比较

蕲蛇、金钱白花蛇、乌梢蛇:皆走窜,均能祛风,通络,止痉,凡内外风毒壅滞之证皆宜,尤以善治病久邪深之风湿作用最好。其作用以金钱白花蛇最强,蕲蛇次之,乌梢蛇又次。祛风止痒,用于风疹瘙痒,疥癣。也用于恶疮、梅毒瘙痒。金钱白花蛇又名银环蛇。小者为眼镜蛇科银环蛇的幼蛇干燥全体。小白花蛇主产于广东、广西等地。蕲蛇为大白花蛇,产于湖北蕲州者佳,乃道地药材。乌梢蛇性平无毒,力较缓。金钱白花蛇与蕲蛇在本草书中记载有毒,其毒是活体之毒腺所分泌的毒液,性偏温燥,而药材所用是其干燥品,故对于二药有人认为乃无毒之品。蕲蛇力较强,金钱白花蛇力最强,乌梢蛇力偏弱。

二、祛风湿热药

(一)秦艽《神农本草经》

秦艽为龙胆科植物秦艽、麻花秦艽、粗茎秦艽或小秦艽的根。前三种按性状不同分别习称秦艽和麻花艽,后一种习称小秦艽。主产于甘肃、陕西等地。春、秋采挖。切片,生用。

1.处方用名

秦艽、西秦艽。

2.药性特点

辛、苦,平。归胃、肝、胆经。

3.功效应用

(1)祛除风湿:用于风湿痹痛。因其性平不燥,为风药中之润剂,且善走四肢,无论寒热、新久痹痛均可选用,因其性平而偏寒,对热痹尤为适宜。若中风半身不遂,单用大量水煎服即能奏效,或与他药配伍同用。

(2)清退虚热:用于骨蒸潮热、盗汗,常配鳖甲、青蒿等同用,如秦艽鳖甲汤。用于小儿疳积发热,可与炙甘草等配伍,如秦艽散。本品亦为治虚热要药。

(3)祛湿退黄:用于肝胆湿热黄疸,多与茵陈、栀子等配伍。本品尤以黄疸久久不退效果好。

4.用量用法

3~10 g。

6.功效比较

秦艽、防风:均能祛除风湿,乃风药中润剂。秦艽能清退虚热,清退黄疸,总结其功效,乃是"一祛(风湿)两退(虚热、黄疸)"。防风能解表,解痉,乃是一祛(风湿)两解(表证、痉挛)。

(二)防己《神农本草经》

防己为防己科植物粉防己及马兜铃科植物广防己的根。前者习称汉防己,主产于安徽、浙江等地;后者习称木防己,主产于广东、广西等地。秋季采挖。洗净,除去粗皮,切段,粗根纵切两半,晒干,切厚片,生用。

1.处方用名

防己、汉防己、木防己。

2.药性特点

苦、辛,寒。归肝、肾、膀胱经。

3.功效应用

(1)祛除风湿:用于风湿热痹,关节红肿热痛,常与滑石、薏苡仁等同用。若风寒湿痹,配伍麻黄、肉桂等同用。亦用治湿疹疮毒,可配苦参、金银花等同用。

(2)利水消肿:用于下肢水肿,小便不利。若用于风水水肿,汗出恶风者,常与黄芪、白术等同用,如防己黄芪汤。若一身悉肿,小便短少者,可与茯苓、黄芪等配伍,如防己茯苓汤。若湿热腹胀水肿,可与椒目、葶苈子等配用,如己椒苈黄汤。治疗脚气水肿,多与吴茱萸、槟榔等同用。

4.用量用法

5~10 g。

5.使用注意

胃纳不佳及阴虚体弱者慎服。

6.功效比较

防己有汉防己与木防己之分。二者均能利水消肿,祛风止痛。汉防己以利水消肿见长,偏治下部病证,湿重于风者;木防己以祛风止痛为优,偏治上部病证,风重于湿者。

(三)雷公藤《本草纲目拾遗》

雷公藤为卫矛科植物雷公藤的根或根的木质部。主产于浙江、福建等地。秋季挖取根部。去净泥土,晒干或去皮晒干,切厚片,生用。

1.处方用名

雷公藤。

2.药性特点

苦、辛,寒。有大毒。归肝、肾经。

3.功效应用

(1)祛除风湿,活血止痛:用于风湿顽痹,关节红肿热痛,肿胀难消等,甚至关节变形者,可单味内服或外敷。为治疗风湿顽痹的要药。

(2)杀虫攻毒:用于多种皮肤病,皆有良效,可单用煎服,或随证配用。

(3)清热解毒:用于热毒痈肿疔疮,取其以毒攻毒,消肿止痛之功。

4.用量用法

5~10 g(带根皮者减量),文火煎1~2小时。研粉,每天1.5~4.5 g。外用适量。

5.使用注意

内脏有器质性病变及白细胞减少者慎服。孕妇忌用。

(四)乳香《名医别录》

乳香为橄榄科植物乳香树及其同属植物皮部渗出的树脂。主产于非洲。春夏季采收。将树干的皮部由下向上顺序切伤,使树脂渗出,数天后凝成固体,即可采收,打碎生用,内服多炒用。

1.处方用名

乳香、炒乳香、制乳香、熏陆香。

2.药性特点

辛、苦,温。归心、肝、脾经。

3.功效应用

(1)活血行气止痛:用于一切血瘀气滞引起的痛证。若胸痹心痛,可配丹参、川芎等药同用。若胃脘疼痛,常与延胡索、没药等配伍。若痛经,经闭,宜配当归、丹参等。若治跌打损伤的瘀肿疼痛,常配没药、红花等,如七厘散。若风寒湿痹,配羌活、防风等药同用,如蠲痹汤。本品内能宣通脏腑气血,外可透达经络,辛散走窜,味苦通泄,既入气分,又入血分。

(2)化瘀生肌:用于瘀血阻滞疮疡,无论是疮疡初起或疮疡溃烂者均宜,如仙方活命饮。其祛腐生肌,多与没药研末同用。

4.用量用法

3~10 g,宜炒去油用。外用适量,生用或炒用,研末外敷。

5.使用注意

胃弱者慎用,孕妇忌用。

(五)没药《开宝本草》

没药为橄榄科植物没药树或其他同属植物皮部渗出的油胶树脂。主产于非洲。11月至次年2月,采集由树皮裂缝处渗出于空气中变成红棕色坚块的油胶树脂。打成碎块生用,内服多制用,清炒或醋炙。

1.处方用名

没药、明没药、制没药。

2.药性特点

辛、苦,平。归肝、心、脾经。

3.功效应用

(1)活血行气止痛:用于血瘀气滞之胸痹心痛,可配川芎、丹参等同用。若胃脘疼痛,常与五灵脂、延胡索等配用。若痛经,经闭,常配当归、丹参等。若跌打损伤之瘀痛,每与乳香、红花等配伍,如七厘散。用治风寒湿痹,可配羌活、防风等同用。本品功用与乳香相似,既入气分,又入血分,凡脏腑经络有气血瘀滞者,均可应用,并每与乳香相须为用。

(2)化瘀生肌:用于疮疡,无论是初起或溃烂者均宜,如仙方活命饮。本品外用生肌敛疮,内服消肿止痛,为外科常用要药,常与乳香研末为用。

4.用量用法

3~10 g。外用适量。

5.使用注意

同乳香。

6.功效比较

乳香、没药:均能活血行气,散瘀止痛,化瘀生肌,临床治疗外科及伤科病证常相须配用。乳香味辛性温,长于行气活血,止痛力强。没药味苦性平,偏于活血散瘀,破泄力大。

(六)桑枝《本草图经》

桑枝为桑科植物桑的嫩枝。全国各地均产。春末夏初采收。去叶,晒干或趁鲜切片,晒干,生用或炒用。

1.处方用名

桑枝、嫩桑枝。

2.药性特点

微苦,平。归肝经。

3.功效应用

(1)祛除风湿:用于风湿痹证,无论新久、寒热均可应用,尤宜于风湿热痹,肩臂、关节酸痛麻木者。可单味煎服或熬膏服用。其性平,祛风湿而善达四肢经络,通利关节,但单用力弱。

(2)利水消肿:用于小便不利,水肿,但作用较弱。

此外,祛风止痒,用于白癜风、皮疹瘙痒等。

4.用量用法

10~15 g。外用适量。

5.功效比较

桑枝、桂枝:均能走四肢,且善走上肢。祛除风湿,用于风湿痹痛,尤益于肩臂肢节疼痛等证。桂枝止痛作用强于桑枝。桂枝温通经脉,温散之性强,以治风寒湿痹较为适宜,但易伤阴血。尚能发汗解表、通阳化气。桑枝性和缓而力较弱,无论寒痹,热痹均可运用。利水消肿,用于轻度水肿。

三、祛风湿强筋骨药

(一)五加皮《神农本草经》

五加皮为五加科细柱五加的根皮。习称南五加皮。主产于湖北、河南等地。夏、秋采收。晒干,切厚片,生用。

1.处方用名

五加皮、南五加。

2.药性特点

辛、苦,温。归肝、肾经。

3.功效应用

(1)祛除风湿,补益肝肾,强壮筋骨:用于风湿痹痛而肝肾亏损,筋骨痿软,常与杜仲、牛膝等配伍。为起痿弱之要药,对体虚乏力用之尤宜,可单用浸酒服,为强壮性祛风湿药,如五加皮酒。若小儿行迟,则多与龟甲、牛膝等同用。

(2)利水消肿:用于水肿,小便不利,每与茯苓皮、大腹皮等同用,如五皮散。用于脚气肿痛,可与木瓜、吴茱萸等同用。

4.用量用法

5～10 g。既可煎服,亦可浸酒、入丸散服。

(二)桑寄生《神农本草经》

桑寄生为桑寄生科植物桑寄生的带叶茎枝。主产于福建、广东等地。冬季至次春采集。切段,干燥或蒸后干燥,切厚片,生用。

1.处方用名

桑寄生。

2.药性特点

苦、甘,平。归肝、肾经。

3.功效应用

(1)祛除风湿,补益肝肾,强壮筋骨:用于风湿日久,肝肾亏虚,腰膝酸痛,筋骨无力者尤宜,常配独活、杜仲等同用,如独活寄生汤。

(2)养血安胎:用于肝肾亏虚之月经过多、崩漏、妊娠下血、胎动不安,常与阿胶、续断等同用,如寿胎丸。

4.用量用法

10～15 g。

5.功效比较

(1)桑寄生、五加皮:均能祛除风湿,补益肝肾,强壮筋骨,尤宜于风湿痹痛兼肝肾不足者。桑寄生兼能养血,并能安胎。五加皮重在温补,祛风湿作用强于桑寄生,并有起痿之效,又能利水消肿。

(2)桑寄生、秦艽:均祛除风湿,用于风湿痹痛,作用平和。桑寄生更多用于下肢风湿痹痛。桑寄生既能扶正,又能祛邪,以肝肾不足兼有风湿痹痛者为宜。秦艽祛风湿方面尤以年老体弱者用之更多,如独活寄生汤,作用稍强于桑寄生,此外还能退虚热、退黄疸。

(3)桑寄生、桑枝:均祛除风湿,作用平和,以体虚病程较长者为宜。桑枝长于祛上肢痹痛,尤以肩臂部位多用,兼有利水消肿作用。桑寄生因能补益肝肾,强壮筋骨,长于祛腰以下风湿痹痛,且能安胎。

(三)狗脊《神农本草经》

狗脊为蚌壳蕨科植物金毛狗脊的根茎。产于云南、广西等地。秋、冬二季采挖。除去泥沙,干燥,或去硬根、叶柄及金黄色绒毛,切厚片,干燥,为生狗脊片。蒸后,晒至六、七成干,切厚片,干燥,为熟狗脊片。原药或生狗脊片砂烫用。

1.处方用名

狗脊、金毛狗脊、犬片。

2.药性特点

苦、甘,温。归肝、肾经。

3.功效应用

(1)祛除风湿,补益肝肾,强壮腰膝:用于肝肾不足兼风寒湿邪之腰痛脊强,不能俯仰,腰膝酸软,下肢无力,常与杜仲、续断等同用。尤善祛脊背之风湿而强腰膝。

(2)温补固摄:用于肾虚不固之尿频、遗尿,可配益智仁、杜仲等同用。亦用于冲任虚寒,带下过多清稀者,宜与鹿茸、艾叶等配伍。

4.用量用法

6～12 g。

5.使用注意

肾虚有热、小便不利或短涩黄赤者慎服。

(刘　嚣)

第六节　活血化瘀药

一、活血止痛药

(一)川芎《神农草本经》

川芎为伞形科植物川芎的根茎。以四川产者质优,为人工栽培。五月采挖。用时切片,生用或酒炙。

1.处方用名

川芎、酒川芎。

2.药性特点

辛,温。归肝、胆、心包经。

3.功效应用

(1)活血行气:用于胸胁、腹部诸痛,宜配丹参、檀香等同用。治积聚痞块,每与桃仁、红花等配伍。治跌打损伤之瘀痛,多与乳香、三七等配用。若治痈肿疮疡,可配穿山甲等。本品有"血中气药"之称,为妇科要药。用于多种妇产科疾病。如治血瘀之月经不调、经闭痛经,每与赤芍、桃仁等同用,如血府逐瘀汤。若属寒凝血瘀者,常与桂枝、当归等配用,如温经汤。治产后腹痛,恶露不下等证,可配当归、炮姜等,如生化汤。也可用于难产、胞衣不下等证。

(2)祛风止痛:用于风寒、风热、风湿、血虚、血瘀头痛皆可随证配用。治风寒头痛,常配白芷、防风等同用,如川芎茶调散。治风热头痛,宜配石膏、僵蚕、菊花等同用,如川芎散。用于风湿头痛,多与独活、羌活等同用,如羌活胜湿汤。血虚头痛,可配当归、白芍同用。治血瘀头痛,配赤芍、麝香等,如通窍活血汤。川芎为治头痛要药。

4.用量用法

3～10 g。研末吞服,每次 1～1.5 g。

5.使用注意

阴虚火旺的头痛、多汗,热盛及无瘀之出血证和月经过多、孕妇均当慎用。

6.功效比较

川芎、威灵仙:均祛风止痛,用于全身风湿痹痛,止痛作用好,行散之力优。从治风湿痹痛来看,二药均治行痹。威灵仙祛除风湿,用治全身各个部位所致风湿疼痛,其通行作用好,性猛善走,行而不住,乃治风湿要药。治骨鲠,用于骨鲠咽喉。川芎活血化瘀,用于气滞血瘀所致病证。

(二)延胡索《雷公炮炙论》

延胡索为罂粟科植物延胡索的块根。主产于浙江、江苏等地。夏初茎叶枯萎时采挖。晒干,切厚片或捣碎,生用或醋炙用。

1.处方用名

延胡索、玄胡索、元胡索、醋玄胡。

2.药性特点

辛、苦,温。归心、肝、脾经。

3.功效应用

活血,行气,止痛:用于气血瘀滞所致全身各个部位疼痛。血瘀胸痹心痛,多与丹参、薤白等同用。若治脘腹疼痛,属热者,常配川楝子,如金铃子散。属寒者,可配高良姜等。气滞者,宜配木香、砂仁等。血瘀者,多与丹参、五灵脂等配伍。治寒疝疼痛,每与小茴香、吴茱萸等配用。治气滞血瘀之痛经,常与当归、川芎等同用。本品既行血中气滞,又行气中血滞,止痛力强,为常用的止痛药,无论何种痛证,均可配伍应用。为止痛要药。

4.用量用法

3~10 g。研粉吞服,每次1~3 g。醋炙加强止痛作用。

5.功效比较

川芎、延胡索:均能活血行气,用于气血凝滞之胸腹疼痛、痛经、外伤疼痛,皆视为要药。川芎性升散善疏通,祛风止痛,常配伍于补血剂中以使其补而不滞。延胡索长于止痛,对于身体各个部位疼痛均有良好的效果,尤宜于胃脘作痛,如金铃子散。

(三)郁金《药性论》

郁金为姜科植物温郁金、姜黄、广西莪术或蓬莪术的块根。温郁金主产于浙江,以温州地区最有名;蓬郁金主产于四川;广西郁金主产于广西。冬季采挖。用水蒸煮至透心,捞出晒干,切片或打碎,生用。

1.处方用名

郁金、川郁金、温郁金、广郁金。

2.药性特点

辛、苦,寒。归肝、胆、心经。

3.功效应用

(1)活血止痛:用于血瘀之胸痹,心痛,胁痛,每与瓜蒌、薤白等配用。又可用于癥瘕积聚。因其性寒,以血热兼有瘀滞之证尤为适宜。

(2)行气解郁:用于肝气郁滞之痛经、乳房胀痛,胸胁刺痛及月经不调等证,宜配柴胡、栀子等。与木香配伍,治疗气滞血瘀病证,若气滞者倍木香,血瘀者倍郁金,即颠倒木金散。为治气血瘀滞证常用药。

(3)清心凉血:用于热闭神昏,常配石菖蒲、栀子同用,如菖蒲郁金汤。治疗癫痫痰闭,则与白矾配用,如白金丸。若治血热之吐衄、倒经等证,可配牡丹皮、栀子等以清热凉血,解郁降火。用于下焦血热之尿血、血淋,多配小蓟、生地黄等药同用。

(4)利胆退黄:用于肝胆湿热黄疸,常配茵陈、栀子。若配金钱草等药,可治胆石症。

4.用量用法

5~12 g;研末服2~5 g。本品有川郁金、广郁金之分,一般认为川郁金活血祛瘀的功效较好,广郁金行气解郁的作用较强。

5.使用注意

畏丁香。

(四)姜黄《新修本草》

姜黄为姜科植物姜黄的根茎。主产于四川、福建等地。冬季采挖。煮或蒸至透心,晒干,切厚片,生用。

1.处方用名

姜黄、片姜黄。

2.药性特点

苦、辛,温。归肝、脾经。

3.功效应用

(1)活血行气:用于血瘀气滞所致的胸腹疼痛,可配木香、枳壳等药同用。治疗经闭痛经,产后腹痛者,常与当归、川芎等配伍,如姜黄散。治跌打损伤之瘀肿疼痛,可配苏木、乳香等同用。

(2)通经止痛:用于风湿臂痛,常与羌活、当归等同用,如蠲痹汤。本品外散风寒湿邪,内行气血而通经止痛,尤长于行肢臂而除痹痛。

4.用量用法

3～10 g。

5.使用注意

孕妇忌用。

6.功效比较

(1)姜黄、郁金:均能活血行气止痛。姜黄药用其根茎,辛温行散,祛瘀力强,善治寒凝气滞血瘀之证,又可祛风湿,除痹痛。郁金药用块根,苦寒降泄,行气为好,又凉血止血,以治血热兼瘀为宜,还能清心解郁,利胆退黄。

(2)姜黄、桂枝:均能通行气血,温经散寒,用于风湿痹痛,以上肢多用,也用于痛经。桂枝温通经脉。用治风湿痹痛以上肢、手指多用。又能发汗解表,助阳化气。姜黄通经止痛,用治风湿痹痛以肩臂部位多用。行气活血,用于气滞血瘀病证,如心胸痛、胸胁痛、跌打损伤等。

(五)乳香《名医别录》

乳香为橄榄科植物乳香树及其同属植物皮部渗出的树脂。主产于非洲。春夏季采收。将树干的皮部由下向上顺序切伤,使树脂渗出,数天后凝成固体,即可采收,打碎生用,内服多炒用。

1.处方用名

乳香、炒乳香、制乳香、熏陆香。

2.药性特点

辛、苦,温。归心、肝、脾经。

3.功效应用

(1)活血行气止痛:用于一切血瘀气滞引起的痛证。若胸痹心痛,可配丹参、川芎等药同用。若胃脘疼痛,常与延胡索、没药等配伍。若痛经、经闭,宜配当归、丹参等。若治跌打损伤的瘀肿疼痛,常配没药、红花等,如七厘散。若风寒湿痹,配羌活、防风等药同用,如蠲痹汤。本品内能宣通脏腑气血,外可透达经络,辛散走窜,味苦通泄,既入气分,又入血分。

(2)化瘀生肌:用于瘀血阻滞疮疡,无论是疮疡初起或疮疡溃烂者均宜,如仙方活命饮。其祛腐生肌,多与没药研末同用。

4.用量用法

3～10 g,宜炒去油用。外用适量,生用或炒用,研末外敷。

5.使用注意

胃弱者慎用,孕妇忌用。

(六)没药《开宝本草》

没药为橄榄科植物没药树或其他同属植物皮部渗出的油胶树脂。主产于非洲。11月至次年2月,采集由树皮裂缝处渗出于空气中变成红棕色坚块的油胶树脂。打成碎块生用,内服多制用,清炒或醋炙。

1.处方用名

没药、明没药、制没药。

2.药性特点

辛、苦,平。归肝、心、脾经。

3.功效应用

(1)活血行气止痛:用于血瘀气滞之胸痹心痛,可配川芎、丹参等同用。若胃脘疼痛,常与五灵脂、延胡索等配用。若痛经、经闭,常配当归、丹参等。若跌打损伤之瘀痛,每与乳香、红花等配伍,如七厘散。用治风寒湿痹,可配羌活、防风等同用。本品功用与乳香相似,既入气分,又入血分,凡脏腑经络有气血瘀滞者,均可应用,并每与乳香相须为用。

(2)化瘀生肌:用于疮疡,无论是初起或溃烂者均宜,如仙方活命饮。本品外用生肌敛疮,内服消肿止痛,为外科常用要药,常与乳香研末为用。

4.用量用法

3～10 g。外用适量。

5.使用注意

同乳香。

6.功效比较

乳香、没药:均能活血行气,散瘀止痛,化瘀生肌,临床治疗外科及伤科病证常相须配用。乳香味辛性温,长于行气活血,止痛力强。没药味苦性平,偏于活血散瘀,破泄力大。

二、活血调经药

(一)丹参《神农本草经》

丹参为唇形科植物丹参的根。主产于四川、安徽等地。春、秋二季采挖。洗净,润透,切成厚片,晒干,生用或酒炙用。

1.处方用名

丹参、紫丹参。

2.药性特点

苦,微寒。归心、心包、肝经。

3.功效应用

(1)活血调经:用于各种瘀血病证。若治胸痹心痛,脘腹刺痛,可配檀香、砂仁,如丹参散。治跌打损伤,每与乳香、没药等配用。治风湿痹痛,可与防风、秦艽等同用。若月经不调、经闭痛经、产后瘀滞腹痛,可配伍当归、川芎、益母草等。又因其性偏寒凉,故对血热而有瘀滞者更为适宜,如丹参散,即单用本品研末,陈酒送服。若与吴茱萸、肉桂等配用,也用于寒凝血滞者。本品药性平和,能祛瘀生新,为妇科调经常用药。《本草纲目》谓其"能破宿血,补新血。"并有一味丹参散,功同四物汤之说。

(2)凉血除烦:用于热入营血之烦躁不安或神昏,常配生地黄、玄参等同用,如清营汤。若血不养心之心悸失眠,多与酸枣仁、柏子仁等同用,如天王补心丹。

(3)祛瘀消痈:用于痈肿疮毒,常配伍清热解毒药同用。如治乳痈初起红肿疼痛,每与金银花、连翘等配伍。

4.用量用法

5~15 g。活血化瘀宜酒炙用。

5.使用注意

反藜芦。孕妇慎用。

6.功效比较

(1)丹参、川芎:均能活血调经,为治经产血瘀证常用药。丹参性寒,又能凉血,主用于血热瘀滞者。川芎性温味辛,又能行气,主用于寒凝气滞血瘀者,兼以祛风止痛。

(2)丹参、牡丹皮:均能清热凉血,活血祛瘀,消痈,既治血热证,又治血瘀证,尤以血热兼瘀者为宜。丹参功偏活血调经止痛,能凉血除烦。牡丹皮长于清热凉血,兼退虚热,炒炭止血。

(3)丹参、郁金:均能活血化瘀,调经止痛,用于瘀血所致的痛经、经闭、产后瘀阻腹痛以及跌打损伤、癥瘕等。清心凉血,用于血热神昏。郁金行气解郁,用于肝郁气滞病证。利胆退黄,用于湿热黄疸、胆结石。丹参除烦,用于热病心悸失眠,烦躁不安。

(二)红花《新修本草》

红花为菊科植物红花的筒状花冠。全国各地多有栽培,主产于河南、湖北等地。夏季开花,花色由黄转为鲜红时采摘。阴干或微火烘干。

1.处方用名

红花。

2.药性特点

辛,温,归心、肝经。

3.功效应用

活血通经:用于血滞之经闭、痛经、产后瘀阻腹痛,可单服,也可与桃仁、川芎等药配用,如桃红四物汤。若治癥瘕积聚,常配莪术、三棱等同用。治疗瘀热郁滞之斑疹色黯,每与清热凉血、解毒透疹的紫草、大青叶等同用,如当归红花饮。若血瘀胸痹心痛,常配桂枝、瓜蒌等。用于瘀滞腹痛,多与桃仁、川芎等配伍,如血府逐瘀汤。用于胸胁刺痛或跌打损伤,可配桃仁、大黄等药,如复元活血汤。亦可制成红花油、红花酊涂擦。为治瘀血病证的常用药。

4.用量用法

3~10 g。

5.使用注意

孕妇忌用,有出血倾向者慎用。

6.功效比较

红花、番红花:均能活血化瘀,通经止痛,用于血滞经闭、痛经、产后瘀阻腹痛、癥瘕以及跌打损伤,瘀血作痛,尚用于斑疹,色不红活因于血滞者。红花为常用之活血化瘀药,临证用红花量大则破血,量小能和血,量中等则活血。活血作用弱于藏红花,但临床多用。番红花凉血解毒,用于温病热入营血分证。尚微有养血之功。因货少价贵,临床少用。

(三)桃仁《神农本草经》

桃仁为蔷薇科植物桃或山桃的成熟种仁。桃全国各地均产,多为栽培。6～7月果实成熟时采摘。除去果肉及桃核,取出种子,去皮,晒干,生用或炒用。

1.处方用名

桃仁、桃仁泥。

2.药性特点

苦、甘,平。有小毒。归心、肝、大肠经。

3.功效应用

(1)活血祛瘀:用于血滞经闭、痛经,常配红花、川芎等同用,如桃红四物汤。治产后瘀滞腹痛,多与炮姜、川芎等配伍,如生化汤。治瘀血日久之癥瘕积聚,常配桂枝、牡丹皮等同用,如桂枝茯苓丸。若瘀滞较重者,则配大黄、芒硝等,如桃核承气汤。治跌打损伤,瘀血疼痛之证,常与红花、当归等配用,如复元活血汤。

(2)润肠通便:用于肠燥便秘证,可配火麻仁、瓜蒌仁等同用,如润肠丸。因其质润多脂,润燥滑肠。

(3)止咳平喘:用于咳嗽气喘证,既能单用煮粥食用,又可与杏仁配用,如双仁丸。以其降肺气之故。

(4)消散内痈:用于治疗肺痈、肠痈等证。若治肺痈,宜配苇茎、冬瓜仁等同用,如苇茎汤。若治肠痈,多与大黄、牡丹皮等配伍,如大黄牡丹汤。

4.用量用法

5～10 g。

5.使用注意

孕妇及月经过多均忌用。便溏者慎用。

6.功效比较

(1)桃仁、红花:均能活血通经、祛瘀止痛,用于血滞经闭,产后瘀阻,癥瘕积聚,外伤瘀痛等证,常配伍使用。桃仁在活血方面用于身体某一部位的瘀血病证,尚能润燥润肠通便,止咳平喘。红花在活血方面,主要用于身体各个部位的瘀血病证。其量小则活血止痛,量大则破血逐瘀,尤以妇科病多用,如红兰花酒。

(2)桃仁、决明子:均富含油脂,润肠通便,用于肠燥便秘,以年老津枯,大便秘结者多用。桃仁活血化瘀,用于瘀血病证,对于全身任何部位瘀血证均可使用。止咳平喘,用于咳嗽气喘。决明子清肝明目,用于肝热目赤肿痛、羞明多泪、目暗不明以及头痛、眩晕。

(3)桃仁、冬瓜仁:皆能消散内痈,用于治疗肺痈、肠痈,常同用,如苇茎汤、大黄牡丹汤。桃仁活血以消痈,又能止咳平喘。消痈作用以桃仁为强。冬瓜仁清热以消痈。清肺化痰,用于肺热咳嗽。兼能利湿,用于带下、白浊。

(四)益母草《神农本草经》

益母草为唇形科植物益母草的地上部分。全国大部分地区均产。通常在夏季茎叶茂盛,花未开或初开时采摘。除去杂质,洗净,润透,切段后干燥,生用或熬膏用。

1.处方用名

益母草、坤草、茺蔚草。

2.药性特点

辛、苦,微寒。归心、肝、膀胱经。

3.功效应用

(1)活血调经:用于血滞之经闭痛经、月经不调,可单味熬膏服用,如益母草膏。亦可配伍赤芍、当归等同用。治产后瘀滞腹痛、恶露不尽,或难产,或胎死腹中,既可单味煎汤或熬膏服用,亦可配伍丹参、川芎等。取其活血散瘀止痛作用,还可用于跌打损伤之瘀痛。为妇科经产要药。

(2)利水消肿:用于水瘀互结之水肿,可单味煎服,亦可与白茅根等配用;若配车前子、石韦等同用,可治血热及瘀滞之血淋尿血。

(3)清热解毒:用于疮痈肿毒,皮肤瘾疹,可单用外洗或外敷,也可配黄柏、苦参等药煎汤内服。

4.用量用法

10~30 g。煎服、熬膏或入丸剂。单味用于利尿消肿时,剂量可增为60~120 g。外用适量捣敷或煎汤外洗。

5.使用注意

无瘀滞及阴虚血少者忌用。

6.功效比较

(1)益母草、茺蔚子:二药同出一物,均能活血化瘀,调经止痛,用于妇女月经不调,经闭,痛经,产后恶露不尽,瘀滞腹痛以及跌打损伤,瘀血作痛等证。益母草为地上部分的全草。在活血方面,用于妇人胎前产后,月经诸病,皆有良效,故有益母之称,乃妇科经产要药。此外利水消肿,清热解毒。茺蔚子为益母草的种子,甘,微寒。凉肝明目,用于肝热目赤肿痛或生翳膜等证。二药在使用方面的区别:益母草治疗经产疾病,主要是治疗实证,茺蔚子主要用于实中夹虚证。

(2)益母草、丹参:均能活血化瘀,调经止痛,用于瘀血所致月经不调,痛经,经闭,跌打损伤等。益母草利水消肿,清热解毒。丹参尚能凉血消痈,清热除烦。

(五)泽兰《神农本草经》

泽兰为唇形科植物毛叶地瓜儿苗的地上部分,野生,全国大部分地区均产,主产于黑龙江、湖北等地。夏、秋两季茎叶茂盛时采割,晒干,除去杂质泥土,润透,切段,干燥后生用。

1.处方用名

泽兰。

2.药性特点

苦、辛,微温。归肝、脾经。

3.功效应用

(1)活血调经:用于妇科经产瘀血病证,常配伍当归、川芎、香附等药用。本品行而不峻,活血不猛,调经作用好。

(2)祛瘀消痈:用于跌打损伤,瘀肿疼痛,可单用捣碎,亦可配伍当归、红花等药用。治胸胁损伤疼痛,常配丹参、郁金、延胡索等。治疮痈肿毒,可单用捣碎,亦可配伍银花、黄连等。

(3)利水消肿:用于瘀血阻滞、水瘀互结之水肿尤为适宜。治疗产后水肿,腹水身肿,配伍白术、茯苓等同用。

4.用量用法

煎服,10~15 g。外用适量。

5.使用注意

血虚及无瘀滞者慎用。

6.功效比较

(1)益母、草泽兰:均能活血调经、祛瘀消痈、利水消肿,常用于妇科经产血瘀病证及跌打损伤、瘀肿疼痛、疮痈肿毒、水肿等证。益母草辛散苦泄之力较强,性寒又能清热解毒,其活血、解毒、利水作用较泽兰为强,临床应用亦更广。泽兰药性偏温,较益母草少用。

(2)泽兰、佩兰:泽兰活血化瘀,通经止痛,用于妇人经产诸病及跌打损伤。作用平和,活血不伤正,通经力不强。利水消肿,用于身目水肿等,但药力薄弱。佩兰芳香化湿,解暑辟秽,尤以治疗口甘、口臭为佳。泽兰以活血为功,兼能利湿祛水。佩兰以辟秽为用,长于化湿解暑。《本草纲目·第十四卷·泽兰》云:"兰草(佩兰)走气道……泽兰走血分……而为妇人要药,虽是一类而功用稍殊"。比较好地区别了二者的不同作用。

(六)牛膝《神农本草经》

牛膝为苋科植物牛膝(怀牛膝)和川牛膝(田牛膝)的根。以栽培品为主,也有野生品。怀牛膝主产河南;川牛膝主产四川、云南等地。冬季苗枯时采挖。洗净,晒干。生用或酒炙用。

1.处方用名

牛膝、川牛膝、怀牛膝。

2.药性特点

苦、甘、酸,平。归肝、肾经。

3.功效应用

(1)活血通经:用于妇科经产诸疾和跌打伤痛。治瘀滞经闭痛经、月经不调,常配红花、桃仁等同用,如血府逐瘀汤。治胞衣不下,可与当归、瞿麦等同用。治跌打瘀痛,多与乳香、没药、续断配伍同用。本品活血通经力强。

(2)补益肝肾,强壮筋骨:用于肝肾不足之腰膝酸痛,软弱无力,多配杜仲、续断等同用。若痹痛日久,腰膝酸痛,常配独活、桑寄生等同用,如独活寄生汤。若与苍术、黄柏配用,用治湿热下注之足膝痿软、足膝肿痛,如三妙散。本品尤以治疗下半身腰膝关节酸痛为其长。

(3)利尿通淋:用于热淋、血淋、石淋,常与瞿麦、滑石等同用。治水肿、小便不利,多配车前子、泽泻等同用。本品性善下行,有很好的通淋之功。

(4)引火(血、热)下行:用于肝阳上亢的眩晕头痛,可与牡蛎、代赭石配用,如镇肝熄风汤。治火热上炎之牙龈肿痛、口舌生疮,常配地黄、知母、石膏等同用,如玉女煎。治血热妄行之吐血、衄血等证,宜配白茅根、代赭石等同用。本品能导热下泄,降上炎之火,引血以下行。

(5)引药下行:能引导其他药到达人体下半身,治疗下半身疾病多用。

4.用量用法

6~15 g。活血通经、利水通淋、引火(血)下行宜生用,补肝肾、强筋骨宜酒炒。川牛膝活血通经力强;怀牛膝补肝肾、强筋骨为优。

5.使用注意

月经过多及孕妇忌用,中气下陷,脾虚泄泻,下元不固,多梦遗精者慎用。

(七)鸡血藤《本草纲目拾遗》

鸡血藤为豆科植物鸡血藤的藤茎。主产于广西、云南等地。秋、冬两季采收茎藤。切片,晒干。生用或熬膏用。

1. 处方用名

鸡血藤。

2. 药性特点

苦、微甘,温。归肝、肾经。

3. 功效应用

(1)行血、补血、调经:用于血瘀月经不调、经闭痛经,常与当归、川芎等配伍。若治血虚月经不调、经闭痛经和血虚萎黄,每与当归、熟地黄等同用。本品药性和缓,温而不烈,既能行血散瘀而调经,又兼补血养血而调经,临床凡妇人血瘀、血虚之月经病证均可应用。

(2)舒筋活络:用于风湿痹痛,手足麻木,每与独活、桑寄生等同用。若治中风手足麻木,肢体瘫痪,常与黄芪、丹参、地龙等配伍同用。若治血虚之肢体麻木,则配补益气血的当归、黄芪等同用。本品为治经脉不畅,络脉不和病证的常用药。

4. 用量用法

10～30 g。煎服;或浸酒服;或熬膏服。

三、活血疗伤药

(一)土鳖虫《神农本草经》

土鳖虫为鳖蠊科昆虫地鳖或冀地鳖的雌虫全体。全国均有,以江苏的产品最佳。野生者,夏季捕捉。饲养者全年可捕捉。用沸水烫死,晒干或烘干备用。

1. 处方用名

地鳖虫、土鳖虫、䗪虫。

2. 药性特点

咸、寒,有小毒。归肝经。

3. 功效应用

(1)破血逐瘀:用于经产瘀滞之证及癥瘕积聚。治干血成劳,腹满经闭,肌肤甲错者,常配大黄、水蛭等同用,如大黄䗪虫丸,治血瘀经闭或产后瘀滞腹痛,每与桃仁、大黄等配用,如下瘀血汤;治癥瘕痞块,则配桃仁、鳖甲等同用,如鳖甲煎丸。本品行散走窜,性猛力强。

(2)续筋接骨:用于跌打损伤,筋伤骨折之瘀肿疼痛,可单用研末调敷;或研末黄酒冲服;或配自然铜、骨碎补等同用,如接骨紫金丹。为伤科常用药。

4. 用量用法

3～10 g,煎服。研粉吞服,每次 1～1.5 g,黄酒送服。

5. 使用注意

孕妇忌用。

(二)马钱子《本草纲目》

马钱子为马钱科植物云南马钱或马钱的成熟种子。前者主产于云南、广东等地;后者主产于印度、越南等地。冬季果实成熟时采收。晒干,炮制后入药。

1.处方用名

马钱子、番木鳖。

2.药性特点

苦,寒。有大毒。归肝、脾经。

3.功效应用

(1)散结消肿:用于跌打损伤,骨折肿痛,常配乳香、没药等份为丸;亦可与穿山甲等同用。治痈疽疮毒,多单品外用即效。治咽喉肿痛,可与山豆根、青木香等分为末吹喉。为治伤科骨折肿痛之佳品。

(2)通络止痛:用于风湿顽痹,拘挛疼痛,肢体瘫痪。本品单用或配全蝎、乳香等为丸服用均有较好的疗效。其善能搜筋骨间风湿,开通经络,透达关节,止痛力强。

4.用量用法

0.3~0.6 g,炮制后入丸散用。外用适量,研末调敷调涂。

5.使用注意

内服不宜生用及多服久服。外用亦不宜大面积涂敷。孕妇禁用,体虚者忌用。

(三)骨碎补《药性论》

骨碎补为水龙骨科植物槲蕨或中华槲蕨的根茎。前者主产于湖北、浙江等地;后者主产于陕西、甘肃等地。全年均可采挖,以冬春两季为主。洗净,切片,干燥。生用或砂烫用。

1.处方用名

骨碎补、毛姜、猴姜。

2.药性特点

苦,温。归肝、肾经。

3.功效应用

(1)活血续伤:用于跌打损伤、筋骨损伤或创伤之瘀滞肿痛,可单用其浸酒服,并外敷。亦可水煎服。或配没药、自然铜等同用。本品以其入肾能治骨碎伤损而得名,为伤科之要药。

(2)补肾强骨:用于肾虚腰痛脚弱,常配补骨脂、牛膝等同用。治肾虚之耳鸣、耳聋、牙痛,多与熟地黄、山茱萸等配伍。治肾虚久泻,既可单用,也可与补骨脂、吴茱萸等配用。

此外,本品还可治疗斑秃、白癜风等病证。

4.用量用法

10~15 g。外用适量、研末调敷或鲜品捣敷,亦可浸酒擦患处。

5.使用注意

阴虚火旺、血虚风燥者慎用。

6.功效比较

骨碎补、狗脊:均能补肾强骨,用于肾虚腰痛,足膝软弱。骨碎补活血续伤,用于跌打损伤,筋骨损伤、瘀滞疼痛。因其补肾,对于肾虚耳鸣、牙痛、久泻具有良好的效果。骨碎补为续筋疗伤要药,又能治斑秃。狗脊祛风湿,用于风湿痹痛,但作用较弱,尤其善治脊的病变。狗脊的茸毛止血而生肌。

(四)血竭《雷公炮炙论》

血竭为棕榈科植物麒麟竭的果实及树干中渗出的树脂。主产于印度尼西亚、马来西亚等国,我国广东、台湾等地也有栽培。秋季采收,使树脂渗出凝固而成,研末用。

1.处方用名

血竭、麒麟竭。

2.药性特点

甘、咸,平。归肝经。

3.功效应用

(1)活血定痛:用于跌打损伤,瘀肿疼痛,常配乳香、没药等同用,如七厘散。用于瘀血之心腹刺痛及产后瘀滞腹痛、痛经,多与莪术、三棱等配用。本品为治损伤及其他瘀滞痛证的要药。

(2)化瘀止血:用于瘀血阻滞、血不归经之出血病证,若治外伤出血,可单用研末外敷患处,或配儿茶、乳香等作散剂内服,如七厘散。本品有止血不留瘀的特点。

(3)敛疮生肌:用于疮疡久溃不敛之证,常单品研末外敷,亦可配伍乳香、没药等,如血竭散。

4.用量用法

多入丸、散剂。研末服,每次 1～2 g。外用适量,研末外敷。

5.使用注意

无瘀血者不宜用,孕妇及月经期忌用。

6.功效比较

(1)血竭、蒲黄:均能活血散瘀止痛、止血,用于多个部位出血以及外伤出血病证。血竭取止血作用多外用,为止血常用药。生肌敛疮,用于疮疡不敛。此药生肌作用尤佳,将其研末外撒,尤对于疮疡溃后久不收口作用好。内服取活血,多入丸散剂,少入煎剂。蒲黄止血的作用范围较广,既用于内伤出血,亦用于外伤出血,内服可入煎剂。

(2)血竭、花蕊石:均能化瘀止血,用于瘀血所致出血。血竭多用于外伤出血。活血化瘀,用于多个部位血瘀病证。花蕊石为止血专药,内外伤出血皆宜,止血作用较多用,如化血丹。

四、破血消癥药

(一)莪术《药性论》

莪术为姜科植物蓬莪术或温郁金、广西郁金的根茎。蓬莪术主产于四川、广东等地;温郁金主产于浙江;广西郁金主产于广西。秋、冬两季采挖。洗净蒸或煮至透心,晒干,切片,生用或醋炒用。

1.处方用名

莪术、蓬莪术、温莪术。

2.药性特点

苦、辛,温。归肝、脾经。

3.功效应用

(1)破血行气:用于气滞血瘀的癥瘕积聚,多与三棱相须配用。用于血瘀经闭,痛经,常与当归、红花等配伍。治胸痹心痛,可配川芎、丹参等同用。若体虚而瘀血久留不去者,宜加入党参、黄芪等药以消补兼施。

(2)消积止痛:用于饮食积滞之脘腹胀痛,常与青皮、槟榔等同用,如莪术丸。又可治脾虚兼食积,配白术、党参等补气健脾药同用。

此外,取破血祛瘀作用,可用于跌打损伤之瘀肿疼痛,常与其他祛瘀疗伤药配伍同用。

4.用量用法

3～10 g。醋制可增强祛瘀止痛作用。

5.使用注意

月经过多及孕妇忌用。

(二)三棱《本草拾遗》

三棱为黑三棱科植物黑三棱的块状。主产于江西、河南等地。冬季至次春采挖,洗净,削去外皮,晒干。生用或醋炙用。

1.处方用名

三棱、京三棱、荆三棱。

2.药性特点

辛、苦,平。归肝、脾经。

3.功效应用

(1)破血行气:用于气滞血瘀的癥瘕积聚,经闭,痛经,多配益母草、牛膝等同用。治胸痹心痛,每与红花、丹参等配伍。若配以党参、黄芪等补益气血药同用,又可治疗体虚而瘀血久留不去者。本品功用与莪术相似。临床每与莪术相须配用。

(2)消积止痛:用于食积气滞之脘腹胀痛,可配莪术、青皮等同用。若兼脾胃虚弱者,应与党参、白术等益气健脾药同用。

4.用量用法

3～10 g。醋炒能加强祛瘀止痛之效。

5.使用注意

月经过多及孕妇忌用。畏牙硝。

6.功效比较

三棱、莪术:均破血行气,消积止痛。用于气滞血瘀的癥瘕积聚和食积脘腹胀痛之证。三棱长于破血,莪术偏于破气,二药配伍同用则消坚破积的功效更强。

(刘 嚣)

第七节 安 神 药

一、重镇安神药

(一)朱砂《神农本草经》

朱砂为三方晶系天然的辰砂矿石。主产湖南、贵州等地。随时可采。采挖后,劈开其矿石,选取纯净者,用磁铁吸净含铁的杂质,再水掏去泥沙等杂质。研碎后水飞极细用。生用。

1.处方用名

朱砂、辰砂、飞朱砂、丹砂。

2.药性特点

甘,寒。有毒。归心经。

3.功效应用

(1)镇惊安神:用于心火亢盛,阴血不足之心神不宁、惊悸怔忡、烦躁不眠者,常与黄连、生地黄等同用,如朱砂安神丸。用于心肾阴虚,内热扰心之失眠多梦、虚烦少寐,可与生地黄、麦冬等药同用,如天王补心丹。用于癫痫,常与磁石同用,如磁朱丸。用治高热神昏、惊厥,常与牛黄、麝香等同用,如安宫牛黄丸。

(2)清热解毒:用于疮疡肿毒,常与雄黄、山慈菇等同用。若治咽喉肿痛,口舌生疮,可配冰片、硼砂外用,如冰硼散。

4.用量用法

每次0.3~1 g。内服,只宜入丸、散服。不宜入煎剂。外用适量。

5.使用注意

本品有毒,内服不可过量或持续服用,孕妇及肝功能不全者禁服。入药只宜生用,忌火煅。

6.功效比较

黄连、朱砂:均能清心火,解热毒,用治心火亢盛及热毒证。黄连又清胃止呕,清热燥湿。朱砂又能重镇安神。

(二)磁石《神农本草经》

磁石为氧化物类矿物尖晶石族磁铁矿的矿石。主产于河北、山东等地。随时可采。采挖后,除去杂石,选择吸铁能力强者入药。生用或煅用。

1.处方用名

磁石、煅磁石、灵磁石。

2.药性特点

咸,寒。归心、肝、肾经。

3.功效应用

(1)镇惊安神:用于肾虚肝旺、肝火上炎、扰动心神或惊恐气乱、神不守舍所致的心神不宁、惊悸、失眠及癫痫,常与朱砂同用,如磁朱丸。

(2)平肝潜阳:用于肝阳上亢之头晕目眩、急躁易怒等证,常与石决明、牡蛎等药同用。若阴虚甚者可配伍生地黄、白芍等药同用。若热甚者又可与钩藤、菊花等药同用。

(3)聪耳明目:用于肾虚耳鸣、耳聋,多配伍熟地黄、山茱萸等药,如耳聋左慈丸。用治肝肾不足,目暗不明,视物昏花者,多配伍枸杞子、女贞子等药。近年用磁朱丸治疗白内障,可使视力改善。

(4)纳气平喘:用于肾气不足,摄纳无权之虚喘,常与五味子、胡桃肉等同用,共奏纳气平喘之功。

4.用量用法

15~30 g。宜打碎先煎。入丸散,每次1~3 g。

5.使用注意

因吞服后不易消化,如入丸散,不可多服,脾胃虚弱者慎用。

6.功效比较

磁石、朱砂:均能重镇安神,用于心神不安证。磁石又能平肝潜阳,纳气平喘;朱砂又能清心火,解热毒。

(三)龙骨《神农本草经》

龙骨为古代哺乳动物象、牛、马等动物骨骼的化石。主产于山西、内蒙古等地。全年可采。挖出后除去泥土和杂质,贮于干燥处,生用或煅用。

1.处方用名

生龙骨、煅龙骨。

2.药性特点

甘、涩,平。归心、肝、肾经。

3.功效应用

(1)镇惊安神:用于多种气血阴阳失调之心神不安。如用治思虑过度,阴虚火旺,心悸怔忡,失眠多梦等证,可与石菖蒲、远志等同用。用治心阳虚之烦躁不寐证,常与桂枝、甘草同用,如桂枝甘草龙骨牡蛎汤。治惊痫抽搐,癫狂发作者,须与牛黄、胆南星同用。

(2)平肝潜阳:用于肝阴不足,肝阳上亢所致的头晕目眩,烦躁易怒等证,多与代赭石、生白芍等药同用,如镇肝熄风汤。

(3)收敛固涩:用于多种滑脱证,对于遗精、滑精、尿频、遗尿、崩漏、带下、自汗、盗汗等皆可用之。用治肾虚遗精、滑精,每与芡实、沙苑子等配伍,如金锁固精丸。治疗气虚不摄,冲任不固之崩漏,可与黄芪、乌贼骨等配伍,如固冲汤。治疗表虚自汗,阴虚盗汗者,常与牡蛎、五味子等同用。用治湿疹湿疮流水,疮疡不敛,阴汗瘙痒,常配伍牡蛎研粉外敷。若治疮疡溃久不敛,常与枯矾等份,共研细末,掺敷患处。

4.用量用法

15~30 g。宜先煎。外用适量。镇静安神,平肝潜阳多生用,收敛固涩宜煅用。

5.使用注意

本品味涩收敛,湿热积滞者不宜使用。

(四)琥珀《名医别录》

琥珀为古代松树、枫树等渗出的树脂,埋于地层下经久而成的化石样物质。主产于广西、云南等地。随时可采。用时捣碎,研成粉末用。

1.处方用名

琥珀、血珀、琥珀屑。

2.药性特点

甘,平。归心、肝、膀胱经。

3.功效应用

(1)镇惊安神:用于心神不宁,心悸失眠,健忘等症,常与石菖蒲、远志等同用,如琥珀定志丸。治心血亏虚,惊悸怔忡,夜卧不安,常与酸枣仁、人参等同用,如琥珀养心丸。若治小儿惊风,可与天竺黄、胆南星等同用。

(2)活血化瘀:用于血瘀气滞之痛经经闭,可与当归、莪术等同用。若治心血瘀阻,胸痹心痛证,常与三七同用,研末内服。治癥瘕积聚,可与三棱、鳖甲等药同用。亦可用于疮痈肿毒。

(3)利尿通淋:用于多种淋证、尿频、尿痛及癃闭小便不利之证,单用有效。治石淋、热淋,可与金钱草、海金沙等同用。因琥珀能散瘀止血,故尤宜于血淋。近年用琥珀末吞服,治石淋伴血尿者,有一定疗效。

4.用量用法

1.5～3 g,研末冲服或入丸散。外用适量。不入煎剂。忌火煅。

5.功效比较

(1)琥珀、血竭:均能活血散瘀止痛,用于跌打损伤,瘀血肿痛,亦用于血滞经闭,痛经,产后瘀阻腹痛,癥瘕,以及血瘀阻滞的心腹刺痛。止血生肌,用于外伤出血,溃疡不敛,常研末外敷。血竭较琥珀为常用。琥珀化心经之瘀则镇惊安神,化肝经之瘀则活血止痛,化膀胱之瘀则利尿通淋。血竭外用止血作用较琥珀为好,尤宜于疮疡久溃不敛。

(2)琥珀、茯苓:均为松之余气所结而成,安神,用于心神不安之心悸怔忡,琥珀作用好。利尿,用于小便不利,水肿。茯苓入气分,能补脾,甘淡渗湿以脾虚水肿为宜。琥珀入血分而偏泻,琥珀化瘀通淋以膀胱湿热淋证为宜。

二、养心安神药

(一)酸枣仁《神农本草经》

酸枣仁为鼠李科植物酸枣的成熟种子。主产于河北、陕西等地。秋末冬初采收成熟果实,除去果肉及核壳,收集种子。晒干,生用或炒用,用时打碎。

1.处方用名

酸枣仁、炒枣仁、枣仁。

2.药性特点

甘、酸,平。归心、肝、胆经。

3.功效应用

(1)养心安神:用于心肝阴血亏虚之心悸,怔忡,健忘,失眠,多梦,眩晕等证,常与当归、龙眼肉等药配伍。若治肝虚有热之虚烦不眠,常与知母、茯苓等同用,如酸枣仁汤。若心脾气血亏虚,惊悸不安,体倦失眠者,可以本品与黄芪、当归等药配伍应用,如归脾汤。若心肾不足,阴亏血少,心悸失眠,健忘,梦遗者,又当与麦冬、远志等合用,如天王补心丹。本品为养心安神之要药。

(2)收敛止汗:用于体虚自汗、盗汗,每与五味子、黄芪等药同用。

4.用量用法

10～15 g。研末吞服,1.5～2 g。本品炒后质脆易碎,便于煎出有效成分,故多炒用。

(二)柏子仁《神农本草经》

柏子仁为柏科植物侧柏的成熟种仁。主产于山东、河南等地。冬季种子成熟时采收。晒干,压碎种皮,去净外壳杂质,取净仁。生用或炒用;亦可制成柏子仁霜。

1.处方用名

柏子仁、柏子仁霜。

2.药性特点

甘,平。归心、肝、肾经。

3.功效应用

(1)养心安神:用于心阴虚及心肾不交之心悸失眠。如治心阴不足之虚烦不眠、惊悸、盗汗者,可配伍五味子、人参同用,如柏子仁丸。治心肾不交之心悸不宁、梦遗健忘者,常配伍麦冬、熟地黄同用,如柏子养心丸。

(2)润肠通便:用于年老、产后等阴虚血亏之肠燥便秘证,常与郁李仁、松子仁等同用,如五仁丸。

4.用量用法

10～20 g。大便溏者宜用柏子仁霜代替柏子仁。

5.使用注意

便溏及多痰者慎用。

6.功效比较

(1)柏子仁、酸枣仁：均能养心安神，常相须为用，治疗心神不安证。柏子仁又润肠通便。酸枣仁安神力强，又能收敛止汗。

(2)侧柏叶、柏子仁：二药同出一物。侧柏叶为侧柏的带叶枝梢。凉血止血，又收敛止血，用于因热病所致的吐血、咳血、便血等多种出血证，如四生丸。现亦有用其生发乌发，同时亦能治疗脱发，将其外用，以酒浸泡后外搽。柏子仁为侧柏叶的种仁，养心安神，润肠通便。二者的区别，侧柏叶治血热，凉血止血又具收敛之功。柏子仁疗血虚，养心安神又具润肠之效。

(3)柏子仁、牛蒡子：均富含油脂，润肠通便，用于肠燥便秘。牛蒡子入气分清降滑肠。此外又能疏散风热，清热解毒，透疹。柏子仁入血分以滋养润肠，又能养心安神。

(三)夜交藤《本草纲目》

夜交藤为蓼科植物何首乌的干燥藤茎。主产于河南、湖北等地。夏、秋时采集。除去残叶，干燥，切段，生用。

1.处方用名

夜交藤、首乌藤、何首乌藤。

2.药性特点

甘，平。归心、肝经。

3.功效应用

(1)养血安神：用于阴虚血少之失眠多梦，心神不宁，头目眩晕等证，常与合欢皮、酸枣仁等药同用。若失眠而阴虚阳亢者，可与珍珠母、龙骨等配伍。

(2)祛风通络：用于血虚身痛，常与鸡血藤、当归等配伍。用治风湿痹痛，常与独活、桑寄生等药同用。又兼有祛风湿止痒之功，用于皮肤瘙痒。治疗风疹疥癣等皮肤瘙痒症，常与蝉蜕、地肤子等同用，煎汤内服或外洗。

4.用量用法

10～20 g。

5.功效比较

夜交藤、鸡血藤：均能通络止痛，用于血虚所致肢体疼痛，风湿痹痛等证，有补益作用。鸡血藤为补血之品，又能活血，其通络作用多宜于血虚兼瘀者，且活络、补益作用均胜于夜交藤。夜交藤为养心之品，又能安神，其通络作用也宜于风邪入络者，故又治皮肤疮疹作痒。

(四)合欢皮《神农本草经》

合欢皮为豆科植物合欢的干燥树皮。我国大部分地区均产。夏秋间采集。剥皮，切段，晒干或烘干，生用。

1.处方用名

合欢皮。

2.药性特点

甘,平。归心、肝、肺经。

3.功效应用

(1)解郁安神:用于情志不遂,忿怒忧郁,烦躁失眠,心神不宁等证,能使五脏安和,心志欢悦,以收安神解郁之效。可单用或与柏子仁、酸枣仁等药配伍应用。

(2)活血消肿:用于跌打损伤,筋断骨折,血瘀肿痛之证。如治跌打扑伤,损筋折骨,可配麝香、乳香研末,温酒调服。还可用于肺痈,疮痈肿毒。用治肺痈,胸痛,咳吐脓血,单用有效。亦可与鱼腥草、冬瓜仁等药同用。治疮痈肿毒,常与蒲公英等药同用。

4.用量用法

6~12 g。煎服。外用适量。

5.使用注意

孕妇慎用。

6.功效比较

(1)合欢皮、合欢花:均解郁安神,用于心神不安之忧忿,健忘,烦躁,失眠等。合欢皮活血消肿,力量较弱,需重用久服方能见效。合欢花解郁作用优于合欢皮,用于忧郁失眠,胸闷食少。

(2)夜交藤、合欢皮:均安神,用于心神不宁,烦躁失眠,作用平和。夜交藤养心安神,略有补益之功,亦能祛风通络。合欢皮解郁安神,活血消肿。

(四)远志《神农本草经》

远志为远志科植物远志的根皮。主产于山西、河北等地。春、秋两季采挖。挖取根部,除去须根及泥沙,晒干。生用或炙用。

1.处方用名

远志、炙远志。

2.药性特点

苦、辛,温。归心、肺、肾经。

3.功效应用

(1)安神益智:用于心肾不交之心神不宁、失眠、惊悸等症,常与茯神、朱砂等药同用,如远志丸。治健忘证,常与人参、茯苓同用。本品为交通心肾,安定神志,益智强识之佳品。

(2)祛痰开窍:用于痰阻心窍所致之癫痫抽搐,惊风发狂等。用于癫痫昏仆,痉挛抽搐者,可与半夏、天麻等药配伍。治疗惊风狂证发作,常与石菖蒲、郁金等药同用。其治痰有两个特点,其一用于痰留于肺所致的咳嗽,咯痰不爽;其二用于痰阻心窍所致的神志错乱,恍惚,惊痫等。

(3)消散痈肿:用于痈疽疮毒,乳房肿痛,内服、外用均有疗效,内服可单用为末,黄酒送服。外用可隔水蒸软,加少量黄酒捣烂敷患处。

4.用量用法

3~10 g。煎服。外用适量。化痰止咳宜炙用。

5.使用注意

凡实热或痰火内盛者以及胃溃疡或胃炎患者慎用。

6.功效比较

(1)远志、茯苓:均能宁心安神,用于心神不宁,惊悸,失眠,健忘等,如天王补心丹,但二药在宁心安神机制方面又有所不同。远志宁心安神,略能助心阳,益心气,能使肾气上交于心,交通心肾以安神。又能祛痰通窍,消散痈肿。茯苓宁心安神是取其健脾以宁心,使水不凌心,而心悸、失眠消除,故多用于心脾两虚证。此外尚能利水消肿,补中健脾。

(2)远志、皂荚:均能祛痰,开窍,用于癫痫痰盛,皂荚力强。皂荚祛痰作用强,用于顽痰阻塞,胸闷咳喘,咯痰不爽。开窍以关窍闭阻,不省人事,口噤不开为宜,多吹鼻取嚏。尚能祛风杀虫。远志开窍只取其内服以开心窍,开窍作用不及皂荚。此外能安神,消散痈肿。

(五)灵芝《神农本草经》

灵芝为多孔菌科真赤芝或紫芝的干燥子实体。主产于四川、浙江等地。全年可采收。除去杂质,剪除附有朽木,泥沙或培养基的下端菌柄,阴干或在 40～50 ℃烘干,生用。

1.处方用名

灵芝。

2.药性特点

甘,平。归心、肺、肝、肾经。

3.功效应用

(1)补气安神:用于气血不足、心神失养所致心神不宁,失眠,惊悸,多梦,体倦乏力,食少等证。可单用研末吞服,或与当归、白芍等同用。本品有补气养血之功,亦可用于虚劳证,用治气短,神疲,手足逆冷,或烦躁口干等证,常与山茱萸、人参等同用。

(2)止咳平喘:用治痰饮证,若形寒咳嗽,痰多咳喘者,常与党参、干姜等同用。

4.用量用法

6～12 g。研末吞服 1.5～3 g。

(苏艳玲)

第八节 补 益 药

一、补气药

(一)人参《神农本草经》

人参为五加科植物人参的根。主产于吉林、辽宁、黑龙江等地。野生者名野山参,栽培者称园参。园参一般于栽培 6～7 年后,在秋季茎叶将枯萎时采挖。切片或粉碎用。

1.处方用名

吉林参、生晒参、红参、高丽参。

2.药性特点

甘、微苦,微温。归脾、肺、心经。

3.功效应用

(1)大补元气:用于元气虚脱,脉微欲绝的重危证候,可单用,如独参汤。若气虚欲脱兼见汗出、四肢逆冷等亡阳征象者,配附子、干姜同用,如四逆加人参汤。本品为拯危救脱要药,其大补元气之功无药可代。

(2)补脾益肺:用于肺气虚,短气喘促,懒言声微等证,配五味子、苏子等药同用,如补肺汤。

若肺肾两虚,肾不纳气之虚喘,配蛤蚧、核桃仁等药同用,如人参蛤蚧散、人参胡桃汤。若脾气虚之倦怠乏力,食少便溏等证,配伍白术、茯苓同用,如四君子汤。若脾气虚弱,中气下陷之脏器下垂,久泻脱肛,配黄芪、升麻等药同用,如补中益气汤。若心气虚之心悸怔忡,胸闷气短,脉虚结代,配炙甘草、桂枝等药同用,如炙甘草汤。

(3)生津止渴:用于热病气津两伤或气阴两虚之口渴,脉大无力者,配知母、石膏同用,如白虎加人参汤。治气阴两虚之口渴咽干,体倦气短,配麦冬、五味子同用,如生脉饮。

(4)安神益智:用于气血两亏,心神不安之心悸怔忡,失眠健忘者,可与当归、酸枣仁等药配伍,如归脾汤。

此外,人参又可配祛邪药同用,治疗余邪未清而正气已虚的病证,以取扶正祛邪之效。

4.用量用法

补虚5~10 g;救脱可用15~30 g。文火另煎,分次兑服。研末吞服,每次0.5~1 g,日服1~2次。

5.使用注意

热证、实证忌用。反藜芦。一般认为服用人参时,不宜饮茶。

(二)西洋参《增订本草备要》

西洋参为五加科植物西洋参的根。主产于美国、加拿大,我国北京、吉林等地亦有栽培。秋季采挖生长3~6年的根。切片生用。

1.处方用名

西洋参、花旗参。

2.药性特点

甘、微苦,凉。归肺、心、肾、脾经。

3.功效应用

(1)补气养阴:用于热病或大汗,大泻,大失血,耗伤元气及阴津所致神疲乏力,气短喘促,心烦口渴,尿短赤涩,大便干结,舌燥,脉细数无力等证,常与麦冬、五味子等同用。用于火热耗伤肺脏气阴所致短气喘促,咳嗽痰少,痰中带血等证,可与玉竹、麦冬等同用。本品具有类似人参而弱于人参的补益元气之功,因其性味苦寒,兼能清火养阴生津,但补气作用弱于人参。

(2)清热生津:用于热病气津两伤,身热汗多,口渴心烦,体倦少气,脉虚数者,常与西瓜翠衣、麦冬等同用,如清暑益气汤。临床亦常配伍养阴生津之品用于消渴病。

4.用量用法

3~6 g。另煎兑服。

5.使用注意

不宜与藜芦同用。

6.功效比较

人参、西洋参:均有补益元气之功,用于气虚欲脱之气短神疲,脉细无力等证。人参益气救脱之力强,单用即可收效。西洋参偏于苦寒,兼能清热,较宜于热病等所致的气阴两虚者。二药又皆能补脾肺,益气生津。此外,人参尚能安神益智。

(三)党参《增订本草备要》

党参为桔梗科植物党参的根。主产于山西、甘肃等地。秋季采挖。切厚片,生用。

1.处方用名

党参、台党、潞党。

2.药性特点

甘,平。归脾、肺经。

3.功效应用

(1)补脾益肺:用于各种气虚体弱之证,如短气乏力,食少便溏,久泻脱肛以及病后气血虚弱等,多配黄芪、白术同用。用于肺气亏虚的咳嗽气促,语声低弱等证,可与黄芪、蛤蚧等同用。一般补益的方剂中,多用党参代替人参。如遇虚脱危重证候,本品力薄,仍以用人参为宜。

(2)补血:用于气虚不能生血或血虚无以化气而见面色苍白或萎黄,乏力头晕,心悸之证,常配伍黄芪、熟地黄等同用,取其补气生血之功。

(3)生津:用于气津两伤的轻证,宜与麦冬、五味子等同用。

4.用量用法

10～30 g。

5.使用注意

中满邪实者忌用。反藜芦。

6.功效比较

人参、党参:均能补脾肺气、益气生津,用于脾气虚之倦怠乏力,精神萎靡,食少便溏。亦用于肺气虚之津伤口渴、消渴、血虚及气虚邪实之证,但人参乃补气要药,作用远胜于党参。二者兼有补血之功。人参大补元气,用于元气亏虚所致重证,又能生津止渴,安神益智。党参作用缓和,药力薄弱,古方用以主治轻证和慢性疾病者,可用党参加大用量代替人参,而急证、重证仍以人参为宜。党参尚补血,不具人参益气救脱之功,凡元气虚脱之证,应以人参急救虚脱,不能以党参代替。

(四)黄芪《神农本草经》

黄芪为豆科植物蒙古黄芪的根。主产于内蒙古、山西等地。春秋季采挖。生用或蜜炙用。

1.处方用名

黄芪、北黄芪、绵黄芪。

2.药性特点

甘,微温。归脾、肺经。

3.功效应用

(1)补气升阳:用于气虚体弱,倦怠乏力,食少便溏,短气自汗,常配伍人参同用,如参芪膏。若中气下陷,脱肛,子宫脱垂,胃下垂等证,与升麻、柴胡等同用,如补中益气汤。用于气虚血滞之中风偏枯,半身不遂,配当归、川芎同用,如补阳还五汤。

(2)固表止汗:用于表虚不固之自汗证,配防风、白术同用,如玉屏风散;或与牡蛎、浮小麦等同用,如牡蛎散。黄芪补气之中,又有外达之性,故能固表以止汗。

(3)利水消肿:用于虚证水肿,配白术、茯苓等同用。为治气虚水肿之要药。

(4)托毒生肌:用于气虚疮疡内陷,脓成不溃或久溃不敛,可与当归、肉桂等配伍,如托里透脓散、十全大补汤等。

4.用量用法

10～15 g;大剂量可用30～60 g。生黄芪多用于固表止汗,托毒排脓;炙黄芪多用于补脾益气。

5.使用注意

疮疡初起,表实邪盛及阴虚阳亢等证忌用。

6.功效比较

人参、党参、黄芪:三药皆具有补气作用,通过补气达到生津,生血之功效,且常相须为用,能相互增强疗效。人参作用较强,被誉为补气第一要药,并具有益气救脱,安神益智,补气助阳之功。党参补气之力较为平和,专于补益脾肺之气,兼能补血。黄芪补益元气之力不及人参,但长于补气升阳,益卫固表,托疮生肌,利水退肿,尤宜于脾虚气陷及表虚自汗等证。

(五)白术《神农本草经》

白术为菊科植物白术的根茎。主产于浙江、湖北等地。以浙江于潜产者最佳,称为于术。冬季采收。生用或土炒、麸炒用。

1.处方用名

白术、焦白术、于白术。

2.药性特点

甘、苦,温。归脾、胃经。

3.功效应用

(1)健脾益气:用于脾胃虚弱所致的倦怠乏力,食少,泄泻等证,常配党参、茯苓等同用,如四君子汤。若脾胃虚寒之脘腹冷痛,呕吐,腹泻,则应配党参、干姜等药同用,如理中汤。用于脾虚气滞之脘腹胀满,配枳实同用,如枳术汤。本品为"补气健脾第一要药"。

(2)燥湿利水:用于脾虚湿困,运化失职所致水肿,泄泻,配猪苓、茯苓等同用,如五苓散。脾虚中阳不振,痰饮内停者,宜配桂枝同用,如苓桂术甘汤。

(3)固表止汗:用于气虚自汗,常配黄芪、防风等同用,如玉屏风散。

(4)安胎:用于脾虚胎儿失养,胎动不安,可与人参、阿胶等同用。

4.用量用法

10~30 g。炒用健脾燥湿止泻。

5.使用注意

阴虚内热,津液亏耗者忌用。

6.功效比较

(1)白术、黄芪:均能补益脾气,用于脾气虚弱所致倦怠乏力,食少纳差,便溏,常同用。固表止汗,用于肺气虚所致表虚自汗或因表虚容易感受风邪者,如玉屏风散。固表皆取其补益卫外阳气而止汗,然而黄芪力胜。利水消肿,用于气虚水肿,小便不利。在具体应用方面稍有区别,白术利水以脾虚水泛,水湿停滞之痰饮、水肿为宜。黄芪善走肌表,利水则善治皮肤水肿。白术补脾亦能健脾,以脾虚湿阻中州为宜。此外能燥湿,安胎。黄芪补气力胜于白术,以气虚下陷者为宜。此外又能升阳举陷,托疮生肌。

(2)白术、茯苓:均能健运脾胃,利水,用于脾虚湿盛水肿,小便不利,带下等。茯苓性质平和,健脾不壅气,祛湿取淡渗之功,又能宁心安神。白术益气健脾作用好,祛湿取温燥及利水之功,又能补气,固表止汗,安胎。

(3)苍术、白术:均能健脾燥湿,乃脾虚脾湿证要药。苍术以燥湿运脾为主,且能发汗解表,祛风湿。白术以补脾益气为主,而有利水,止汗,安胎之功。故临床上脾虚气弱虚证,多用白术;而湿盛实证,多用苍术。

(六)山药《神农本草经》

山药为薯蓣科植物薯蓣的根茎。主产于河南、江西等地,河南(怀庆府)地区产者品质较佳,故有怀山药之称。霜降后采挖。生用或麸炒用。

1.处方用名

山药、怀山药、淮山药、薯蓣。

2.药性特点

甘,平。归肺、脾、肾经。

3.功效应用

(1)补脾养胃:用于脾虚气弱或气阴两虚,消瘦乏力,食少,便溏等证,常与党参、白术等配伍,如参苓白术散。或治脾虚不运,湿浊下注之妇女带下,如完带汤。本品作用和缓,不寒不燥,补而不滞,既能补脾益气,又能滋养脾阴,为平补脾胃常用之品。

(2)益肺生津:用于肺虚咳喘,可与太子参、南沙参等同用。本品补肺气,兼能滋肺阴。其补肺之力较缓。

(3)补肾涩精:用于肾气虚之腰膝酸软,夜尿频多或遗尿,滑精早泄,女子带下清稀及肾阴虚之形体消瘦,腰膝酸软,遗精等证,如缩泉丸、六味地黄丸等。

此外,用于消渴,既取补肺脾肾之气,又补肺脾肾之阴,常与生地黄、黄芪等配伍,如玉液汤。

4.用量用法

10~30 g;大剂量60~250 g。入滋阴药宜生用;入补脾肺药宜炒用,麸炒可增强补脾止泻作用。

5.使用注意

脾胃湿滞者忌用。

(七)甘草《神农本草经》

甘草为豆科植物甘草的根及根茎。主产于内蒙古、甘肃等地。春秋采挖,以秋采者为佳。生用或蜜炙用。

1.处方用名

甘草、粉甘草、生甘草、炙甘草。

2.药性特点

甘,平。归心、肺、脾、胃经。

3.功效应用

(1)补气:用于心气不足所致脉结代,心动悸等证,常配人参、阿胶等同用,如炙甘草汤。治脾虚气弱,食少倦怠,多配党参、白术等,如四君子汤。

(2)清热解毒:用于多种热毒证。治热毒疮疡,咽喉红肿疼痛,常与黄连、连翘等药同用。对附子等多种药物所致的中毒或河豚等食物中毒,有一定解毒作用。

(3)润肺止咳:用于寒热虚实多种咳喘,有痰、无痰者均宜。

(4)缓急止痛:用于脾虚肝旺的脘腹挛急作痛或阴血不足之四肢挛急作痛,常与白芍相须为用,如芍药甘草汤、小建中汤等。

(5)调和药性:用于缓和和协调药物的烈性或峻猛之性,如热药用之缓其热,寒药用之缓其寒,攻下药用之缓其泻,峻猛药用之缓其烈。

4.用量用法

3～10 g。生甘草多用于清热解毒,缓急止痛;炙甘草多用于补益中气。

5.使用注意

湿阻中满,恶心呕吐者忌用。反甘遂、大戟、芫花、海藻。

(八)大枣《神农本草经》

大枣为鼠李科乔木植物枣的成熟果实。主产于河北、山东等地。秋季果实成熟时采收。生用。

1.处方用名

大枣、红枣。

2.药性特点

甘,温。归脾、胃、心经。

3.功效应用

(1)补脾益胃:用于脾气虚弱,消瘦乏力,食少便溏,单用有效。其补气之力较为平和,若气虚较甚者,宜与人参等同用。

(2)养血安神:用于血不养心,心失所养之脏躁证,症见神情抑郁,精神恍惚,心烦不眠等证,配小麦、甘草等同用,如甘麦大枣汤。

(3)调和药性:本品甘缓,能缓和药性,如与攻下药同用,使攻邪而不致于伤正,如十枣汤。也用于因使用峻猛药物后,取大枣扶助正气之功。

4.用量用法

3～10 枚。宜劈破入煎。

5.使用注意

湿盛脘腹胀满者忌用。

6.功效比较

甘草、大枣:均能补脾益气,用于脾胃气虚所致中气不足,气短乏力,如小建中汤。调和药性,能缓解某些药物的峻烈之性、毒性和不良反应,并保护正气,如用甘草之四逆汤,调胃承气汤;用大枣之十枣汤、葶苈大枣泻肺汤等,使其同热药则缓其热,同寒药则缓其寒,同补药则补而不骤,同泻药则泻而不速,寒热错杂使之得平。甘草清热解毒,用于痈疽疮疡,咽喉肿痛以及药物、食物中毒,古今方中大量使用,如普济消毒饮、四妙勇安汤。祛痰止咳,用于多种咳嗽,无论寒热虚实均可配伍使用,如治寒喘之麻黄汤,热喘之麻杏甘石汤,寒咳之止嗽散,热咳之桑菊饮等。缓急止痛,用于腹中挛急疼痛,多配白芍药同用,如芍药甘草汤。现亦用其制酸止痛。总之甘草既能扶正,又可驱邪。大枣养血安神,用于内伤肝脾,营血耗伤所致之喜悲伤欲哭,坐卧不安,心烦不寐,神志不宁之脏躁证,如甘麦大枣汤。大枣伍生姜尚能调和营卫,生津血而助汗,助脾胃而益气,又防汗多而伤营,防气壅而能养正。大枣伍生姜和桂枝配芍药皆能调和营卫,前者作用较弱,调和脾胃,后者作用较强。甘草重在补气以助脾胃生化之源,清热解毒,祛痰止咳,缓急止痛。大枣兼能补血以资营血,安定神明。

二、补阳药

(一)鹿茸《神农本草经》

鹿茸为脊椎动物鹿科梅花鹿或马鹿等雄鹿头上未骨化而带茸毛的幼角。主产于东北、西北及西南等地。夏秋两季雄鹿长出的新角尚未骨化时,将角锯下或用刀砍下。用时燎去毛,刮净,横切薄片,研细粉用。

1.处方用名

鹿茸、鹿茸片、鹿茸血片。

2.药性特点

甘、咸,温。归肾、肝经。

3.功效应用

(1)补肾壮阳,益精养血:用于肾阳亏虚,精血不足,畏寒肢冷,阳痿早泄,宫冷不孕,小便频数,腰膝酸痛,头晕耳鸣,精神疲乏等证,可单用或配伍人参、黄芪同用,如参茸固本丸。本品为峻补肾阳,补益精血之要药。

(2)强壮筋骨:用于肝肾亏虚,精血不足,筋骨痿软,或小儿发育不良,囟门过期不合,齿迟,行迟等,常与熟地黄、山茱萸等同用。

(3)固冲止带:用于肝肾亏虚,冲任不固,带脉失约,崩漏不止,白带过多。治疗崩漏不止,常与当归、阿胶等药配伍。治疗带下清稀量多,可与海螵蛸、覆盆子等药同用。

(4)温补托毒:用于疮疡已成,因正虚毒盛,不能托毒外达,或疮疡内陷不起,难溃难腐者,可与肉桂、黄芪等配伍,如阳和汤。

4.用量用法

1~3 g;研细末,1天分3次冲服。或入丸、散剂。

5.使用注意

服用本品宜从小量开始,缓缓增加至治疗需要量,不可骤用大量。凡阴虚阳亢,血分有热,胃火炽盛或肺有痰热,以及外感热病者,均应忌服。

6.功效比较

鹿茸、附子:均能温肾壮阳,用于肾阳虚所致阳痿,腰膝冷痛等,乃温暖肾阳要药。尤以鹿茸力峻。附子又能温里散寒、回阳救逆,乃治疗阳虚重证要药。鹿茸温肾方面主要用于肾功能衰退,专于补虚,故能补益精血。其主要作用不在于祛邪,而在于扶助正气,乃峻补肾阳要药,又能托疮生肌。

(二)淫羊藿《神农本草经》

淫羊藿为小檗科植物淫羊藿的地上部分。主产陕西、山西等地。夏秋季采割。生用或以羊脂油炙用。

1.处方用名

淫羊藿、仙灵脾。

2.药性特点

辛、甘,温。归肝、肾经。

3.功效应用

(1)补肾壮阳:用于阳痿尿频,腰膝无力,可单用本品浸酒服或配伍其他补肾温阳药同用,如肉苁蓉、巴戟天等。

2.祛风除湿:用于风湿痹痛,筋骨不利及肢体麻木,常与威灵仙、肉桂同用。本品能走四肢而祛风除湿。

4.用量用法

6～12 g。

5.使用注意

阴虚火盛者不宜用。

(三)巴戟天《神农本草经》

巴戟天为茜草科植物巴戟天的根。主产于广东、福建等地。全年均可采挖。生用或盐水炙用。

1.处方用名

巴戟天、巴戟肉。

2.药性特点

辛、甘,微温。归肾、肝经。

3.功效应用

(1)补肾壮阳

用于肾阳虚弱,命门火衰所致阳痿不育,配淫羊藿、仙茅等同用,如赞育丸。治下元虚冷,宫冷不孕,月经不调,少腹冷痛,配肉桂、吴茱萸同用。

(2)祛风除湿

用于肾阳虚兼风湿痹痛者,用之颇为适合,可配杜仲、菟丝子等同用。

4.用量用法

6～12 g。

5.使用注意

阴虚火旺者不宜用。

(四)仙茅《海药本草》

仙茅为石蒜科植物仙茅的根茎。产于西南及长江以南各省,四川产量甚大。春初发芽前及秋末地上部分枯萎时采挖。除去须根,晒干,切片生用,或经米泔水浸泡切片。

1.处方用名

仙茅。

2.药性特点

辛,热。有毒。归肾、肝经。

3.功效应用

(1)温肾壮阳:用于命门火衰,阳痿早泄及精寒不育,常与淫羊藿、巴戟天等同用。本品辛热燥烈,作用较强。

(2)祛寒除湿:用于肾阳虚兼风湿痹痛者,常与杜仲、独活等同用。

4.用量用法

5～15 g。煎服或酒浸服,亦入丸散。

5.使用注意

阴虚火旺者忌服。燥烈有毒,不宜久服。

6.功效比较

巴戟天、淫羊藿、仙茅:均能温肾壮阳,用于肾阳不足阳痿精冷,小便频数,肾虚腰膝痿软,宫冷不孕,闭经,可同用,尤以更年期综合征多用,如二仙汤。祛风除湿,用于风湿所致痹痛,四肢麻木,拘挛疼痛,筋骨冷痛痿弱。巴戟天质柔润,性较缓和,温而不燥,补而不滞,强筋骨功效佳,其助阳力较温和,专走下焦,治腰膝疼痛力量相对较弱。淫羊藿性燥不润,能走四肢,治四肢拘挛麻木之风湿痹痛偏于寒湿者。其助阳之力强于巴戟天,弱于仙茅。略有降压作用。又能助孕,也能治疗虚喘。仙茅性猛有毒,温散力强,治疗寒湿重证。

(五)肉苁蓉《神农本草经》

肉苁蓉为列当科植物肉苁蓉的带鳞叶的肉质茎。主产于内蒙古、甘肃等地。春季苗未出土或刚出土时采挖,除去花序。切片生用或酒制用。

1.处方用名

肉苁蓉、淡大芸。

2.药性特点

甘、咸,温。归肾、大肠经。

3.功效应用

(1)补肾助阳:用于阳痿不起,小便余沥,常配菟丝子、续断同用,如肉苁蓉丸。治肾虚骨痿,不能起动,亦可与杜仲、巴戟天等同用。本品为补肾阳,益精血之良药。

(2)润肠通便:用于肠燥便秘。因本品既能润肠通便,又能补肾阳,益肾精,故尤其适宜于老人或病后肠燥便秘而肾阳不足,精亏血虚者,常与当归、牛膝等药同用,如济川煎。

4.用量用法

10～15 g。

5.使用注意

阴虚火旺,大便溏泄或热结便秘者不宜服。

(六)锁阳《本草衍义补遗》

锁阳为锁阳科肉质寄生草本植物锁阳的肉质茎。主产于内蒙古、甘肃等地。春季采收。除去花序,置沙土中半埋半露,连晒带烫,使之干燥,防霉,切片生用。

1.处方用名

锁阳。

2.药性特点

甘,温。归肝、肾、大肠经。

3.功效应用

(1)补肾助阳:用于阳痿,不孕,下肢痿软,筋骨无力等,常与肉苁蓉、菟丝子等同用。

(2)润肠通便:用于老人或病后肠燥便秘而属于肾阳不足,精血亏虚者,常与肉苁蓉、当归等药同用。

4.用量用法

10～15 g。

5.使用注意

阴虚火旺,脾虚泄泻,实热便秘者均忌服。

6.功效比较

肉苁蓉、锁阳:均能补肾壮阳,用于肾阳虚所致阳痿,遗精,腰膝无力。特点是温而不燥,补而不峻,润而不腻,滑而不泄。同用加强其作用。润肠通便,用于肠燥便秘。以虚损病证为宜。肉苁蓉具从容和缓之性,偏于润肠通便。锁阳尤以肾虚肢软,足膝软弱多用,如虎潜丸。肉苁蓉润肠通便强于锁阳,锁阳温肾助阳胜于肉苁蓉。

(七)杜仲《神农本草经》

杜仲为杜仲科落叶植物杜仲的树皮。主产于湖北、四川等地。4~6月剥取。生用或盐水炒用。

1.处方用名

杜仲、川杜仲、绵杜仲、炒杜仲。

2.药性特点

甘,温。归肝、肾经。

3.功效应用

(1)补益肝肾,强壮筋骨:用于肾虚腰痛,筋骨无力,小便频数等证,与补骨脂、菟丝子等同用。本品为治腰痛的要药。

(2)安胎止漏:用于肝肾亏虚,冲任不固,胎动不安,胎漏下血或滑胎,单用有效,亦可与续断、当归等同用,如固胎丸。

4.用量用法

6~12 g。

5.使用注意

阴虚火旺者不宜用。

(八)续断《神农本草经》

续断为川续断科植物川续断的干燥根。主产四川、湖南等地。秋季采挖。切片,生用。

1.处方用名

续断、川续断、川断。

2.药性特点

苦、辛,微温。归肝、肾经。

3.功效应用

(1)补益肝肾,强筋健骨:用于肝肾不足,腰膝酸痛,可与杜仲、牛膝等同用。若肾阳不足,腰痛,遗精滑泄,遗尿尿频等证,常与鹿茸、肉苁蓉等配伍。若寒湿痹痛,配伍五加皮、千年健等同用。

(2)止血安胎:用于肝肾不足,崩漏下血,胎动不安等症,与桑寄生、阿胶等配伍,如寿胎丸。

(3)疗伤续折:用于跌打损伤,瘀血肿痛,筋伤骨折,常与桃仁、红花等配伍同用。

此外,本品活血祛瘀止痛,用治痈肿疮疡,血瘀肿痛,达到通利血脉之功。

4.用量用法

10~15 g。或入丸、散。外用适量研末敷。崩漏下血宜炒用。

5.使用注意

风湿热痹者忌服。

6.功效比较

(1)杜仲、续断、桑寄生:均补益肝肾,强壮筋骨,用于肝肾不足所致的腰膝酸痛,关节不利,筋骨无力。安胎止漏,用于妇人冲任不固,肝肾亏虚胎动不安,胎漏下血等证,如寿胎丸中配伍有续断、桑寄生。杜仲补助肾阳,用于肾阳虚所致腰痛膝软,筋骨无力,阳痿,尤为治疗腰痛要药。补益作用较续断、桑寄生为优。续断通利血脉,续筋接骨,用于跌打损伤,筋伤骨折,瘀肿疼痛,金疮等,为外伤科之常用品。其补而不滞,行而不猛,疏通诸脉。桑寄生药性平和,祛风湿,以肝肾不足之风湿痹痛多用,如独活寄生汤。尤对于痹痛日久伤及精血,不能润养筋骨之痿弱证用之最宜。兼有养血之效。杜仲为腰痛要药,续断为伤科要药,桑寄生为祛风湿常药。

(2)续断、骨碎补:均能补益肝肾,用于肝肾不足之腰酸腿软,骨碎补作用较弱。活血疗伤,用于肾亏腰痛,跌打损伤,瘀滞肿痛,均为治疗跌打损伤常用药。骨碎补为骨折损伤专药,因补肾又能治疗耳鸣耳聋,牙痛,久泻。续断为安胎良药,通利血脉而续筋,尤为治疗筋伤要药。

(九)菟丝子《神农本草经》

为旋花科寄生缠绕性草本植物菟丝子的干燥成熟种子。我国大部分地区均产。秋季果实成熟时采收。生用或煮熟捣烂作饼用。

1.处方用名

菟丝子、菟丝饼。

2.药性特点

辛、甘,平。归肾、肝、脾经。

3.功效应用

(1)补肾固精:用于肾虚所致的腰膝酸痛,阳痿遗精,尿频,带下等证候。治腰膝酸痛,常配杜仲、桑寄生等同用。治阳痿遗精,常与枸杞子、覆盆子等同用,如五子衍宗丸。治小便不禁,夜尿频多,常与鹿茸、五味子等同用。本品为平补阴阳之品。

(2)养肝明目:用于肝肾不足,目失所养,目暗不明,视物模糊者,常与熟地黄、枸杞子同用,如驻景丸。

(3)温脾止泻:用于脾肾两虚之便溏,泄泻,宜与补骨脂、砂仁同用,作用平和。

(4)补肝肾安胎:用于肝肾不足,冲任不固,胎失所养之胎动不安,常与桑寄生、续断等同用,如寿胎丸。

4.用量用法

10～15 g。

(十)补骨脂《药性论》

补骨脂为豆科植物补骨脂的干燥成熟果实。主产河南、四川等地。秋季果实成熟时采收。生用或盐水炒用。

1.处方用名

补骨脂、破故纸、故子。

2.药性特点

辛、苦,温。归肾、肝经。

3.功效应用

(1)补肾壮阳,固精缩尿:用于肾阳不足,命门火衰之腰膝冷痛、痿软无力,可与菟丝子、核桃仁等配伍。用于肾虚不固之遗精滑精、遗尿尿频,常与菟丝子、益智仁等配伍。

(2)温脾止泻:用于脾肾虚寒之五更泄泻,常配五味子、吴茱萸同用,如四神丸。

(3)纳气平喘:用于肾阳虚衰,肾不纳气,上气喘促,常配附子、肉桂等同用。

4.用量用法

5～15 g。

5.使用注意

阴虚火旺及大便燥结者不宜用。

6.功效比较

(1)破故纸、云故纸:为两种不同的药物。破故纸即补骨脂,能补肾壮阳,固精缩尿,温脾止泻,纳气平喘。云故纸又名玉蝴蝶、木蝴蝶。清肺利咽,用于喉痹音哑,肺热咳嗽,为治咽喉肿痛之常用药,疏肝和胃,用于肝胃气痛,作用较弱,为开音利咽要药。

(2)补骨脂、骨碎补:均能补肾,用于肾虚所致腰痛,久泻。补骨脂补肾壮阳力胜于骨碎补,乃温补之品,以肾虚阳痿多用。又能固精缩尿,温脾止泻,平喘。骨碎补作用平和,补肾方面亦用于耳鸣,耳聋,牙痛。亦用治斑秃。活血续筋,用于跌打损伤,筋骨损伤,瘀滞肿痛。

(十一)益智仁《本草拾遗》

益智仁为姜科植物益智的成熟果实。主产于广东、福建等地。夏秋季果实由绿转红时采收。晒干,砂炒后去壳取仁,生用或盐水微炒用。用时捣碎。

1.处方用名

益智仁。

2.药性特点

辛,温。归肾、脾经。

3.功效应用

(1)暖肾固精缩尿:用于治疗梦遗,常与乌药、山药等同用。治下焦虚寒,小便频数,以益智仁、乌药等分为末,山药糊丸,如缩泉丸。本品补益之中兼有收涩之性。

(2)温脾止泻摄唾:用于中焦虚寒之泄泻,可与黄芪、柴胡等同用。用于中焦虚寒,口多涎唾者,单用或与附子、肉桂等配伍。

4.用量用法

3～10 g。

5.使用注意

阴虚火旺证、湿热者不宜用。

6.功效比较

(1)益智仁、补骨脂:皆能温补脾肾,可治遗精,遗尿及泄泻等证。补骨脂偏于补肾助阳,为治肾虚腰痛及阳痿之要药。益智仁则偏于温脾固涩,可治脾胃虚寒泄泻及口多涎唾。

(2)益智仁、佩兰:均为治疗涎沫增多证的要药。益智仁所治乃脾胃虚寒证,以口唾清涎,胃中冷痛为其特征。又能补肾壮阳,固精缩尿,温脾止泻,平喘。佩兰所治乃脾胃湿浊证,以口甘多涎,胃中满闷,伴恶心呕吐等证为宜,又能芳香化湿,解暑。

(十二)蛤蚧《雷公炮制论》

蛤蚧为壁虎科动物蛤蚧除去内脏的干燥体。主产于广西、广东等地。全年均可捕捉。用时除去头、足和鳞片,切成小块,黄酒浸润后烘干用。

1.处方用名

蛤蚧。

2.药性特点

咸,平。归肺、肾经。

3.功效应用

补肺肾,益精血,定喘嗽:用于肺虚劳嗽,宜与麦冬、杏仁等同用。若喘咳日久,肺肾两虚,配伍人参、贝母等同用,如人参蛤蚧散。若肾阳不足,肾精亏虚所致的阳痿、早泄、精薄,可单用浸酒服或配伍鹿茸、海狗肾等药同用。本品为治虚喘劳嗽之要药。

4.用量用法

5～10 g;研末服,每次 1～2 g,每天 3 次。亦可浸酒服或入丸、散剂。

5.使用注意

风寒喘咳及有外邪实热者均忌用。

(十三)核桃仁《开宝本草》

核桃仁为胡桃科落叶乔木胡桃果实的核仁。全国各地均有栽培。9～10 月果实成熟时采收。生用或炒用。

1.处方用名

核桃仁、胡桃肉、核桃肉、胡桃。

2.药性特点

甘,温。归肺、肾、大肠经。

3.功效应用

(1)补肾温肺定喘:用于腰膝冷痛,阳痿,遗精,小便频数,配补骨脂、杜仲等同用。亦常与人参、生姜等同用,如人参胡桃汤。

(2)润肠通便:用于老年及病后津液不足,肠燥便秘,可单独服用或与蜂蜜等配伍同用。

此外,本品有黑须发的作用,可与蜂蜜、黑芝麻等同用。

4.用量用法

10～30 g。定喘嗽宜连皮用;润肠燥宜去皮用。

5.使用注意

痰热喘咳及阴虚有热而致吐衄者忌用。

6.功效比较

(1)桃仁、核桃仁:均能润肠通便,用于津亏肠燥便秘证,如五仁丸中用桃仁治疗便秘。胡桃肉可单用治疗便秘。止咳平喘,用于气逆咳喘证。桃仁活血化瘀,用于跌打损伤,瘀血肿痛,血瘀经闭,痛经,如桃红四物汤、血府逐瘀汤。消散痈肿,用于气血壅滞所致的体内痈肿,如治肺痈之苇茎汤,治肠痈之大黄牡丹汤。核桃仁补肺纳气平喘,补肾助阳作用平和,多作补肾强腰膝的辅助药。桃仁、核桃仁在平喘方面,桃仁用于实证,核桃仁则用于虚证。

(2)核桃仁、瓜蒌仁:均能润肠通便,用于肠燥便秘。其质润多脂,尤以体虚日久便秘多用。亦能治疗肺部病变,如咳嗽。核桃仁温肺纳气定喘,用于肺肾两虚喘证,润肺而化痰浊,多用于实证。补肾助阳,用于肾阳虚所致阳痿,但力量较弱。瓜蒌仁润燥化痰,用于燥痰、热痰所致咳嗽痰黄,质稠难咯。

三、补血药

(一)当归《神农本草经》

当归为伞形科植物当归的根。主产于甘肃、四川等地。产于甘肃岷县(古称秦州)者,质量好,习称秦归。秋末采挖。生用或酒炒用。

1.处方用名

当归、全当归、当归身、当归尾、秦当归、岷当归。

2.药性特点

甘、辛,温。归肝、心、脾经。

3.功效应用

(1)补血活血:用于血虚兼血瘀所致面色萎黄,心悸失眠,常与熟地黄、白芍配伍,如四物汤。若气血两虚,常配黄芪同用,如当归补血汤、人参养荣汤。本品为补血圣药。

(2)调经止痛:用于血瘀血虚月经不调,凡妇女经病,无论经期愆期或过少,崩漏等均可用之,为调经要药,如四物汤、温经汤均配伍本品。

(3)润肠通便:用于血虚便秘,常与肉苁蓉、火麻仁等同用。当归质润多脂,故有润燥通便作用。

(4)止咳平喘:用于因体虚所致咳嗽喘息,可配伍止咳平喘药物杏仁、桃仁等同用。

4.用量用法

5~15 g。全当归补血活血;归身长于补血;归尾长于活血祛瘀。酒炒用,能加强活血之功。

5.使用注意

阴虚内热,脾虚泄泻者不宜用。

6.功效比较

(1)当归、鸡血藤:均能补血、活血祛瘀,用于血虚血瘀所致头昏,目眩,月经不调,经闭腹痛,跌打损伤,痈疽疮疡及风湿痹痛等。当归以补血为主,调经止痛,润肠通便,止咳平喘。为疗血虚要药。鸡血藤以活血为主,且能舒筋活络。

(2)当归、桃仁:均能活血化瘀,用于血瘀病证,如痛经、经闭、跌打损伤、瘀滞肿痛,常同用,如桃红四物汤。润肠通便,用于肠燥便秘。当归用于血虚便秘,桃仁用于血燥便秘。二药都用于咳喘病证,当归用于体虚病证,桃仁用于体实病证。当归又能补血,调经止痛,既为补血要药,又为调经要药。桃仁又能消散痈肿,用治内痈。

(二)熟地黄《图经本草》

熟地黄为玄参科植物地黄的根茎,经加工蒸晒而成。是以干地黄加黄酒拌,蒸至内外色黑,取出晒干,切片用。

1.处方用名

熟地黄、熟地、大熟地、砂仁拌熟地。

2.药性特点

甘,微温。归肝、肾经。

3.功效应用

(1)补血:用于血虚萎黄,眩晕,心悸,失眠及月经不调,崩中漏下等,常与当归、白芍同用,如四物汤。若心血虚致心悸怔忡,常与酸枣仁、柏子仁等同用,如天王补心丹。若崩漏下血而致血虚血寒,少腹冷痛者,可与阿胶、艾叶等药同用,如胶艾汤。本品补血作用强于当归,乃养血补虚之要药。

(2)滋阴:用于肝肾阴虚,腰膝酸软,遗精,盗汗,耳鸣,耳聋及消渴等,可配山茱萸、山药等同用,如六味地黄丸。亦可与知母、黄柏等同用,如大补阴丸。治精血亏虚,须发早白,常与何首乌、牛膝等配伍,如七宝美髯丹。治肝肾不足,五迟五软,可配龟甲、狗脊等同用,如虎潜丸。

4.用量用法

10～30 g。砂仁拌熟地黄,可减少滋腻之性。

5.使用注意

凡脾虚胃呆纳少、腹满便溏或痰湿素盛者均不宜用。

6.功效比较

(1)鲜地黄、生地黄、熟地黄:均有养阴生津之功,用治阴虚津亏诸证。鲜地黄甘苦大寒,滋阴之力虽弱,但长于清热凉血,泻火除烦,多用于血热邪盛,阴虚津亏证。生(干)地黄甘寒质润凉血之力稍逊,但长于养心肾之阴,故血热阴伤及阴虚发热者宜之。熟地黄性味甘温,入肝肾而功专养血滋阴,凡真阴不足,精髓亏虚者,皆可用之。

(2)当归、熟地黄:均补血,用于血虚证,如面色萎黄、心悸、月经不调等。熟地黄补血作用强于当归。熟地黄滋阴之力较大,善于滋养肝肾,用于血虚阴亏之证,尤以肾阴亏虚多用。当归又能活血,善于调经止痛,润肠通便,止咳平喘。

(3)熟地黄、鹿茸:均补益精血,用于精血不足,筋骨无力之头晕、耳鸣、精神疲乏、腰酸疼痛等证,可同用。鹿茸温性较熟地黄为甚,为补阳要药,凡肾阳虚所致畏寒肢冷、阳痿早泄,冲任不固之宫冷不孕、崩漏不止、带下过多皆为其宜。托疮生肌,用于疮疡久溃不敛,脓液清稀者。熟地黄甘味较鹿茸为甚,为补血要药,凡血虚所致面色萎黄,头晕眼花,心悸失眠,月经不调,须发早白皆为其宜。

(三)白芍《神农本草经》

白芍为毛茛科植物芍药的根。主产于浙江、安徽等地。夏秋二季采挖。刮去外皮,水煮,晒干,生用或炒用。

1.处方用名

白芍、白芍药。

2.药性特点

苦、酸,微寒。归肝、脾经。

3.功效应用

(1)养血:用于肝血亏虚,面色苍白,眩晕心悸,月经不调,崩中漏下,常与熟地黄、当归等同用,如四物汤。若血虚有热,月经不调,可配伍黄芩、续断等药,如保阴煎。若崩漏,可与阿胶、艾叶等同用。

(2)柔肝止痛:用于血虚肝郁,胁肋疼痛,常配柴胡、当归等,如逍遥散。治疗脾虚肝旺,腹痛泄泻,与白术、陈皮同用,如痛泻要方。治疗痢疾腹痛,与木香、黄连等同用,如芍药汤。若阴血虚筋脉失养而致手足挛急作痛,常配甘草同用,即芍药甘草汤。

(3)平抑肝阳:用于肝阳上亢之头痛眩晕,常配牛膝、龙骨等,如镇肝熄风汤、建瓴汤。

(4)敛阴止汗:用于外感风寒,营卫不和之汗出恶风,与桂枝、大枣等同用,如桂枝汤;治阴虚盗汗,与龙骨、浮小麦等同用。

4.用量用法

5～15 g。大剂量 15～30 g。

5.使用注意

反藜芦。

6.功效比较

(1)当归、白芍:均能补血,调经止痛,用于血虚所致的头痛目眩、心悸及月经不调、痛经等,如四物汤。当归尚能活血化瘀,润肠通便,当归补血胜于白芍。白芍柔肝止痛作用好,能缓和因肝气不舒或肝气乘脾所致的脘腹疼痛或胸胁作痛、手足拘挛等。平抑肝阳,用于肝阴不足,虚阳上浮所致动风抽搐瘛疭。白芍补肝又能平肝,补肝指补肝血肝阴,平肝指平降肝气肝阳。

(2)白芍、延胡索:均为止痛要药,凡胸、胁、胃脘、腹部、头部疼痛,痛经等诸痛皆能治疗。延胡索活血行气以止痛,用于气滞血瘀等多个部位疼痛,止痛效果好。为首选止痛药。白芍药补血柔肝敛阴以止痛,用于肝郁胁肋疼痛,胃脘疼痛。此外又能养血、敛阴止汗、平抑肝阳。

(3)白芍、赤芍:皆能止痛,可治疼痛的病证。白芍长于养血柔肝,缓急止痛,养血调经,敛阴止汗,平抑肝阳。赤芍则长于活血祛瘀止痛,主治血滞诸痛证,又能清热凉血,清泄肝火。有"白敛赤散,白补赤泻"之说。

(四)阿胶《神农本草经》

阿胶为马科动物驴的去毛之皮经熬制而成的固体胶。主产于山东、浙江等地。以山东东阿县的产品最著名。直接烊化或炒成阿胶珠用。

1.处方用名

阿胶、驴皮胶、阿胶珠。

2.药性特点

甘,平。归肺、肝、肾、心经。

3.功效应用

(1)补血滋阴:用于血虚诸证,而尤以治疗出血而致血虚为佳。可单用本品即效,亦常配熟地黄、芍药等同用。治气虚血少之心动悸、脉结代,与桂枝、人参等同用,如炙甘草汤。若热病伤阴,心烦不眠,常配黄连、鸡子黄等,如阿胶鸡子黄汤。对于阴虚或肺燥咳嗽,又可配沙参、麦冬等同用,如清燥救肺汤。用治温热病后期,真阴欲竭,阴虚风动,手足瘛疭,配龟甲、生地黄同用,如大定风珠。本品为血肉有情之品,乃补血要药。

(2)止血:用于出血而有血虚或阴亏征象者。若治血虚血寒之妇人崩漏下血等,常与当归、艾叶等同用,如胶艾汤。治脾气虚寒便血或吐血等证,配白术、附子等同用,如黄土汤。本品为止血要药。

4.用量用法

5～15 g。入汤剂宜烊化冲服。

5.使用注意

脾胃虚弱者慎用。

6.功效比较

熟地黄、阿胶:均补血滋阴,用于心肝血虚所致的心悸、失眠以及阴亏所致骨蒸潮热、盗汗、腰膝酸软等。阿胶、熟地黄均腻胃,但阿胶滋腻之性更强。熟地黄偏补肾阴。阿胶用于心、肾、肺、肝诸脏阴虚之证,且止血,作用显著。

(五)何首乌《开宝本草》

何首乌为蓼科缠绕植物何首乌的块根。主产于湖北、贵州等地。秋季采挖。生用或蒸制后用。

1.处方用名

何首乌、制首乌、生首乌。

2.药性特点

苦、甘、涩,微温。归肝、肾经。

3.功效应用

(1)补益肝肾:用于血虚萎黄,腰酸脚弱,耳鸣耳聋,常与熟地黄、酸枣仁等同用。其补益作用平和。

(2)乌须黑发:用于肝肾不足头晕眼花,须发早白,脱发,如七宝美髯丹。为乌发要药。

(3)截疟,解毒:用于疟疾日久,气血虚弱,可与人参、甘草同用,如何人饮。若瘰疬,痈疽,皮肤瘙痒,可配伍夏枯草、当归等药同用。

(4)润肠通便:用于年老体弱血虚肠燥便秘,可与肉苁蓉、当归等同用。

4.用量用法

10~30 g。制首乌补益肝肾;生首乌通便,解毒。

5.使用注意

大便溏泄及湿痰较重者不宜用。

6.功效比较

(1)制首乌、熟地黄:均能补益肝肾,益精血。熟地黄滋阴之力较强,为首乌所不及。制首乌补而不腻,不寒不燥,作用温和,对于虚不受补之证,尤为相宜。

(2)何首乌、夜交藤:二者同出一物。何首乌乃块根,补益肝肾,乌须黑发,用于血虚及肝肾不足之面色萎黄、眩晕、失眠、腰膝酸软、筋骨不健、须发早白,为乌须黑发要药。自古以来将其作为强壮药物使用。润肠通便,用于精血亏少之肠燥便秘证。又能解毒、截疟。夜交藤乃何首乌的藤茎。养心安神,用于阴血虚少所致失眠、心悸、多汗。祛风通络,用于风湿痹痛所致周身酸痛以及皮肤疮疹作痒。何首乌以养血、补益肝肾为主。夜交藤以安神、祛风通络为主。

(六)枸杞子《神农本草经》

枸杞子为茄科植物宁夏枸杞的成熟果实。主产于宁夏、甘肃等地。夏秋二季果实呈橙红色时采收。晾至皮皱后,再晒至外皮干硬,果肉柔软,生用。

1.处方用名

枸杞子、枸杞、西枸杞、甘枸杞。

2.药性特点

甘,平。归肝、肾经。

3.功效应用

(1)滋补肝肾:于精血不足所致腰膝酸软、遗精滑泄、耳聋、牙齿松动、须发早白、失眠多梦以及肝肾阴虚所致潮热盗汗、消渴、阳痿、遗精,如治疗肝肾亏损、早衰之七宝美髯丹。本品为平补肾精肝血之品。

(2)益精明目:用于肝肾不足所致视力减退、两目干涩、内障目昏、头晕目眩,常与山茱萸、菊花等品同用,如杞菊地黄丸。

4.用量用法

6~12 g。

5.使用注意

脾虚湿滞及便溏者不宜用。

6.功效比较

(1)狗脊、枸杞子:均能补益肝肾、强壮腰膝,用于肝肾不足之腰腿疼痛、膝软脚弱、筋骨无力等。狗脊祛风湿,利关节,用于风湿痹痛,肢体麻木,筋骨无力,俯仰不利,尤以肝肾不足兼风湿痹痛多用。枸杞子为滋补肝肾要药,无论肾阳不足、肾阴不足均宜。益精明目、补益之功胜于狗脊。枸杞子对血虚病证也很有效。同时亦补气,故能补益气血阴阳诸虚证。

(2)枸杞子、鹿角胶:均能补阴补阳又补血,用于阴虚、阳虚兼血虚病证。鹿角胶补益作用尤佳。鹿角胶为峻补之品,作用强,偏于补阳,尚能止血。枸杞子为平补之品,作用稍缓,枸杞子也能补气,故阴阳气血兼补。此外,枸杞子尚能明目。

(七)龙眼肉《神农本草经》

龙眼肉为无患子科常绿乔木龙眼树的成熟果肉。主产于广西、福建等地。秋季果实成熟时采摘。烘干或晒干,剥开果皮取肉去核,晒干备用。

1.处方用名

龙眼肉、桂圆肉。

2.药性特点

甘,温。归心、脾经。

3.功效应用

补心安神,养血益脾:用于思虑过度,劳伤心脾而致惊悸怔忡,失眠健忘,食少体倦,脾虚气弱,便血崩漏等,与人参、当归等同用,如归脾汤。此外,也可与其他益气补血药配伍同用,治疗气弱血虚之证,以滋养补虚。

4.用量用法

10~25 g;大剂量30~60 g。

5.使用注意

湿盛中满或痰湿热盛者忌服。

四、补阴药

(一)北沙参《本草汇言》

北沙参为伞形科植物珊瑚菜的根。主产于山东、河北等地。夏秋两季采挖。洗净,置沸水中烫后,除去外皮干燥或洗净后直接干燥。

1.处方用名

北沙参、北条参。

2.药性特点

甘,微苦,微寒。归肺、胃经。

3.功效应用

(1)养阴清肺:用于肺燥阴虚有热之干咳少痰,咳血或咽干音哑等证,常与麦冬、桑叶等药同用。

(2)益胃生津:用于胃阴虚有热之口干多饮,饥不欲食,大便干结,舌苔光剥或舌红少津及胃痛,胃胀,干呕等证,常与石斛、玉竹等同用。

4.用量用法

5~10 g。

5.使用注意

反藜芦

(二)南沙参《神农本草经》

南沙参为桔梗科植物轮叶沙参等的根。主产于安徽、江苏等地。春秋二季采挖。除去须根,趁鲜刮去粗皮,洗后干燥,切厚片或短段生用。

1.处方用名

南沙参、沙参。

2.药性特点

甘,微寒。归肺、胃经。

3.功效应用

(1)养阴清肺化痰:用于肺阴虚的燥热咳嗽,症见干咳少痰或痰黏不易咯出者尤为适宜,可与麦冬、桑叶等药配伍同用,如沙参麦冬汤。

(2)益胃生津:用于热病后气津不足或脾胃虚弱而症见咽干口燥,舌红少津,食少不饥者可与石斛、山药等同用。本品兼有益气之功。

4.用量用法

10～15 g。

5.使用注意

反藜芦。

6.功效比较

北沙参、南沙参:二者来源不同,功用相似,均以养阴清肺,益胃生津为主要功效。北沙参清养肺胃之阴作用稍强,传统认为此药在养阴方面更侧重于肺的病变。南沙参偏于清热祛痰,尚兼益气作用,较宜于气阴两伤证。

(三)麦冬《神农本草经》

麦冬为百合科植物麦冬的块根。主产浙江、四川等地。夏季采挖。生用。

1.处方用名

麦冬、麦门冬、寸冬。

2.药性特点

甘、微苦,微寒。归肺、胃、心经。

3.功效应用

(1)养阴润肺:用于阴虚肺燥有热的鼻燥咽干,干咳痰少,咳血,咽痛音哑等证,常与阿胶、桑叶等品同用,如清燥救肺汤。

(2)益胃生津:用于阴虚内热,津枯口渴,或热病津伤者,常配伍沙参、生地黄同用,如益胃汤。治消渴,可与天花粉、乌梅等品同用。治热邪伤津之便秘,配生地黄、玄参同用,如增液汤。本品为养胃阴要药。

(3)清心除烦:用于心阴虚有热之心烦,失眠多梦,健忘,心悸怔忡等证。多与生地黄、酸枣仁等同用,如天王补心丹。若热伤心营,心烦少寐者,宜与黄连、生地黄等配伍,如清营汤。

此外,本品还有润燥滑肠之功,用于热病伤津肠燥便秘之证。

4.用量用法

6～12 g。

5.使用注意

虚寒泄泻者忌用。

6.功效比较

(1)麦冬、沙参：均能养肺胃阴，用于肺燥或伤阴之久咳、燥咳，以及胃阴伤之津枯口渴，如沙参麦冬汤。沙参止咳多用。通常所云沙参指的是南沙参。麦冬止渴多用，为治疗胃阴伤要药，且麦冬养阴生津力优于沙参，滋腻之性较沙参为甚。沙参对肺燥咳嗽多用，麦冬对胃热津伤多用。

(2)麦冬、生地黄、玄参：均清热养阴润燥，用于阴伤津亏口干、口渴、消渴病证，常同用，如增液汤。润肠通便，用于津伤肠燥便秘。生地黄养阴亦能养血，凉血作用好，又能退虚热。玄参养阴兼能泻火、凉血、清热解毒，又能软坚散结。麦冬养阴不能养血，能润肺，益胃生津。

(四)天冬《神农本草经》

天冬为百合科植物天冬的块根。主产贵州、广西等地。秋冬二季采挖。生用。

1.处方用名

天冬、天门冬。

2.药性特点

甘、苦，寒。入肺、肾、胃经。

3.功效应用

(1)养阴润肺：用于燥邪伤肺，干咳无痰，或痰少而黏，或痰中带血，可与麦冬同用，如二冬膏。治阴虚劳嗽，痰中带血，常与麦冬、阿胶等同用。本品清润之力甚于麦冬。

(2)滋肾降火：用于肾阴虚火旺，潮热遗精等，常配熟地黄、黄柏等同用。

(3)益胃生津：用于内热消渴或热病伤津口渴，常配人参、生地黄同用，如三才汤。治热伤津液的肠燥便秘，可与生地黄、玄参等同用。

4.用量用法

10～15 g。亦可熬膏或入丸、散、酒剂。

5.功效比较

麦冬、天冬：均能清热养阴润肺，益胃生津，用于肺阴受伤，干咳少痰及胃阴虚，津伤口渴等证，常配合使用。天冬功偏上、下二焦，能润肺滋肾。麦冬功偏在中、上二焦，能养胃清心。

(五)百合《神农本草经》

百合为百合科植物百合的肉质鳞片。全国各地均产。秋季采挖。生用或蜜炙用。

1.处方用名

百合、野百合。

2.药性特点

甘，微寒。归肺、心经。

3.功效应用

(1)润肺止咳：用于阴虚肺燥有热之干咳少痰，咳血或咽干音哑等证，常与生地黄、川贝母等药同用，如百合固金汤。本品作用平和。

(2)清心安神：用于虚热上扰，失眠，心悸，可与麦冬、酸枣仁等药同用。治疗神志恍惚，情绪不能自主，口苦，小便赤，脉微数等，即所谓百合病，常与生地黄、知母等药同用，如百合地黄汤。

此外，本品还能养胃阴，清胃热，对胃阴虚有热之胃脘疼痛亦宜选用。

4.用量用法

6～12 g。蜜炙可增加润肺作用。

5.使用注意

风寒咳嗽,脾虚便溏者忌用。

6.功效比较

(1)百部、百合:均能润肺止咳,用于肺燥咳嗽,痰中带血以及干咳久咳等。百部其温而不燥,对外感咳嗽或感冒后所致咳嗽用之较多,尤为肺痨咳血要药,但不论新久寒热咳嗽均可。杀虫灭虱,可用治头虱、体虱、皮癣,多煎水外洗。内服可驱蛲虫病。百合清心安神,用于热病后期余热未清,虚烦惊悸,失眠多梦等,如百合知母汤。

(2)百合、丹参:均能清心安神,但机制不同。丹参清心,实乃凉血,使血热得清,神志安定,故用于温热病热入营血之神志病变,虽云养血,乃以通为补。又能消痈,活血化瘀。百合清心,实乃补心,使虚烦得除,神志安定,故用于热病后期余热未清之失眠多梦,又能润肺止咳。

(六)石斛《神农本草经》

石斛为兰科植物环草石斛的茎。主产安徽、四川等地。全年均可采收,以秋季采挖较宜。生用。

1.处方用名

石斛、金钗石斛、鲜石斛、霍山石斛。

2.药性特点

甘,微寒。归胃、肾经。

3.功效应用

(1)益胃生津:用于热病伤津,烦渴,舌干苔黑之证,常与天花粉、麦冬等同用。治胃热阴虚之胃脘疼痛,牙龈肿痛,口舌生疮可与生地黄、黄芩等品同用。本品为养胃阴常用之药。

(2)滋阴清热:用于肾阴亏虚,目暗不明者,常与枸杞子、菟丝子等同用,如石斛夜光丸。治肾阴亏虚,筋骨痿软者,常配熟地黄、牛膝等同用。若肾虚火旺,骨蒸劳热者,宜与生地黄、胡黄连等同用。

4.用量用法

6～12 g;鲜用,15～30 g。滋阴生津以霍山石斛较好,但价甚贵;清热生津以金钗石斛为佳。鲜石斛养阴清热生津之力胜于干石斛。

5.使用注意

湿温尚未化燥者忌用。

6.功效比较

石斛、天冬:均能清热滋阴补肾,用于阴虚内热以及视物昏花,复视,如石斛夜光丸。二药滋腻碍胃泥膈。养胃阴,用于胃阴伤致口干口渴,胃中嘈杂。天冬清热力胜。润肺止咳,滋腻之性尤胜。石斛益胃阴多用,滋腻特性较弱。

(七)玉竹《神农本草经》

玉竹为百合科植物玉竹的干燥根茎。主产于河北、江苏等地。秋(或春)季采挖。生用。

1.处方用名

玉竹、葳蕤。

2.药性特点

甘,微寒。归肺、胃经。

3.功效应用

(1)养阴润肺:用于阴虚肺燥有热的干咳少痰,咳血,声音嘶哑等证,常与沙参、麦冬等同用,如沙参麦冬汤。本品补阴而不恋邪,用于素体阴虚,感受外邪所致发热,头痛,咳嗽,咽干口渴等证,可与葱白、豆豉等同用,如加减葳蕤汤。

(2)益胃生津:用于燥伤胃阴,口干舌燥,食欲缺乏,常与麦冬、沙参等同用。治胃热津伤之消渴,可与石膏、知母等同用。

4.用量用法

6～12 g。

5.使用注意

脾虚及痰湿内盛者不宜用。

6.功效比较

(1)石斛、玉竹:均能清热滋阴养胃,用于热病伤津,虚热不退或胃阴不足,舌干口渴。石斛滋养肾阴,用于肾阴亏损之腰膝软弱,视力减退,如石斛夜光丸(见《原机启微》)。鲜石斛清热生津力较好,干石斛滋阴作用较好,但易助湿敛邪。玉竹亦名葳蕤。滋养肺阴,用于肺阴伤之燥热咳嗽,其特点是滋阴不敛邪,养胃不腻膈,可用治阴虚之体弱感冒发热咳嗽,咽痛和舌红少津,口渴诸证,如加减葳蕤汤、益胃汤。

(2)麦冬、玉竹:均能清热养肺胃之阴,用于肺热咳嗽,胃热干渴等证。玉竹补而不腻,养阴不敛邪,其性较麦冬平和,阴虚外感可用。麦冬养阴易敛邪,鲜有养阴用于阴虚外感者。麦冬清热及养阴力均强于玉竹,尚能清心热而除烦,润肠燥而通便。

(八)黄精《名医别录》

黄精为百合科植物黄精的根茎。主产于河北、云南等地。春秋二季采挖。洗净,置沸水中略烫或蒸至透心,干燥,切厚片用。

1.处方用名

黄精。

2.药性特点

甘,平。归脾、肺、肾经。

3.功效应用

(1)养阴润肺:用于肺金气阴两伤之干咳少痰,多与沙参、川贝母等药同用。亦用于肺肾阴虚之劳嗽久咳,可单用熬膏久服,亦可与熟地黄、百部等同用。

(2)补气健脾:用于脾虚气阴两亏之面色萎黄,困倦乏力,口干食少,大便干燥,可单用或与补气健脾药同用。

(3)补益肾精:用于肾阴亏虚腰膝酸软,须发早白等早衰症状。对延缓衰老,改善头晕,可以单用熬膏服,亦可与枸杞、何首乌等同用。

4.用量用法

10～15 g。

6.功效比较

黄精、山药:均性味甘平,为气阴双补之品。黄精滋肾之力强于山药。山药长于健脾,并兼有涩性,更宜于脾胃虚损、食少便溏及带下等证。

(九)女贞子《神农本草经》

女贞子为木犀科植物女贞的成熟果实。主产于浙江、湖南等地。冬季果实成熟时采收。稍蒸或置沸水中略烫后,干燥,生用或酒制用。

1. 处方用名

女贞子。

2. 药性特点

甘、苦,凉。归肝、肾经。

3. 功效应用

(1)滋补肝肾:用于肝肾不足所致的腰膝酸软,须发早白,眩晕耳鸣,消渴及阴虚内热之潮热,心烦等证,常与墨旱莲配伍,如二至丸。

(2)乌须明目:用于肝虚目暗不明,视力减退,目微红羞明,眼珠作痛者,宜与生地黄、石决明等同用。

4. 用量用法

6~12 g。本品以黄酒拌后蒸制,可增强滋补肝肾作用,并使苦寒之性减弱,避免滑肠。

5. 功效比较

(1)女贞子、沙苑子:均能补益肝肾,明目,二药补益肝肾有所不同。沙苑子又名沙苑蒺藜,偏于补阳,固精缩尿,用于肾虚腰痛,阳痿遗精,遗尿,尿频。治目暗不明,取养肝之功。女贞子偏补肝肾之阴,用于阴虚头昏目眩,须发早白,腰膝酸软。治视力减退,取清肝之效。

(2)女贞子、枸杞子:均能补益肝肾,用于肝肾阴虚病证,如腰膝酸软,腿足乏力。养肝明目,用于肝血不足视物昏花,目暗不明等。枸杞子亦能补血,补阳,兼能补气。滋补力胜于女贞子。女贞子只能补阴,乃平补之品。

(十)墨旱莲《新修本草》

墨旱莲为菊科植物鳢肠的地上部分。主产于江苏、浙江等地。花开时采割。晒干,切段生用。

1. 处方用名

墨旱莲、旱莲草、鳢肠。

2. 药性特点

甘、酸,寒。归肝、肾经。

3. 功效应用

(1)滋补肝肾:用于肝肾阴虚或阴虚内热所致须发早白,头晕目眩,失眠多梦,腰膝酸软,遗精耳鸣等证。单用或配女贞子同用,如二至丸。

(2)凉血止血:用于阴虚内热的出血证,力量较弱。可单用或与生地黄、阿胶等药同用。

4. 用量用法

6~12 g。

5. 功效比较

女贞子、墨旱莲:均能滋养肝肾,用于肝肾不足之头晕,目眩,腰酸,耳鸣,须发早白等,如二至丸,因二药性凉,补而不滞,补中兼清,故为清补之品。女贞子作用稍强于墨旱莲。女贞子明目,用于阴虚所致视物昏花,目暗不明等。墨旱莲凉血止血,用于内热所致的多种出血证,内服、外用均可。

(十一)龟甲《神农本草经》

龟甲为龟科动物乌龟的背甲及腹甲。主产浙江、湖北等地。全年均可捕捉。杀死后剥取甲壳,生用或醋淬用。

1.处方用名

龟板、炙龟板、龟甲。

2.药性特点

甘、咸,寒。入肝、肾、心经。

3.功效应用

(1)滋阴潜阳:用于阴虚阳亢,头目眩晕之证,常与天冬、牡蛎等同用,如镇肝熄风汤。治阴虚内热,骨蒸潮热,盗汗遗精者,常与熟地黄、知母等同用,如大补阴丸。治热病伤阴,阴虚风动,神倦瘈疭者,宜与阿胶、生地黄等同用,如大定风珠。

(2)益肾健骨:用于肾虚之筋骨不健,腰膝酸软,步履乏力及小儿鸡胸,龟背,囟门不合诸证,常与熟地黄、黄柏等同用,如虎潜丸。

(3)养血补心:用于阴血不足,心肾失养之惊悸,失眠,健忘,常与石菖蒲、龙骨等同用。

此外,本品还能止血。因其长于滋养肝肾,性偏寒凉,故尤宜于阴虚血热,冲任不固之崩漏,月经过多,常与生地黄、地榆等同用。

4.用量用法

10~30 g。宜先煎。醋淬后用。

5.使用注意

阳虚及外感未解者忌用。

6.功效比较

龟甲、鹿茸:均能补肾健骨,用于肾虚骨软,腰膝痿弱,步履乏力,或小儿行迟,囟门不合。龟甲养肾阴通任脉,用治血热崩漏出血,又能补血养心。鹿茸助肾阳通督脉,用治阳虚崩漏出血,又能托疮生肌。二药一能助阳,一能滋阴,同用之阴阳双补,如龟鹿二仙胶。

(十二)鳖甲《神农本草经》

鳖甲为鳖科动物鳖的背甲。主产于湖北、江苏等地。全年可捕捉。杀死后剥取背甲,晒干,生用或醋淬用。

1.处方用名

鳖甲、醋炒鳖甲、炙鳖甲。

2.药性特点

甘、咸,寒。归肝、肾经。

3.功效应用

(1)滋阴潜阳:用于肝肾阴虚所致阴虚内热、阴虚风动、阴虚阳亢诸证。治阴虚风动,手足瘈疭者,常与阿胶、麦冬等同用。

(2)退热除蒸:用于阴虚内热所致骨蒸潮热者,常与秦艽、地骨皮等同用。也用于温病后期,阴液耗伤,邪伏阴分,夜热早凉,热退无汗者,常与生地黄、青蒿等同用,如青蒿鳖甲汤。

(3)软坚散结:用于癥瘕积聚,疟母等,多与土鳖虫、桃仁等配伍,如鳖甲煎丸。因其味咸能软坚散结。

4.用量用法

10～30 g。宜先煎。醋淬后用。

5.使用注意

阳虚、外感未解,脾虚泄泻及孕妇等均忌用。

6.功效比较

(1)龟甲、鳖甲:均能滋阴潜阳。龟甲滋阴力强,又能益肾健骨,养血补心,止血。鳖甲清虚热力强,又能软坚散结。

(2)鳖甲、牡蛎:均能滋阴潜阳,用于阴虚阳亢头晕目眩,面红目赤,急躁易怒,可同用,如镇肝熄风汤。软坚散结,用于癥瘕、积聚、瘰疬,疟母,肝脾大。鳖甲偏治癥瘕,滋阴力强,为治疗阴虚病证要药,尤以肝肾阴虚多用。退热除蒸,用于虚热病证。牡蛎偏治瘰疬,收敛固涩,用于体虚滑脱证。制酸止痛,用于胃痛泛酸。另有较弱的安神作用。

(苏艳玲)

第九节 收 涩 药

一、固表止汗药

(一)麻黄根《本草经集注》

麻黄根为麻黄科植物草麻黄、木贼麻黄或中麻黄的根。主产于河北、山西等地。立秋后采收。剪去须根,干燥切段,生用。

1.处方用名

麻黄根。

2.药性特点

甘,平。归肺经。

3.功效应用

固表止汗:用于气虚自汗,常配党参、黄芪等同用。用于阴虚盗汗,可配生地黄、五味子等同用。亦可研末外扑。

4.用量用法

3～10 g。外用适量。

5.使用注意

外感表证及邪实者忌用。

6.功效比较

麻黄、麻黄根:同出一物,因其入药部位不同,其功效截然有别。麻黄性散,能发汗解表,宣肺平喘,利水消肿,总以宣散为功。麻黄根以固表止汗见长,主治多种虚汗证,专于止汗。

(二)浮小麦《本草蒙筌》

浮小麦为禾本科植物小麦轻浮瘪瘦的颖果。各地均产。收获时,扬起其轻浮干瘪者,或以水淘之,浮起者为佳。晒干,生用,或炒用。

1.处方用名
浮小麦。
2.药性特点
甘,凉。归心经。
3.功效应用
(1)固表止汗:用于体虚所致自汗、盗汗。用治气虚自汗,常与黄芪、煅牡蛎等同用,如牡蛎散。治阴虚盗汗,可与五味子、白芍等同用。亦可单用炒焦研末,米汤调服。
(2)益气除热:用于阴虚发热,骨蒸劳热等证,常配伍生地黄、地骨皮等同用。
4.用量用法
15～30 g。
5.功效比较
麻黄根、浮小麦:均能固表止汗,治疗自汗、盗汗、产后虚汗证,常相须为用。麻黄根功专止汗,无补益之功。浮小麦又可益气除热。

二、敛肺涩肠药

(一)五味子《神农本草经》

五味子为木兰科植物五味子或华中五味子的成熟果实。主产于东北。秋季果实成熟时采收。晒干,生用或经醋、蜜拌蒸晒干用。

1.处方用名
五味子、北五味子、南五味子。
2.药性特点
酸、甘,温。归肺、肾经。
3.功效应用
(1)敛肺滋肾:用于肺虚久咳,可与罂粟壳同用。治肺肾两虚之喘咳,常与熟地黄、麦冬同用,如都气丸。若配伍麻黄、细辛同用,亦可治寒饮咳喘证,如小青龙汤。本品为治久咳虚喘之良药。
(2)固精止遗:用于肾虚不固之滑精者,可配桑螵蛸、龙骨等同用,如桑螵蛸丸。治梦遗者,常与山茱萸、熟地黄等同用,如麦味地黄丸。本品为治肾虚精关不固之常用药。
(3)涩肠止泻:用于脾肾阳虚之久泻,可配肉豆蔻、补骨脂等同用,如四神丸。
(4)益气生津:用于热伤气阴,汗多口渴者,常配伍人参、麦冬等药,如生脉散。用于阴虚内热,口渴多饮之消渴证,常与知母、黄芪等同用,如玉液汤。
(5)固表止汗:用于气虚自汗,可配伍人参、浮小麦等。治阴虚盗汗,常与熟地黄、山茱萸等药同用,如麦味地黄丸。本品为治疗虚汗证常用药。
(6)宁心安神:用于阴血亏虚,心神失养,或心肾不交之虚烦心悸、失眠多梦,常与麦冬、酸枣仁等同用,如天王补心丹。
4.用量用法
3～6 g。煎服。
5.使用注意
凡表邪未解,内有实热,咳嗽初起,麻疹初期,均不宜用。

(二)乌梅《神农本草经》

乌梅为蔷薇科植物梅的未成熟果实(青梅)。主产于浙江、福建等地。夏季果实近成熟时采收。低温烘干后闷至皱皮,色变黑时即成,去核,生用或炒炭用。

1.处方用名

乌梅、乌梅肉、乌梅炭。

2.药性特点

酸、涩,平。归肝、脾、肺、大肠经。

3.功效应用

(1)敛肺止咳:用于肺虚久咳少痰或干咳无痰之证,可与罂粟壳、杏仁等同用。

(2)涩肠止泻:用于体虚久泻,久痢,常与罂粟壳、诃子等同用,如固肠丸。亦可用于湿热泻痢,便脓血者,配伍黄连、当归同用,如乌梅丸。

(3)生津止渴:用于虚热消渴,可单用煎服,或与天花粉、人参等同用,如玉泉散。本品味酸善能生津液,止烦渴。

(4)安蛔止痛:用于蛔虫所致的腹痛、呕吐、四肢厥冷之证,常配伍黄连、川椒等同用,如乌梅丸。为安蛔之良药。

此外,本品炒炭后,又能收敛止血,可用治崩漏下血、便血等;外敷能消疮毒,并治胬肉外突、头疮等。

4.用量用法

3～10 g,大剂可用至 30 g。外用适量。止泻,止血宜炒炭用,其余皆生用。

5.使用注意

外有表邪或内有实热积滞者均不宜服用。

6.功效比较

五味子、乌梅:均能收敛固涩,用于体虚滑脱证,如自汗、盗汗、久泻不止。生津止渴,用于津伤口渴、虚热消渴。敛肺止咳,用于久咳。五味子益气安神,用于心肾不交之心悸、失眠、多梦。滋肾涩精,用于肾虚精关不固所致遗精、滑精。以治肺肾病变为主。乌梅安蛔止痛,用于蛔厥腹痛、呕吐。止血,用于下焦出血之崩漏、便血、尿血。以治脾肺病变为主。

(三)诃子《药性论》

诃子为使君子科植物诃子的成熟果实。主产于广东、广西等地。秋冬二季采收。晒干,生用或煨用,或取肉用。

1.处方用名

诃子、诃黎勒、诃子肉。

2.药性特点

苦、酸、涩,平。归肺、大肠经。

3.功效应用

(1)涩肠止泻:用于体虚久泻,久痢,以及脱肛,乃常用药。多配干姜、罂粟壳等药同用。亦可单用。

(2)敛肺止咳,利咽开音:用于肺虚久咳,失音者,可与人参、五味子同用。用于痰热郁肺,久咳失音者,常与桔梗、甘草同用,如诃子汤。本品为治失音之要药。

4.用量用法

3～10 g。敛肺下气、利咽开音宜生用,涩肠止泻宜煨用。

5.使用注意

凡外有表邪、内有湿热积滞者忌用。

6.功效比较

(1)诃子、乌梅:均能敛肺止咳,用于肺虚久咳。涩肠止泻,用于久泻久痢,或因久泻引起之脱肛。诃子尚能利咽开音,用于咽喉肿痛,声音嘶哑,而尤以其未成熟果实(西青果)为好,因其收涩,亦用于崩漏,带下,遗精,尿频诸证。乌梅尚能安蛔止痛,用于蛔虫引起之腹痛,呕吐,吐蛔,如乌梅丸。生津止渴,用于虚热消渴,因其收涩,亦用于崩漏下血,外用尚能消疮毒,并治胬肉外突。

(2)诃子、胖大海:均能利咽开音,用于声音嘶哑,咽喉肿痛。诃子以收敛肺气为主而能止咳。又能涩肠止泻,用于久泻久痢。胖大海清肺化痰,用于肺热痰多。润肠通便,用于肠燥便秘。

(3)诃子、青果:均能利咽生津,用治咽喉肿痛,声音嘶哑。青果(橄榄)清热解毒。诃子涩肠止泻,其收敛作用较强。

(四)肉豆蔻《药性论》

肉豆蔻为肉豆蔻科植物肉豆蔻的成熟种仁。主产于马来西亚、印度尼西亚,我国广东、广西亦有栽培。冬春两季果实成熟时采收。除去皮壳后,干燥,煨制去油用。

1.处方用名

肉豆蔻、肉蔻、玉果、玉果霜。

2.药性特点

辛,温。归脾、胃、大肠经。

3.功效应用

温中行气:用于胃寒气滞之脘腹胀痛、食少呕吐等证,常与木香、半夏等药同用。

4.用量用法

3～10 g。入丸、散剂,1.5～3 g。内服须煨熟去油用。

5.使用注意

湿热泻痢者忌用。

(五)石榴皮《名医别录》

石榴皮为石榴科植物石榴的果皮。我国大部分地区有栽培。秋季果实成熟后收集果皮。切小块,晒干,生用或炒炭用。

1.处方用名

石榴皮。

2.药性特点

酸、涩,温。归大肠经。

3.功效应用

(1)涩肠止泻:用于久泻久痢而致气陷脱肛者,常与黄芪、升麻等配伍。治疗湿热泻痢,宜配伍黄连、黄柏等药。治久泻属虚寒者,宜配干姜、附子等药同用。本品为治泻久痢之常用药。可单用,亦可配伍应用。

(2)杀虫:用于蛔虫、蛲虫、绦虫等虫积腹痛,常与槟榔、使君子等同用。

(3)收敛止血:用于便血,崩漏。治便血,可单用煎服或配伍地榆、槐花等药同用。治妊娠下血不止者,常与阿胶、艾叶炭同用。

此外,本品尚有涩精,止带作用,亦可用于遗精,带下等证。

4.用量用法

3～10 g。入汤剂生用,入丸、散多炒用,止血多炒炭用。

(六)五倍子《本草拾遗》

五倍子为漆树科植物盐肤木、青肤杨或红麸杨叶上的虫瘿,主要由五倍子蚜寄生而成。我国大部分地区均有,而以四川为主。秋季摘下虫瘿,煮死内中寄生虫,干燥,生用。

1.处方用名

五倍子。

2.药性特点

酸、涩,寒。归肺、大肠、肾经。

3.功效应用

(1)收敛固涩:用于自汗、盗汗,可与五味子、浮小麦等同用。久泻久痢,常与诃子、五味子同用。本品功专收敛,从而达到固精止遗,收敛止血,固表止汗,涩肠止泻等作用。可用治遗精,滑精,崩漏,便血,痔血等证。外用又能治湿疮流水、溃疡不敛、疮疖肿毒、肛脱不收、子宫下垂等,可单味或配合枯矾研末外敷或煎汤熏洗。

(2)敛肺降火:用于热灼肺络之咳嗽、咯血,常与藕节、白及等药同用。

4.用量用法

3～10 g。入丸散,每次 1～1.5 g。外用适量。研末外敷或煎汤熏洗。

5.使用注意

湿热泻痢者忌用。

6.功效比较

(1)五味子、五倍子:均能收敛固涩,从而达到敛肺、敛汗、涩肠、涩精之作用,广泛用于久咳,久泻,自汗,盗汗,遗精,遗尿等。五味子止咳平喘,用于肺肾俱虚之久咳,虚喘,如都气丸。补益气阴,用于心气不足和阴液亏损之心悸怔忡、失眠,多梦,如天王补心丹、生脉散。生津止渴,用于津少口渴,也用于消渴病。五味子上入肺而收肺气以止咳喘,下入肾而固肾气以滋肾水,内入心敛心气以生津,外能护卫气以止汗,凡心肺肾所致气阴虚损皆宜。总之,敛心肺肾而具滋养之性。五倍子入血分。止血,用于咳血、便血、尿血、崩漏及外伤出血等,仍取收敛之功。收湿敛疮,用于疮疡肿毒,皮肤湿烂,肛脱不收,子宫脱垂,可单用研末外敷。降火,用于肺热咳嗽等。总之,敛肺肠而具降火之功。

(2)五倍子、乌梅:均能敛肺止咳,用于久咳。涩肠止泻,用于久泻久痢。止血,用于体虚出血证。五倍子收敛作用强,适应证广,在收敛方面还能敛汗涩精,敛疮收湿等。乌梅敛肺且能生津、安蛔是其特点。

(七)罂粟壳《本草发挥》

罂粟壳为罂粟科植物罂粟的成熟蒴果的外壳。原产于外国,我国部分地区种植场有少量栽培药用。夏季采收。去蒂及种子,晒干,蜜炙或醋炒用。

1.处方用名

罂粟壳、米壳、御米壳。

2.药性特点

酸、涩,平。有毒。归肺、大肠、肾经。

3.功效应用

(1)涩肠止泻:用于久泻、久痢而无邪滞者。治脾虚久泻不止者,可与诃子、陈皮等同用。治脾虚中寒久痢不止者,可与肉豆蔻、白术等同用,如真人养脏汤。若治脾肾两虚,久泻不止,可配苍术、人参等同用,如固肠丸。其涩肠止泻作用极强。

(2)敛肺止咳:用于肺虚久咳不止之证。可单用蜜炙研末冲服,或配乌梅肉同用。

(3)止痛:用于多种疼痛病证,有良好的止痛作用,可单用或配入复方使用。

4.用量用法

3～6 g。止咳蜜炙用,止血止痛醋炒用。

5.使用注意

本品过量或持续服用易成瘾。咳嗽或泻痢初起邪实者忌用。

6.功效比较

(1)罂粟壳、石榴皮:均能涩肠止泻,用于久泻,久痢以及血痢。罂粟壳敛肺止咳,用于肺虚久咳,作用强。不可多用及久用。止痛,用于心腹及筋骨疼痛,其作用迅速且强。石榴皮能驱杀蛔虫,亦驱杀绦虫、蛲虫。止血,用于崩中带下以及遗精,仍取其收敛作用。外用可治牛皮癣。

(2)罂粟壳、诃子:均能敛肺止咳,用于上焦肺虚久咳。涩肠止泻,用于久泻久痢。罂粟壳长于止痛,可以用于多种疼痛,如胃痛、腹痛、筋骨疼痛,为强有力的止痛药物,且收敛作用以罂粟壳为强。诃子长于开音,用于声音嘶哑。

(八)赤石脂《神农本草经》

赤石脂为单斜晶系的多水高岭土。主产于福建、山东等地。全年可采挖。研粉水飞或火煅水飞用。

1.处方用名

赤石脂。

2.药性特点

甘、涩,温。归胃、大肠经。

3.功效应用

(1)涩肠止泻:用于久泻久痢,下痢脓血。治泻痢日久,滑脱不禁,脱肛等证,常与禹余粮相须为用,如赤石脂禹余粮汤。若虚寒下痢,便脓血不止者,常与干姜、粳米同用,如桃花汤。

(2)收敛止血:用于崩漏,常与海螵蛸、侧柏叶等同用。治便血,痔疮出血,常与禹余粮、龙骨等同用。其既可固冲,又能止带,用于妇女肾虚而带下清稀者,可配伍鹿角霜、芡实等药同用。

(3)敛疮生肌:用于疮疡久溃不敛,可与龙骨、血竭等同用,研细末,撒敷患处。还可治湿疮流水、外伤出血等。

4.用量用法

10～25 g。外用适量。

5.使用注意

湿热泻痢初起或实热证忌用。畏肉桂。

三、固精缩尿止带药

(一)山茱萸《神农本草经》

山茱萸为山茱萸科植物山茱萸的成熟果肉。主产于浙江、安徽等地。秋末冬初采收。用文火烘焙或置沸水中略烫,及时挤出果核,晒干或烘干用。

1.处方用名

山茱萸、枣皮、山萸肉。

2.药性特点

酸、涩,微温。归肝、肾经。

3.功效应用

(1)补益肝肾:用于肝肾阴虚之头晕目眩、腰酸耳鸣者,常配熟地黄、山药等同用,如六味地黄汤。治肾阳不足,腰膝冷痛,小便不利者,常与肉桂、附子同用,如肾气丸。本品补而不峻,既能补阴,又能补阳,为补益肝肾之要药。

(2)收敛固涩:用于肾虚精关不固之遗精,肾虚膀胱失约之遗尿、尿频等。治肝肾亏虚,冲任不固之崩漏下血及月经过多者,常与黄芪、龙骨等同用。本品还能敛汗固脱,为防治元气虚脱之要药。治大汗欲脱或久病虚脱者,常与人参、附子等同用。

4.用量用法

10~12 g;急救固脱 20~30 g。

5.使用注意

内有湿热,小便不利者忌用。

6.功效比较

(1)山茱萸、吴茱萸:二者药材来源、功效主治完全不同。山茱萸为平补阴阳之要药,补益肝肾,用于肝肾两亏证,如六味地黄丸。收敛固涩则广泛用于各种滑脱证。吴茱萸温中散寒,一是用于中焦虚寒所致胃痛,腹痛,腹泻,呕吐;二是用于脾肾虚寒所致久泻,五更泻等,如四神丸,又有助阳之功;三是用于宫寒而经行腹痛,如温经汤,又有温经之功;四是用于肝寒犯胃所致头痛,呕吐涎沫,如吴茱萸汤,又有暖肝之功;同时也用于肝气郁滞之胁痛,疝痛,故又有疏肝之功。降逆止呕,用于胃逆呕吐,吞酸。吴茱萸研末以醋调外敷涌泉穴对虚火上炎之牙龈溃烂,肝阳上亢之头痛亦有效,若外敷肚脐眼对于泄泻也有效,尤其是对口疮效果好,所以李时珍说用吴茱萸外敷涌泉穴"移夜便愈"。二者各自的特点是,山茱萸滋补肝肾而能收敛。吴茱萸温暖肝肾而降胃逆。

(2)山茱萸、五味子:均能固肾涩精,用于肾虚遗精,滑精,遗尿,尿频。收敛止汗,用于体虚自汗、盗汗。山茱萸补益肝肾,用于肝肾亏虚所致腰膝酸软,头晕目眩,耳鸣等,如六味地黄丸。其补阴又补阳,乃平补阴阳之品。敛汗固脱,用于大汗不止,体虚欲脱证。止血,用于崩漏,月经过多。五味子敛肺滋肾,且能涩肠止泻,生津止渴。

(3)山茱萸、沙苑子:均能补益肝肾:用于肾虚腰痛,腰膝酸软,亦用于阳痿,白带过多等证。在补益方面,均能补阳,沙苑子力稍强。均能固涩,山茱萸力强。固精,用于遗精,滑精。缩尿,用于小便过多,遗尿。山茱萸敛汗:用于汗出过多或大汗不止。止血,用于崩漏,月经过多。沙苑子长于明目,用于肝虚目暗目昏。

(4)山茱萸、酸枣仁:均具有补益和收敛止汗作用,但作用部位不同。山茱萸(枣皮)补益肝肾,用于肝肾不足病证。通过补肾作用又用于腰膝酸软等。从收敛作用来看,其除了治疗汗证以外,还用于精关不固引起的遗精,滑精,遗尿,尿频,月经过多,崩漏等。酸枣仁(枣仁)补益心肝,用于血虚引起的失眠,乃安神要药。

(二)桑螵蛸《神农本草经》

桑螵蛸为螳螂科昆虫大刀螂、小刀螂或巨斧螳螂的卵鞘。全国大部分地区均产。深秋至次春采收。置沸水浸杀其卵,或蒸透,晒干,生用或盐水炒制用。

1.处方用名

桑螵蛸。

2.药性特点

甘、咸,平。归肝、肾经。

3.功效应用

(1)固精缩尿:用于肾虚不固之遗精滑精、遗尿尿频、白浊,乃治遗尿要药。常与五味子、龙骨配伍,如桑螵蛸丸。

(2)补肾助阳:用于肾虚阳痿,常与肉苁蓉、菟丝子等药同用,作用平和。

4.用量用法

3~10 g。

5.使用注意

阴虚火旺或内有湿热的遗精,小便短数者忌用。

(三)金樱子《雷公炮炙论》

金樱子为蔷薇科植物金樱子的成熟果实或除去瘦果的成熟花托。主产于四川、湖北等地。9~10月采收。去刺及核,晒干用。

1.处方用名

金樱子。

2.药性特点

酸、涩,平。归肾、膀胱、小肠经。

3.功效应用

(1)固精缩尿止带:用于肾虚遗精滑精,遗尿尿频,带下过多,可单用本品熬膏服,如金樱子膏;也常与芡实相须而用,如水陆二仙丹。

(2)涩肠止泻:用于虚寒之久泻、久痢,可单用浓煎服。亦可配伍党参、白术等药同用,以标本兼顾。

此外,取其收涩固敛之功,还可用于崩漏,脱肛,子宫脱垂等证。可单用或配芡实同用。

4.用量用法

10~15 g。单用多制成膏剂。

5.使用注意

有实火、实邪者不宜用。

6.功效比较

金樱子、桑螵蛸、覆盆子:均能固精缩尿,治疗肾虚不固之遗精、遗尿等证。金樱子功专收涩,又可涩肠止泻、止带。桑螵蛸兼能补肾助阳,治遗尿要药。覆盆子还可滋养肝肾。

(四)海螵蛸《神农本草经》

海螵蛸为乌贼科动物无针乌贼或金乌贼的内壳。主产江苏、浙江等省沿海地区。收集其骨状内壳洗净,干燥,生用。

1.处方用名

海螵蛸、乌贼骨、墨鱼骨。

2.药性特点

咸、涩,微温。归肝、肾经。

3.功效应用

(1)固精止带:用于肾虚带脉不固之带下清稀量多,常配伍山药、芡实等药同用。治肾失固藏之遗精,滑精,常与山茱萸、菟丝子等药同用。

(2)收敛止血:用于多种出血证,为止血要药。治崩漏,常与茜草、棕榈炭等同用,如固冲汤。治吐血、便血者,常与白及等份为末服。治小便血淋,可以本品研末,地黄汁调服。

(3)制酸止痛:用于胃痛泛酸,常与浙贝母同用,如乌贝散;或配伍延胡索、瓦楞子等,以增强制酸止痛之功。

(4)外用收湿敛疮:用于湿疮、湿疹,配黄柏、煅石膏等药研末外敷。治溃疡多脓,久不愈合者,可单用研末外敷,或配煅石膏、枯矾等药共研细末,撒敷患处。

4.用量用法

6~12 g。研末吞服,每次1.5~3 g。外用适量。

5.使用注意

阴虚多热者不宜用。久服易致便秘。

6.功效比较

(1)桑螵蛸、海螵蛸:均具涩味,收敛固涩,固精止遗,用于肾虚精关不固之遗精,滑精,早泄,遗尿,尿频等证。但海螵蛸的固涩力强。桑螵蛸收敛固涩,用于尿频,小便失禁,尤多用于小儿遗尿证,乃治疗遗尿要药。补肾助阳,用于肾虚阳痿,但力量不强,只作为辅助药物使用。海螵蛸亦名乌贼骨、墨鱼骨。固涩力较强。收敛固涩则广泛用于肺胃出血,久泻,白带过多,亦可用于崩漏证,如固冲汤;外伤出血亦可用,收敛之中又能敛疮,用于疮疡多脓,疮口久不愈合,收敛作用尤以治崩漏为好。制酸止痛,用于胃脘疼痛,泛酸。

(2)乌贼骨、五味子:均能收敛固涩,用于遗精,滑精,白带过多。乌贼骨收敛之性长于止血,收湿敛疮,且能制酸止痛。五味子收敛之性长于止咳喘,益气生津,且能滋养宁心。

(3)乌贼骨、五倍子:均能收敛止血,用于出血证。均以妇科出血病证多用。乌贼骨更多用。收湿敛疮,用于湿疮流水,可外用。亦治带下。固精,用于遗精滑精。乌贼骨止血范围广,广泛用于肺胃出血,崩漏下血,创伤出血。制酸止痛是其专长。五倍子收敛作用广,广泛用于肺虚久咳,久泻久痢,自汗盗汗,降火解毒是其专长。

(五)莲子《神农本草经》

莲子为睡莲科植物莲的种仁。主产于湖南、福建等地。秋季采收。晒干,生用。

1.处方用名

莲肉、莲米、莲子肉。

2.药性特点

甘、涩,平。归脾、肾、心经。

3.功效应用

(1)补脾止泻:用于脾虚久泻,食欲缺乏者,可单用本品,或与茯苓、白术同用,如参苓白术散。

(2)益肾固精,止带:用于肾虚精关不固之遗精,滑精,常与芡实、龙骨等药同用,如金锁固精丸。治脾虚带下者,常与茯苓、白术等配伍。治脾肾两虚,带下清稀,腰膝酸软者,常配伍山茱萸、芡实等药同用。为治疗脾虚、肾虚带下之常用之品。

(3)养心安神:用于心肾不交之虚烦,心悸,失眠者,常与酸枣仁、茯神等药配伍,如归脾丸。本品能补脾养心益肾,交通心肾。

4.用量用法

10～15 g。去心打碎用。治疗心肾不交之虚烦不宜去心。

5.功效比较

莲子心、竹叶卷心:均能清心除烦,用于温病神昏谵语,常同用。莲子心尚能涩精,以治遗精,滑精。竹叶卷心善治心经热盛,口舌生疮,尿赤。

(六)芡实《神农本草经》

芡实为睡莲科植物芡实的成熟种仁。主产于湖南、安徽等地。秋末冬初采收成熟果实。除去果皮,取出种仁,再除去硬壳,晒干,捣碎生用或炒用。

1.处方用名

芡实、苏芡实。

2.药性特点

甘、涩,平。归脾、肾经。

3.功效应用

(1)益肾固精:用于肾虚不固之腰膝酸软,遗精滑精者,常配金樱子同用,如水陆二仙丹;也可与龙骨、牡蛎同用,如金锁固精丸。

(2)健脾止泻:用于脾虚湿盛,久泻不愈者,常配党参、白术等同用。

(3)除湿止带:用于脾肾两虚之带下清稀,常与党参、山药等配伍;若治湿热带下黄稠,常配伍黄柏、车前子同用,如易黄汤。为治带下之佳品。

4.用量用法

10～15 g。

5.功效比较

(1)芡实、莲子:均能健脾止泻,益肾涩精,止带,用于脾虚久泻,肾虚遗精,带下之证。芡实长于固涩,偏止带。莲子善于健脾,还可养心安神。

(2)芡实、山药:二者性质平和,不燥不腻,具有健脾、益肾、固涩的作用。芡实涩味甚于山药,而只用于脾肾病变,主治带下。山药补力较芡实强,亦补肺而止咳,为平补三焦之品。

(王加苹)

第十节 涌 吐 药

一、常山《神农本草经》

常山为虎耳草科落叶小灌木常山的干燥根。主产于四川、贵州等地。秋季采挖。生用或酒炒用。

(一)处方用名

常山。

(二)药性特点

苦、辛,寒。有毒。归肺、心、肝经。

(三)功效应用

1.涌吐痰涎

用于胸中痰涎、积饮,以之与甘草配伍,水煎和蜜服用。本品生用性善上行,能涌吐胸中痰涎。

2.截疟

用于各种疟疾,单用即有效,可以本品浸酒治疟,或配伍草果、槟榔等同用,如截疟七宝饮。本品截疟力强,为治疟要药。

(四)用量用法

3~10 g。生用涌吐;酒炒截疟。治疟宜在寒热发作前半天或前2小时服用。

(五)使用注意

体虚者及孕妇不宜用。

二、瓜蒂《神农本草经》

瓜蒂为葫芦科草质藤本甜瓜的干燥果蒂。全国各地均有栽培。夏季瓜尚未老熟时,采收果蒂。生用或炒黄用。

(一)处方用名

瓜蒂、甜瓜蒂。

(二)药性特点

苦,寒。有毒。归胃经。

(三)功效应用

1.涌吐痰食

用于痰热郁于胸中所致的癫痫发狂或喉痹喘息,以及宿食停滞于胃脘而致胸脘胀痛者,可单用本品研末服以取吐。治宿食内停,脘腹胀满,以之与赤小豆研末,香豉煎汤送服催吐,如瓜蒂散。

2.祛湿退黄

用于湿热黄疸,可单用研末吹鼻,令鼻中黄水流出,以引祛湿热之邪,而收退黄之功。

(四)用法用量

2.5~5 g;入丸散,0.3~1 g。外用适量。研末吹鼻,待鼻中流出黄水即停药。

(五)使用注意

体虚、失血及上焦无实邪者忌用。

三、藜芦《神农本草经》

藜芦为百合科植物黑藜芦等的根茎。主产于山西、河北等地。秋季采挖。切段,干燥后用。

(一)处方用名
藜芦。

(二)药性特点
辛、苦,寒。有大毒。归肺、肝、胃经。

(三)功效应用
1.涌吐风痰

用于病邪在胸膈以上部位者,取其涌吐作用,《图经本草》谓其"大吐上膈风涎",然本品大毒,宜用于体壮邪实之证。

2.杀虫灭虱

用于疥癣,以藜芦为末,猪脂膏和之,外涂。治疗虱子,可以煎水外洗。

(四)用量用法
0.3~0.9 g,入丸散服。

(五)使用注意
有毒,内服宜慎,体虚忌用。反细辛、芍药、人参、沙参、丹参、玄参、苦参。

(杜淑娟)

参考文献

[1] 唐海波.内科疾病诊疗与用药指导[M].长沙:湖南科学技术出版社,2021.
[2] 于淼.临床药学基础与用药规范[M].长春:吉林科学技术出版社,2021.
[3] 赵玉霞,杨颖,张吉霞,等.药物学基础与临床应用[M].哈尔滨:黑龙江科学技术出版社,2022.
[4] 刘新春,高海青.静脉药物配置中心与静脉药物治疗[M].北京:人民卫生出版社,2023.
[5] 杨光.实用中医药学[M].北京:人民卫生出版社,2021.
[6] 姚立山.新编药学基础与实践[M].沈阳:沈阳出版社,2021.
[7] 时慧.药学理论与药物临床应用[M].北京:中国纺织出版社,2021.
[8] 戴初贤,朱照静,郑小吉,等.临床常用中药识别与应用[M].北京:中国医药科技出版社,2022.
[9] 易凡.疾病学基础与药物干预[M].济南:山东大学出版社,2022.
[10] 童荣生,边原.高血压临床合理用药[M].北京:中国医药科技出版社,2022.
[11] 庞厚芬,李娟,张腾.内科疾病诊疗与合理用药[M].沈阳:辽宁科学技术出版社,2022.
[12] 王蕾,李秀敏,戴志初,等.内科疾病诊断与临床用药[M].北京:世界图书出版公司,2022.
[13] 王邦玲,孙晓玲,李红霞,等.临床药物研究与药学管理规范[M].哈尔滨:黑龙江科学技术出版社,2022.
[14] 王进.临床药学研究新进展[M].哈尔滨:黑龙江科学技术出版社,2021.
[15] 李建恒.药学导论[M].北京:科学出版社,2021.
[16] 尹彤,周洲,张伟.临床心血管药物基因组学[M].北京:科学出版社,2022.
[17] 马刚.实用中西药精粹[M].长春:吉林科学技术出版社,2022.
[18] 谢海棠.定量药理与药物临床评价[M].北京:科学出版社,2022.
[19] 徐子平.基层常见呼吸系统疾病及药物治疗[M].北京:人民卫生出版社,2021.
[20] 张艳秋.现代药物临床应用实践[M].北京:中国纺织出版社,2021.
[21] 王汝龙.临床药物学[M].重庆:重庆出版社,2023.
[22] 辛春雷,李妍,刘景峰,等.临床内科疾病诊断与药物治疗[M].北京:世界图书出版公司,2023.
[23] 石雪梅.临床常见疾病规范用药[M].哈尔滨:黑龙江科学技术出版社,2021.

[24] 刘中秋,寇俊萍.中药药理学[M].北京:科学出版社,2022.
[25] 刘丹,吕鸥,张兰.临床常见内科疾病与用药规范[M].北京:中国纺织出版社,2021.
[26] 肖强.消化内科疾病诊疗与合理用药[M].沈阳:辽宁科学技术出版社,2021.
[27] 王佳楠,王焕玲.药物临床试验机构管理指南[M].北京:中国医药科技出版社,2022.
[28] 涂宏,刘丽英.常见病联合用药手册[M].北京:中国医药科技出版社,2021.
[29] 何小敏,彭淑辉,廖定钦.静脉用药调配医嘱审核速览[M].北京:中国医药科技出版社,2021.
[30] 洪博,隋小宇,卜明.现代药理技术与中医药学[M].北京:化学工业出版社,2021.
[31] 周振华,方应权,孟彦波.药物化学[M].武汉:华中科技大学出版社,2022.
[32] 董志强.药物综合治疗学[M].济南:山东大学出版社,2022.
[33] 郭芳.现代药物与临床诊疗[M].长春:吉林科学技术出版社,2021.
[34] 王伟.药物合理应用[M].汕头:汕头大学出版社,2021.
[35] 石雪梅,鉴红霞,郑媛媛,等.药理学与临床药物引用[M].哈尔滨:黑龙江科学技术出版社,2021.
[36] 张立伟.不同质子泵抑制剂联合促胃动力药治疗反流性食管炎的疗效及安全性分析[J].中国处方药,2021,19(4):55-56.
[37] 杨继婷.分析小剂量罗红霉素在支气管扩张治疗中的应用效果[J].中国医药指南,2021,19(15):65-66.
[38] 魏学燕,底盼盼,贾红岩,等.自拟中药清热解毒方外敷治疗小儿输液外渗的临床效果及其对血管内皮功能的影响[J].中医药导报,2023,29(2):106-110.
[39] 胡思源.反复呼吸道感染中药临床试验设计与评价技术指南[J].药物评价研究,2023,46(2):264-269.
[40] 刘桂剑,程宽,朱文青,等.高血压的药物治疗进展[J].中国临床药理学与治疗学,2022,27(4):446-449.